翻译此书，对学科意义深远。
我很赞赏译者的眼光和努力……

张激

学术经典

权威著作

古世潇

整形外科学

Core Procedures in Plastic Surgery

核心技术卷

第 2 版

人民卫生出版社

·北 京·

图书在版编目（CIP）数据

整形外科学.核心技术卷 /（美）彼得·C.奈里根
（Peter C. Neligan）主编；范巨峰，胡志奇，宋建星主
译.—北京：人民卫生出版社，2022.8
　ISBN 978-7-117-33406-8

Ⅰ.①整… Ⅱ.①彼…②范…③胡…④宋… Ⅲ.
①整形外科学 Ⅳ.①R62

中国版本图书馆 CIP 数据核字（2022）第 140613 号

人卫智网　www.ipmph.com	医学教育、学术、考试、健康，
	购书智慧智能综合服务平台
人卫官网　www.pmph.com	人卫官方资讯发布平台

图字：01-2021-2116 号

整形外科学：核心技术卷
Zhengxing Waikexue：Hexin Jishu Juan

主　　译：范巨峰　胡志奇　宋建星
出版发行：人民卫生出版社（中继线 010-59780011）
地　　址：北京市朝阳区潘家园南里 19 号
邮　　编：100021
E - mail：pmph @ pmph.com
购书热线：010-59787592　010-59787584　010-65264830
印　　刷：廊坊一二〇六印刷厂
经　　销：新华书店
开　　本：889×1194　1/16　印张：30
字　　数：1200 千字
版　　次：2022 年 8 月第 1 版
印　　次：2022 年 10 月第 1 次印刷
标准书号：ISBN 978-7-117-33406-8
定　　价：398.00 元

打击盗版举报电话：010-59787491　E-mail：WQ @ pmph.com
质量问题联系电话：010-59787234　E-mail：zhiliang @ pmph.com
数字融合服务电话：4001118166　E-mail：zengzhi @ pmph.com

总主译　范巨峰

整形外科学
Core Procedures in Plastic Surgery

核心技术卷

第 2 版

主编　Peter C. Neligan　Donald W. Buck II

主译　范巨峰　胡志奇　宋建星

主审　李世荣　江　华

人民卫生出版社

·北　京·

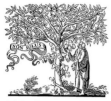

ELSEVIER

Elsevier (Singapore) Pte Ltd.

3 Killiney Road

#08-01 Winsland House I

Singapore 239519

Tel: (65) 6349-0200

Fax: (65) 6733-1817

This translation of Core Procedures in Plastic Surgery, 2/E by Peter C. Neligan and Donald W. Buck Ⅱ was undertaken by People's Medical Publishing House and is published by arrangement with Elsevier (Singapore) Pte Ltd.

Core Procedures in Plastic Surgery, 2/E by Peter C. Neligan and Donald W. Buck Ⅱ 由人民卫生出版社进行翻译,并根据人民卫生出版社与爱思唯尔(新加坡)私人有限公司的协议约定出版。

《整形外科学:核心技术卷》(第 2 版)(范巨峰、胡志奇、宋建星　主译)

ISBN:978-7-117-33406-8

注　意

本译本由 Elsevier(Singapore)Pte Ltd. 和人民卫生出版社完成。相关从业及研究人员必须凭借其自身经验和知识对文中描述的信息数据、方法策略、搭配组合、实验操作进行评估和使用。由于医学科学发展迅速,临床诊断和给药剂量尤其需要经过独立验证。在法律允许的最大范围内,爱思唯尔、译文的原文作者、原文编辑及原文内容提供者均不对译文或因产品责任、疏忽或其他操作造成的人身及 / 或财产伤害及 / 或损失承担责任,亦不对由于使用文中提到的方法、产品、说明或思想而导致的人身及 / 或财产伤害及 / 或损失承担责任。

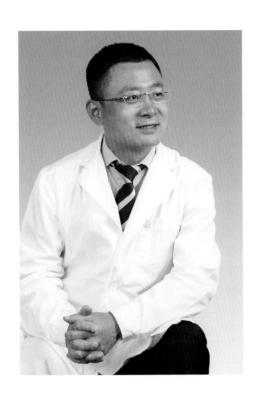

范巨峰,教授,主任医师,博士研究生导师。中国协和医科大学博士,美国哈佛大学医学院博士后。

中国医学科学院整形外科医院博士(硕士师从岳纪良教授,博士师从李森恺教授),美国哈佛大学医学院博士后(师从Michael Yaremchuk教授),美国宾夕法尼亚大学附属医院访问学者(师从Linton Whitaker教授),美国纽约大学医学院访问学者(师从Joseph McCarthy教授),以及美国哈佛大学医学院附属波士顿儿童医院、附属麻省眼耳医院、附属布列根和妇女医院及美国费城儿童医院访问学者。

现任北京朝阳医院整形美容中心主任,首都医科大学博士研究生导师,国家远程医疗与互联网医学中心整形美容专家委员会主任委员,中华医学会医学美容分会常务委员、美容技术学组组长,中国医师协会美容与整形医师分会常务委员、新技术学组组长,北京医学会医学美学与美容学分会副主任委员,中国整形美容协会脂肪医学分会副会长、抗衰老分会副会长,《中国美容整形外科杂志》副主编等职。

从事整形外科工作近30年,主要擅长面部年轻化手术,脂肪移植,眼部、鼻部、乳房美容整形,面部埋线提升,瘢痕治疗等。作为课题负责人与课题组主要成员,主持并参加国家自然科学基金项目、卫健委临床学科重点项目、教育部博士点基金等多个科研项目。入选北京市"215"高层次卫生技术人才项目、北京市科技新星计划、北京市优秀人才计划、首都医学发展科研基金项目、北京市"十百千"卫生人才"百"级项目。获北京市科学技术奖三等奖。发表SCI论文和国内核心期刊论文40余篇。

主编、主译人民卫生出版社专著12部:总主译第3版《麦卡锡整形外科学》(共6卷),主译第4版《整形外科学:乳房卷》,主译第4版《整形外科学:美容卷》;主编《注射美容外科学》,主编《埋线美容外科学》,主编《简明美容外科手术精要》,主编《医学抗衰老》。

译者名录

范巨峰　首都医科大学附属北京朝阳医院

马　雪　首都医科大学附属北京朝阳医院

胡志奇　南方医科大学南方医院

苗　勇　南方医科大学南方医院

王　瑾　南方医科大学南方医院

冯传波　南方医科大学南方医院

姚　尧　南方医科大学南方医院

宋建星　同济大学附属上海市第四人民医院

田　梦　同济大学附属上海市第四人民医院

汪　汇　同济大学附属东方医院

朱　鸳　上海长征医院

刘蔡铖　上海长征医院

刘安堂　上海长征医院

韩　岩　中国人民解放军总医院第一医学中心

郭伶俐　中国人民解放军总医院第一医学中心

陶　然　中国人民解放军总医院第一医学中心

曾　东　中国人民解放军南部战区总医院

安　阳　北京大学第三医院

谢宏彬　北京大学第三医院

郝立君　哈尔滨医科大学附属第一医院

张万聪　汕头大学医学院第二附属医院

陈嘉胜　汕头大学医学院第二附属医院

谢思天　汕头大学医学院第二附属医院

何伟杰　汕头大学医学院第二附属医院

彭立红　汕头大学医学院第二附属医院

唐世杰　汕头大学医学院第二附属医院

钟晓平　汕头大学医学院第二附属医院

黄金龙　南京中医药大学附属医院

王亚雯　南京中医药大学附属医院

董立维　空军军医大学西京医院

张　曦　空军军医大学西京医院

吴毅平　华中科技大学同济医学院附属同济医院

曹卫刚　上海交通大学医学院附属第九人民医院

王　斌　上海交通大学医学院附属第九人民医院

汤　謦　昆明医科大学第一附属医院

罗　璇　昆明医科大学第一附属医院

郭　阳　北京积水潭医院

刘　坤　北京积水潭医院

主编要感谢以前版本所有编者的贡献，没有他们就不可能有这个新版本。

Jamil Ahmad, MD, FRCSC
Staff Plastic Surgeon
The Plastic Surgery Clinic
Mississauga, ON, Canada

Robert J. Allen, MD
Clinical Professor of Plastic Surgery
Department of Plastic Surgery
New York University Medical Center
Charleston, SC, USA

Al S. Aly, MD
Professor of Plastic Surgery
Aesthetic and Plastic Surgery Institute
    University of California Irvine
Orange, CA, USA

Khalid Al-Zahrani, MD, SSC-PLAST
Assistant Professor
Consultant Plastic Surgeon
King Khalid University Hospital
King Saud University
Riyadh, Saudi Arabia

Ryan E. Austin, MD, FRCSC
Plastic Surgeon
The Plastic Surgery Clinic
Mississauga, ON, Canada

Sérgio Fernando Dantas de Azevedo, MD
Member
Brazilian Society of Plastic Surgery
Volunteer Professor of Plastic Surgery
Department of Plastic Surgery
Federal University of Pernambuco
Pernambuco, Brazil

Daniel C. Baker, MD
Professor of Surgery
Institute of Reconstructive Plastic Surgery
New York University Medical Center
Department of Plastic Surgery
New York, NY, USA

Jonathan Bank, MD
Resident, Section of Plastic and Reconstructive
    Surgery
Department of Surgery
Pritzker School of Medicine
University of Chicago Medical Center
Chicago, IL, USA

Fritz E. Barton Jr, MD
Clinical Professor
Department of Plastic Surgery
University of Texas Southwestern Medical
    Center
Dallas, TX, USA

Brett Beber, BA, MD, FRCSC
Plastic and Reconstructive Surgeon
Lecturer, Department of Surgery
University of Toronto
Toronto, ON, Canada

Miles G. Berry, MS, FRCS(Plast)
Consultant Plastic and Aesthetic Surgeon
Institute of Cosmetic and Reconstructive
    Surgery
London, UK

Phillip N. Blondeel, MD, PhD, FCCP
Professor of Plastic Surgery
Department of Plastic and Reconstructive
    Surgery
University Hospital Gent
Gent, Belgium

Kirsty U. Boyd, MD, FRCSC
Clinical Fellow – Hand Surgery
Department of Surgery – Division of Plastic
    Surgery
Washington University School of Medicine
Saint Louis, MO, USA

Mitchell H. Brown, MD, MEd, FRCSC
Plastic and Reconstructive Surgeon
Associate Professor, Department of Surgery
University of Toronto
Toronto, ON, Canada

Donald W. Buck II, MD
Assistant Professor of Surgery
Division of Plastic & Reconstructive Surgery
Washington University School of Medicine
St. Louis, MO, USA

Charles E. Butler, MD, FACS
Professor and Chairman
Department of Plastic Surgery
Charles B. Barker Endowed Chair in Surgery
The University of Texas M. D. Anderson Cancer
    Center
Houston, TX, USA

M. Bradley Calobrace, MD, FACS
Plastic Surgeon
Calobrace and Mizuguchi Plastic Surgery
    Center
Departments of Surgery, Divisions of Plastic
    Surgery
Clinical Faculty, University of Louisville and
    University of Kentucky
Louisville, KY, USA

Andrés F. Cánchica, MD
Chief Resident of Plastic Surgery
Plastic Surgery Service Dr. Osvaldo Saldanha
São Paulo, Brazil

Joseph F. Capella, MD
Chief Post-bariatric Body Contouring
Division of Plastic Surgery
Hackensack University Medical Center
Hackensack, NJ, USA

Giuseppe Catanuto, MD, PhD
Research Fellow
The School of Oncological Reconstructive
    Surgery
Milan, Italy

Robert F. Centeno, MD, MBA
Medical Director
St. Croix Plastic Surgery and MediSpa;
Chief Medical Quality Officer
Governor Juan F. Luis Hospital and Medical
    Center
Christiansted, Saint Croix
United States Virgin Islands

James Chang, MD
Professor and Chief
Division of Plastic and Reconstructive Surgery
Stanford University Medical Center
Stanford, CA, USA

Robert A. Chase, MD
Holman Professor of Surgery – Emeritus
Stanford University Medical Center
Stanford, CA, USA

Philip Kuo-Ting Chen, MD
Director
Department of Plastic and Reconstructive
　Surgery
Chang Gung Memorial Hospital and Chang
　Gung University
Taipei, Taiwan, The People's Republic of China

Mark W. Clemens II, MD
Assistant Professor
Department of Plastic Surgery
Anderson Cancer Center University of Texas
Houston, TX, USA

Robert Cohen, MD, FACS
Medical Director
Plastic Surgery
Scottsdale Center for Plastic Surgery
Paradise Valley, AZ, and
Santa Monica, CA, USA

Amy S. Colwell, MD
Associate Professor
Harvard Medical School
Massachusetts General Hospital
Boston, MA, USA

Mark B. Constantian, MD, FACS
Active Staff
Saint Joseph Hospital
Nashua, NH (private practice)
Assistant Clinical Professor of Plastic Surgery
Division of Plastic Surgery
Department of Surgery
University of Wisconsin
Madison, WI, USA

Albert Cram, MD
Professor Emeritus
University of Iowa
Iowa City Plastic Surgery
Coralville, IO, USA

Phillip Dauwe, MD
Department of Plastic Surgery
University of Texas Southwestern Medical
　School
Dallas, TX, USA

Dai M. Davies, FRCS
Consultant and Institute Director
Institute of Cosmetic and Reconstructive
　Surgery
London, UK

**Michael R. Davis, MD, FACS, LtCol,
　USAF, MC**
Chief
Reconstructive Surgery and Regenerative
　Medicine
Plastic and Reconstructive Surgeon
San Antonio Military Medical Center
Houston, TX, USA

Jorge I. de la Torre, MD
Professor and Chief
Division of Plastic Surgery
University of Alabama at Birmingham
Birmingham, AL, USA

Amir H. Dorafshar, MBChB
Assistant Professor
Department of Plastic and Reconstructive
　Surgery
John Hopkins Medical Institute
John Hopkins Outpatient Center
Baltimore, MD, USA

Gregory A. Dumanian, MD, FACS
Chief of Plastic Surgery
Division of Plastic Surgery, Department of
　Surgery
Northwestern Feinberg School of Medicine
Chicago, IL, USA

L. Franklyn Elliott, MD
Assistant Clinical Professor
Emory Section of Plastic Surgery
Emory University
Atlanta, GA, USA

Marco F. Ellis, MD
Chief Resident
Division of Plastic Surgery
Northwestern Memorial Hospital
Northwestern University, Feinberg School of
　Medicine
Chicago, IL, USA

Julius W. Few Jr, MD
Director
The Few Institute for Aesthetic Plastic Surgery
Clinical Associate
Division of Plastic Surgery
University of Chicago
Chicago, IL, USA

Neil A Fine, MD
Associate Professor of Clinical Surgery
Department of Surgery
Northwestern University
Chicago, IL, USA

David M. Fisher, MB, BCh, FRCSC, FACS
Medical Director, Cleft Lip and Palate Program
Division of Plastic and Reconstructive Surgery
The Hospital for Sick Children
Toronto, ON, Canada

Jack Fisher, MD
Department of Plastic Surgery
Vanderbilt University
Nashville, TN, USA

Nicholas A. Flugstad, MD
Flugstad Plastic Surgery
Bellevue, WA, USA

Joshua Fosnot, MD
Resident
Division of Plastic Surgery
The University of Pennsylvania Health System
Philadelphia, PA, USA

Ida K. Fox, MD
Assistant Professor of Plastic Surgery
Department of Surgery
Washington University School of Medicine
Saint Louis, MO, USA

Allen Gabriel, MD
Assistant Professor
Department of Plastic Surgery
Loma Linda University Medical Center
Chief of Plastic Surgery
Southwest Washington Medical Center
Vancouver, WA, USA

Michael S. Gart, MD
Resident Physician
Division of Plastic Surgery
Northwestern University Feinberg School of
　Medicine
Chicago, IL, USA

Günter Germann, MD, PhD
Professor of Plastic Surgery
Clinic for Plastic and Reconstructive Surgery
Heidelberg University Hospital
Heidelberg, Germany

Jazmina M. Gonzalez, MD
Bitar Cosmetic Surgery Institute
Fairfax, VA, USA

Lawrence J. Gottlieb, MD
Professor of Surgery
Department of Surgery
Section of Plastic and Reconstructive Surgery
University of Chicago
Chicago, IL, USA

Barry H. Grayson, DDS
Associate Professor of Surgery (Craniofacial
　Orthodontics)
New York University Langone Medical Center
Institute of Reconstructive Plastic Surgery
New York, NY, USA

James C. Grotting, MD, FACS
Clinical Professor of Plastic Surgery
University of Alabama at Birmingham;
The University of Wisconsin, Madison, WI;
Grotting and Cohn Plastic Surgery
Birmingham, AL, USA

Dennis C. Hammond, MD
Clinical Assistant Professor
Department of Surgery
Michigan State University College of Human
    Medicine
East Lansing
Associate Program Director
Plastic and Reconstructive Surgery
Grand Rapids Medical Education and
    Research
Center for Health Professions
Grand Rapids, MI, USA

Emily C. Hartmann, MD, MS
Aesthetic Surgery Fellow
Plastic and Reconstructive Surgery
University of Southern California
Los Angeles, CA, USA

Vincent R. Hentz, MD
Emeritus Professor of Surgery and Orthopedic
Surgery (by courtesy)
Stanford University
Stanford, CA, USA

Kent K. Higdon, MD
Former Aesthetic Fellow
Grotting and Cohn Plastic Surgery;
Current Assistant Professor
Vanderbilt University
Nashville, TN, USA

William Y. Hoffman, MD
Professor and Chief
Division of Plastic and Reconstructive Surgery
University of California, San Francisco
San Francisco, CA, USA

Joon Pio Hong, MD, PhD, MMM
Chief and Associate Professor
Department of Plastic Surgery
Asian Medical Center University of Ulsan
School of Medicine
Seoul, Korea

Joseph P. Hunstad, MD, FACS
Associate Consulting Professor
Division of Plastic Surgery
The University of North Carolina at Chapel Hill;
Private Practice
Huntersville/Charlotte, NC, USA

**Ian T. Jackson, MD, DSc(Hon), FRCS,
    FACS, FRACS (Hon)**
Emeritus Surgeon
Surgical Services Administration
William Beaumont Hospitals
Royal Oak, MI, USA

Mark Laurence Jewell, MD
Assistant Clinical Professor of Plastic Surgery
Oregon Health Science University
Jewell Plastic Surgery Center
Eugene, OR, USA

Neil F. Jones, MD, FRCS
Chief of Hand Surgery
University of California Medical Center
Professor of Orthopedic Surgery
Professor of Plastic and Reconstructive Surgery
University of California Irvine
Irvine, CA, USA

Ryosuke Kakinoki, MD, PhD
Associate Professor
Chief of the Hand Surgery and Microsurgery
    Unit
Department of Orthopedic Surgery and
    Rehabilitation Medicine
Graduate School of Medicine
Kyoto University
Kyoto, Japan

Alex Kane, MD
Associate Professor of Surgery
Washington University School of Medicine
Saint Louis, WO, USA

Jeffrey Kenkel, MD
Professor and Chairman
Department of Plastic Surgery
UT Southwestern Medical Center
Dallas, TX, USA

Marwan R. Khalifeh, MD
Instructor of Plastic Surgery
Department of Plastic Surgery
Johns Hopkins University School of Medicine
Washington, DC, USA

John Y.S. Kim, MD
Professor and Clinical Director
Department of Surgery
Division of Plastic Surgery
Northwestern University Feinberg School of
    Medicine
Chicago, IL, USA

Steven M. Levine, MD
Assistant Professor of Surgery (Plastic)
Hofstra Medical School, Northwell Health
New York, NY, USA

Frank Lista, MD, FRCSC
Medical Director
The Plastic Surgery Clinic
Mississauga, ON, Canada;
Assistant Professor Surgery
University of Toronto
Toronto, ON, Canada

Alyssa Lolofie
University of Utah
Salt Lake City, UT, USA

Susan E. Mackinnon, MD
Sydney M. Shoenberg, Jr and Robert H.
Shoenberg Professor
Department of Surgery, Division of Plastic and
    Reconstructive Surgery
Washington University School of Medicine
Saint Louis, MO, USA

**Charles M. Malata, BSc(HB), MB ChB,
    LRCP, MRCS, FRCS(Glasg), FRCS(Plast)**
Professor of Academic Plastic Surgery
Postgraduate Medical Institute
Faculty of Health Sciences
Anglia Ruskin University
Cambridge and Chelmsford, UK;
Consultant Plastic and Reconstructive Surgeon
Department of Plastic and Reconstructive
    Surgery
Cambridge Breast Unit at Addenbrooke's
    Hospital
Cambridge University Hospitals NHS
    Foundation Trust
Cambridge, UK

Paul N. Manson, MD
Professor of Plastic Surgery
University of Maryland Shock Trauma Unit
University of Maryland and Johns Hopkins
School of Medicine
Baltimore, MD, USA

David W. Mathes, MD
Professor and Chief of the Division of Plastic
    and Reconstructive Surgery
University of Colorado
Aurora, CO, USA

G. Patrick Maxwell, MD, FACS
Clinical Professor of Surgery
Department of Plastic Surgery
Loma Linda University Medical Center
Loma Linda, CA, USA

Kai Megerle, MD
Research Fellow
Division of Plastic and Reconstructive Surgery
Stanford Medical Center
Stanford, CA, USA

Roberto N. Miranda, MD
Professor
Department of Hematopathology
Division of Pathology and Laboratory Medicine
MD Anderson Cancer Center
Houston, TX, USA

Luis Humberto Uribe Morelli, MD
Resident of Plastic Surgery
Unisanta Plastic Surgery Department
Sao Paulo, Brazil

**Colin M. Morrison, MSc (Hons), FRCSI
    (Plast)**
Consultant Plastic Surgeon
Department of Plastic and Reconstructive
    Surgery
Saint Vincent's University Hospital
Dublin, Ireland

Hunter R. Moyer, MD
Fellow
Department of Plastic and Reconstructive
    Surgery
Emory University, Atlanta, GA, USA

John B. Mulliken, MD
Director, Craniofacial Centre
Department of Plastic and Oral Surgery
Children's Hospital
Boston, MA, USA

Maurice Y. Nahabedian, MD, FACS
Professor and Chief
Section of Plastic Surgery
MedStar Washington Hospital Center
Washington DC, USA;
Vice Chairman
Department of Plastic Surgery
MedStar Georgetown University Hospital
Washington DC, USA

Maurizio B. Nava, MD
Chief of Plastic Surgery Unit
Istituto Nazionale dei Tumori
Milano, Italy

Peter C. Neligan, MB, FRCS(I), FRCSC, FACS
Professor of Surgery
Department of Surgery, Division of Plastic Surgery
University of Washington
Seattle, WA, USA

Jonas A. Nelson, MD
Integrated General/Plastic Surgery Resident
Department of Surgery
Division of Plastic Surgery
Perelman School of Medicine
University of Pennsylvania
Philadelphia, PA, USA

M. Samuel Noordhoff, MD, FACS
Emeritus Superintendent
Chang Gung Memorial Hospitals
Taipei, Taiwan,
The People's Republic of China

Sabina Aparecida Alvarez de Paiva, MD
Resident of Plastic Surgery
Plastic Surgery Service Dr. Ewaldo Bolivar de Souza Pinto
São Paulo, Brazil

Angela Pennati, MD
Assistant Plastic Surgeon
Unit of Plastic Surgery
Istituto Nazionale dei Tumori
Milano, Italy

Jason Pomerantz, MD
Assistant Professor
Surgery
University of California San Francisco
Surgical Director
Craniofacial Center
University of California San Francisco
San Francisco, CA, USA

Karl-Josef Prommersberger, MD, PhD
Chair, Professor of Orthopedic Surgery
Clinic for Hand Surgery
Bad Neustadt/Saale
Germany

Oscar M. Ramirez, MD, FACS
Adjunct Clinical Faculty
Plastic Surgery Division
Cleveland Clinic Florida
Boca Raton, FL, USA

Vinay Rawlani, MD
Division of Plastic Surgery
Northwestern Feinberg School of Medicine
Chicago, IL, USA

Dirk F. Richter, MD, PhD
Clinical Director
Department of Plastic Surgery
Dreifaltigkeits-Hospital Wesseling
Wesseling, Germany

Eduardo D. Rodriguez, MD, DDS
Chief, Plastic Reconstructive and Maxillofacial Surgery, R Adams Cowley Shock Trauma Center
Professor of Surgery
University of Maryland School of Medicine
Baltimore, MD, USA

Rod J. Rohrich, MD, FACS
Professor and Chairman Crystal Charity Ball Distinguished Chair in Plastic Surgery
Department of Plastic Surgery;
Professor and Chairman Betty and Warren Woodward Chair in Plastic and Reconstructive Surgery
University of Texas Southwestern Medical Center at Dallas
Dallas, TX, USA

Michelle C. Roughton, MD
Chief Resident
Section of Plastic and Reconstructive Surgery
University of Chicago Medical Center
Chicago, IL, USA

J. Peter Rubin, MD, FACS
Chief of Plastic Surgery
Director, Life After Weight Loss Body Contouring Program
University of Pittsburgh
Pittsburgh, PA, USA

Michel Saint-Cyr, MD, FRCSC
Associate Professor Plastic Surgery
Department of Plastic Surgery
University of Texas Southwestern Medical Center
Dallas, TX, USA

Cristianna Bonneto Saldanha, MD
Resident General Surgery Department
Santa Casa of Santos Hospital
São Paulo, Brazil

Osvaldo Ribeiro Saldanha, MD
Chairman of Plastic Surgery Unisanta Santos
Past President of the Brazilian Society of Plastic Surgery (SBCP) International Associate Editor of Plastic and Reconstructive Surgery
São Paulo, Brazil

Osvaldo Ribeiro Saldanha Filho, MD
São Paulo, Brazil

Renato Saltz, MD, FACS
Saltz Plastic Surgery
President
International Society of Aesthetic Plastic Surgery
Adjunct Professor of Surgery
University of Utah
Past-President, American Society for Aesthetic Plastic Surgery
Salt Lake City and Park City, UT, USA

Paulo Rodamilans Sanjuan, MD
Chief Resident of Plastic Surgery
Plastic Surgery Service Dr. Ewaldo Boliar de Souza Pinto
São Paulo, Brazil

Nina Schwaiger, MD
Senior Specialist in Plastic and Aesthetic Surgery
Department of Plastic Surgery
Dreifaltigkeits-Hospital Wesseling
Wesseling, Germany

Jeremiah Un Chang See, MD
Plastic Surgeon
Department of Plastic and Reconstructive Surgery
Penang General Hospital
Georgetown, Penang, Malaysia

Joseph M. Serletti, MD, FACS
Henry Royster-William Maul Measey
Professor of Surgery; Chief
Division of Plastic Surgery
Vice Chair (Finance)
Department of Surgery
University of Pennsylvania
Philadelphia, PA, USA

Kenneth C. Shestak, MD
Professor of Plastic Surgery
Division of Plastic Surgery
University of Pittsburgh
Pittsburgh, PA, USA

Navin K. Singh, MD, MSc
Assistant Professor of Plastic Surgery
Department of Plastic Surgery
Johns Hopkins University School of Medicine
Washington, DC, USA

Wesley N. Sivak, MD, PhD
Resident in Plastic Surgery
Department of Plastic Surgery
University of Pittsburgh
Pittsburgh, PA, USA

Ron B. Somogyi, MD, MSc FRCSC
Plastic and Reconstructive Surgeon
Assistant Professor, Department of Surgery
University of Toronto
Toronto, ON, Canada

David H. Song, MD, MBA, FACS
Cynthia Chow Professor of Surgery
Chief, Section of Plastic and Reconstructive
　Surgery
Vice-Chairman, Department of Surgery
The University of Chicago Medicine &
　Biological Sciences
Chicago, IL, USA

Andrea Spano, MD
Senior Assistant Plastic Surgeon
Unit of Plastic Surgery
Istituto Nazionale dei Tumori
Milano, Italy

Scott L. Spear, MD, FACS
Professor and Chairman
Department of Plastic Surgery
Georgetown University Hospital
Georgetown, WA, USA

Michelle A. Spring, MD, FACS
Program Director
Glacier View Plastic Surgery
Kalispell Regional Medical Center
Kalispell, MT, USA

Phillip J. Stephan, MD
Clinical Faculty
Plastic Surgery
UT Southwestern Medical School;
Plastic Surgeon
Texoma Plastic Surgery
Wichita Falls, TX, USA

W. Grant Stevens, MD, FACS
Clinical Professor of Surgery
Marina Plastic Surgery Associates;
Keck School of Medicine of USC
Los Angeles, CA, USA

Alexander Stoff, MD, PhD
Senior Fellow
Department of Plastic Surgery
Dreifaltigkeits-Hospital Wesseling
Wesseling, Germany

John D. Symbas, MD
Plastic and Reconstructive Surgeon
Private Practice
Marietta Plastic Surgery
Marietta, GA, USA

Jin Bo Tang, MD
Professor and Chair
Department of Hand Surgery;
Chair
The Hand Surgery Research Center
Affiliated Hospital of Nantong University
Nantong, The People's Republic of China

Charles H. Thorne, MD
Associate Professor of Plastic Surgery
Department of Plastic Surgery
NYU School of Medicine
New York, NY, USA

Patrick L. Tonnard, MD
Coupure Centrum Voor Plastische Chirurgie
Ghent, Belgium

Matthew J. Trovato, MD
Dallas Plastic Surgery Institute
Dallas, TX, USA

Francisco Valero-Cuevas, PhD
Director
Brain-Body Dynamics Laboratory
Professor of Biomedical Engineering
Professor of Biokinesiology and Physical
　Therapy
By Courtesy, Professor of Computer Science
　and Aerospace and Mechanical Engineering
The University of Southern California
Los Angeles, CA, USA

Allen L. Van Beek, MD, FACS
Adjunct Professor
University Minnesota School of Medicine
Division of Plastic Surgery
Minneapolis, MN, USA

Valentina Visintini Cividin, MD
Assistant Plastic Surgeon
Unit of Plastic Surgery
Istituto Nazionale dei Tumori
Milano, Italy

Richard J. Warren, MD, FRCSC
Clinical Professor
Division of Plastic Surgery
University of British Columbia
Vancouver, BC, Canada

Henry Wilson, MD, FACS
Attending Plastic Surgeon
Private Practice
Plastic Surgery Associates
Lynchburg, VA, USA

Scott Woehrle, MS BS
Physician Assistant
Department of Plastic Surgery
Jospeh Capella Plastic Surgery
Ramsey, NJ, USA

**Kai Yuen Wong, MA, MB BChir, MRCS,
　FHEA, FRSPH**
Specialist Registrar in Plastic Surgery
Department of Plastic and Reconstructive
　Surgery
Cambridge University Hospitals NHS
　Foundation Trust
Cambridge, UK

Alan Yan, MD
Former Fellow
Adult Reconstructive and Aesthetic
　Craniomaxillofacial Surgery
Division of Plastic and Reconstructive Surgery
Massachusetts General Hospital
Boston, MA, USA

Michael J. Yaremchuk, MD
Chief of Craniofacial Surgery
Massachusetts General Hospital;
Clinical Professor of Surgery
Harvard Medical School;
Program Director
Harvard Plastic Surgery Residency Program
Boston, MA, USA

视频作者

Robert J. Allen Sr., MD
Clinical Professor of Plastic Surgery
Department of Plastic Surgery
New York University Medical Center
Charleston, NC, USA

Sergio Fernando Dantas de Azevedo, MD
Member
Brazilian Society of Plastic Surgery
Volunteer Professor of Plastic Surgery
Department of Plastic Surgery
Federal University of Pernambuco
Pernambuco, Brazil

Fritz E. Barton Jr., MD
Clinical Professor
Department of Plastic Surgery
UT Southwestern Medical Center
Dallas, TX, USA

Miles G. Berry, MS, FRCS(Plast)
Consultant Plastic and Aesthetic Surgeon
Institute of Cosmetic and Reconstructive Surgery
London, UK

Philip N. Blondeel, MD
Professor of Plastic Surgery
Department of Plastic Surgery
University Hospital Ghent
Ghent, Belgium

Guiseppe Catanuto, MD, PhD
Research Fellow
The School of Oncological Reconstructive Surgery
Milan, Italy

Philip Kuo-Ting Chen, MD
Professor
Craniofacial Center
Chang Gung Memorial Hospital
Taoyuan City, Taiwan, The People's Republic
    of China

Valentina Visintini Cividin, MD
Assistant Plastic Surgeon
Unit of Plastic Surgery
Istituto Nazionale dei Tumori
Milano, Italy

Sydney R. Coleman, MD
Assistant Clinical Professor
Plastic Surgery
New York University Medical Center
New York;
Assistant Clinical Professor
Plastic Surgery
University of Pittsburgh Medical Center
Pittsburgh, PA, USA

Amy S. Colwell, MD
Associate Professor
Harvard Medical School
Massachusetts General Hospital
Boston, MA, USA

Dai M. Davies, FRCS
Consultant and Institute Director
Institute of Cosmetic and Reconstructive
    Surgery
London, UK

L. Franklyn Elliot, MD
Assistant Clinical Professor
Emory Section of Plastic Surgery
Emory University
Atlanta, GA, USA

Marco Ellis, MD
Director of Craniofacial Surgery
Northwestern Specialists in Plastic Surgery;
Adjunct Assistant Professor
University of Illinois Chicago Medical Center
Chicago, IL, USA

Surak Eo, MD, PhD
Chief, Professor
Department of Plastic and Reconstructive
    Surgery
Dongguk University Medical Center
Gyeonggi-do, South Korea

Julius Few Jr., MD
Director
The Few Institute for Aesthetic Plastic Surgery;
Clinical Professor
Plastic Surgery
University of Chicago Pritzker School of
    Medicine
Chicago, IL, USA

Neil A. Fine, MD
President
Northwestern Specialists in Plastic Surgery;
Associate Professor (Clinical) Surgery/Plastics
Northwestern University Fienberg School of
    Medicine
Chicago, IL, USA

David M. Fisher, MB, BCh, FRCSC, FACS
Medical Director Cleft Lip and Palate Program
Plastic Surgery
Hospital for Sick Children;
Associate Professor
Surgery
University of Toronto
Toronto, ON, Canada

Joshua Fosnot, MD
Assistant Professor of Surgery
Division of Plastic Surgery
The Perelman School of Medicine
University of Pennsylvania Health System
Philadelphia, PA, USA

Ida K. Fox, MD
Assistant Professor of Plastic Surgery
Department of Surgery
Division of Plastic and Reconstructive Surgery
Washington University School of Medicine
St. Louis, MO, USA

Michael S. Gart, MD
Resident Physician
Division of Plastic Surgery
Northwestern University Feinberg School of
    Medicine
Chicago, IL, USA

Barry H. Grayson, DDS
Associate Professor of Surgery (Craniofacial
    Orthodontics)
New York University Langone Medical Centre
Institute of Reconstructive Plastic Surgery
New York, NY, USA

James C. Grotting, MD, FACS
Clinical Professor of Plastic Surgery
University of Alabama at Birmingham;
The University of Wisconsin, Madison, WI;
Grotting and Cohn Plastic Surgey
Birmingham, AL, USA

Dennis C. Hammond, MD
Clinical Assistant Professor
Department of Surgery
Michigan State University College of Human
    Medicine
East Lansing
Associate Program Director
Plastic and Reconstructive Surgery
Grand Rapids Medical Education and
    Research
Center for Health Professions
Grand Rapids, MI, USA

Neil F. Jones, MD, FRCS
Professor and Chief of Hand Surgery
University of California Medical Center;
Professor of Orthopedic Surgery;
Professor of Plastic and Reconstructive Surgery
University of California Irvine
Irvine, CA, USA

Ryosuke Kakinoki, MD, PhD
Professor of Hand Surgery and Microsurgery,
  Reconstructive, and Orthopedic Surgery
Department of Orthopedic Surgery
Faculty of Medicine
Kindai University
Osakasayama, Osaka, Japan

Gustavo Machado, MD
Prairie Orthopaedic & Plastic Surgery
Lincoln, NE, USA

Susan E. Mackinnon, MD
Sydney M. Shoenberg Jr. and Robert H.
  Shoenberg Professor
Department of Surgery, Division of Plastic and
  Reconstructive Surgery
Washington University School of Medicine
St. Louis, MO, USA

**Charles M. Malata, BSc(HB), MB ChB,
  LRCP, MRCS, FRCS(Glasg), FRCS(Plast)**
Professor of Academic Plastic Surgery
Postgraduate Medical Institute
Faculty of Health Sciences
Anglia Ruskin University
Cambridge and Chelmsford, UK;
Consultant Plastic and Reconstructive Surgeon
Department of Plastic and Reconstructive Surgery
Cambridge Breast Unit at Addenbrooke's
  Hospital
Cambridge University Hospitals NHS
  Foundation Trust
Cambridge, UK

Luis Humbert Uribe Morelli, MD
Resident of Plastic Surgery
Unisanta Plastic Surgery Department
Sao Paulo, Brazil

Maurizio B. Nava, MD
Chief of Plastic Surgery Unit
Instituto Nazionale dei Tumori
Milano, Italy

Peter C. Neligan, MB, FRCS(I), FRCSC, FACS
Professor of Surgery
Department of Surgery, Division of Plastic Surgery
University of Washington
Seattle, WA, USA

Jonas A. Nelson, MD
Integrated General/Plastic Surgery Resident
Department of Surgery
Division of Plastic Surgery
Perelman School of Medicine
University of Pennsylvania
Philadelphia, PA, USA

Samuel M. Noordhoff, MD, FACS
Emeritus Professor in Surgery
Chang Gung University
Taoyuan City, Taiwan, The People's Republic
  of China

Angela Pennati, MD
Assistant Plastic Surgeon
Unit of Plastic Surgery
Istituto Nazionale dei Tumori
Milano, Italy

Oscar M. Ramirez, MD, FACS
Adjunct Clinical Faculty
Plastic Surgery Division
Cleveland Clinic Florida
Boca Raton, FL, USA

Dirk F. Richter, MD, PhD
Clinical Professor of Plastic Surgery
University of Bonn
Director and Chief
Dreifaltigkeits-Hospital
Wesseling, Germany

J. Peter Rubin, MD, FACS
Chief
Plastic and Reconstructive Surgery
University of Pittsburgh Medical Center
Associate Professor
Department of Surgery
University of Pittsburgh
Pittsburgh, PA, USA

Alesia P. Saboeiro, MD
Attending Physician
Private Practice
New York, NY, USA

Michel Saint-Cyr, MD, FRSC(C)
Professor
Plastic Surgery
Mayo Clinic
Rochester, MN, USA

Cristianna Bonnetto Saldanha, MD
Plastic Surgery Service Dr. Osvaldo Saldanha
São Paulo, Brazil

Osvaldo Saldanha, MD, PhD
Director of Plastic Surgery Service Dr. Osvaldo
  Saldanha;
Professor of Plastic Surgery Department
Universidade Metropolitana de Santos
  – UNIMES
São Paulo, Brazil

Osvaldo Ribeiro Saldanha Filho, MD
Professor of Plastic Surgery
Plastic Surgery Service Dr. Osvaldo Saldanha
São Paulo, Brazil

Joseph M. Serletti, MD, FACS
The Henry Royster–William Maul Measey
Professor of Surgery and Chief
Division of Plastic Surgery
University of Pennsylvania Health System
Philadelphia, PA, USA

Kenneth C. Shestak, MD
Professor, Department of Plastic Surgery
University of Pittsburgh Medical Center
Pittsburgh, PA, USA

Andrea Spano, MD
Senior Assitant Plastic Surgeon
Unit of Plastic Surgery
Istituto Nazionale dei Tumori
Milano, Italy

Scott L. Spear, MD (deceased)
Formerly Professor of Plastic Surgery
Division of Plastic Surgery
Georgetown University
Washington, MD, USA

W. Grant Stevens, MD, FACS
Clinical Professor of Surgery
Marina Plastic Surgery Associates;
Keck School of Medicine of USC
Los Angeles, CA, USA

Alexander Stoff, MD, PhD
Senior Fellow
Department of Plastic Surgery
Dreifaltigkeits-Hospital Wesseling
Wesseling, Germany

John D. Symbas, MD
Plastic and Reconstructive Surgeon
Private Practice
Marietta Plastic Surgery
Marietta, GA, USA

Jin Bo Tang, MD
Professor and Chair
Department of Hand Surgery;
Chair, The Hand Surgery Research Center
Affiliated Hospital of Nantong University
Nantong, The People's Republic of China

Patrick L. Tonnard, MD
Coupure Centrum Voor Plastische Chirurgie
Ghent, Belgium

Jonathan W. Toy, MD, FRCSC
Program Director, Plastic Surgery Residency
  Program Assistant Clinical Professor
University of Alberta
Edmonton, AB, Canada

Allen L. Van Beek, MD, FACS
Adjunct Professor
University Minnesota School of Medicine
Division of Plastic Surgery
Minneapolis, MN, USA

Richard J. Warren, MD, FRCSC
Clinical Professor
Division of Plastic Surgery
University of British Columbia
Vancouver, BC, Canada

Alan Yan, MD
Former Fellow
Adult Reconstructive and Aesthetic
  Craniomaxillofacial Surgery
Division of Plastic and Reconstructive Surgery
Massachusetts General Hospital
Boston, MA, USA

Michael J. Yaremchuk, MD
Chief of Craniofacial Surgery
Massachusetts General Hospital;
Clinical Professor of Surgery
Harvard Medical School;
Program Director
Harvard Plastic Surgery Residency Program
Boston, MA, USA

我们面前的这部《整形外科学:核心技术卷》(以下简称《核心技术卷》),代表了目前世界整形外科的新进展,汇集了中外整形外科学界各专业领域高水平医生们的集体智慧和经验。

任何学科的发展,离不开知识的不断更新、汲取和总结。一个医生在工作中的成长,除了临床实践的学习外,最根本的是通过读书来获取知识,这不仅是个体需求,重要的是通过读书可以超越面对面的授受而获得广泛的传递。读书—实践—再读书—再实践……,这就是理论与实践的联系。

10 年来,由范巨峰教授牵头主译的《整形外科学》系列中文版专著已经出版了 8 部。编译者们都是目前国内整形外科各专业高水平的专家们,他们精湛的专业水平,国际化的视野,以及对中国整形外科现状的了解,使得这套经典专著的中文译本比原版更便于中国医生们的理解学习,因此,广大读者在阅读《整形外科学》系列中文版专著后,大多感到受益匪浅。

由于时间和精力所限,很多读者可能无法通读全套《整形外科学》中文版。即便能够通读,由于其内容之浩瀚和博大精深,也很难把握这套权威著作的核心和精要之所在。《核心技术卷》的出版正是为了解决这个问题。

《核心技术卷》只讲目前最流行的手术。注重的是"实用与流行",而不是"全面"。讲解的每个手术包括:最常用的术式、解剖要点、手术技巧、技术细节、并发症以及术前与术后注意事项,每个手术都附有高质量的图片和视频。在上一版的基础上,增加了额部年轻化、躯干塑形、吸脂与脂肪移植等新的内容。

《核心技术卷》共有 27 章,都是从第 3 版、第 4 版《整形外科学》中的内容挑选出来的,是"精华和重点",而不是"浓缩或概要"。

从 2020 年开始,由于新冠肺炎疫情的影响,正常的学术活动受到极大的冲击,线下会议几乎无法举办,临床一线医生们迫切期望学习提高的诉求受到严重影响。此时,这样一部经典专著的精华版问世,正好能解医生们的燃眉之急。

在此书奉上之时,我要衷心地感谢为中国整形外科事业做出积极贡献的翻译专家们,他们一边从事繁忙的医教研工作,一边坚持抗疫,还利用业余时间,翻译出了如此高水平的权威著作!

我曾受邀为《整形外科学》系列中文版的多部分卷作序,每当此时,我都会收获一份愉悦的心情。既为中国的整形外科医生们多了一本权威专著而高兴,又为我的好朋友们所取得的新的丰硕成果而感到自豪,更对中国整形外科学欣欣向荣的未来充满信心!

我向为本书顺利出版做出过贡献的专家们致敬!

我向疫情期间克服困难,坚持读书,坚持学习的一线整形外科医生们致敬!

我向这部经典教材,权威著作致敬!

我能为《整形外科学:核心技术卷》第 2 版作序感到荣幸!

李世荣

中国人民解放军陆军军医大学 三级教授 主任医师 博士研究生导师

中华医学会医学美容分会 主任委员

《中华医学美学美容杂志》主编

中华医学美容培训工程 主任委员

2022 年 5 月

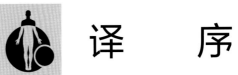

译　　序

从 2012 年起，我们开始组织专家翻译第 3 版《麦卡锡整形外科学》，至今刚好 10 年。

2019 年 6 月，第 3 版《麦卡锡整形外科学》全套书翻译完成出版，同年启动了第 4 版《整形外科学》（*Plastic Surgery*）*的翻译工作。2021 年，第 4 版《整形外科学：乳房卷》和《整形外科学：美容卷》出版。这两版《整形外科学》中文版的出版，为中国整形外科医生们获得世界整形外科的先进知识提供了帮助，译者们都是目前国内整形外科各专业领域高水平的专家，他们的精湛的学术水平和严谨的翻译态度获得了人民卫生出版社的认可，于是 2020 年，人民卫生出版社主动联系到我，希望我们翻译 *Core Procedures in Plastic Surgery*，我欣然应允。

2013 年 Elsevier 出版社出版了第 1 版 *Core Procedures in Plastic Surgery*，该书没有译成中文。我们翻译的是 2019 年出版的第 2 版，中文版书名最终确定为第 2 版《整形外科学：核心技术卷》（以下简称《核心技术卷》）。

翻译过程中，我们体会到，《核心技术卷》是第 3 版和第 4 版《整形外科学》共 12 卷经典教材的"精华版"，而不是"概要版"。就是说，《核心技术卷》是精挑细选了第 3 版和第 4 版《整形外科学》中最精华的内容，编写成 27 章，而不是面面俱到。对于其中每个章节，本书的讲解与原版篇幅相同。对于其他章节，则选择完全忽略。《核心技术卷》注重的是"实用与流行"，而不是"全面"，这就是本书与第 3 版和第 4 版《整形外科学》的不同之处，后者注重的是"全面与完整"。所以互为补充，相得益彰。

《核心技术卷》的出版目的是提供快速参考资源，旨在帮助医生了解整形外科一些最常见的手术方式、关键信息和技术细节，方便手术室或门诊工作期间的快速浏览。每个主题都是从第 3 版、第 4 版《整形外科学》对应的分卷章节中提炼的精华内容，分别从解剖结构、手术技巧、并发症与结果以及术前与术后注意事项等方面突出重点。相应的文字或插图旁边会带有图标，表明此处包含视频内容，有助于读者理解和掌握整形外科常见手术的最新进展。

自第 1 版《核心技术卷》出版以来，整形外科领域出现了一些新的进展（包括技术层面的创新），第 2 版纳入了其中重要部分。汇编了 27 个整形美容与重建外科的相关章节。除了对第 1 版著作的 24 章作了内容更新外，还增加了新的章节，涉及额部年轻化、躯干塑形、吸脂与脂肪移植。

2020 年新冠肺炎疫情以来，我们相继翻译出版了《整形外科学：乳房卷》和《整形外科学：美容卷》，现在您读到的《核心技术卷》是疫情期间出版的第 3 部，也是《整形外科学》系列中文版丛书的第 9 部，还有 4 部正在翻译或审校中，之后即将陆续面世。

今年是疫情的第 3 年，现在是 5 月，此时此刻，本书的很多译者们都放下了手术刀，正在参加一线的抗疫工作。虽然我们是"整形外科医生"，似乎与抗疫没有直接联系，但我们最根本的名字仍然是"医生"，若疫情肆虐，我们又如何能有机会拿起我们心爱的手术刀？

自古以来，知识分子就有"为天地立心，为生民立命，为往圣继绝学，为万世开太平"的志向和传统。我们读书、研究学问、提高医学技术，算得上是"为往圣继绝学"，但我们都是医生、是读书人，我们的使命还有"为天地立心，为生民立命，为万世开太平"，而不只是关起门来读书、开刀。

让我们一起，踔厉奋发，笃行不怠，担当起更多的社会责任和历史赋予的光荣使命！疫情，在折磨我们的同时，也给了我们机会，让我们的精神凤凰涅槃，浴火重生，让我们更加深刻地体会到"医生"这两个字的

---

* *Plastic Surgery* 的中文版书名从本卷开始全部改为《整形外科学》。

真正意义。

　　谨以此书献给那些身处抗疫一线的英雄们！

　　愿疫情早日结束，人间恢复安康太平！

　　最后，衷心感谢所有参与第 2 版《整形外科学：核心技术卷》翻译和审校的专家们！

　　衷心感谢已故张涤生院士生前对本书的支持！

　　衷心感谢中华医学会医学美容分会李世荣主任委员、中国医师协会美容与整形医师分会江华会长为代表的学术界前辈们的关怀和不遗余力地支持和帮助！

　　衷心感谢本书的共同主译胡志奇教授和宋建星教授的无私奉献！

　　衷心感谢 10 年来一直给予我们支持的人民卫生出版社的老师们！

　　衷心感谢一直支持和阅读《整形外科学》系列中文版的忠实读者们！

　　衷心感谢所有为《整形外科学》系列中文版的顺利出版作出过贡献的朋友们！

总主译　范巨峰

教授　博士研究生导师　主任医师

首都医科大学附属北京朝阳医院整形外科　科主任

2022 年 5 月

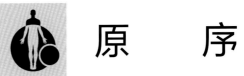

原　　序

　　我们整理 *Plastic Surgery* 的第 1 版《核心技术卷》的目的是为读者提供快速参考资源，帮助其了解整形外科日常实践中一些最常见的手术方式。我们意识到，部分医生很难拥有"足够"的时间——包括平衡工作和生活的时间，以及阅读全面性教科书的时间。于是我们认为，本书能成为其他内容更详细的书籍的有效辅助资源。当 Elsevier 出版社联系我们整理第 2 版《核心技术卷》时，这进一步坚定了我们的想法，即忙碌的外科医生只希望快速获取对日常工作有帮助的重要事实、关键信息和技术细节。对于有机会编写第 2 版《核心技术卷》，我们深感谦卑和感激。自第 1 版出版以来，整形外科领域出现了一些新的进展（包括技术层面的创新），我们也尽力将其纳入了本版著作中。我们延续了最初的目标，仍将强调最常见的整形外科手术方式保留为新版著作的重点。此外，本书与第 4 版 *Plastic Surgery* 的其他 6 卷著作一同出版，我们梳理了其他分卷的各类主题，并将合适的章节简缩为分组列项、重点突出、干货集中的章节，章节内容仅限于和主题最密切相关的信息，并辅以高质量的图片和视频。

　　在新版著作中，我们汇编了 27 个整形美容与重建外科的相关章节。除了对第 1 版著作的 24 章作了内容更新外，我们还增加了新的章节，主题涉及额部年轻化、躯干塑形、吸脂与脂肪移植。本书的参考内容选自第 3 版和第 4 版 *Plastic Surgery* 的相关章节。本书的每个章节均遵循特定的模板，这使内容能够以统一、简明的方式呈现给读者。每个主题都从对应的分卷章节中分组提炼了精华内容，分别从解剖结构、手术技巧、并发症与结果以及术前与术后注意事项等方面突出了重点概念。书中还包含了大量选自第 4 版著作的插图、示意图、照片和视频。每章的结尾均附有注释文献目录。相应的文字或插图旁边会带有图标，表明此处包含视频内容。

　　我们很荣幸能够编写第 2 版《核心技术卷》，也希望读者能够从中受益，无论是作为其第一本专业书籍，还是整形外科藏书的重要补充。我们已尽力使本书内容易读易学，也希望读者能喜欢这一简缩版式，并将其用于手术室或门诊工作期间的快速浏览。

Peter C. Neligan

Donald W. Buck II

致　谢

Donnie Buck 提出了编写本书第 1 版的想法,后来也带头完成了第 2 版的编写工作。Elsevier 出版社的编辑团队帮助我汇总了第 4 版 *Plastic Surgery* 的内容,完善了细节,并监督了编写工作。该团队由 Belinda Kuhn 带领,成员包括 Louise Cook、Alexandra Mortimer 和 Sam Crowe,正是他们的工作助力完成了这一任务。Donnie 从其他分卷的章节中选取了相关内容,并将其重新排版为简缩形式,这些内容通常来源于不止一个章节。第 1 版著作收到了积极的反馈,我也希望读者同样能从第 2 版中获益。我要衷心感谢每一位对完成这项工作提供帮助的人。我的妻子 Gabrielle Kane 一如既往地支持着这项计划,没有她,这一切都无从实现。

PCN

对于有机会参与第 2 版《核心技术卷》的编写工作,我感到万分荣幸。2011 年,当我带着编写《核心技术卷》的最初想法联系 Elsevier 出版社的工作人员时,我无法想象,7 年后我还能有机会参与新版的收尾工作。我要再次感谢 Peter Neligan 在过去几年对我的想法的信任,并与我合作使其成为现实。与 Elsevier 出版社和 Neligan 在这项任务中共事是莫大的荣幸,对于他们在整个过程中所提供的支持和指导,我的感激溢于言表。我要特别感谢 Elsevier 出版社的优秀团队,尤其是 Belinda Kuhn 和 Nani Clansey,他们让我一直专注于目标,并承担了出版本书的重任。我还要感谢各分卷章节的作者,他们都是各自领域的大师,是他们提供了出色的文本、插图、照片和视频,这些内容共同构成了这本著作。最后,感谢我的家人,没有他们的爱和支持,这一切都无法实现。谢谢 Benjamin 和 Brooke 对我日复一日的持续启发,还有我美丽的妻子 Jennifer 对我坚定的爱和鼓励。

DWB

目 录

第1章　眼睑成形术 1

第2章　面部提升术 19

第3章　额部年轻化 40

第4章　鼻整形术 52

第5章　耳成形术 74

第6章　腹壁成形术与吸脂腹壁成形术 81

第7章　躯干塑形术 94

第8章　吸脂与脂肪移植 126

第9章　面部损伤 143

第10章　局部皮瓣修复面部 159

第11章　唇裂修复 181

第12章　腭裂 200

第13章　下肢重建 209

第14章　胸部重建 225

第15章　背部重建 236

第16章　腹壁重建 249

第17章　隆乳术 261

第18章　乳房上提固定术及隆乳联合乳房上提固定术 272

第19章　乳房缩小成形术与男性乳腺发育 291

第20章　基于假体的乳房再造 299

第21章　自体腹部皮瓣乳房再造 314

第22章　上肢基本解剖 342

第23章　上肢检查 374

第24章　屈肌腱损伤与重建 388

第25章　神经转位 403

第26章　上肢肌腱转位术 420

第27章　伸肌腱损伤 439

视频目录

第 1 章　眼睑成形术

1.1　眶周年轻化

第 2 章　面部提升术

2.1　前切口

2.2　后切口

2.3　面部提升皮瓣

2.4　颈阔肌 SMAS 折叠

2.5　环形缝合 MACS 提升术

2.6　高位 SMAS 技术结合眶隔脂肪释放

2.7　面部提升术——骨膜下中面部提升术
　　　（内镜颞 - 中面部提升术）

2.8　面部提升术——骨膜下中面部提升术

第 4 章　鼻整形术

4.1　开放入路鼻整形术

第 6 章　腹壁成形术与吸脂腹壁成形术

6.1　腹壁成形术

6.2　吸脂腹壁成形术（包括二次吸脂）

6.3　减肥后形体重塑——躯干提升术

第 7 章　躯干塑形术

7.1　减肥后形体重塑：躯干提升术

第 8 章　吸脂与脂肪移植

8.1　结构性吸脂

第 10 章　局部皮瓣修复面部

10.1　面动脉穿支皮瓣

10.2　局部皮瓣面部修复

第 11 章　唇裂修复

11.1　单侧唇裂修复

11.2　单侧唇裂修复——解剖亚单元缝合技术

11.3　双侧唇裂修复

第 13 章　下肢重建

13.1　替代皮瓣获取

第 16 章　腹壁重建

16.1　组织结构分离技术创新

第 17 章　隆乳术

17.1　内镜腋窝切口隆乳术

17.2　乳房内镜入路

第 18 章　乳房上提固定术及隆乳联合乳房上提固定术

18.1　环乳晕切口乳房上提固定术

18.2　一期隆乳术联合乳房上提固定术的术前标记

第 19 章　乳房缩小成形术与男性乳腺发育

19.1　Spair 技术

19.2　Spair 乳房缩小成形术标记

19.3　乳房体积缩小手术

19.4　超声辅助吸脂术

第 20 章　基于假体的乳房再造

20.1　乳房切除术与扩张器置入：一步法

20.2　乳房切除术与扩张器置入：两步法

20.3　脱细胞真皮基质

20.4　胸大肌提起

20.5　假体型号模拟器

20.6　背阔肌肌皮瓣技术

20.7　标记

20.8　术中皮岛

20.9　肌腱分离

20.10　皮岛转移

20.11　皮岛移入与改良皮岛讲解

第 21 章　自体腹部皮瓣乳房再造

21.1　带蒂 TRAM 皮瓣乳房再造

21.2　保留肌肉的游离 TRAM 皮瓣

21.3　腹壁浅动脉

21.4　腹壁下动脉穿支（DIEP）皮瓣乳房再造

第 23 章　上肢检查

23.1　正常中指指深屈肌试验

23.2　正常中指指浅屈肌试验

23.3　正常人拇长伸肌试验

23.4　正常手部指总伸肌试验

23.5　鱼际肌功能评估试验

23.6　手指交叉征

23.7　静态两点辨别觉

23.8　手指桡侧或尺侧动态两点辨别觉

23.9　Semmes-Weinstein 单丝试验

23.10　正常人 Allen 试验

23.11　手指 Allen 试验

23.12　舟状骨移位试验

23.13　正常手部动态肌腱固定效应

23.14　正常手部手指挤牛奶试验

23.15　Eichhoff 试验

23.16　Adson 试验

23.17　Roos 试验

第 24 章　屈肌腱损伤与重建

24.1　2 区屈肌腱修复

24.2　切口与肌腱前移

24.3　远端肌腱暴露

24.4　六束 M-Tang 修复法

24.5　完全清醒屈伸试验

第 25 章　神经转位

25.1　划痕塌陷试验

第 26 章　上肢肌腱转位术

26.1　示指固有伸肌 - 拇长伸肌肌腱转位

第 27 章　伸肌腱损伤

27.1　矢状束重建

27.2　示指伸肌张力设定

第 **1** 章

眼睑成形术

本章内容选自 Neligan 和 Rubin 主编的 *Plastic Surgery* 第 4 版第 2 分卷《美容》第 9 章"眼睑成形术",章节作者为 Julius W. Few Jr. 和 Marco F. Ellis。

概要

- 眼睑成形术是面部年轻化技术的重要组成部分。传统的组织去除方法是否满足现代美学要求值得商榷。
- 医生必须深入了解眼眶和眼睑的解剖结构,以了解眼周区域的衰老和制定适当的手术策略。
- 术前评估包括分析患者的预期、评估患者的解剖结构,以及适当的医学和眼科检查。
- 眼睑成形术包括多种术式,医生应根据患者的个体解剖结构和美学诊断选择最合适的方法。
- 有时需要对相关解剖结构(包括眉和眶下缘)同时进行手术,才能获得最佳结果。

简介

- 眼睑是保护眼球关键且不可替代的组织结构,其百叶窗式运动机制对于清洁、润滑和保护角膜至关重要,闭眼功能的损伤与受限对患者和医生将产生严重后果。
- 除了通常切除少量宝贵的上睑组织或下睑组织,手术重点是恢复一个有魅力的、年轻的解剖结构。
- 首先考虑好预期效果,然后精确设计,选择适当方法以获得预定的目标。
- 在此列举出若干条重要原则(框 1.1)。

解剖要点

眶周骨性结构

- 眼眶是由额骨、蝶骨、上颌骨、颧骨、泪骨、腭骨和筛骨形成的锥形体(图 1.1)。

框 1.1 眼部年轻化原则

- 通过调整眉弓位置、切除皱眉肌和适当的眼睑折叠使眼周更美观。
- 恢复外眦的角度和位置,随之恢复至年轻态的眦间轴线角度。
- 恢复下眼睑的角度和形态。
- 最大限度地保留眼睑皮肤和肌肉(对眼睑功能和美学至关重要)以及眶隔脂肪。
- 通过外眦固定术提升中面部,最好通过复合颧骨提升术来加强。
- 用泪沟(或眶下颧骨)置入物矫正眶下颧骨沟,消除从内眦下方开始的沿面颊对角向下的变形泪沟(骨质)凹陷。
- 通过间隔固定或减少总量来限制眶隔脂肪。
- 只有当上下眼睑组织(皮肤、肌肉和脂肪)确实多余时才可切除,有时会采用非常规的切除方式。
- 皮肤进行修饰,去除明显的皱纹、增生和瑕疵。

- 骨膜覆盖物或骨膜牢固黏附在裂隙线和环形的眶前缘。
- 眶内隔膜反折附着在眶缘,形成一个增厚的边缘,该结构被称为弓状缘。
- 该结构在眶缘上外侧最厚,缩小了眼眶的周长和直径。
- 上睑手术必须避免损伤的组织结构:
  - 泪腺位于眼眶前缘上外侧深面,有许多人的泪腺脱垂至上睑眶隔膜后面。
  - 滑车位于鼻眶上方边缘后 5mm,附着在眼眶骨膜。该结构的破坏将造成运动障碍。

外侧支持带

- 固定在眶侧壁上的结缔组织称为外侧支持带,它们对维

1

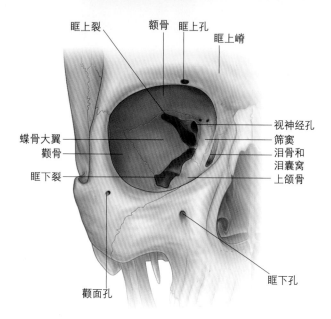

图 1.1 眶骨,含眶孔的眶部正面视图

持眼球和眼周的完整性、位置和功能至关重要。

- 这些结构附着在眶侧壁上,像吊床一样支撑着眼球和眼睑(图 1.2)。
- 外侧支持带由外眦韧带、睑板、提肌腱膜外侧角、Lockwood 下悬韧带、Whitnall 韧带和外直肌节制韧带组成。
- 上述成分会聚并牢固附着在 Whitnall 结节(眶外侧结节)增厚的骨膜上。
- 外眦韧带的成分命名仍存在争议。
- 浅层与眼轮匝肌筋膜相连,通过眶外侧增厚部分与眶侧缘和颞深筋膜相连。
- 深层组织直接与 Whitnall 结节相连,称之为外眦韧带(图1.3)。

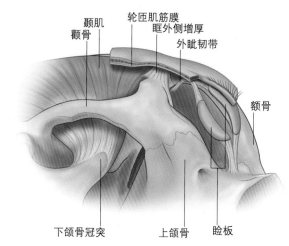

图 1.3 外眦韧带分为浅层和深层。深层附着于眶缘内侧的 Whitnall 结节。浅层从睑板连接到眶外缘骨膜及眶外侧增厚区。外眦韧带两层组织均与上、下睑板相连接。(Adapted from Muzaffar AR, Mendelson BC, Adams Jr WP. Surgical anatomy of the ligamentous attachments of the lower lid and lateral canthus. *Plast Reconstr Surg.* 2002;110(3):873-884.)

- 睑板带的解剖结构清晰,在睑板内下侧与外眦韧带相连。
- 睑板带固定于外眦韧带深层下约 3mm、后 1mm 处,距眶前缘约 4~5mm。
- 睑板带在眼睑松弛时反应性缩短,术中将其松解可获得持久的眼睑复位或外眦提升固定(图1.4)。
- 充分松解睑板带可解除外眦固定张力,最大限度地减少组织的向下牵拉力。
- 这种松解加上外眦韧带的牢靠固定是外眦固定术成功的关键。

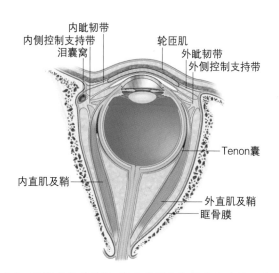

图 1.2 眼眶水平截面图,显示外侧支持带由上睑提肌外侧角、外眦韧带、睑板带、Lockwood 悬韧带和外直肌节制韧带组成

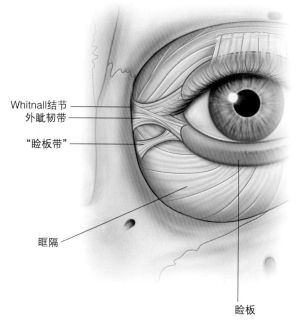

图 1.4 外眦韧带稳定地插入 Whitnall 结节上增厚的骨膜。睑板带是一种独特的解剖结构,它将睑板内侧和通向外眦韧带的下方悬吊到眶外侧壁,距眶缘约 4~5mm

眶内侧穹窿

- 吊床式纤维组织结构将眼球悬挂在眶底上方。纤维结构的内侧包括内眦韧带、Lockwood 下悬韧带和内直肌控制韧带。
- 内眦韧带和外眦韧带一样,分别由两个纤维臂将睑板附着在筛骨和泪骨上。
- 每个纤维角都附着于眼周的泪囊顶点。内眦韧带前角为眼球内侧提供了主要的支撑作用(图 1.5)。

额颞区

- 额部和眉区由 4 层组织组成:皮肤、皮下组织、肌肉和帽状腱膜。
- 有 4 种不同的眉肌:额肌、降眉间肌、皱眉肌和眼轮匝肌(图 1.6)。
- 额肌主要牵拉眉毛的内侧 1/2 或 2/3 部分(图 1.7),因此眉

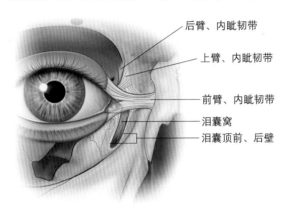

图 1.5　内眦韧带包裹着泪囊组织,由 3 部分组成:前臂、后臂和上臂。与外眦韧带一样,其各臂均与睑板相连续,韧带及其外侧被轮匝肌的深、浅层包围。(Adapted from Spinelli HM. *Atlas of Aesthetic Eyelid and Periocular Surgery*. Philadelphia: Saunders; 2004: 13.)

后臂、内眦韧带
上臂、内眦韧带
前臂、内眦韧带
泪囊窝
泪囊顶前、后壁

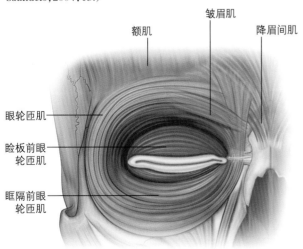

额肌　　皱眉肌　　降眉间肌

眼轮匝肌
睑板前眼轮匝肌
眶隔前眼轮匝肌

图 1.6　眼眶区域的面部肌肉。注意眶隔前和睑板前眼轮匝肌与内、外眦韧带相融合

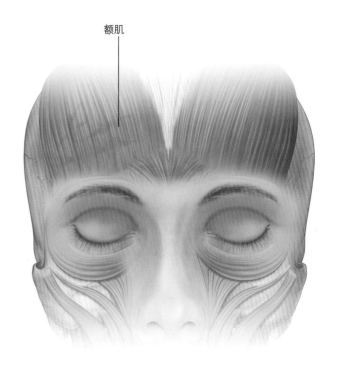

额肌

图 1.7　额肌主要插入眉内侧 1/2 或 2/3。眉头会因额肌的收缩而抬高,额肌通常会过度用力以提升外侧眉毛

尾可能因衰老出现下垂,而眉头会因额肌的收缩而抬高。额肌通常会过度用力以提升外侧眉毛。额肌持续收缩会让前额出现深的水平褶皱(图 1.8)。

- 垂直方向的降眉间肌内侧通常与额肌相连,起自鼻骨,进入眉间区皮下组织。降眉间肌将眉头向下牵拉,使鼻根部出现水平皱纹。这些皱纹常因眉毛下垂而形成,可随着眉毛的提升而自然矫正。
- 斜向的皱眉肌起自额骨,横向止于眉骨组织,部分进入眼轮匝肌和额肌,在收缩时形成垂直的眉间纹。

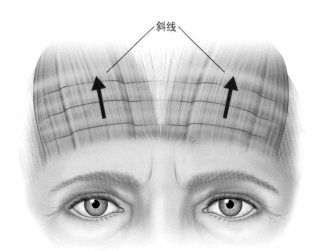

斜线

图 1.8　额肌动作。额肌插入眉内侧 2/3。眉内侧过度抬高是为了克服眉外侧悬垂和改善视觉障碍。额肌持续收缩会使前额产生深的水平褶皱。这意味着,当眉外侧皮肤被提升或切除时,原来过度提升和变形的眉内侧必然会发生严重下垂

眼睑

- 上眼睑和下眼睑的解剖结构有很多相似之处。它们是由前层的皮肤、眼轮匝肌和后层的睑板、结膜组成(图 1.9)。

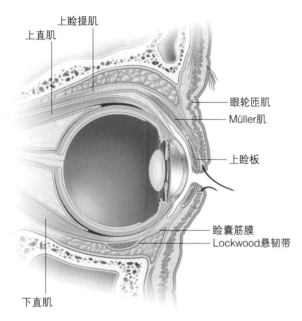

上睑提肌
上直肌
眼轮匝肌
Müller 肌
上睑板
睑囊筋膜
Lockwood悬韧带
下直肌

图 1.9 眼睑解剖。眼睑由前层的皮肤、眼轮匝肌和后层的睑板、结膜组成。眶隔是眶脂的前界

- 眼轮匝肌是眼的括约肌,由眼轮匝肌眶部、眶隔前部以及睑板前部组成。
- 睑板前肌肉与外眦韧带融合,并向外附着于 Whitnall 结节。在内侧形成两个头,分别插入前、后泪阜(见图 1.6)。

上眼睑

- 眶隔起源于眶弓上方,形成眶前缘。与上睑提肌腱膜相连,略高于睑板,由这两个结构的结合形成的吊索结构支持眶隔脂肪。
- 上睑提肌始于 Zinn 环(总腱环)上方。它向前延伸 40mm,然后成为 Whitnall 韧带(上睑横韧带)下的腱膜。腱膜呈扇形在内侧和外侧附着在眼眶支持带上。腱膜在睑板上缘上方和吊索结构的尾端与眶隔融合,纤维束延伸至真皮形成眼睑褶皱。腱膜延长部分最后插入睑板前下部。随着上睑提肌腱膜的衰老薄弱,眼睑褶皱从残留的真皮附着物上升到上睑眶,而眼睑缘则下降。
- Müller 肌又称睑板上肌,起源于上睑提肌的深表面,然后延伸为腱膜进入上睑板。若上睑提肌腱膜脱离睑板,只有在肌肉减弱并失去完整性后,才会导致后天性上睑下垂。
- 亚洲人的上睑提肌和眶隔一般融合在较低位置,使得吊索结构和脂肪进一步下降至眼睑内,从而造成上睑较为丰满的眼部特征。此外,腱膜纤维与真皮连接较弱,导致上睑褶皱不够明显(图 1.10)。

眶隔延伸

- 眶隔与上睑提肌腱膜在睑板上方融合。眶隔越过融合处继续向前延伸到睫毛缘,在上睑褶皱处眶隔位于前腱膜脂肪浅面。眶隔延伸是眼部运动结构的动态组成部分,牵拉纤维板时可重复改变睫毛缘位置(图 1.11)。眶隔延伸可辅助上睑提肌的功能,但不能独立发挥上睑提肌功能,如误将眶隔延伸当作上睑提肌使用,术中只折叠缝合这一层组织,将导致上睑下垂矫正术失败。

下眼睑

- 下眼睑的解剖结构与上眼睑相似。
- 牵拉下眼睑的结构是睑囊筋膜,与上睑提肌结构相对应。
- 睑囊筋膜前组织分开包裹并与下斜肌鞘融合,两个头融合形成 Lockwood 下悬韧带,类似于 Whitnall 韧带。
- 睑囊筋膜与眶隔在睑板缘下 5mm 处融合,然后插入下睑板前的表面。
- 睑板下肌类似于上睑的 Müller 肌,起源于下直肌鞘,向前走行于下斜肌上方,附着在睑板下缘。
- 眶隔、眼轮匝肌和下眼睑皮肤的结合是眶隔脂肪的前屏障。当这些结缔组织松弛时,眶隔脂肪向前疝出,形成一个难看肿胀的下眼睑。眼睑内组织体积的相对减少可导致上眼睑凹陷,与上眼睑脂肪减少的表现相同。
- 睑囊筋膜及其覆盖结膜构成下眼眶脂肪的后缘。在下眼睑手术,尤其是经结膜眼睑成形术中,切开睑囊筋膜,可释放下眼睑,从而减少向下牵引力,使下睑缘位置上升。

支持韧带

- 网状结构韧带是眶周皮肤和皮下组织的支架。眼眶支持韧带直接将眶与眶前交界处的眼轮匝肌附着在眶缘骨膜上,从而将颧骨前间隙与眶隔前间隙分开。该韧带与眶外侧增厚区延续,然后进入眶缘外侧和颞深筋膜,附着在外眦韧带浅层(见图 1.3、图 1.12 和图 1.13)。这些韧带的老化将导致眶隔脂肪下降至脸颊。中面部提升术必须释放这些韧带,以获得持久的提升效果。

血供

- 颈内动脉和颈外动脉向眼眶和眼睑供血(图 1.14)。
- 眼动脉是颈内动脉的第一个颅内分支,其分支供应眼球、眼外肌、泪腺、筛窦、上眼睑和前额。
- 颈外动脉分为颞浅动脉和上颌动脉。眶下动脉是上颌动脉的延续,在眶下缘下方 8mm 处分出,为下眼睑供血。
- 上下睑动脉弓为眼睑提供丰富的血液供应。上睑动脉形成的动脉弓位于睑板上缘,这一区域是矫正上睑下垂和设计上睑褶皱的外科解剖区域。该血管网内的血管损伤通常导致 Müller 肌血肿,并引发术后 2~8 周持续眼睑下

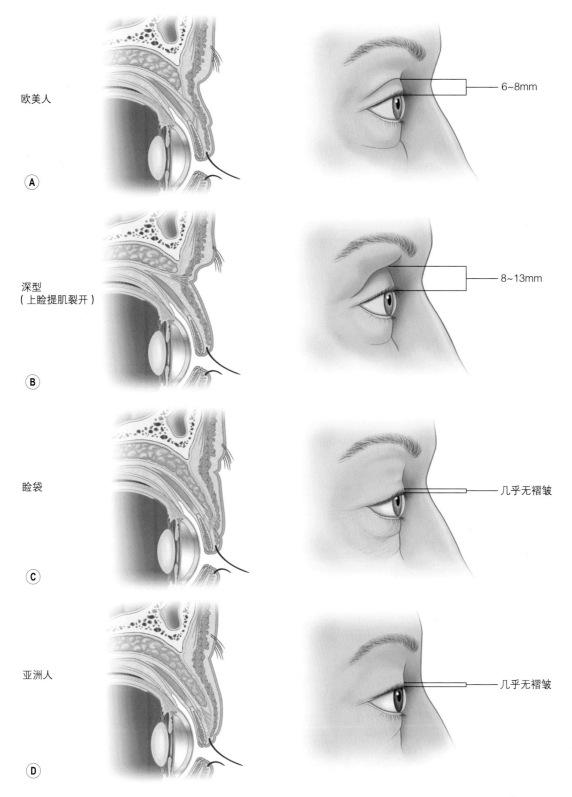

图 1.10 不同种族的上眼睑解剖结构差异和每组衰老的相关改变。（A）一般年轻亚洲人上眼睑的上睑提肌延长部分在睑缘上 6~8mm 插入皮肤表面，形成眼睑褶皱。上睑提肌 - 皮肤连接的部位和腱膜前脂肪的前后联系决定了眼睑折叠高度和折叠凹凸程度（如每个解剖图的右半部分所示）。（B）如果上睑提肌脱离睑板，上睑褶皱会向上移位。如上睑提肌相连的眶隔和腱膜前脂肪向上后方移位，这一解剖变化将造成眼睑褶皱高、上沟深和眼睑下垂。（C）眼睑衰老使眶隔变薄并延长。眶隔延长松弛导致眶隔脂肪向前脱垂，并滑过上睑提肌向前下方移位，临床上造成上睑提肌 - 皮肤复合体下移和腱膜前脂肪垫向下向前移位。（D）年轻亚洲人的眼睑在解剖学上类似于衰老的上眼睑，即低位的上睑提肌 - 皮肤粘连区和位于前下方的腱膜前脂肪。特征鲜明但时常变化的低位眼睑褶皱、凸出的上睑及上睑沟是典型表现。（Adapted from Spinelli HM. *Atlas of Aesthetic Eyelid and Periocular Surgery*. Philadelphia：Saunders；2004：59.）

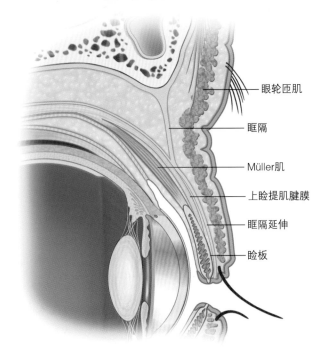

图 1.11　眶隔在睑板上方与上睑提肌腱膜粘连。眶隔延伸始于上睑提肌的眶隔粘连处，并延伸至睑缘。它位于睑板上褶皱处的腱膜前脂肪浅面。(Adapted from Reid RR, Said HK, Yu M, et al. Revisiting upper eyelid anatomy: introduction of the septal extension. *Plast Reconstr Surg.* 2006; 117(1): 65-70.)

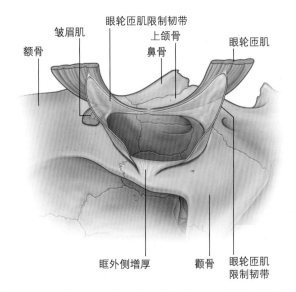

图 1.12　眼轮匝肌筋膜附着在颅骨上，沿眶缘的眶外侧增厚处与眼轮匝肌限制韧带相连。(Adapted from Ghavami A, Pessa JE, Janis J, et al. The orbicularis retaining ligament of the medial orbit: closing the circle. *Plast Reconstr Surg.* 2008; 121(3): 994-1001.)

垂。同样，下睑动脉弓位于下睑板的下缘。

■ 滑车上动脉、鼻背动脉和眼睑内侧动脉均在眶内侧穿行。在去除脂肪过程中切断这些动脉，如果没有足够的止血措施，可能会导致球后血肿，可能导致眼睑成形术后出现视力障碍并发症。

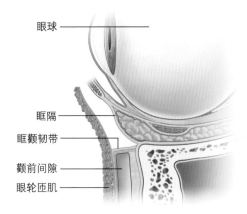

图 1.13　眶限制韧带直接将眼轮匝肌连接在眼睑部和眶部的交界处，与眶缘骨膜相连，从而将颧前间隙和眶前间隙分开。(Adapted from Muzaffar AR, Mendelson BC, Adams Jr WP. Surgical anatomy of the ligamentous attachments of the lower lid and lateral canthus. *Plast Reconstr Surg.* 2002; 110(3): 873-884.)

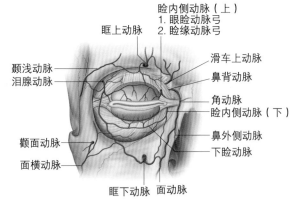

图 1.14　眼周区域动脉血供

神经支配：三叉神经和面神经

■ 三叉神经及其分支为眼周区域提供感觉(图 1.15)。
■ 位置良好的眶上阻滞将麻醉大部分上睑和前额中央区皮肤。
■ 上颌支(三叉神经)从眶下裂穿出，为鼻、下眼睑和上眼睑的皮肤提供感觉。
■ 面神经为眼睑提供运动功能(图 1.16)。

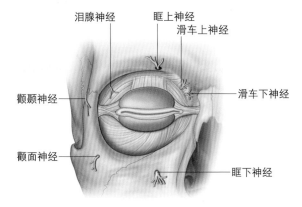

图 1.15　眼睑感觉神经

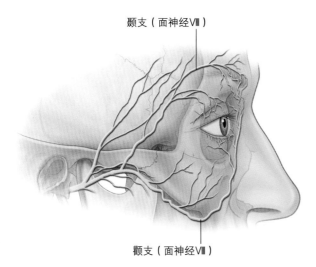

图 1.16　眉颞区解剖。浅绿色不透明区表示颞深筋膜和骨膜，可在此处使用缝合线悬吊软组织。此处行广分离、软组织悬吊和外眦固定术是安全的

- 面部肌肉的神经支配在其深层。
- 眼周手术或面部手术损伤眼轮匝肌分支可导致眼睑部分失神经、眼睑张力丧失或异常神经支配，还可出现眼睑异常抽搐。
- 面神经额支在颧骨的正上方，附着在颧骨的骨膜上。然后在眶上缘上方约 2cm 内侧深层支配额肌、皱眉肌和降眉间肌。
- 另一个独立分支沿颧骨下缘走行，以支配眼轮匝肌的下方。

年轻而漂亮的眼睛

- 年轻而漂亮的眼睛特征因人群而异，但可以归纳为判断各种手术是否成功的必要参考。
- 迷人年轻眼睛的眼球水平距离（内眦与外眦之间）适中，外眦轴线轻微上扬（图 1.17）。
- 睑裂的长度占眼眶横径的大部分。
- 在放松状态下向前凝视时，睑裂的垂直高度应至少暴露角膜的 3/4，上眼睑向下延伸至虹膜上缘（角膜上缘）下至少 1.5mm，但不超过 3mm。理想情况下，下眼睑覆盖虹膜下缘 0.5mm，但不超过 1.5mm。
- 上眼睑边缘上方有一个清晰的眼睑褶皱，眼睑皮肤轻微拉伸，外侧稍宽。
- 理想状态下，欧洲人放松凝视前方时，睑板前皮肤实际宽度从 3mm 到 6mm 不等。
- 亚洲人的眼睑褶皱一般略低 2~3mm，褶皱宽度越靠近内眦越窄。
- 印欧和非洲人种比欧洲人种低 1~2mm。
- 眉毛下缘到上睑缘（眼球中间）的距离与睑板前皮肤褶皱宽度之比不应小于 3:1（见图 1.17），最好大于 3:1。
- 巩膜显露是指位于角膜下缘以下、下睑缘以上的白色巩膜外露。一般而言，巩膜显露不符合最佳美学标准，可能

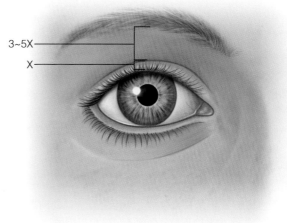

图 1.17　在放松状态下向前凝视时，理想的上眼睑应位于虹膜上缘下方约 2mm 处。理想情况下，下睑覆盖虹膜下缘 0.5mm。眉下缘到睁眼睑缘的距离与睑板前皮肤宽度的比值应大于 3

被视为衰老、眼睑成形术后并发症或眼眶疾病（如甲状腺疾病）的征兆。
- 直视时角膜下巩膜显露超过 0.5mm 的外表会给人悲伤或忧郁的感觉。
- 在大多数人群中，眦轴通常向上倾斜（从内侧到外侧）。
- 一些亚洲人、印欧人和非裔美国人的倾斜更大。

术前准备

- 手术应全面了解病史和体格检查——包括眼科病史（框 1.2）。

框 1.2　病史和体检需要获得的重要信息

- 药物使用：特别是抗凝剂、抗生素和心血管药物，以及维生素（特别是维生素 E）。
- 草药补充剂的使用：草药增加麻醉和手术的风险，特别是对血压、凝血、心血管系统和愈合的影响。
- 过敏史：药物和类型。
- 既往病史：特别是高血压、糖尿病、心脑血管疾病、肝炎、肝病、心脏病或心律失常、癌症、甲状腺疾病和内分泌疾病。
- 出血性疾病或血栓。
- 精神疾病。
- 酗酒和吸烟史。
- 娱乐性吸毒，可能与麻醉药相互作用。
- 接触人体免疫缺陷性病毒和肝炎病毒。
- 有面部带状疱疹或单纯疱疹病史。

- 体检包括：对称性评估、眼球的形态、位置和外观；老年化

征象;眼睑外观;眼睑功能和相关松弛情况。

- 因皮肤弹性丧失或日晒损伤造成上睑皮肤松弛是眼周衰老的主要原因之一。
- 除了皮肤松弛变化,过多脂肪疝出会导致隆起,使上睑区域呈现沉重的外观。
- 下睑衰老改变包括睑缘松弛性巩膜显露、下睑皱纹、脂肪垫疝出造成 1 个或全部 3 个脂肪团囊袋隆起,以及鼻颧沟和外侧眶缘凹陷。
- 鼻颧沟凹陷引起眼下区黑眼圈外观,主要由凹陷导致的光影效果造成。
- 配戴隐形镜片可引起眼睑手术的特殊风险。
- 长期佩戴隐形眼镜会加快眼睛干涩的过程。
- 传统的眼睑成形术技术时常会产生垂直方向的问题,即巩膜暴露,使佩戴隐形镜片即便不危险也很困难。
- 眼睑下垂和眦成形术可能会改变角膜曲度,需要重新调整隐形镜片。
- 患者在围手术期应停止配戴隐形眼镜,使伤口自行愈合。
- 术前有干眼、眼睑过敏将导致眼睛术后过敏,医生可能需要对此负责。
- 治疗方法包括人工泪液、药膏、抗生素眼药水和泪小管堵塞或封闭治疗。
- 与甲状腺疾病相关的单侧或双侧突眼症完全稳定约 6 个月后再择期行美容手术。
- 详细记录眼睑测量数据,用于上睑下垂手术及必要时的医疗保险。
- 标准人的美观眉毛位置:眉中央底部与上睑缘之间的上睑皮肤必须保留 20mm,使眼睑睡眠时充分闭合、眼睑折皱清晰、眨眼运动有效完整。
- 白种人眼睑的睑裂(上下眼睑之间距离)平均距离为 10~12mm。
- 边缘反光距离(margin reflex distance,MRD):从角膜中心的反光点到上睑缘距离为 3 到 5mm。
- 真正的上睑下垂由上睑对虹膜和瞳孔的遮挡程度而定义。
- 随着 MRD 趋于零,上睑下垂的严重程度逐渐加重。
- 选择手术方法之前,必须测量上睑提肌功能,明确极度下视到极度上视时上睑移动距离,通常在 10 到 12mm 之间。
- 如果存在上睑下垂,修复的类型取决于上睑下垂的严重程度和上睑提肌的可靠性,以重建顺畅的上眼睑提升功能。
- 假性上睑下垂是指上睑皮肤过多覆盖眼睑而压迫睫毛,形成上睑罩,造成类似上睑下垂的外观。
- 在制定上睑提肌腱膜修复术或眼睑成形术计划时,为了保险起见,患者的照片证据通常是必要的。
- 眉弓下垂是面部衰老的常见症状,它会增加上眼睑的重量和体积,从而发展或加重眼睑下垂。
- 区分眼睑下垂的原因——眉弓下垂(眉弓压迫眼睑)、皮肤松弛(皮肤过多)和上睑下垂(上睑提肌减弱或分裂),使医生能够选择正确的矫正方法。
- 在外眦韧带到瞳孔水平睑缘外侧进行测量,正常的眼球突出度为 10~12mm。
- 眼球突出和眼球内陷分别是眼球相对前移和后移的结果。

Hertel 突眼测量法可以量化相对突出程度,以便于记录。
- 评估泪液生成虽有必要,但结果不可靠。
- Schirmer 测试
  - 将滤纸条放在下眼睑外侧 1/3 处。
  - 5 分钟后:正常泪液分泌大于 15mm;5~10mm 为泪液分泌的临界值;小于 5mm 表示分泌不足。
- 在整形手术中,眼周比任何部位都更依赖于精确摄像(框 1.3)。

框 1.3　推荐的照相角度

- 全脸:直立(静止)正位、斜位和侧位。
- 全脸:直立并面带微笑。
- 眼周图片:上下凝视、眼睛轻轻闭合的照片。
- 手指微微抬起眉弓,眼睛睁开和眼睛闭合的照片。

- 手术设计之前,必须明确患者对手术的期望值,只有这样,才能设计所需的有效方案(框 1.4)。

框 1.4　眼周术前计划

眼周术前计划应包括以下内容:
- 患者的具体问题和手术预期。
- 眉毛位置。
- 下眼睑张力。
- 眼睑下垂、收缩或上睑提肌睁眼裂情况。
- 眼球突出或眼球内陷。
- 眶上缘突出或发育不全。
- 眶下颧骨和泪沟畸形。
- 仅在必要时切除需要去除的皮肤、肌肉和脂肪。

手术技术(视频 1.1)

单纯皮肤切除眼睑成形术

- 当选择仅切除皮肤时,应在眼睑褶皱或折痕的上方切除,使该结构保持完整。
- 上睑褶皱位于女性睫毛缘上方约 7~8mm,男性为 6~7mm。
- 皱褶上缘的标记必须距离眉下缘至少 10mm,且不应包括眉部厚的皮肤。
- 夹捏皮肤测试有助于设计。
- 年轻患者的皮肤切除呈梭形,老年患者的外侧皮肤切除更趋向于梯形。
- 切口可根据需要向外侧延伸,但应尽可能避免向眶缘外侧延伸,以防止出现明显瘢痕(图 1.18)。
- 同样,内侧切口标记不应超过内眦内侧,因为延伸至鼻侧壁会产生条索样瘢痕。
- 治疗结束时,患者双眼应有大约 1~2mm 的兔眼征。图 1.19 显示了仅通过皮肤切除就可以达到的可预测的恢复效果。

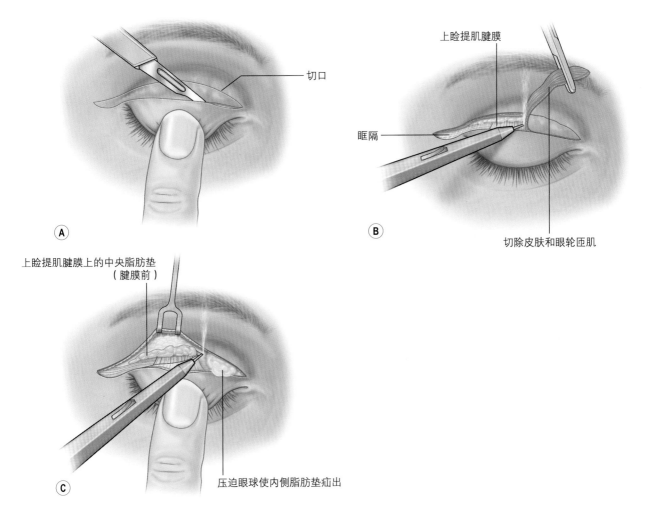

图 1.18 单纯皮肤切除眼睑成形术。(A)术者手指轻压牵引局部可顺利快速切开皮肤。(B)从外到内将皮肤和眼轮匝肌掀起切除。(C)然后打开眶隔,暴露腱膜前间隙。尽量从头端打开眶隔,以保护下面的提肌腱膜。(Adapted from Spinelli HM. *Atlas of Aesthetic Eyelid and Periocular Surgery*. Philadelphia:Saunders;2004:64.)

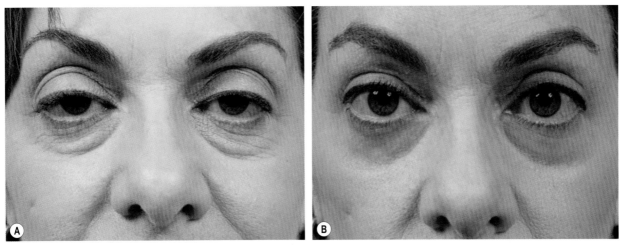

图 1.19 (A)术前和(B)术后照片,显示单纯皮肤切开眼睑成形术的可预测效果

睑板前组织缝合固定法（内褶法）眼睑成形术

- 睑板前组织缝合固定的眼睑成形术是通过将睑板前皮肤附着在下腱膜上而产生新的上眼睑褶皱。
- 该术式的优点是眼睑褶皱清晰、精确且持久。
- 该术式的缺点是更费时，需要更高的手术技巧和专业知识，还容易造成更大程度的额肌松弛，这是更有效地矫正上睑皮肤假性下垂的结果。
- 睑板前组织缝合固定法眼睑成形术的关键技术包括：
  - 睑板皮肤微创切口（2~3mm）。
  - 必须按照皮肤切除量的比例，切除 1~2mm 的眼轮匝肌。
  - 从腱膜和眶隔粘连处分离出一小条睑板前肌皮瓣。
  - 从睑板上锐性剥离腱膜后，去除睑板前脂肪组织，使睑板前皮肤变薄。
  - 采用褥式缝合将睑板与腱膜和睑板前皮肤固定（图1.20）。

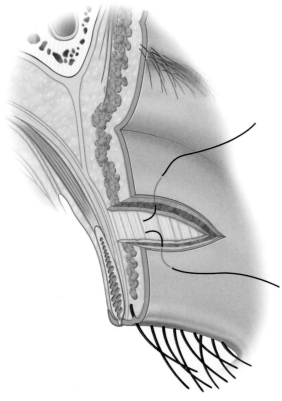

图 1.20　睑板前组织缝合固定法眼睑成形术。将睑板前皮瓣的真皮缝合在睑板上缘和腱膜游离缘。（Adapted from Spinelli HM. *Atlas of Aesthetic Eyelid and Periocular Surgery*. Philadelphia：Saunders；2004：69.）

- 最后，采用连续缝合关闭板前皮肤切口。

眶隔脂肪切除术

- 相对多余的眶隔脂肪可以通过上睑眼睑成形术切口安全切除。

- 在皮肤切口上方行眶隔小切口，保守切除每个脂肪室的多余脂肪。
- 将脂肪钝性牵出后精确烧灼去除。
- 通常去除的脂肪的是内侧或鼻侧脂肪室内的白色脂肪。
- 中央脂肪室的脂肪呈黄色，通常更表浅且靠近外侧。
- 当患者仰卧在手术台上时，轻轻按压患者眼球可以再现脂肪过剩的程度（图 1.21）。

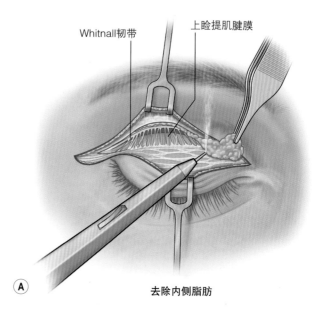

（A）　　　　　　　　去除内侧脂肪

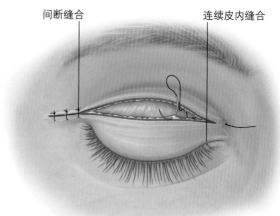

（B）　　　　　　　关闭切口

图 1.21　单纯皮肤切除眼睑成形术。（A）内侧脂肪需要手指施压，以便暴露和夹住；但手指施压时，应注意不要过度切除脂肪。（B）可通过间断和皮内连续缝合关闭切口。（Adapted from Spinelli HM. *Atlas of Aesthetic Eyelid and Periocular Surgery*. Philadelphia：Saunders；2004：65.）

- 总体而言，宁可矫正不足，也要避免凹陷，凹陷属于严重的 A 型畸形。
- 眶隔衰老可通过尾部眶隔的选择性热疗解决。
- 炎症介导的收紧可以增强隔膜完整性。
- 无须进行眶隔折叠，因为这可能会引起快速、限制性炎症反应。

上睑下垂

- 在上睑成形术中,切开眶隔暴露腱膜和上睑板时,是调整睑裂大小的好机会。
- 上睑下垂或上睑退缩可能导致睁眼异常。
- 真性上睑下垂修复包括上睑提肌腱膜与睑板的再连接,可缩短或不缩短相应的组织(如腱膜、Müller 肌和睑板)。
- 在轻度上睑下垂(约 1mm)的设计中,避免使用常规性睑下垂矫正术,应选择性切除上睑眼轮匝肌以扩大睑裂。
- 需切除的肌肉量取决于诸多因素,包括相对眼睑下垂的严重程度、眉毛位置和皱褶差异情况(图 1.22),应根据期望的效果确定切除量。
- 对于 1mm 或以下的上睑下垂,至少需要切除 3~4mm 眼轮匝肌。
- 通过上述方法切除后无须缝合眼轮匝肌,缝合可增加兔眼征风险。

常规眼睑下垂矫正的关键因素包括:

- 正确识别腱膜远端的延伸和眶隔延伸。
- 睑板上缘没有附着任何皮肤或肌腱延伸。
- 在睑板上保留少许结膜结缔组织(约 1mm)可最大程度减少血管丰富部位的出血。
- 先提起眼睑组织远离角膜和眼球,然后用精细电凝彻底止血。

- 将睑板的上 1/3 用 5-0 丝线水平褥式缝合固定在剩余的上睑提肌上。
- 外翻眼睑查看,确保缝线没有暴露在睑板的后面,否则将造成角膜磨损。
- 镇静或局麻时,让患者睁开眼睛检查效果。
- 全麻下的上睑下垂矫正术后兔眼征的发生率会增加 1~2 倍。
- 如果内侧或外侧有退缩或上睑下垂,睑中部需要多次缝合调整,使内侧或外侧复位,将眼睑高度和轮廓调整到满意为止。
- 缝合线永久性扎紧前需先完成两侧眼睑的调整。

下睑成形术

- 下睑成形术已经有了实质性的发展。虽然经皮下睑成形术可获得令人满意的美学效果,但眼睑退缩和外翻依然是令人担忧的并发症。保守切除技术的核心是保留脂肪。虽然经结膜下睑成形术更保守,但不能排除眼睑易位的风险。有效、持久的手术对眼睛具有外在和内在的支持作用,但该作用会随年龄增长而逐渐减弱。

经结膜眼睑成形术

- 对于无多余皮肤且眼角位置良好的患者,经结膜眼睑成形术是首选方法。

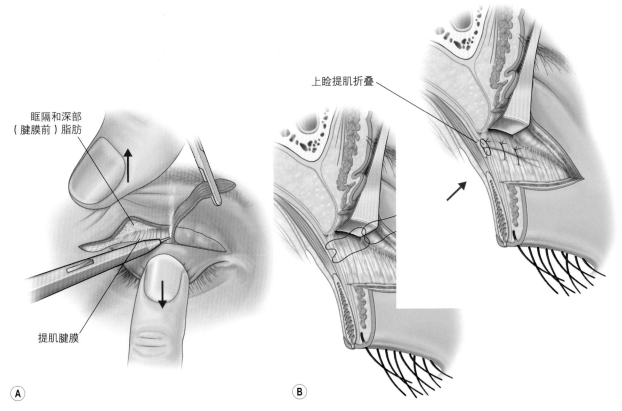

图 1.22 (A 和 B)上睑切开后,上睑提肌可以通过多种方式进行调整(缩短 / 延长),包括简单的折叠缝合。还可在腱膜前脂肪浅层形成眼轮匝肌下皮瓣。(Adapted from Spinelli HM. *Atlas of Aesthetic Eyelid and Periocular Surgery*. Philadelphia:Saunders;2004:69)

■ 与经皮入路相比,经结膜入路引起下眼睑易位的概率更低。

■ 该入路可以减少但不能消除术后下眼睑退缩。

■ 横断下眼睑收缩组织可导致睑缘暂时性升高,尤其是在愈合期间。

■ 此前人们怀疑由经结膜脂肪切除术形成的眶隔瘢痕并未明显改变眼睑的位置或张力。

■ 下眼睑收缩组织(囊状睑筋膜和下睑肌)和表面的睑结膜位于下眼睑三个脂肪垫的正后方。

■ 宽而深的经结膜切口可切断结膜和肌肉,但通常不应切开眶隔、眼轮匝肌或皮肤。

■ 在下睑板缘至少 4mm 处用单极电凝针尖端切开结膜,切勿穿过睑板(图 1.23)。

■ 眶隔前入路是通过眶隔附着睑囊筋膜的上方进入结膜。

■ 眶隔后入路的切口位于结膜穹窿下 1.5~2cm,通常用于切除脂肪。

■ 结膜切口最好保持开放。

■ 缝合结膜切口可能导致细菌感染或引起角膜刺激。

■ 如果选择缝合结膜切口,可简单地将缝合线从外面进入,穿过缝合结膜后再穿出皮肤,外贴胶布。

■ 经结膜和肌肉的切口是通向眶隔脂肪的极佳通道。

■ 用 6-0 丝线穿过下结膜切口,牵拉结膜越过眼球表面,以充分暴露眶隔脂肪,牵拉有助于脂肪脱出到切口中。打开包裹眶隔脂肪滑膜囊的薄膜,将释放脂肪膨入手术视野(图 1.24)。

■ 经结膜切口切除脂肪后,可在睫毛下的位置去除多余的皮肤。

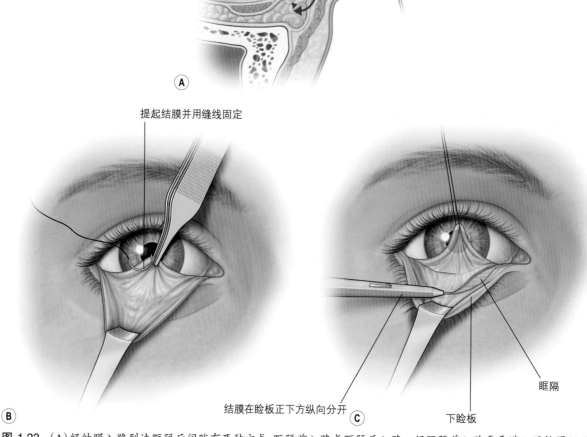

图 1.23 (A)经结膜入路到达眶隔后间隙有两种方式:眶隔前入路或眶隔后入路。经眶隔前入路需要进入眼轮匝肌下眶隔前间隙,位于下睑缩肌和眶隔的融合部上方,这样可以直接观察眶隔,单独控制每个脂肪垫的操作。(B)在穹窿深处放置结膜牵拉缝线,睑板外翻后向上牵引,使睑板下缘向术者方向隆起。(C)结膜和下睑拉钩在睑板正下方进入眼轮匝肌下的眶隔前间隙,在牵引缝线和非导电器械的帮助下,该层面可以延伸到眶缘。(Adapted from Spinelli HM. *Atlas of Aesthetic Eyelid and Periocular Surgery*. Philadelphia:Saunders;2004:86.)

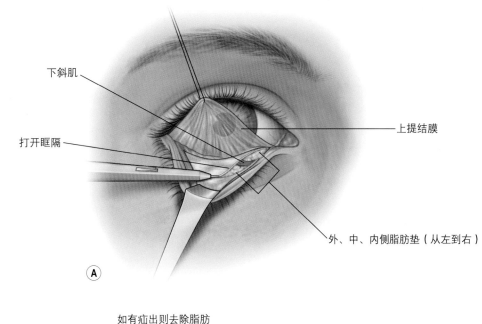

下斜肌

打开眶隔

上提结膜

外、中、内侧脂肪垫（从左到右）

(A)

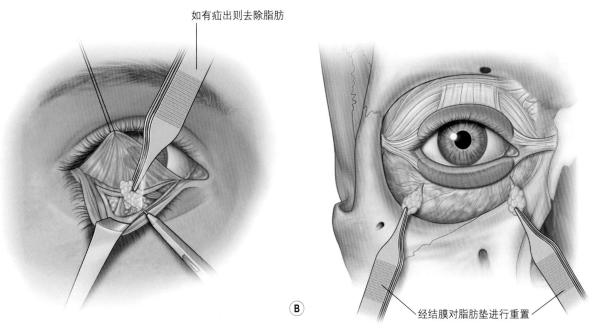

如有疝出则去除脂肪

经结膜对脂肪垫进行重置

(B)

图 1.24　（A）随后切开眶隔，识别并保护下斜肌。（B）脂肪垫可以根据术前计划单独处理，包括切除、复位、保留，或这些技术的任何组合。（Adapted from Spinelli HM. *Atlas of Aesthetic Eyelid and Periocular Surgery*. Philadelphia：Saunders；2004：87.）

- 脂肪减少会使皮肤过多，产生皱纹。
- 保守的"夹捏皮肤"可用于估计皮肤的去除量，也可通过化学或激光剥脱术进行换肤治疗，实现皮肤紧致（图1.25）。
- 注意不要切开眶隔，否则会导致术后下睑退缩。
- 当存在单独的脂肪垫，尤其是内侧的脂肪垫时，实施单一结膜切口，手术效果特别好。

经皮眼睑成形术

- 睑缘下切口可以用于皮瓣或肌皮瓣。
- 无论采用哪种方法，睑板前眼轮匝肌纤维都应保持完整。

- 肌皮瓣是将皮肤和眶隔前眼轮匝肌一同掀起，而皮瓣则可保留完整的肌肉及其神经支配。
- 两种方法都可处理眼周脂肪、肌肉和皮肤。
- 一旦进入眼轮匝肌深面，即在肌肉和眶隔之间连续分离至眶缘水平。
- 眼周脂肪可以通过眶隔的小切口切除。
- 脂肪也可以通过睑囊筋膜松解术进行定位，也可以转移到鼻颧沟。
- 闭合时可切除轮匝肌纤维和皮肤。
- 切除肌肉时必须慎重，否则可能会导致眼轮匝肌失神经和眼睑易位。

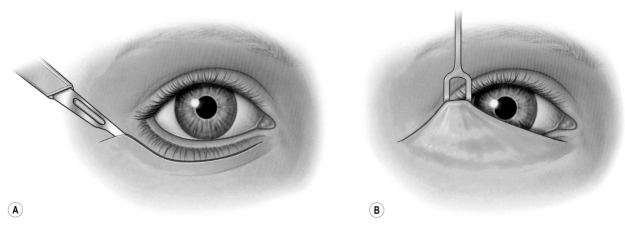

图 1.25 （A）单纯皮肤切开：下睑成形术。（B）典型切除牵拉的下睑皮肤，或同时切除皮肤与肌肉，切除形状呈一个最大限度向外侧的钝角三角形

眶隔脂肪移位

- 除了去除眼眶突出的脂肪，另一种方法是将带蒂脂肪再移位，填入弓状缘。
- 泪沟畸形伴有内侧脂肪垫突出是很好的适应证。
- 通过下睑缘或经结膜切口可进入内侧和中央脂肪垫。
- 轻度的外侧脂肪垫突起通常不足以实施任何脂肪重置手术。
- 在下眶缘外侧 8~10mm 处进行骨膜上或骨膜下分离，可实现无张力放置脂肪。
- 脂肪可利用可吸收缝线间断缝合固定。
- 必须提醒患者，有可能出现不同程度的脂肪流失和硬化，也可能出现因侵袭性脂肪流动和固定而导致的限制性斜视，但后者罕见。

眶隔折叠

- 术中将疝出的眶隔折叠缝合，并重新置于眼眶内的正常解剖位置。
- 将脂肪重新置于眶隔后位，以恢复其原始的、完整的解剖结构（图 1.26）。
- 3~4 根 5-0 聚乙醇酸缝线从内侧到外侧垂直缝合。
- 内陷平复突出的脂肪垫，恢复薄弱眶隔的完整性。
- 将松弛眶隔折叠固定在眶下缘骨膜上，使眶隔骨膜成形术获得额外的支持。
- 由于不破坏眼睑的解剖结构，减少了与眼睑易位有关的并发症，如眼睑退缩、巩膜暴露、外翻等。

睑囊筋膜折叠术

- 通过经皮或经结膜入路，可将睑囊筋膜折叠到眶缘。
- 采用经皮入路时，在眼轮匝肌和眶隔之间进行分离，直至眶缘；然后将睑囊筋膜缝合到眶缘。

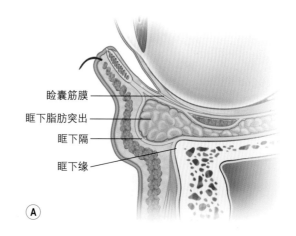

睑囊筋膜
眶下脂肪突出
眶下隔
眶下缘

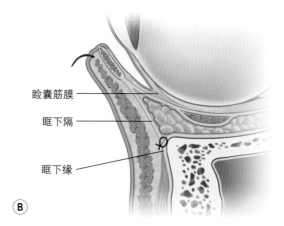

睑囊筋膜
眶下隔
眶下缘

图 1.26 （A 和 B）下眼睑手术示意图。注意，只有眶下隔被折叠并缝合到眶下缘。（Adapted from Sensöz O, Unlu RE, Percin A, et al. Septoorbitoperiostoplasty for the treatment of palpebral bags: a 10-year experience. *Plast Reconstr Surg.* 1998; 101(6): 1657-1663.）

- 采用经结膜入路时，从睑板上分离出睑囊筋膜，并将眶隔脂肪向后移位，用 6-0 不可吸收缝线将囊性睑筋膜连续缝合到眶缘骨膜，以保持其位置。
- 几毫米的结膜间隙可以进行再上皮化修复（图 1.27）。

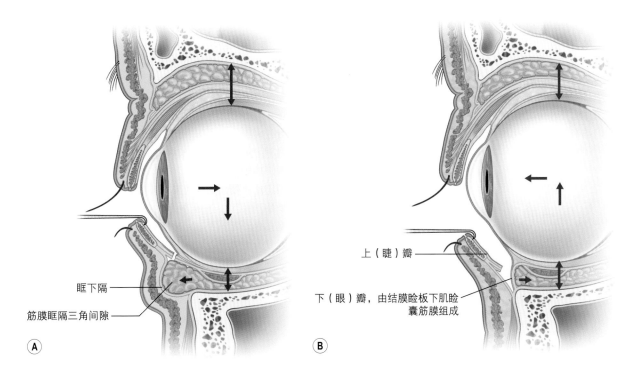

眶下隔

筋膜眶隔三角间隙

A

上（睫）瓣

下（眼）瓣，由结膜睑板下肌睑
囊筋膜组成

B

图 1.27　（A 和 B）缝合睑囊瓣至弓状缘以减少和控制脂肪的疝出。（Adapted from Camirand A, Doucet J, Harris J. Anatomy, pathophysiology, and prevention of senile enophthalmia and associated herniated lower eyelid pads. *Plast Reconstr Surg.* 1997; 100 (3): 1535-1538.）

■ 经结膜入路的一个优点是降低下眼睑张力，有助于下眼睑保持在提升位置，因为睑板前眼轮匝肌无对抗力。

眼轮匝肌悬吊术

■ 眼轮匝肌复位可以消除低张力和疝出的眼轮匝肌，缓减眼睑凹陷，缩短下眼睑到脸颊的距离。
■ 主要步骤包括：
  ● 提升肌皮瓣。
  ● 松解眼轮匝肌支持韧带，眼轮匝肌再悬吊——通常是在外眦固定术后。
  ● 沿整个眶下缘分离眼轮匝肌支持韧带。
  ● 当出现泪沟畸形时，进行额外的内侧剥离以松解上睑提肌。
  ● 肌皮瓣应向上外侧牵拉，而不是单纯垂直牵拉。
  ● 在外眦处按三角形切除皮肤和肌肉，这样可尽量减少沿实际睑缘切除的组织量。
  ● 眼轮匝肌外侧悬吊于眶骨膜。
  ● 通过前层（皮肤和肌肉）和后层（睑板外眦固定术）的再悬吊支撑下眼睑。
  ● 该技术最适用于巩膜显露、睑板松弛和眶下承载力弱的情况，这些适应证也会让患者面临术后眼睑易位的风险。
  ● 该技术的缺点是不可避免地损伤眼轮匝肌，可造成失神经支配。上睑提肌的移动操作有损伤面神经颞支的风险。

外眦固定术

■ 外眦固定术可在美学和功能层面实现眼睑年轻化，减少

下睑易位和巩膜暴露的发生率（图 1.28）。

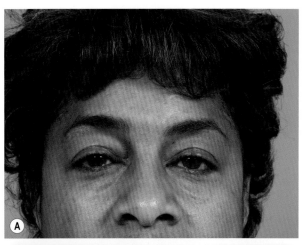

A

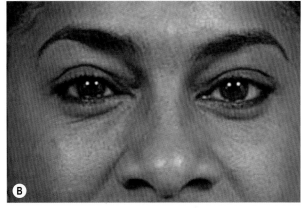

B

图 1.28　下睑成形术和外眦固定术患者（A）术前和（B）术后 5 年照片

- 外眦固定术已经成为下睑成形术和中面部提升整形手术的一个组成部分。
- 外眦固定术适用于中度眼睑松弛,即眼睑遮盖眼球范围<6mm。
- 这项技术利用了从上睑成形术外侧切口延伸至下眼睑外侧切口的钝性分离隧道。
- 然后将外侧支持带和睑板从骨膜上双向分别剥离5mm(图1.4和图1.29)。

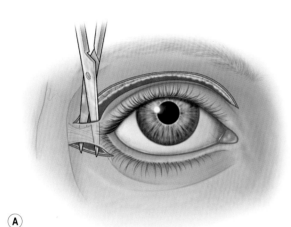

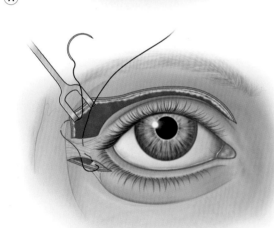

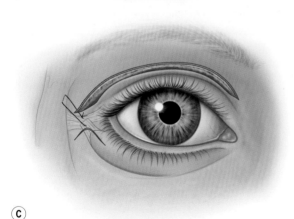

图 1.29 (A~C)骨膜外眦固定术。将外眦韧带的下支提升固定在眶缘内。松解睑板带和眶外侧增厚部分,达到无张力悬吊

- 用双股 4-0 聚丙烯缝线或 Mersilene 线将睑板和外侧支持带缝合到 Whitnall 结节上方外侧眶缘骨膜的内面。
- 眶上缘和眶外侧缘骨膜最厚,是安全的缝合部位。
- 在眶外侧缘的骨膜处采用褥式缝合保持眼睑后缘紧贴眼球位置。
- 经上下眼睑切口行骨性外眦固定术在技术层面可行,但难度较大。
- 通过冠状切口眉提升术获得大范围术野暴露,可获得理想的环境和空间。
- 骨固定比骨膜固定的效果更持久。
- 于眶外侧缘后 2~3mm 处钻孔(1.5mm 钻头)。
- 上下孔之间间隔 5~10mm,以便分开和结扎缝线(图1.30)。
- 外眦缝合的垂直位置取决于眼睛突出度和眦间原有倾斜度。眼球突出或呈负向量形态的患者有较高的眼睑易位风险,需要额外的外眦垂直支撑。

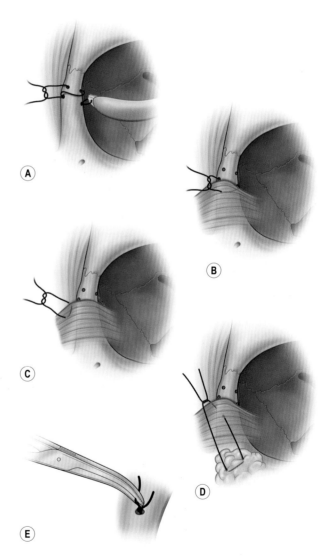

图 1.30 双层外眦固定术的外眦固定缝合。(A)外眦固定缝线将睑板尾部固定在钻孔的位置。(B)第二层眼轮匝肌缝线。(C)外侧缝线将外侧眼轮匝肌固定于颞深筋膜。(D)如行中面部提升术,可在下方钻孔,用于固定中面部组织。(E)将线结埋于钻孔中

- 标准的外眦固定缝线位置在瞳孔水平线以下，但眼睛突出或负向量形态的患者需要在瞳孔上方再做外眦垂直支撑缝合。
- 外眦成形术包括手术切开外眦，适用于更明显的下睑松弛，即眼睑遮盖眼球范围 >6mm。
- 实施外眦切开术、外眦韧带下臂切开术和睑板松解术。
- 分离后切除 2~3mm 全层睑缘，这取决于睑板 - 韧带松弛度。
- 用 6-0 肠线对齐缝合解剖学灰线，小心重建外侧连合。
- 最后如前所述，行眶外侧骨膜固定。

中面部提升术

- 面部的中间 1/3，又称中面部，位于外眦角和鼻唇沟顶部之间，包括外眦韧带、内眦韧带、皮肤、脂肪和下睑眼轮匝肌、眶下脂肪垫、颊脂肪垫、眶 - 颧韧带（轮匝韧带）、眶隔、颧大肌和颧小肌的起点及上唇提肌。
- 在对中面部进行美容手术评估时，以上结构均要考虑在内。
- 作者倾向的技术包括经结膜切口进入中面部。
- 重置或切除眶隔脂肪后，在骨膜上平面提升中面部。
- 眼轮匝肌到眶隔的附着得以保留。
- 充分松解需要处理的松弛眶颧韧带，将颊脂肪垫向上外侧方向悬吊至眶外侧缘和颞顶筋膜（图 1.31）。
- 随后行外眦固定术提紧下睑皮肤，并形成年轻化的眦间角。最后，可能需要单纯切除下睑皮肤，以解决组织赘余的问题。

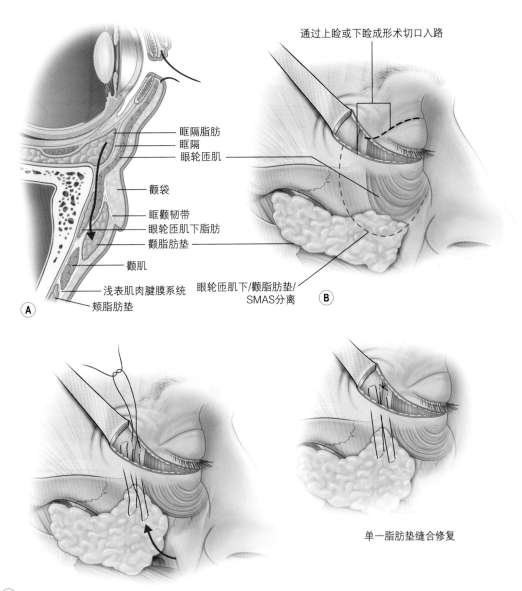

图 1.31　中面部提升术。（A）红色箭头显示了经过骨膜上入路在颊部分离中面部结构的平面。（B）经结膜或上睑成形术切口入路广泛分离眼周韧带结构和外侧支持带。（C）随后行外眦固定术和颊悬吊术。
（Adapted from Spinelli HM. *Atlas of Aesthetic Eyelid and Periocular Surgery.* Philadelphia：Saunders；2004：129.）

术后护理

- 告知患者会有肿胀、淤青、一定程度下垂及向上看时的牵扯感。尽管需要数月才能完全康复,但患者一般会在术后 2~3 周便恢复到可以接受的程度。
- 目前的外科文献不建议术后对眼部进行加压包扎。如果选择不使用轻压绷带,可在术后 36 小时内间断冷敷 20 分钟,以减轻水肿。
- 建议患者不要在既往用过麻醉药和止痛药的脸部直接冷敷。
- 其他建议包括让患者半卧位休息,避免卧床休息。
- 为减少术后早期暴露性角膜结膜炎和干眼症的发生,可使用湿滴、Lacri 润滑油和抗生素眼膏。
- 患者术后第二天可以洗澡,并根据切口常规护理需要使用抗生素软膏。
- 另外,建议患者不要使用隐形眼镜,尽量少使用矫正视力的眼镜。
- 如果不做外眦固定术,则使用半英寸(约 1.27cm)长的免缝胶带向上提拉面部,类似铸模(出于安全考虑可使用安息香或乳香醇),该治疗可减少眼睑退缩。也可以在愈合早期用 Frost 缝线将睑缘下端缝合固定在眉弓,以悬吊睑板。

并发症与结果

- 术后不对称很常见,可由水肿、淤青和不对称睡眠姿势引起,也可能存在术前未确诊出的不对称(如轻度上睑下垂),而术后水肿沉重使其变得更明显。
- 告知患者术后 8 周之内不可再次手术,直到眼睑状态稳定、水肿或瘀伤消除为止。
- 需要再次手术的情况不多,但如果出现上睑下垂或眼球突出,再次手术的概率会显著增加至 10%~30%。
- 球后出血是眼睑手术最可怕的并发症。任何严重的眼眶疼痛都需要立即检查,尤其是突发疼痛。
- 紧急处理包括即刻评估、眼科急会诊及返回手术室清除血肿。
- 除手术探查外,医疗治疗还包括高流量吸氧、局部和全身使用皮质类固醇和甘露醇。
- 如出现急性视力丧失,必须立即实施床边拆线和外眦切开减压。
- 相反,球周血肿并不威胁视力,它通常由轮匝肌血管出血引起。小的血肿可以自行吸收,但较大的血肿需在手术室清除。
- 视力改变(包括复视)通常是暂时的,可归因于伤口反应、水肿或血肿。任何对浅表斜肌的损伤都可能是永久性的,并会导致术后斜视,建议采取保守治疗;难治病例应转诊眼科医生。
- 眼睑成形术后最常见的并发症是球结膜水肿。眼睛和眼睑淋巴回流中断会导致球结膜混浊、结膜和角膜水肿。
- 非创伤性分离、冷敷、抬高和按摩可减轻球结膜水肿。
- 球结水肿通常为自限性,能够自行吸收,但长期水肿可用类固醇进行局部治疗。
- 干眼症状也经常出现在术后阶段。患者可能会有异物感、灼伤感、分泌物和频繁眨眼。
- 在医学上,使用角膜润滑剂可以达到保护眼睛的目的。
- 其他并发症,如下眼睑易位、兔眼、矫正不足、不对称和医源性上睑下垂,都需要仔细观察和拍照记录。
- 再次手术时间不应早于术后 3 个月。

延伸阅读

Codner MA, Wolfi J, Anzarut A. Primary transcutaneous lower blepharoplasty with routine lateral canthal support: a comprehensive 10-year review. *Plast Reconstr Surg.* 2008;121(1):241–250.

Few JW. Rejuvenation of the African American periorbital area: dynamic considerations. *Semin Plast Surg.* 2009;23(1):198–206. *Few's survey-based study shows that one must prioritize a patient's ethnic identity and heritage when approaching the periorbital area in African Americans.*

Flowers RS. Canthopexy as a routine blepharoplasty component. *Clin Plast Surg.* 1993;20(2):351–365.

Flowers RS, Nassif JM, Rubin PA, et al. A key to canthopexy: the tarsal strap. A fresh cadaveric study. *Plast Reconstr Surg.* 2005;116(6): 1752–1758. *Flowers and colleagues detail the anatomy of the lateral orbital retinaculum and highlight the importance of full dissection to achieve a tension-free canthopexy.*

Hirmand H. Anatomy and nonsurgical correction of tear trough deformity. *Plast Reconstr Surg.* 2010;125(2):699–708.

Mendelson BC. Fat preservation technique of lower-lid blepharoplasty. *Aesthet Surg J.* 2001;21(5):450–459. *Results shown in Mendelson's article demonstrate the safe, reproducible outcomes of a skin-only blepharoplasty, and help swing the pendulum away from aggressive fat-excisional techniques.*

Muzaffar AR, Mendelson BC, Adams WP Jr. Surgical anatomy of the ligamentous attachments of the lower lid and lateral canthus. *Plast Reconstr Surg.* 2002;110(3):873–884.

Reid RR, Said HK, Yu M, et al. Revisiting upper eyelid anatomy: introduction of the septal extension. *Plast Reconstr Surg.* 2006; 117(1):65–70. *This cadaveric and histologic study identifies an extension of the orbital septum that must be identified and spared when performing a levator advancement for blepharoptosis.*

Rohrich RJ, Coberly DM, Fagien S, et al. Current concepts in aesthetic upper blepharoplasty. *Plast Reconstr Surg.* 2004;3:32e–42e. *This continuing medical education article provides a concise description of upper eyelid aging and a step-by-step guide to popular rejuvenation techniques.*

Spinelli HM. *Atlas of Aesthetic Eyelid and Periocular Surgery.* Philadelphia: Saunders; 2004.

Zide BM. *Surgical Anatomy Around the Orbit: The System of Zones.* 2nd ed. Philadelphia: Lippincott, Williams & Wilkins; 2006.

第 2 章

面部提升术

本章内容选自 Neligan 和 Rubin 主编的 *Plastic Surgery* 第 4 版第 2 分卷《美容》：第 6.2 章"面部提升术：面部提升术的原理与手术方法"，章节作者为 Richard.J.Warren；第 6.3 章"面部提升术：颈阔肌 -SMAS 折叠术"，章节作者为 Mils G. Berry、James D. Frame 和 Dai M. Davies；第 6.4 章"面部提升术：面部年轻化中的环形缝合 - 小切口颅部悬吊提升术及其改良"，章节作者为 Mark Laurence Jewell；第 6.5 章"面部提升术：外侧 SMAS 切除面部提升术"，章节作者为 Daniel C. Baker 和 Steven M. Levine；第 6.7 章"面部提升术：联合皮肤 SMAS——高位 SMAS 提升术"，章节作者为 Fritz E. Barton Jr.；第 6.8 章"面部提升术：骨膜下中面部提升术"，章节作者为 Alan Yan 和 Michael J.Yaremchuk。

概要

- 与年龄相关的变化发生在面部的各个层面，包括皮肤、表浅脂肪、SMAS、深层脂肪和骨骼。
- 接受面部年轻化手术的通常是中老年患者，因此伴随其他病症的可能性较大。高血压和吸烟等危险因素应在术前处理。
- 全面的术前评估基于患者的脸型及衰老等主要问题，外科医生据此可提供相关美学诊断，并制定个性化手术方案。
- 几乎所有面部提升技术均始于皮下提升皮瓣。切口位置的设计、各层组织的处置和皮瓣的重新定位等重点问题需认真处理，以避免产生明显的手术痕迹。
- 单纯的皮下皮肤面部提升对较重的深层组织的位置改变作用有限。
- 在 SMAS 折叠缝合术中，可通过缝合表浅脂肪及其 SMAS/颈阔肌下以形成皮瓣。
- 在环形缝合技术（MACS 提升术）中，皮瓣是用长的缝线环形咬住多处表浅脂肪和颈阔肌，并固定在颞深筋膜的一个点上而形成的。
- 在颈阔肌上平面形成一个皮肤和浅表脂肪瓣，沿着相同的矢量移动和推进。
- SMAS 切除术包括皮瓣及浅表脂肪的切除，以及从下颌角到颧突 SMAS 的切除，并直接缝合所产生的缺损。
- 一个提升联合皮肤附着（深面）的 SMAS 瓣可形成 SMAS/颈阔肌、表浅脂肪和皮肤共同构成的皮瓣，且都沿着相同的矢量移动和推进。
- 一个单独的 SMAS 皮瓣（双平面）会形成两个皮瓣，即皮肤的和浅表脂肪 /SMAS/ 颈阔肌的皮瓣，它们沿着两个不同的矢量推进。
- 骨膜下提升术还涉及骨的剥离，以及软组织的移动和推进。

- 所有面部提升术都应考虑额外的容积增加，以及某些部位的容积减小。
- 面部衰老现象通常涉及整个面部。因此，为了获得自然和谐的结果，患者往往会从面部其他部位的手术中受益。
- 面部提升术最常见的并发症是血肿，应及时处理。

简介

- 面部衰老的典型特点包括：
  - 皮肤的明显变化，包括褶皱、皱纹、变色、干燥和变薄。
  - 慢性肌肉收缩造成的皮肤和皮下组织中的褶皱：眉间皱纹、前额横纹和眶缘外侧的鱼尾纹。
  - 相邻解剖单位之间的褶皱加深：鼻颊静脉褶皱（泪槽）、鼻唇褶皱（鼻唇沟）、木偶纹和颏下纹。
  - 软组织下垂，尤其是下面颊部、下颌和颈部。
  - 面部上 2/3 的容积丧失，造成颞部、侧颊和颊中部凹陷。
  - 颈部和外侧下颌缘的容积增大，导致下颌垂肉形成和颈部粗大（图 2.1）。
- 面部的老化存在于各个层次，从皮到骨。这些不同的同心层对外科手术的意义在于：
  - 可以在不同层次间做分离。
  - 根据需要，可以各自独立地作出各层的解剖改变。
- 面部的老化自始至终是内在、外在因素共同作用的结果。最终造成皮肤失去弹力作用，无法回缩。
- 内因性的老化是基因决定的细胞凋亡的结果。发生的变化包括皮肤变薄；黑色素细胞减少，成纤维细胞数量减少，皮肤附属器减少。在真皮基质层，出现真皮胶原的碎片及成纤维细胞功能受损。
- 外在性因素包括阳光照射、吸烟、极端环境温度以及体重大起大落。
- 重要的解剖结构显示在（图 2.2~ 图 2.8）。

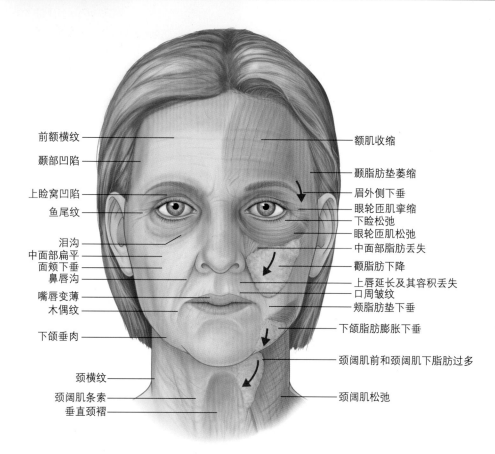

前额横纹 — — 额肌收缩

颞部凹陷 — — 颊脂肪垫萎缩

上睑窝凹陷 — — 眉外侧下垂

鱼尾纹 — — 眼轮匝肌挛缩

— — 下睑松弛

— — 眼轮匝肌松弛

泪沟 — — 中面部脂肪丢失

中面部扁平 — — 颧脂肪下降

面颊下垂 —

鼻唇沟 — — 上唇延长及其容积丢失

嘴唇变薄 — — 口周皱纹

木偶纹 — — 颊脂肪垫下垂

下颌垂肉 — — 下颌脂肪膨胀下垂

— — 颈阔肌前和颈阔肌下脂肪过多

颈横纹 —

颈阔肌条索 — — 颈阔肌松弛

垂直颈褶 —

图 2.1　衰老的面部表现为皮肤变化,浅表皱纹和褶皱加深,软组织下垂,上 1/3 和中 1/3 容积丢失,下 1/3 容积增大

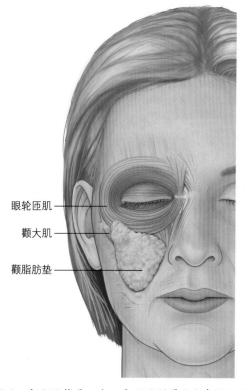

眼轮匝肌 —

颧大肌 —

颊脂肪垫 —

图 2.2　颊脂肪垫是一个三角形的增厚的浅表脂肪区域,底部沿鼻唇沟,顶端在颧突上外侧

术前注意事项

- 手术效果受到许多患者相关因素的影响,如面部骨骼、面部软组织重量、褶皱深度和位置、皮肤质量等。
- 有一些问题是可以预测并逆转的,一些可以部分矫正,有些则可能完全无法矫正。
- 早期高血压在普通人群中很常见,如果未在手术前发现,会导致术后血肿。
- 无法控制的高血压是手术的禁忌证,而可控制的高血压则不是。
- 吸烟者由于微血管收缩和细胞功能异常,可能表现出伤口愈合延迟。
- 尽管如此,手术前 2~3 周戒烟可以降低重大的短期风险。
- 术前,外科医生应对整个面部进行适当的评估。
- 应该将面部作为一个整体进行评估,寻找面部的三庭均等性、对称度和整体轮廓(方圆、胖瘦、宽窄)。
- 外科医生应制定一套评估面部所有区域的方法,这些区域包括前额、眼皮、脸颊、口周和颈部。
- 由于手术技术的多样性,外科医生应该像雕塑家一样从三维角度考虑面部,以期在某些区域增加组织,在其他区域移除组织,并将组织重新定位在更合适的位置。
- 检查耳部时应考虑到切口位置。

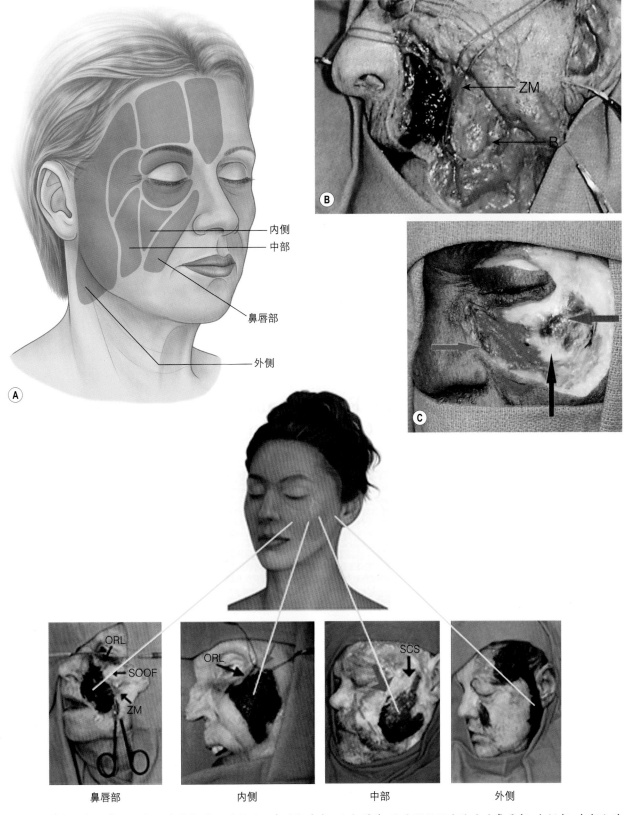

图 2.3　(A)面部浅表脂肪由垂直走行的隔膜隔开。在面颊中部,从内到外,这些脂肪隔室依次为鼻唇部、内侧部、中部和外侧部脂肪隔室。鼻唇和内侧脂肪室构成颧脂肪垫。(B)深层的面部脂肪也被隔膜隔开。深层内侧脂肪垫(蓝色)上方以眼轮匝肌支持韧带(ORL)为界,内侧以梨状孔为界,外侧以颧大肌(ZM)和颊脂肪垫(B)为界。(C)颧骨体上方的眼轮匝肌下脂肪(SOOF)为深层脂肪,其内侧部分(黄色)和外侧部分(蓝色)如图所示,内侧部分的内侧边界为深层的内侧脂肪垫(红色)。(A:Courtesy of Rohrich RJ,Pessa JE. The fat compartments of the face:anatomy and clinical implications for cosmetic surgery. *Plast Reconstr Surg.* 2007;119:2219-2227;B,C:Courtesy of Rohrich RJ,Pessa JE,Ristow B. The youthful cheek and the deep medial fat compartment. *Plast Reconstr Surg.* 2008;121(6):2107-2112)

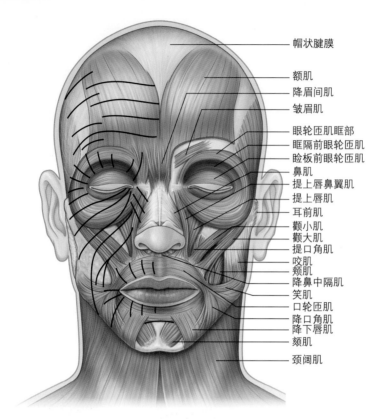

帽状腱膜
额肌
降眉间肌
皱眉肌
眼轮匝肌眶部
眶隔前眼轮匝肌
睑板前眼轮匝肌
鼻肌
提上唇鼻翼肌
提上唇肌
耳前肌
颧小肌
颧大肌
提口角肌
咬肌
颊肌
降鼻中隔肌
笑肌
口轮匝肌
降口角肌
降下唇肌
颏肌
颈阔肌

图 2.4　面部表情肌。实线显示皮肤上覆盖的由其下方肌肉反复收缩引起的皱纹

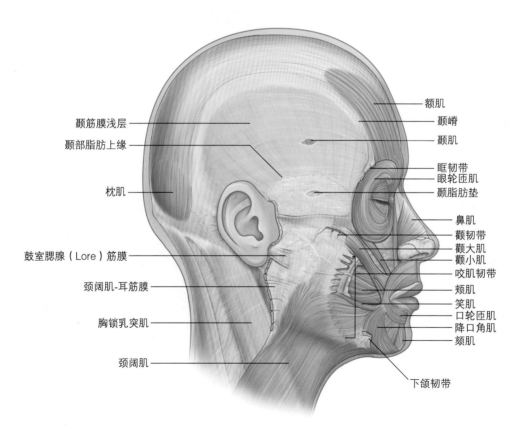

颞筋膜浅层
颞部脂肪上缘
枕肌
鼓室腮腺（Lore）筋膜
颈阔肌-耳筋膜
胸锁乳突肌
颈阔肌

额肌
颞嵴
颞肌
眶韧带
眼轮匝肌
颞脂肪垫
鼻肌
颧韧带
颧大肌
颧小肌
咬肌韧带
颊肌
笑肌
口轮匝肌
降口角肌
颏肌
下颌韧带

图 2.5　面部软组织通过眶韧带、颧韧带和下颌韧带与下面的骨骼相连接。软组织通过咬肌皮肤韧带、耳垂前下方附着区［颈阔肌 - 耳筋膜（Furnas）、颈阔肌 - 耳韧带（Mendelson）和腮腺 - 皮肤韧带（Stuzin）、Lore 筋膜（耳垂前面一个区域）］与其下方深筋膜相连

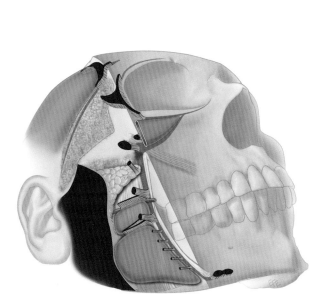

图 2.6　Mendelson 对软组织附着的解释。固定的后方软组织由颈阔肌 - 耳筋膜固定（大片红色区域）。前面部由垂直的附着体固定：眶韧带、眶外侧增厚（表浅眦角肌腱）、颧韧带、咬肌韧带、下颌韧带。在中面颊部，这些韧带有一定的活动度，而在颈阔肌 - 耳筋膜上方，可移动性受限。所谓的"固定的 SMAS"是指附着在腮腺和颈阔肌后缘的部分，在其前方则是"可移动的 SMAS"

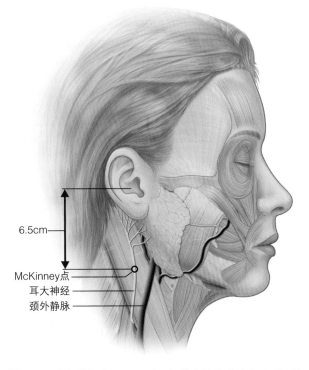

图 2.7　耳大神经在 McKinney 点穿过胸锁乳突肌中段，该点位于外耳道下方 6.5cm。它通常在颈外静脉后约 1cm 走行。在 McKinney 点前方，耳大神经被颈浅筋膜和颈阔肌（SMAS）覆盖，但在胸锁乳突肌的后缘，神经实际上是皮下走行，该处也是最常见的神经损伤部位

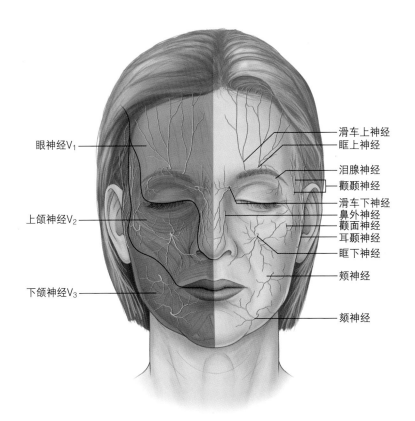

图 2.8　面部主要感觉神经

- 重要的因素包括耳垂的大小和定位、耳屏的附着角度、面颊皮肤和耳屏皮肤的性质差异、耳屏的大小、耳周围的毛发密度,以及颞部、鬓角和耳后部位发际线的位置。
- 仔细评估术区皮肤也很重要,以确定是否需要在面部提升术前、术中、术后做一些非手术处理。
- 良好的面部术前照片存档非常重要,应包括正位、斜侧位和侧位视图。其他可选的视图包括微笑和颈部安静及颈阔肌收缩时的特写。

手术技术

皮下面部提升术

- 经典术式可收紧多余的皮肤,依靠皮肤张力来重新定位皮下的面部软组织以对抗重力作用。
- 优点:相对安全,容易操作,术后恢复迅速。
- 对于皮肤赘余和深部软组织轻微下垂的面皮肤较薄的患者效果良好。
- 缺点:依靠张力作用来支撑其下方厚重软组织的皮肤将会伸展,导致手术效果逐渐丧失。
- 为解决上述问题而额外增加皮肤张力会造成面部变形、皱纹走向异常以及切口问题,包括瘢痕增生和耳垂变形。

▶ 面部提升术切口(视频 2.1 和视频 2.2)

- 在颞部区域,切口可位于毛发内,或位于发际线的前部,或两者的混合,即一部分在毛发内,再横向延伸至鬓角底部的混合切口(图 2.9A 和 B)。
- 毛发内切口的优势在于隐蔽性,但当提拉皮瓣时,前发际线和鬓角会移位,移位程度取决于皮肤的松弛度。
- 如果切口位于前发际线,瘢痕可能会更明显,但发际线不会移位。
- 鬓角底部的横向切口是一种折中的解决方案,它可以较大程度改善发际线的移位,同时最大限度地隐藏瘢痕。
- 在决定作颞部毛发内切口之前,应先评估几个因素。
- 皮肤赘余度的术前评估有助于医生了解皮瓣的移动距离。
- 医生还应评估眶外侧缘与颞部发际线之间的距离。在年轻人中,该距离一般小于 4~5cm,而在老年患者中,这一距离会增加。
- 如果距离已经过大,或颞部发际线的预期移位将超过 5cm,则应避免毛发内切口(图 2.9C)。
- 耳前切口可以在耳屏前,也可以沿耳屏缘进行(图 2.9D 和 E)。
- 耳屏缘切口的优点在于隐蔽性好,但必须注意将覆盖在耳屏的皮瓣减薄,以模拟正常的耳屏外观。
- 在决定行耳屏缘处切口前,必须比较耳屏皮肤和面颊皮肤的性质;如果差别太大,应避免采用耳屏缘切口。
- 男性患者倾向于选择耳屏前切口,这是因为颊部带胡须的皮肤不会被后移覆盖到耳屏上。

- 在耳垂周围,切口既可位于耳垂附着处的褶皱中,也可在褶皱远端 1~2mm 处,沿耳垂留下一个皮肤袖口。这个袖口有助于闭合时耳垂的嵌入。
- 在耳后沟,切口可直接位于向上走行的耳甲沟内。
- 切口高度一般与外耳道齐平,或稍高于外耳道,与对耳轮齐平。
- 如需去除颈部多余皮肤,可将耳后沟切口延伸至有毛发的枕部。
- "短瘢痕"面部提升术可避免枕部切口,适合多类患者。
- 行枕部切口的主要目的是获取进入颈部的通路,以去除赘余的颈部皮肤,同时在几乎不扭曲枕部发际线的情况下,使切口尽可能隐蔽(图 2.10 和图 2.11)。
- 先剥离颞部还是耳后取决于医生的个人喜好。
- 在耳后区域,皮瓣牢固地附着在胸锁乳突肌和乳突的颈深筋膜上。
- 此处也是最常见的皮瓣坏死部位,因此应在直视下将皮瓣大幅提起,并保持对皮瓣下深筋膜的剥离,以维持皮瓣厚度。
- 随着剥离在耳垂水平以下继续进行,外科医生必须辨识耳大神经,该神经在胸锁乳突后缘损伤的风险最大。
- 将剥离控制在皮下平面,可保护耳大神经。
- 在颞部,如果切口沿着前发际线,剥离可直接始于皮下平面;如果切口在颞部有毛发的头皮上,可在两个平面之一进行剥离:颞顶筋膜浅部,该平面将直接延续至皮下面部提升术平面,或颞浅筋膜和颞深筋膜之间。
- 如果采用更深的入路,剥离很快行进至深筋膜,但在前发际线处,剥离平面必须过渡至皮下面部提升术平面。
- 这种平面的改变产生了一条狭窄的颞浅筋膜带,它包含颞浅动、静脉和耳颞神经分支。该带被称为"颞中肌",必须予以分离,通常需要结扎颞浅血管(图 2.12A)。
- 表浅平面剥离可保留颞浅筋膜内的血管和神经,但要非常小心,否则在解剖过程中可能会伤及毛囊(图 2.12B)。
- 在前发际线的前面,皮下平面随之展开。
  - 剥离水平通常会在真皮上留下 1~2mm 厚的脂肪;
  - 这种解剖会产生一片随意型皮瓣,其存活将完全依赖于真皮下血管丛。
- 在上面部,这种剥离通常继续向前,直至环绕眶外侧缘的眼轮匝肌。根据手术计划的深平面类型,中颊部的解剖可能会止于颧脂垫附近,或在脂肪垫上继续进行,使之与覆盖的颞部和颊部皮肤松解。
- 在下面颊,紧靠耳朵和耳垂前方,腮腺表面,皮肤与其下方结构相连,但在该区域之外,皮下剥离相对容易进行。
- 一旦耳前和耳后的皮瓣被掀起,两个剥离就会相互贯通。
- 可根据手术要求将剥离范围延伸至颈部(图 2.13 和图 2.14;视频 2.3)。
- 皮下组织剥离完成后,如有需要可继续处理深层组织。
- 深层组织处理完毕后,可移动和闭合皮瓣:
  - 大多数技术沿斜向矢量推进皮瓣,该矢量的垂直度不及重新定位深层组织的典型矢量。

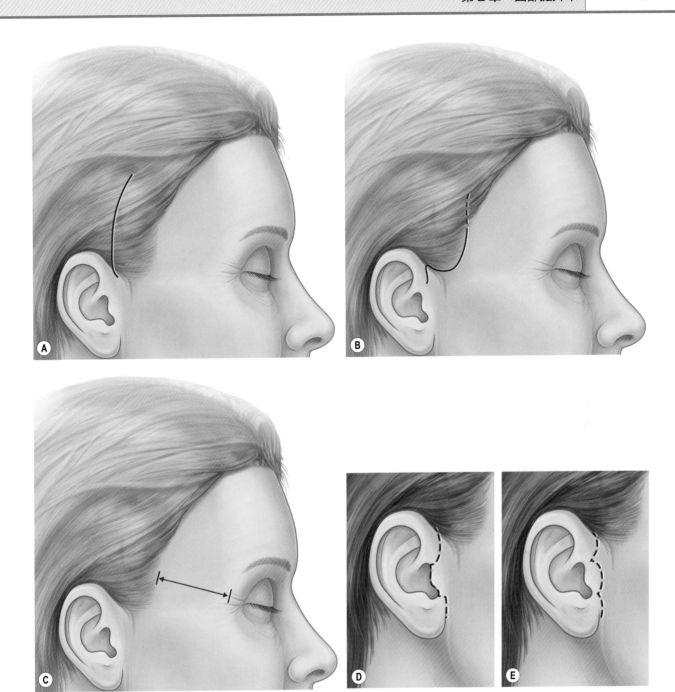

图 2.9　(A)当颞部发际线不会逆向移位时,颞部毛发内传统的隐形切口是合适的。(B)如果隐藏的切口会使发际线反向移位,则使用沿发际线的颞部切口。(C)眶外侧缘至颞部发际线的距离不应超过 5cm。(D)耳屏后切口沿耳屏边缘。(E)耳屏前切口置于耳屏前褶皱处

- 在某些技术中,外科医生会采用近乎垂直的矢量提拉皮瓣。
- 有一种理念是将皮瓣定位至平躺时它所在的位置,采用的是患者仰卧时面部皮肤自然移动的矢量。
- 另一个建议是沿垂直于鼻唇沟的矢量将皮瓣推进至颞部。
- 前固定点紧邻耳轮,位于有毛发的头皮交界处。
- 这是两个固定点中的第一个;为了尽可能减少可见缝合瘢痕的机会,可用半埋褥式缝合将其固定到位(图 2.15)。
- 后方的皮瓣应沿着大致平行于下颌体的矢量提拉。

- 第二个固定点位于耳后沟的最上方,即切口开始向后过渡的位置,同样可采用半埋褥式缝合。
- 此时,可以在颞部和枕区进行重叠皮瓣的修剪和缝合。
- 将面部提升皮瓣沿预期的方向重新覆盖,保持轻微张力。
- 然后修剪耳周多余的皮肤,确保零张力闭合。
- 如果采用耳屏缘切口,则会修薄耳屏处皮瓣,并去除毛囊。
- 在耳后沟,如果后方瓣定位正确,通常很少或没有赘余皮肤需要修剪。
- 最后进行耳垂嵌入的处理,耳垂嵌入应与耳郭长轴向后倾斜成 15° 角(图 2.16)。

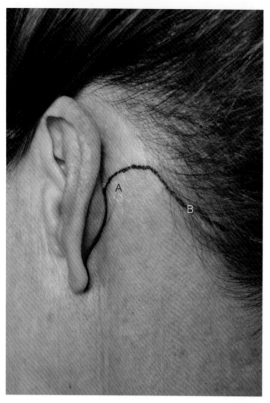

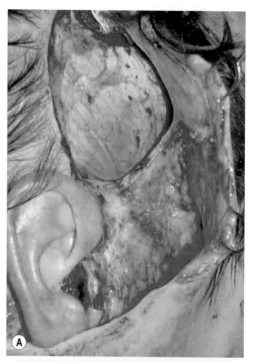

图 2.10 （A）当预期皮肤移位最小时,合适的切口将从耳后切口弯曲走行,延伸到枕部毛发区。（B）当切除皮肤量较大时,适合采用沿部分枕部发际线走行的"lazy S"形切口

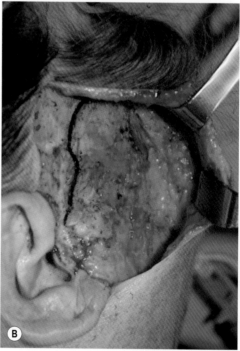

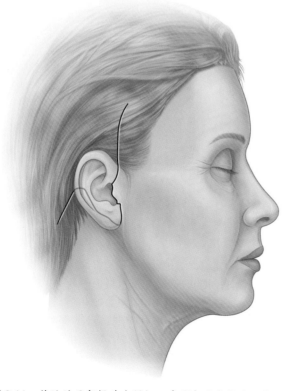

图 2.11 传统的面部提升皮瓣切口在颞部垂直或稍微向曲线走行,并沿着耳朵的轮廓向前和向后走行,然后斜行进入后部头皮

图 2.12 （A）面部提升皮瓣在两个不同的平面上被掀起,初始深至颞浅筋膜,对着颞深筋膜(可见前庭窗),在颞前发际线附近改变平面,进入皮下平面。"颞中肌"是在这两个层面之间形成的组织桥梁。为整合两个平面,结扎颞浅动脉,分离"颞中肌"。（B）面部提升皮瓣在单一皮下平面被掀起,直接在颞浅筋膜上剥离,深至头皮毛囊。紫色线条勾勒出颞浅动脉前支的走行

- 耳垂周围的皮肤修剪应相对保守。
- 耳垂上的张力会导致诸如"精灵耳"畸形和耳垂易位之类的扭曲。

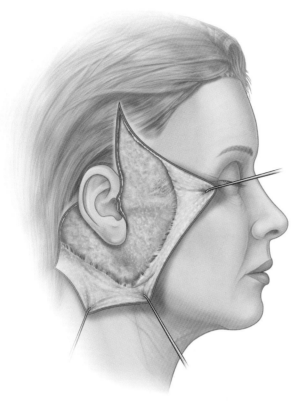

图 2.13　皮下面部提升皮瓣被掀起

中面部提升术（眼睑成形术入路）

- 为了提拉紧邻眶下缘（中面部）下的组织，人们设计了一种经下睑的手术入路，这涉及睑下或经结膜眼睑成形术类型的切口，然后在上颌面部向下剥离。
- 这一过程可在骨膜下平面进行，并要求下部骨膜的松解，或在骨膜上平面进行。
- 面颊组织团动员后，将软组织向上固定，或沿眶外侧缘向外固定，或更垂直地固定在眶下缘骨上。
- 中面部提升术的缺点是需要较长时间学习，且修复手术的发生率较高。

▶ SMAS 折叠术（视频 2.4）

- 用皮下浸润肿胀液（0.5% 布比卡因 20ml，1∶1 000 肾上腺素 1ml 加入 200ml 生理盐水中）按标准的面部提升术对患者做术前准备。
- 行垂直延伸入颞部头皮的标准耳屏后切口，必要时将切口延伸至耳后沟（图 2.17）。
- 如有需要，可将切口向耳后延伸，皮下剥离需根据患者个体情况进行。
- 向后上方牵拉前部 SMAS 以改善下颌部的形态（图 2.18）。
- 关键缝合使用 2-0 聚二氧杂环己酮缝线（PDS）（Johnson & Johnson Medical Ltd）将 SMAS 与位置相对固定的耳前腮腺 - 咬肌筋膜连接。

- 进一步缝合折叠下颌缘下方的颈阔肌，悬吊固定在腮腺筋膜上（图 2.19）。表面出现的不平坦可用 3-0 Vicryl（薇乔）缝线（Johnson & Johnson）叠瓦状缝合来解决。
- 剥离后耳垂下方多余的 SMAS 可切除，并用 2-0 的 PDS 缝线缝合。
- 精细止血后，修剪多余的皮肤并无张力用 4-0 和 6-0 的尼龙线缝合切口，放置并固定引流管。
- 引流管在术后第一天与敷料一起移除，日间手术患者在出院前移除。
- 缝线在 4~6 天内拆除。

小切口面部悬吊提升术（第 6.4 章）（视频 2.5）　▶

- 术前对患者进行标记，关键在于切口位置设计、解剖程度和缝线环的位置。
- 皮瓣通常向下延伸至刚好越过下颌角，向前延伸至耳前 5~6cm 处。
- 如果需要实施扩展 MACS 提升术，剥离范围需扩展至颧突处。
- 若考虑行自体脂肪移植，需在手术开始时获取、处理和注射脂肪，然后再作 MACS 提升术切口。
- 切口处注射含肾上腺素的局部麻醉药。
- 短瘢痕切口线从耳垂后方至其上方前发际线处。
- 沿耳垂附着从耳后褶皱，绕至耳垂附着前，沿着耳屏缘、耳轮附着前至耳轮脚，然后穿过鬓角下方，抵达前发际线上部。
- 在前发际线内 1~2mm 处作锯齿形切口。
- 在标准的 MACS 提升术中，切口被提拉至外眦的水平，而在扩展 MACS 提升术中，切口延伸至与眉尾相对的一点。
- 选择颞深筋膜处的固定点可避开颞浅血管和面神经颞支。
- 使用小剪刀在颧弓上方约 1cm、耳轮缘前方约 1cm 的皮下组织上作小切口以显露颞深筋膜（图 2.20）。
- 缝线置入颞肌筋膜后，作者会在远离颞部血管区的位置缝合。
- 为了减少缝线使用量及线结的触感，颈环和颊环可共用一个固定点。可吸收的单丝缝合线，如带刺的 0- 聚对二氧环己酮（PDO），较不可吸收的聚丙烯（PP）或编织聚酯缝线更好。
- 首先放置颈部的缝线环。在耳屏前的自然褶皱里向下，SMAS 内的缝线针幅固定在 1~1.5cm 长。
- 继续向下越过下颌角，在直接向上提拉并向后至固定点缝合前，可在颈阔肌内走行 2~3 针。
- 以此可形成一个宽约 1cm 的 U 形环，然后在张力下于固定点处打结。
- 如果想加强颈部的悬吊，还可使用 2-0 PDS 线将颈阔肌缝合固定在耳屏下的筋膜附着带（Lore 筋膜）上，或者缝合固定在腮腺筋膜上。

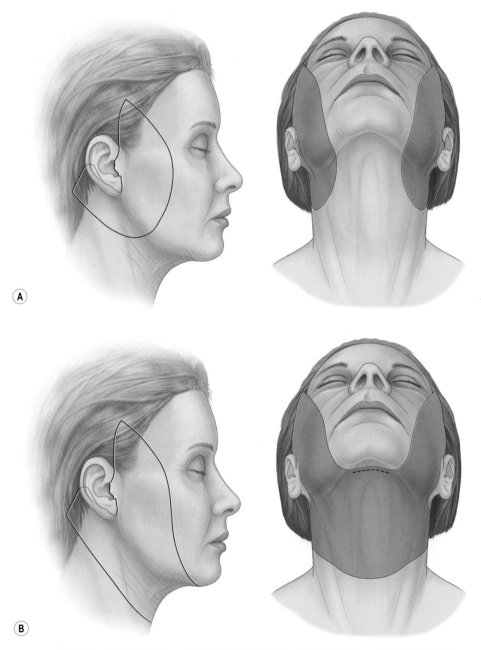

图 2.14 （A）无颏下切口的传统皮下皮瓣剥离。（B）经颏下切口的皮下皮瓣剥离

- 线结要打在深面,以避免其可在皮肤表面触及(图 2.21)。
- 接下来放置颊部线环。与颈环起始于颞深筋膜处的同一个固定点。缝线穿行于 SMAS,在第一个缝线环的前方向下缝合,更向前弯曲,在下颌上方形成一个更宽的环,一直向前延伸至皮瓣提升的位置。
- 与垂直颈环相比,颊环与颈环之间的角度约为 30°。
- 当颊部线环处理好之后,可为提拉颧部脂肪垫增加第三个环,即变体的"扩展 MACS 提升术"。
- 在面神经颞支前方选择另一个固定点。
- 该点可在眶缘外侧颞深筋膜外侧或距外眦约 1.5cm 的外侧颧骨骨膜处。
- 两处固定点都需要在肌纤维垂直走行的眼轮匝肌上作小

- 切口获得。
- 这条荷包缝线斜向外眦下方 2cm 处的颧脂肪垫走行,并在此处反折,在张力下形成狭窄紧致的 U 形环。
- 组织的聚拢是 MACS 缝合环不可避免的问题。可采用 4-0 聚乳酸羟乙酸(polyglactin)编织缝线叠瓦状缝合来解决。
- 在离开深部组织之前,有必要将皮瓣置于组织上方,观察剥离区边缘是否有褶皱或组织聚拢。
- 必要时用手术剪去除突出的脂肪,以便在线环内获得一个光滑的组织表面。
- 耳屏前区的叠瓦状缝合对保存正常的耳屏前沟很重要。
- 将皮瓣沿垂直轴重新拉紧,切除多余的皮肤。

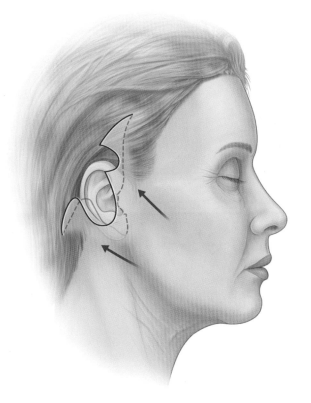

图 2.15　典型的沿倾斜方向重新覆盖的皮瓣，其位移矢量的垂直度不及深部组织的位移矢量。然而，这方面存在相当大的技术差异；一些技术涉及更加水平的矢量，而其他技术采用近乎垂直的矢量

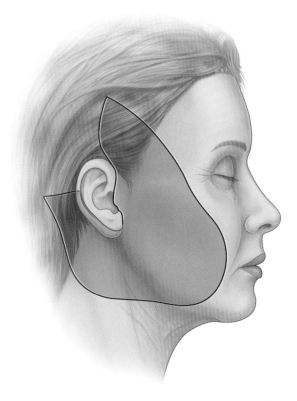

图 2.17　SMAS 折叠提升术的切口和皮下剥离区域。需注意，耳后延伸并非必需的，但在处理 SMAS 折叠术后颈部赘余皮肤时很有用

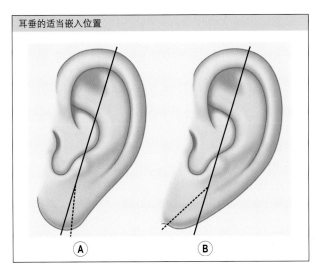

耳垂的适当嵌入位置

Ⓐ　　　Ⓑ

图 2.16　耳垂应在耳垂长轴（虚线）后方大约 15° 角嵌入。如果耳垂向前拉，外观就不自然

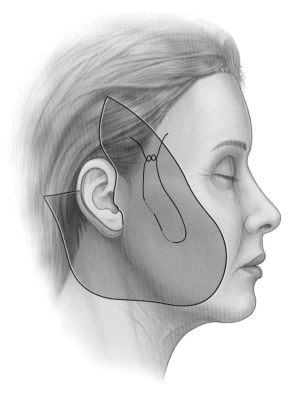

图 2.18　做第一针关键缝合时需充分咬合前部 SAMS，将其向后上方牵拉到腮腺 - 咬肌筋膜，此过程可以进行调整，通过观察下颌轮廓、鼻唇沟变浅的情况来评估效果

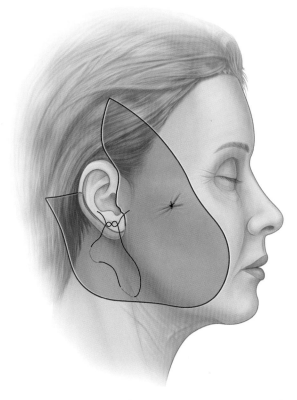

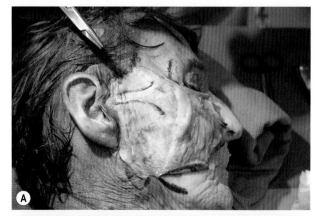

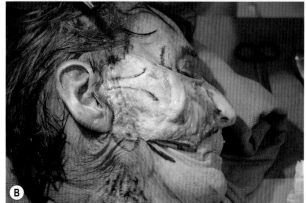

图 2.19　关键缝合点会形成一个 SMAS 的"猫耳"，从而垫高颧骨。在后颈阔肌和乳突筋膜之间进行第二处缝合，以改善下颌形态、提升颈部

图 2.21　（A 和 B）尸体实例展示垂直的颈部缝合位置和效果。垂直定向，颈部牵引取决于下颌角下颈阔肌良好的缝合

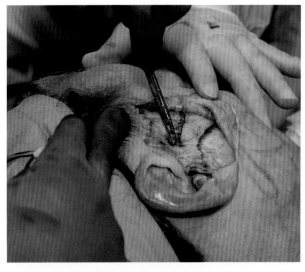

图 2.20　沿短瘢痕切口掀起皮瓣可见紫色标记的颧弓。注意皮肤上的标记代表缝线环位置。图示正使用剪刀向下剥离至可作垂直缝线环和面颊缝线环固定点的颞深筋膜

- 作者的个人技巧是使用大约 1ml 的纤维蛋白胶（按 5U/ml 稀释），将其喷洒在皮瓣上并保持 3 分钟。这样可减少瘀斑的形成并减少引流的需求。应注意不要使用过多的纤维蛋白胶，因为它会干扰皮瓣的血运重建。
- 切口闭合可采用 5-0 可吸收单丝缝合深层，5-0 和 6-0

聚丙烯（polypropylene）皮肤缝线间断或连续缝合（水平褥式）。

侧方 SMAS 切除术（第 6.5 章）

- 作者几乎所有的面部提升手术都是在丙泊酚静脉镇静监测的情况下进行的。患者术前 30 分钟口服可乐定 0.1~0.2mg 控制血压。
- 面部和颈部采用 22 号腰麻针进行局部浸润麻醉，局麻药物为 0.5% 利多卡因和 1:200 000 肾上腺素混配。
- 切口设计与前文"皮下面部提升术"部分描述的切口类似。
- 当预计颞部发际线偏移很少时，首选位于颞部毛发内的切口。
- 当预期会有大量皮肤移位（通常小切口除皱术的提升更垂直）或外眦与颞部发际线之间的距离大于 5cm 时，作者倾向于在颞部发际线内几毫米处作切口。
- 行短瘢痕面部提升术时，尽量于耳垂底部结束切口，但有时需要做一个短的耳后切口，以矫正面部组织瓣旋转后产生的猫耳畸形（图 2.22）。
- 皮下剥离方式如前文所述。
- 剥离延伸过颧骨以释放颧韧带，在距鼻唇沟几厘米处停止剥离。

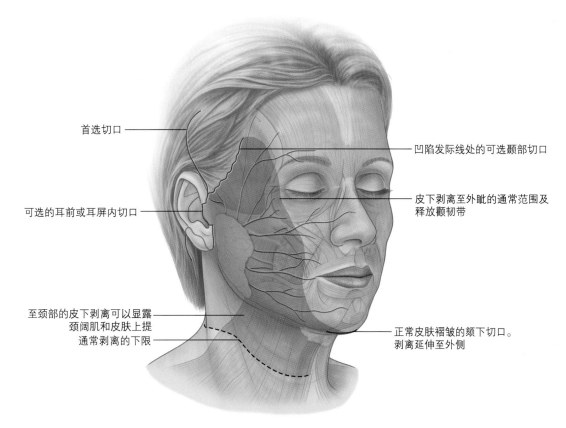

首选切口

可选的耳前或耳屏内切口

至颈部的皮下剥离可以显露
颈阔肌和皮肤上提
通常剥离的下限

凹陷发际线处的可选颞部切口

皮下剥离至外眦的通常范围及
释放颧韧带

正常皮肤褶皱的颏下切口。
剥离延伸至外侧

图 2.22　切口及皮肤分离范围

- 颊部剥离释放咬肌皮肤韧带,如有需要,同样释放下颌韧带。
- 皮下剥离继续延伸覆盖下颌角与胸锁乳突肌直至颈部5~6cm 处,以此暴露颈阔肌的后半部分。
- 如果已做颏下切口,可通过该切口连接面部和侧颈部的剥离,直至颏下剥离。
- 部分外科医生会利用闭式负压吸脂术处理颈部和下颌部的脂肪。
- SMAS 切除术的轮廓标记是从颧突外侧到下颌角的切线处,基本上是在沿着腮腺前缘的区域内。
- 在大多数患者中,这涉及一条从颧突外侧向腮腺尾部延伸的切除线。
- 通常根据 SMAS 颈阔肌松弛程度,切除2~4cm 的浅筋膜(图2.23)。
- 在 SMAS 切除术中,作者倾向于在腮腺尾部区域找到浅筋膜,以可控的方式由下往上延伸切除范围。
- 在进行 SMAS 切除时,重要的是要将解剖限定在深筋膜的浅层,避免解剖入腮腺实质。
- 多角度提拉可实现颈前、颏颈角、下颌和鼻唇沟的矫正。
- 第一个关键缝线在下颌角处提拉颈阔肌,并将其向后上方推进,用 2-0 Maxon(United States Surgical Corp., Norwalk, CT)缝线将其固定在固定的 SMAS 外侧,用以提升颈部颈阔肌和颈部皮肤。

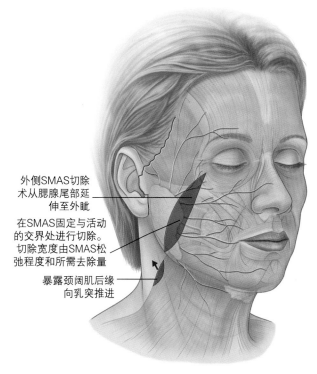

外侧 SMAS 切除
术从腮腺尾部延
伸至外眦

在 SMAS 固定与活动
的交界处进行切除。
切除宽度由 SMAS 松
弛程度和所需去除量

暴露颈阔肌后缘
向乳突推进

图 2.23　外侧 SMAS 切除术

- 该操作可提拉颈阔肌与颈部皮肤。
- 切除SMAS后,采用3-0 PDS间断埋线封闭SMAS切除术,将固定的SMAS外侧均匀地缝合到更具移动性的浅筋膜前。
- 提拉方向垂直于鼻唇沟。
- 最后一次缝合时提拉颧脂肪垫,将其固定在颧筋膜上。
- 如果使用坚固的单丝缝线,如PDS或Maxon,应将缝线埋在组织里,并修剪末端尖锐的线结。
- 沿缝线上的任何SMAS或不规则脂肪的最终轮廓修整都用剪刀完成。
- 皮肤重新覆盖,关闭切口,术毕(图2.24)。

扩展SMAS手术(第6.6章)

(图2.25~ 图2.28)

联合皮肤SMAS——高位SMAS提升术(第6.7章)(视频2.6)

- 颞区的初始手术切口位置选择由额部的术式决定。
- 如额部采用冠状切口或发际线切口,则可扩展至解剖颞部。

- 如果仅计划行内镜手术或不计划做额头手术,则可选择水平鬓角切口。
- 无论男女,均常规采用耳后切口,仅肤色较深、胡须浓密的男性除外。
- 面颊部切口则开始于耳前区皮肤的提升。
- 在颧弓上方,眼轮匝肌的外侧缘形成了一条皮下隧道。
- 该隧道有助于后续SMAS上的水平分离。
- 从颧弓向下,仅在估计的皮肤切除范围内薄薄地分离出皮瓣(图2.29)。
- 注意不要使皮肤与SMAS过度分离,尤其是在隧道的上角处。
- 颊部皮下剥离范围的下段延伸到下颌缘以下。
- 如果颈部皮肤未做过分离,则下颌下皮肤的剥离向下进行到颈部下半部和中线附近。
- 完成皮肤剥离后,开始解剖SMAS。进入SMAS最安全的区域是在耳屏顶部和耳垂底部之间,此处SMAS层最厚。
- 恰当的剥离平面可见腮腺腺泡上留有薄薄的半透明纤维层。
- 当该分离面向前和向下延伸时,在可识别的颈阔肌纤维下可以看到一个网状面。
- 在该网状面,解剖可继续行至腮腺前缘,并向下解剖至胸锁乳突肌的前缘。

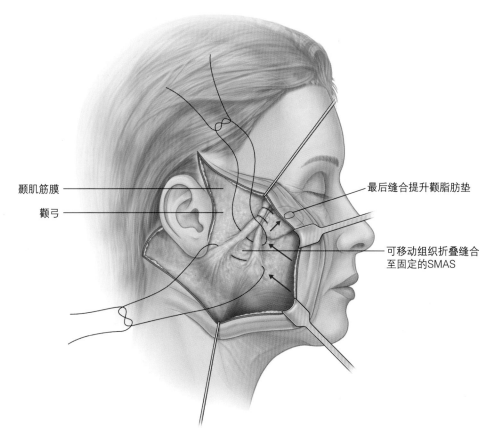

颞肌筋膜

颧弓

最后缝合提升颧脂肪垫

可移动组织折叠缝合至固定的SMAS

图2.24　如面部较瘦无需减容,可选择SMAS折叠术

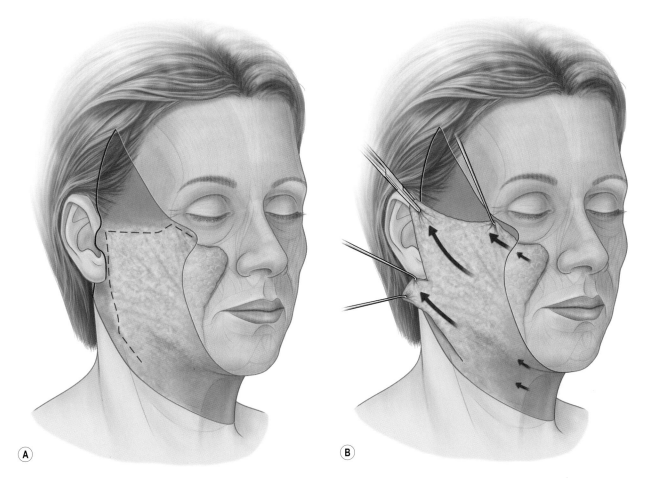

图 2.25　(A) 如果拟行扩展 SMAS 解剖,很重要的一点是从切口解剖到鼻唇沟的全程不要进行广泛的皮肤剥离,而是保留一些皮肤和 SMAS 间的附着 (限制皮下剥离的区域如图阴影所示)。若完整保留了这些附着,外科医生就可以在旋转和固定 SMAS 的同时再次悬吊未剥离的前面部皮肤。(B) 了解 SMAS 瓣不同部分将影响面部不同部位的轮廓很重要。如图所示,SMAS 剥离的最上内侧部分影响沿鼻唇沟的轮廓,而 SMAS 剥离的较外侧部分则将下垂的下颌脂肪再次向面颊部提升。SMAS 的一部分被旋转至耳后区域,这部分 SMAS 瓣的矢量旋转会影响颏下和颈部轮廓

- 在腮腺前缘,剥离方法从锐性分离变为钝性分离。
- 覆盖腮腺,SMAS 被固定在腮腺囊上,即所谓的"固定 SMAS"。
- 在腮腺前方的面颊区域,有一个网状滑行平面,可以钝性分离以避免对面神经分支的损伤。
- 由于面部神经分支恰好位于下方,因此必须在咬肌上保留近乎透明的深筋膜层。
- 继续沿着胸锁乳突肌前缘的筋膜融合平面向下进行,此处颈阔肌的筋膜与胸锁乳突肌融合。
- 在下颌缘下方约 4cm 处,在颈阔肌及其筋膜上作一个 2~3cm 的短"后切"。
- 在这一水平的"后切"可以避免损伤下颌面神经边缘的任何异常分支。
- SMAS 在颧弓上方被水平分隔至眼轮匝肌外侧。
- 利用眼轮匝肌的可见边缘作为深度标记,在颧骨区进行剥离以释放颧骨支持韧带。
- 以眼轮匝肌下外侧缘为深度标尺,在颧大肌外侧缘剥离进入皮下平面。

- 然后沿着颧大肌外侧缘向下剥离至口角轴水平 (图 2.30)。
- 对于鼻唇沟较浅的患者,SMAS 剥离可止于鼻唇沟褶皱处,以保持脂肪附着在颊瓣上 (图 2.31)。
- 鼻唇沟较深的患者通常面型较瘦削,对该类患者可进行从鼻唇沟到唇部的完全解剖 (图 2.32)。
- 完成这些组织的松解后,从下颌到眼眶的整个皮下颊部组织团将可以自由地向上移动。
  - 在纯垂直方向 (而不是水平或倾斜方向) 上移动颊部至关重要。主要的矢量为沿眶缘外侧的垂直方向 (图 2.33)。
- 关键缝合位置在颞深筋膜和乳突筋膜。
- 接着用连续缝合的方法完全闭合耳周的 SMAS,以分散关键缝合线的张力。
- 修整并闭合所在位置的多余皮肤,方法如前所述。

骨膜下中面部提升术 (第 6.8 章) (视频 2.7 和视频 2.8)

- 作者通常在行骨膜下中面部提升术的同时联合功能性下

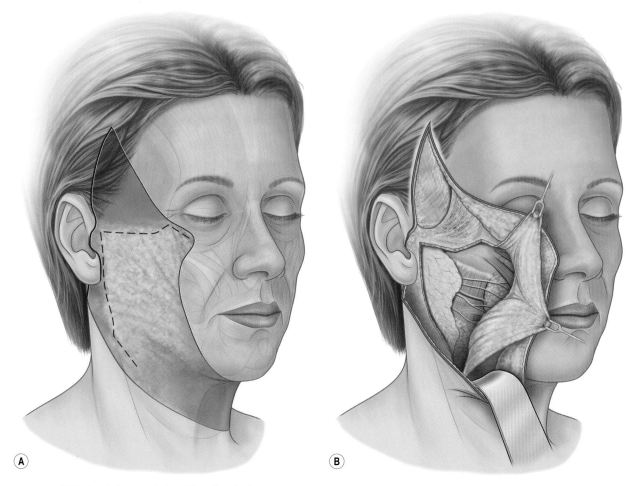

图 2.26 （A）对于颞部松弛或颊脂垫下降的患者,可行扩展 SMAS 剥离术,该术式将 SMAS 剥离延伸至颞区,试图将下垂的颊脂垫重新提拉至颧突上。在颧弓与颧骨体联合处开始做切口,从该点出发的 SMAS 切口向上斜行外眦并沿眶缘外侧走行。SMAS 的切口随后向内侧和下方向至皮瓣剥离范围的外缘延伸,并斜行至鼻唇沟的最上部分（皮下剥离的范围如图粉色阴影所示,而 SMAS 剥离的范围如图黄色阴影所示）。（B）然后进行颞 -SMAS 剥离并与颊 -SMAS 剥离相连续。颞部区域的剥离直接沿着颧大肌表面进行解剖,通常颧小肌的外侧部分也会显露。为了在 SMAS 剥离中获得足够的可移动性,有必要将剥离的颞区部分从颧突处完全提起,并将其从颧韧带中释放出来。为了在影响下颌轮廓的 SMAS 运动方面获得灵活性,咬肌皮韧带的最上部分通常会被分开,尤其是其与颧区颧韧带融合的部位。如果这些纤维没有被分开,下颌脂肪的上提将会受到限制。在咬肌皮韧带的分离处,颊脂垫变得明显,通常可以看到穿过颧大肌表面的颧神经分支。该图显示了在扩展的 SMAS 剥离中典型的组织移动范围

睑成形术,在实现下睑年轻化的同时保留下睑的功能。

- 骨膜下中面部提升术开始前,用 0.5% 利多卡因和 1∶200 000 肾上腺素混配进行颞部和中面部的浸润麻醉。
- 该术式通常采用颞部切口加口内颊黏膜切口。
- 切口的长度和采用的技术有关,很多医生不会只使用一个颞部切口,在做 MACS 除皱时会采用口内切口和经结膜下睑切口。在这种情况下,会额外增加一个鱼尾纹切口,以增加外眦的暴露,保留外眦的完整性,避免外眦切开。
- 行开放入路手术时,如果同时做额部提升,可采用冠状切口或颞部额部的小切口。
- 在颞浅筋膜和颞肌筋膜之间进行颞区上部的分离;在颞区下部,分离在颞浅筋膜和颞中筋膜（颞深筋膜浅层）之

间进行。

- 如果是内镜中面部提升,在颞浅筋膜和颞中筋膜（颞深筋膜浅层）之间,一直分离到颧弓上缘。
- 向上牵拉颞部皮瓣后,用锐性骨膜剥离子掀起颧弓的骨膜。
- 行开放入路手术时,在颧弓上 2~3cm 处切开颞中筋膜（颞深筋膜浅层）和其深面的颞浅脂肪垫,继续向下分离,掀起颧弓骨膜。
- 颞部筋膜皮瓣可用于中面部的固定悬吊。
- 然后,在第一前磨牙水平斜向或垂直做口内黏膜切口。
- 掀起颊肌,进行上颌骨和颧骨的骨膜下分离。
- 向内侧分离至梨状孔,向外侧进入咬肌筋膜深面。
- 在咬肌表面向外侧分离约 2.5cm。

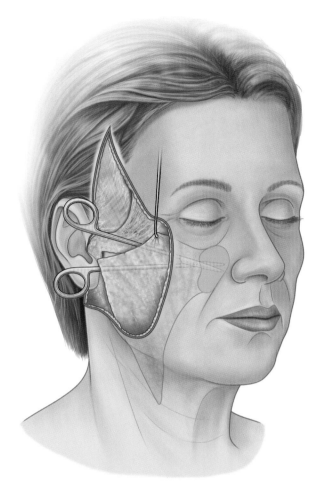

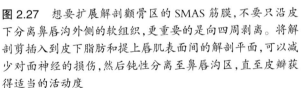

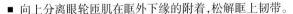

图 2.27　想要扩展解剖颧骨区的 SMAS 筋膜,不要只沿皮下分离鼻唇沟外侧的软组织,更重要的是向四周剥离。将解剖剪插入到皮下脂肪和提上唇肌表面间的解剖平面,可以减少对面神经的损伤,然后钝性分离至鼻唇沟区,直至皮瓣获得适当的活动度

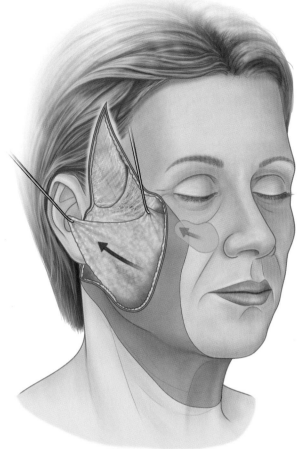

图 2.28　术前需评估患者可分离的扩展 SMAS 筋膜范围,SMAS 筋膜的剥离范围通常比皮肤的剥离范围更靠近头侧

- 向上分离眼轮匝肌在眶外下缘的附着,松解眶上韧带。
- 眶下神经周围的附着也做充分的游离。
- 颧弓前 2/3 部分,颧部下颌骨的骨膜下分离的腔隙与颞部腔隙得以贯通(图 2.34)。
- 眶外侧的软组织也被分离掀起。
- 中面部的缝合会产生悬吊、容积重塑与提升的效果。
- 作者通常每侧做四点缝合(图 2.35)。
- 第一针缝合用 4-0 PDS 线将眼轮匝肌下脂肪(SOOF)悬吊固定在眶外侧缘的颞肌筋膜上。
- 固定在颞肌筋膜之前,缝线可以穿过上弓状缘。其作用相当于一个滑轮,引导眼轮匝肌下脂肪的前缘部分靠近眶缘,这有助于减轻内侧的泪沟。
- 第二针缝合用 3-0 PDS 线在眶外侧韧带垂直下方 3cm 处将眼轮匝肌下脂肪与骨膜缝合固定在一起。
- 第三针缝合为面部口角轴悬吊,使用 4-0 PDS 线将口内切口前端的纤维脂肪组织缝合固定到颞部筋膜上。
- 最后一针是缝合颊脂垫。

- 缝合前先在咬肌前缘位置用剪刀打开颊脂垫包膜,使脂肪疝出。
- 然后用 4-0 PDS 线来回缝合疝出的脂肪垫 2~3 针,再与之前眼轮匝肌下脂肪的缝线固定在一起,完成悬吊。
- 该缝合技术可限制颊脂肪垫过度上移,防止其潜在的撕脱。
- 所有颞部的锚状固定点的打结方式均采用“内镜下滑行秘鲁渔夫结”。
- 置入 2mm 直径蝶式引流,另行戳口引出。
- 最后将颞部切口前唇深面的颞浅筋膜与其上方的颞肌筋膜缝合固定。头皮钉缝合切口。
- 抗生素溶液冲洗创面,4-0 慢吸收线关闭口腔内切口。
- 中面部提升术完成后,再做下睑成形术。
- 作者行此类下睑成形术时会在距睫毛下缘 2mm 处做皮肤切口,该切口可直接延伸至鱼尾纹区域。
- 自切口向下在眼轮匝肌浅面分离皮肤 1.5~2cm,形成纯皮瓣。

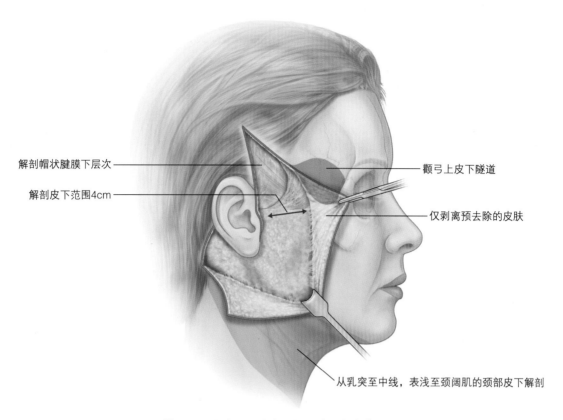

解剖帽状腱膜下层次

解剖皮下范围4cm

颧弓上皮下隧道

仅剥离预去除的皮肤

从乳突至中线，表浅至颈阔肌的颈部皮下解剖

图 2.29　仅在预估的皮肤切除范围内修薄皮瓣

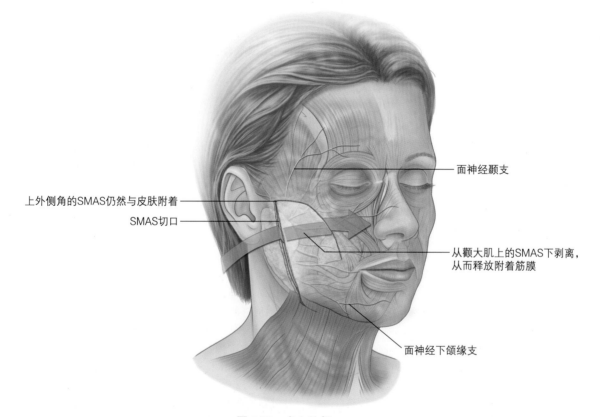

上外侧角的SMAS仍然与皮肤附着

SMAS切口

面神经颞支

从颧大肌上的SMAS下剥离，从而释放附着筋膜

面神经下颌缘支

图 2.30　完全松解 SMAS

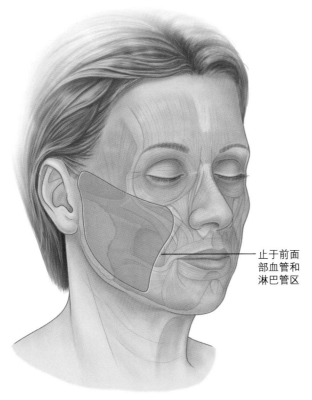

止于前面
部血管和
淋巴管区

图 2.31　对于鼻唇沟较浅的患者,SMAS 的分离止于鼻唇沟
附近,保留脂肪对皮瓣的附着

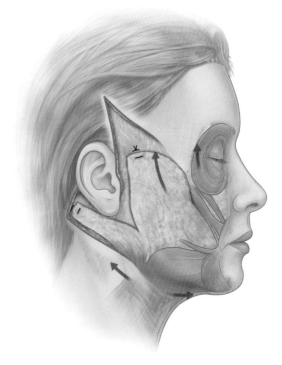

图 2.33　垂直悬吊颊部组织(关键缝线处),连续缝合固定整
个 SMAS 瓣,从关键缝线处分散张力。用眼轮匝肌瓣悬吊
眼轮匝肌

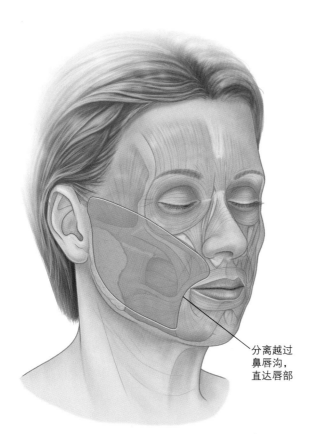

分离越过
鼻唇沟,
直达唇部

图 2.32　对于鼻唇沟较深的患者,颊部分离越过鼻唇沟,直
达唇部

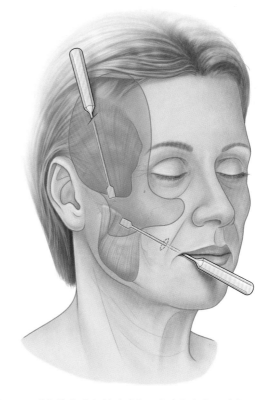

图 2.34　"内镜中面部提升术"入路为颞部与口内切口。因
此,该术式称为"内镜颞 - 中面部提升术"其实更恰当。颞
部和中面部的分离腔隙在颧弓位置贯通,此部位的骨膜下分
离是避免面神经颞支损伤的关键所在。中面部需向颧弓下
在咬肌筋膜深面分离 2~3cm

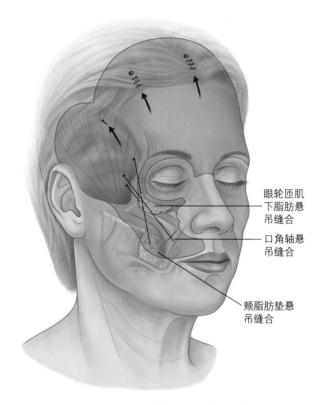

眼轮匝肌
下脂肪悬
吊缝合

口角轴悬
吊缝合

颊脂肪垫悬
吊缝合

图 2.35   内镜提眉结合内镜中面部提升术。骨膜下分离后组织充分游离,通过四针缝合获得最大程度的提升。眼轮匝肌下脂肪(SOOF)前部可填补眶下沟畸形,其外侧部可提升中面部,口角轴的悬吊可提升口角,这三针缝合的叠加效果可增加颊部前面的突起。最后一针缝合悬吊颊部脂肪垫(BF)。该术式是打造中面部 S 形曲线的最佳方法

- 显露睑板前组织的外侧部分,用 5-0 或 6-0 尼龙线缝合固定在颞深筋膜层。
- 缝合前要在眼轮匝肌外侧钝性分离出一个小窗,以暴露颞深筋膜层。
- 下睑切口的闭合方式如"眼睑成形术"一章所述。

术后注意事项

- 大多数外科医生使用轻质敷料来保护切口,并作为切口引流的吸收剂。
- 敷料不应太松或太紧,而应柔软舒适,通常在术后第一天移除敷料。
- 在术后初期,患者保持静息,并密切监测血压。
- 如果血压升高是内源性的,应药物治疗。
- 患者应保持头部抬高的体位,但避免颈部弯曲。
- 10~14 天内避免使用枕头有助于保持患者头部中立、不弯曲。
- 面部冰敷会增加舒适感,有助于减轻肿胀。
- 必要时可使用镇痛和止吐药。
- 通常术后 2~4 天切口表面愈合后,患者方可洗头和淋浴。
- 手术效果的摄影记录应至少在术后 6 个月后进行,以使所

有术后肿胀完全消退。

并发症与结果

血肿

- 面部提升术后最常见的并发症是术后血肿。
- 该并发症在女性中的发生率为 2%~3%,男性中的发生率为 4%~8%。
- 血肿通常在术后 12 小时内形成。
- 如发现血肿扩大,应及时处理。
- 如怀疑皮瓣受损且不能及时返回手术室时,可暂时拆除缝线以减轻压迫(图 2.33)。

感觉神经损伤

- 面部除皱术后会出现自限性皮肤感觉异常,通常术后 6~12 个月内完全恢复。
- 耳大神经是该手术中损伤风险最大的主要感觉神经。
- 如果面部提升术中发现神经被横断,无论是部分还是完全,都应在术中修复。

运动神经损伤

- 术中面神经分支的损伤不易被外科医生识别,直到术后发现肌肉瘫痪才会意识到。永久性瘫痪都是罕见的,据报道发生率不足 1%。
- 持续性的功能障碍可能是由于手术牵拉或神经分支附近的灼烧作用所致,这些问题有望在数天或数周内自然恢复。
- 如果面神经分支已被横断或包绕在缝线中,如果靶向肌肉接受侧支神经支配,则仍有可能完全恢复功能。
- 最常见的受损伤的神经分支是颊支,由于神经分支之间的大量交叉枝,长期后遗症很少见。
- 受损的颧支或下颌缘支不太可能恢复,因为这些分支是存在较少侧支支配的终末支。

令人不满意的瘢痕

- 切口位置不当可能会导致耳朵变形和发际线不自然地移位。
- 张力过大会导致脱发、色素脱失和瘢痕增宽。

脱发

- 脱发可以出现在切口线上,或被掀起作为皮瓣的有毛发生长的头皮内。
- 某些情况下,永久性脱发可利用邻近带毛发的头皮瓣进行治疗。

- 对于严重脱发,为达到足够的覆盖率,使头发在正确的方向上生长,最好通过微型植发来实现。

皮肤脱落

- 皮肤脱落的因素包括张力过大、皮瓣过薄、血肿、敷料紧缩,以及可能危害最大的——吸烟。
- 确认坏死的皮肤应保守处理,大多数此类病例最终会自行愈合,瘢痕修复可之后处理。

感染

- 术后感染比较罕见,各种资料表明,发生率不到 1%。

延伸阅读

Coleman SR. Facial recontouring with lipostructure. *Clin Plast Surg.* 1997;24(2):347.
A pioneer of facial fat grafting presents early experiences with lipoinjection of the face.

Coleman SR. *Structural Fat Grafting.* St Louis: Quality Medical; 2004.
This text is a comprehensive review of the history, basic science, and technical details of fat harvest and fat injection.

Gosain AK, Amarante MTJ, Hyde JS, et al. A dynamic analysis of changes in the nasolabial fold using magnetic resonance imaging: implications for facial rejuvenation and facial animation surgery. *Plast Reconstr Surg.* 1996;98:622.
A comparative MRI study demonstrates the changes in subcutaneous fat that develop with age. The authors conclude that superficial fat in the cheek becomes ptotic, while the underlying elevators of the lip do not elongate with age.

Jones BM, Grover R. Avoiding hematoma in cervicofacial rhytidectomy: a personal 8-year quest. Reviewing 910 patients. *Plast Reconstr Surg.* 2004;113:381.
The authors review a large facelift series where the most common complication of facelift surgery, hematoma, is addressed. Variables thought to influence the formation of hematoma were reviewed, including the use of dressings, drains, soft tissue adhesives, and epinephrine.

Marten TJ. Facelift planning and technique. *Clin Plast Surg.* 1997;24(2):269–308.
This review article covers the planning, surgical marking, and technical details of two-layer facelift surgery. Details regarding the skin incisions are emphasized.

Mitz V, Peyronie M. The superficial musculoaponeurotic system (SMAS) in the parotid and cheek area. *Plast Reconstr Surg.* 1976;58:80.
This paper is the first description of the superficial musculoaponeurotic system.

Rohrich RJ, Pessa JE. The fat compartments of the face: anatomy and clinical implications for cosmetic surgery. *Plast Reconstr Surg.* 2007;119:2219–2227.
Anatomic dissections are presented that demonstrate how the subcutaneous fat of the face is partitioned into multiple, independent anatomical compartments. In some locations, the septae dividing the fat compartments are aligned with retaining ligaments.

Rohrich RJ, Pessa JE, Ristow B. The youthful cheek and the deep medial fat compartment. *Plast Reconstr Surg.* 2008;121(6):2107–2112.
Anatomic dissections of deep facial fat are presented (fat which is deep to the muscles of facial expression). The deep fat is compartmentalized by septae, creating the deep medial fat pad and the suborbicularis oculi fat.

Stuzin J. Restoring facial shape in facelifting: the role of skeletal support in facial analysis and midface soft-tissue repositioning (Baker Gordon Symposium Cosmetic Series). *Plast Reconstr Surg.* 2007;119:362.
This review discusses the changes in facial shape that occur with aging, the surgical means we have to correct these changes, and alterations that should be made with different degrees of underlying skeletal support.

Stuzin JM. Discussion: essays on the facial nerve: part I. Microanatomy. *Plast Reconstr Surg.* 2010;125(3):890–892.

Stuzin JM, Baker TJ, Gordon HL. The relationship of the superficial and deep facial fascias: relevance to rhytidectomy and aging. *Plast Reconstr Surg.* 1992;89:441.
Anatomic dissections confirm the presence of retaining ligaments previously described by other authors as well as newly described masseteric ligaments. The authors discuss the support these structures supply between fixed bone and deep fascia and the superficial fascia.

Tzafetta K, Terzis J. Essays on the facial nerve: part I. Microanatomy. *Plast Reconstr Surg.* 2010;125(3):879–889.
The authors review facial nerve anatomy and present anatomic findings, which confirm extensive arborization between facial nerve branches. The discussion by Stuzin highlights clinically important issues.

第**3**章

额部年轻化

本章内容选自 Neligan 和 Rubin 主编的 *Plastic Surgery* 第 4 版第 2 分卷《美容》：第 7 章"额部年轻化"，章节作者为 R.J. Warren；第 8 章"内镜提眉术"，章节作者为 Renato Saltz 和 Alyssa Lolofie。

概要

- 全面的额部解剖学知识是额部年轻化策略的基础。
- 眉毛的位置是提眉肌、降眉肌以及眉毛的固定结构共同作用的结果。
- 降眉动作由皱眉肌、眼轮匝肌以及重力作用共同完成，额肌则是唯一的提眉肌。
- 眶周的魅力不仅与眉毛的形态和位置密切相关，也与上睑及上睑沟有关。
- 衰老会造成眼眶周径的增大及眉形改变，其中一部分人会表现出额部组织的整体下垂。
- 额部年轻化的关键点在于削弱皱眉肌的作用、恢复下垂的眉毛的原有位置，通常只需要提升的是眉毛外侧部分。
- 额部年轻化可以联合采用手术及非手术治疗。
- 如果外科提眉术后很快就失效，往往是软组织松解不够充分造成的，如果是后期才出现，则是由于软组织无法固定所造成。
- 有很多种软组织固定及骨性固定的方法已被证明对外科提眉后维持眉毛的位置明显有效。
- 眉部美学及眉部提升、额部年轻化的术式选择。
- 额部及眶周解剖。
- 内镜提眉的理想适合人群。
- 内镜提眉术的手术技术和关键步骤。
- 长期随访结果和并发症。

简介

- 眶周是人类面部表情最丰富的区域：眼睛居中，其上方的眉毛及下方的面颊一同构成眼眶结构。
- 眶结构及眼睑的任何改变都会影响面部表情。
- 年轻个体的额部美学改变仅限于像眉间纹、鱼尾纹等只需非手术干预的问题。
- 在年老的个体，额部的老化主要表现为额外侧的下垂，在眶部则表现为眶脂肪的相对减少，以及上睑皮肤松弛堆积。
- 准确理解这些复杂的解剖变化之间的相互作用，对于额部年轻化的手术策略的正确选择至关重要。

解剖

- 额骨的两侧以颞嵴为界，颞嵴又被称为颞上融合线。这一明显的骨性标志将颞窝、颞肌起点与额骨分隔开（图 3.1）。

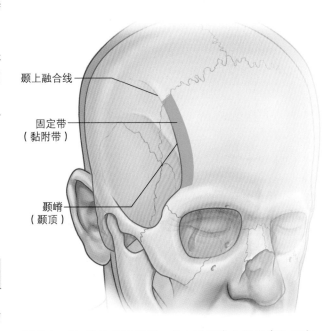

图 3.1 额、颞的骨骼解剖。突出的颞嵴分隔颞窝和额部。固定带（也称黏附带、颞上隔）是颞嵴上 5mm 的宽带，与骨膜紧密相连

- 颞线对于手术的意义在于颞部的所有筋膜都在此位置附着在突起的骨嵴上,宽度约为 5mm,这条带也被称为固定带。
- 这条固定带靠近眶上缘的部分称为眶韧带。
- 在重置额部全厚皮瓣时,该区域的筋膜附着必须要完全从骨嵴上游离。
■ 颞下隔指位于颞深筋膜浅面,松散地连接颞浅筋膜的白色交织纤维(图 3.2)。

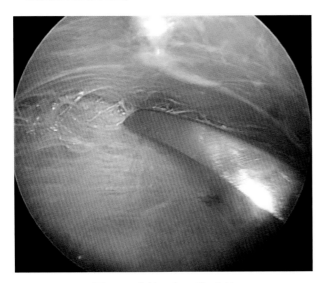

图 3.2　内镜下颞下隔,右侧

- 在内镜下自上往下分离时颞下隔是非常有用的标志,因为它可以将没有重要结构的颞上区从有面神经颞支穿行的下区分离。
- 内侧颞颧静脉(前哨静脉)也出现在邻近眶外侧部的颞区下方,面神经颞支紧贴其上方经过(图 3.3)。

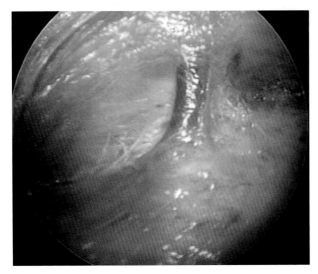

图 3.3　内镜下颞颧静脉(前哨静脉),右侧

- 额部的帽状腱膜分成浅层和深层,包绕整块额肌(图 3.4)。
  - 深层腱膜向下又进一步分成 3 个独立的层次:第一层位于额肌深面构成帽状腱膜脂肪垫的"屋顶"部分,第二

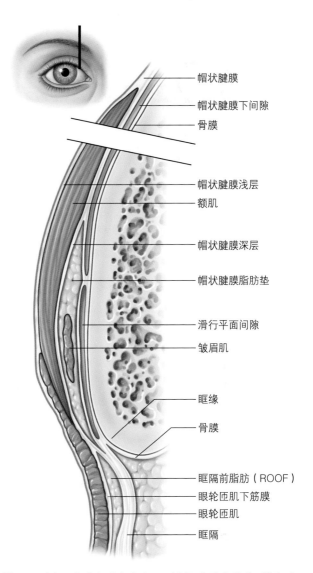

图 3.4　帽状腱膜分层包绕额肌、帽状腱膜脂肪垫、滑行平面间隙后与周围组织的关系。皱眉肌起于骨膜止于眼轮匝肌和真皮层,横穿帽状腱膜脂肪垫

层构成帽状腱膜脂肪垫的"地板"但不紧贴骨膜,第三层则贴附骨膜。
- 当额肌收缩提起眉毛时,额部软组织借助于"滑行平面间隙"上移。第二层与第三层构成帽状腱膜脂肪垫与额骨之间的所谓的"滑行平面间隙"。
■ 眉毛的位置取决于提眉肌的力量与降眉肌力量及重力的降眉作用间的平衡。
■ 降眉肌群(图 3.5):
  - 降眉间肌:位于眉间,垂直走行,起于骨面,止于软组织层。
  - 降眉肌:位于眉间,斜向走行,起于骨面,止于软组织层。
  - 皱眉肌:是最粗和最为有力的降眉肌,横向走行,起源于眶上缘的内上角,粗大的横头穿过帽状腱膜脂肪垫逐渐浅出与额肌和眼轮匝肌交织一起,并止于真皮层。

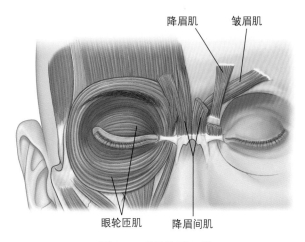

图 3.5　眉间皱眉肌群

- 眼轮匝肌:环绕眼眶,起到括约肌的作用。在眶内侧及眶外侧部分的眼轮匝肌纤维是垂直走行的,起到降眉的作用。外侧部分的眼轮匝肌也是唯一的起降眉作用的表情肌(图 3.6)。

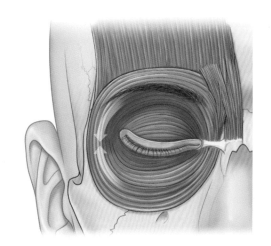

图 3.6　眶外侧部眼轮匝肌起括约肌作用,降低眉外侧

- ■ 额肌
  - 唯一的提眉肌(图 3.7)。
  - 上起于帽状腱膜,下与眼轮匝肌相交织。额肌的收缩抬高可带动额部皮肤及眉毛的上提。
  - 由于额肌外侧部分相对薄弱,额肌的收缩上提主要作用于眉的内、中部分。
- ■ 感觉神经(图 3.8)
  - 滑车下神经:从眶内侧发出,支配鼻背部及眶内侧的感觉。
  - 颧颞神经:从眶外上方发出,紧贴哨兵静脉下方穿过颞深筋膜。在提眉术中充分剥离眶外上缘时经常被撕伤。
  - 滑车上神经:通常从眶内上方发出,出眶后即分成 4~6 个分支,浅出通过皱眉肌,或直接穿过皱眉肌的肌束,支配额部中间区域的皮肤感觉。
  - 眶上神经:自眶缘切迹(平均位于距中线 25mm)或眶上孔(距眶上缘甚至可达 19mm)发出。发出后眶上神经

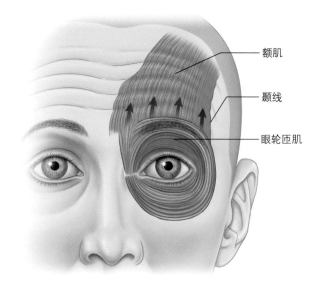

图 3.7　额肌起到提眉作用。收缩时主要是额肌的下 1/3 移动,主要作用于眉的中内侧

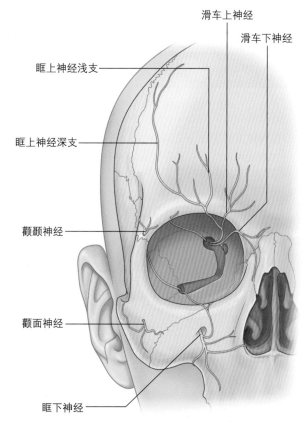

图 3.8　感觉神经

即分出浅支和深支。浅支穿出眼轮匝肌和额肌,支配额部中间的皮肤感觉。深支向外先走行在骨膜内,然后穿过额肌支配其余部位的头皮(图 3.9)。

- ■ 面部神经颞支是额部年轻化中唯一需要关注的运动神经(图 3.10)。
  - 颞支的损伤会带来额肌功能受损,造成眉下垂及眉形不对称。

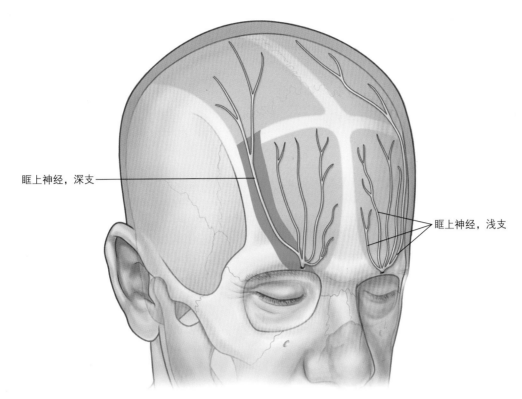

图 3.9　眶上神经深支,走行在颞嵴内侧 5~15mm,宽度约 1cm 的窄带上

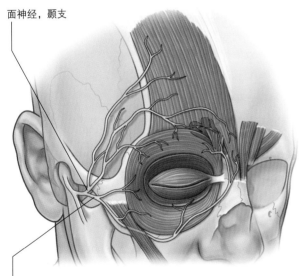

图 3.10　眶周区域的面神经分支。注意皱眉肌受颞支和颧支的双重支配。面神经颧支跨过颧弓中间 1/3 后发出 2~4 个分支

- 面神经颞支紧贴颧弓中 1/3 骨膜表面,向上发出 2~4 支细小的分支进入颞窝。
- 在颧弓上 1.5~3.0cm 的位置,这些分支进一步浅出到颞浅筋膜,分布并支配额肌、眼轮匝肌上部及皱眉肌。
- 预测面神经颞支走行的标志点:
  - 颧弓中 1/3
  - 眉尾外侧 1.5cm

- 平行并紧邻颞嵴下方的位置
- 前哨静脉(内侧颧颞静脉)的正上方
- 行额部提升术时,为保护面神经颞支,下列区域的分离应在深层进行:
  - 在颞部,需在颞深筋膜下分离。
  - 在额部,需在帽状腱膜下或骨膜下分离,或选择在额肌、眼轮匝肌和颞浅筋膜的浅面分离。

术前注意事项

- 额部老化的特征包括额部垂直和横向的皱纹(来自深方肌肉组织的反复作用)、鱼尾纹、鼻根纹及眉毛下垂(图 3.11)。
  - 随着眉部复合体尤其外侧变得更加下垂,可造成上睑皮肤的假性松弛。
  - 在此种情况下,仅行上睑成形术而不解决眉毛问题,将导致代偿性眉毛下垂,进一步导致导内侧和中部眉毛下垂加剧。
- 尽管"理想的眉毛"会根据性别、种族和年龄而有所不同,但是某些要素定义了当今理想的眉部美学(图 3.12 和图 3.13)。
  - 眉头紧贴眶缘内侧。
  - 眉头和内眦点位于同一条垂直线上。
  - 眉略微上挑,眉外 2/3 与虹膜垂直线的交点处有一眉峰。
  - 眉尾略高于眉头。
  - 男性的眉毛位置略低,外形更平直。
- 正确选择患者对于获得最佳效果至关重要。

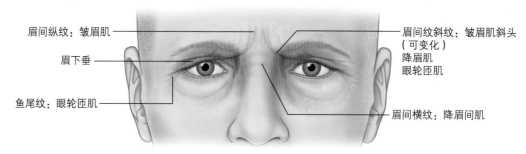

眉间纵纹：皱眉肌

眉下垂

鱼尾纹：眼轮匝肌

眉间纹斜纹：皱眉肌斜头（可变化）
降眉肌
眼轮匝肌

眉间横纹：降眉间肌

图 3.11　额部老化表现。包括眉毛下垂、额部皱纹、眉间纵纹及鼻根横纹、鱼尾纹。（Reproduced from Saltz R，Codner M. Endoscopic brow lift. In：Nahai FR，Nahai F，Codner M（eds）. *Techniques in Aesthetic Plastic Surgery：Minimally Invasive Facial Rejuvenation.* Philadelphia，PA：Saunders Elsevier；2009.）

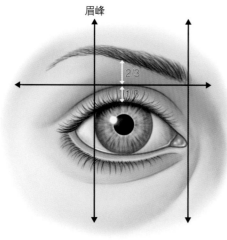

眉峰

图 3.12　现代理想的眉形和上眼睑关系

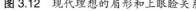

- 眉毛的密度
- 眉毛高度
- 眉毛轴线（外上倾或外下倾）
- 眉形（平眉或有眉峰）
- 眉毛的被动性活动或主动性活动
- 旧瘢痕或文身
- 上睑评估（软组织多余程度、凹陷程度以及眼睑的下垂或退缩情况）
- 要分别在睁眼和闭眼时进行检查。闭眼状态下额肌放松，可以在没有额肌收缩影响下显示眉毛的位置及形态

- 患者的眉毛可以实施整体提起复位，但通常是只提起部分眉毛来改变眉形。

- 提眉的同时也要消除皱眉肌的肌力使两侧眉毛对称，实现这一效果有多种方法可供选择。

手术技术

开放式冠状切口术式（图 3.14～图 3.16）

- 开放式冠状切口术式向来被认为是额部除皱的金标准，

图 3.13　眉毛美学。（A）女性理想的眉毛位于眶上缘上方，在外侧角膜虹膜缘的垂线位置有一眉峰。（B）眉外侧以一条斜线连接到鼻翼和外眦连线。（Reproduced from Saltz R，Codner M. Endoscopic brow lift. In：Nahai FR，Nahai F，Codner M（eds）. *Techniques in Aesthetic Plastic Surgery：Minimally Invasive Facial Rejuvenation.* Philadelphia，PA：Saunders Elsevier；2009.）

- 术前评估时，患者应头部居正。
- 评估应注意下列问题：
  - 视力
  - 眉毛和眼眶的对称性
  - 额部发际线位置与毛发密度
  - 皱眉纹是否存在及其严重程度

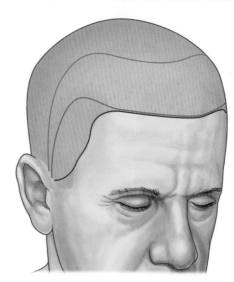

图 3.14　冠状切口和前发际线切口

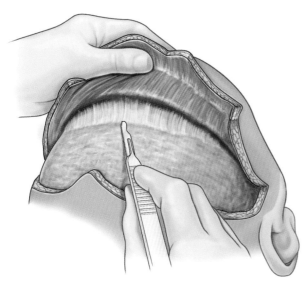

图 3.15　开放式冠状除皱,分离层次在帽状腱膜下

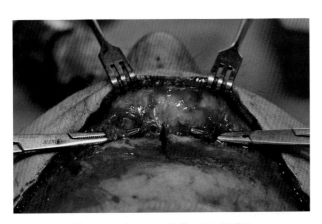

图 3.16　冠状切口术式,显示皱眉肌

而其他术式的效果还有待检验,该术式的术后效果稳定且相对持久。

- 优点:暴露良好,能充分释放和移动眉毛软组织,以及直视下处理眉间肌。
- 缺点:可能造成永久性的头皮麻木、瘢痕长、毛囊受损、头皮感觉迟钝。额部发际线被抬高并损失部分长有毛发的头皮是无法避免的。冠状切口并不适合于发际线高、毛发少和以后可能会秃顶的患者。
- 全层切开皮肤,直达骨膜。
  - 经典的切口设计在额部发际线后约 6~8cm 处(图 3.14)。
  - 前额发际线切口的头皮区域分离范围更小,更加直观,也更加靠近提升的眉毛,适合发际线高、毛发少和以后可能会秃顶的患者(图 3.14~图 3.16)。
- 做切口后,在骨膜下、更多的是在帽状腱膜下掀起额部皮瓣。
- 直视下向前下分离皮瓣直达眶上缘。
  - 离断帽状腱膜深面,进入帽状腱膜脂肪垫以显露皱眉肌(见图 3.15)。
  - 必要时可去除或修薄皱眉肌群(包括皱眉肌、降眉肌、

皱眉间肌)(见图 3.16)。
  - 切除皱眉肌时需要将走行在肌束中的滑车上神经小心分离。
  - 为防止头皮过度上提,可在眉内侧保留一部分帽状腱膜的附着。
- 在颞深筋膜浅层逐渐分离释放固定带。
  - 辨认并注意保护眶上神经主干。
- 向上外侧提起皮瓣以重置眉毛,完整切除一条头皮。
- 外侧部分可切除 1~3cm,中间部分则少切或不切。
- 在帽状腱膜层和皮肤层分层缝合关闭切口。
  - 尽管也可以增加更深层次的固定,但冠状切口除皱主要依赖头皮切除来维持眉毛上提的位置。

额部发际线切口术式

- 该术式与冠状切口术式类似,但该术式切口从额部发际线向外延伸过渡到颞部头皮区(见图 3.14)。
  - 也可以完全沿发际线走行。
  - 另一种流行的改良术式是只在发际角做一个短的切口,用于单纯提升眉尾(图 3.17)。

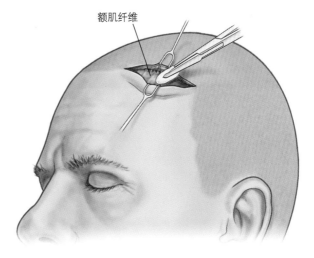

额肌纤维

图 3.17　有限的发际线皮肤切口

- 自发际线切口向下的分离通常有 3 个层次:帽状腱膜下、骨膜下、皮下。
- 优点:能够充分暴露手术视野,并且不存在发际线后移的问题;由于不是在毛囊下分离,因此可选择在额肌浅层做皮下分离。
- 缺点:发际线位置遗留永久瘢痕;由于感觉神经的截断点更靠近其神经主干,头皮的感觉迟钝甚至比冠状切口还要严重;皮下分离也会影响皮肤血运。
- 发际线切口还可以降低过高的额部发际线,或降低过高的眉毛。
  - 降低发际线需要分离颅顶部的帽状腱膜,使头皮瓣得以活动前推,骨性固定在新的发际线位置(图 3.18 和图 3.19)。

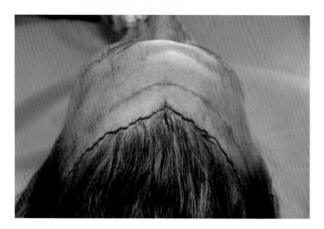

图 3.18　前发际线切口可降低发际线

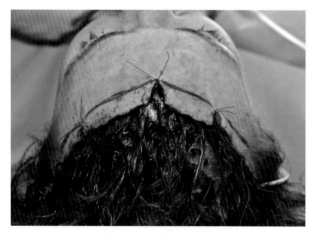

图 3.19　发际线降低

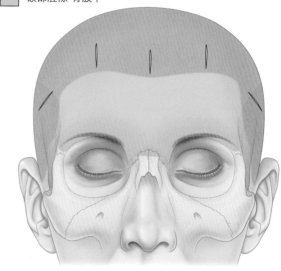

颞部腔隙-贴颞深筋膜层

额部腔隙-骨膜下

图 3.20　五孔法内镜术式

内镜术式

- 内镜术式具有和开放式术式一样的分离层次和软组织释放，但有更小的切口和内镜下的良好的手术视野。
- 基本的解剖学原理是内镜提眉术不可或缺的。
  - 外侧部位提眉需要彻底游离眶周帽状腱膜的附着，并借助机械固定而不是切除头皮来维持额部皮瓣在较高的位置。
  - 内侧部分提眉则是在去除降眉肌群的对抗作用后在额肌的反向提升下被动完成的。
- 优点：暴露良好、医生视野开阔，头皮的失神经支配现象较开放术式得以极大地避免，切口痕迹轻微几乎不可见（图 3.20）。
- 缺点：使用内镜的要求高、存在过度上提的可能性、眉毛向两侧分离以及某些固定方式不可。
- 术前标记和切口：在发际内做 3~5 个 1~2cm 的切口（图 3.21）。
  - 在颞发际线内 2cm 处标记一个 2cm 的弧形切口，其中心在鼻翼与外眦连线水平。
  - 旁正中切口为垂直于瞳孔中点的位于发际线内的 1cm 垂线。
  - 应识别并标记固定带。

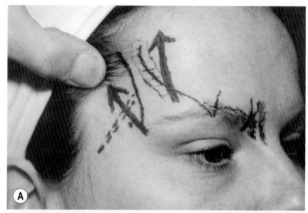

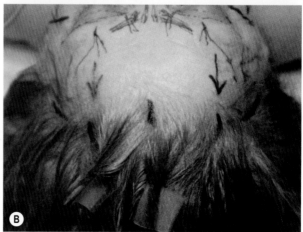

图 3.21　术前标记。标记额部的感觉神经及运动神经走行，以及眉毛提升的方向。旁正中切口应位于眉峰需要提升的方向线上。（Reproduced from Saltz R，Codner M. Endoscopic brow lift. In：Nahai FR，Nahai F，Codner M（eds）. *Techniques in Aesthetic Plastic Surgery：Minimally Invasive Facial Rejuvenation*. Philadelphia，PA：Saunders Elsevier；2009.）

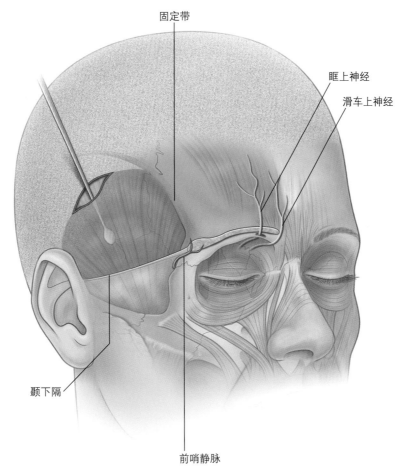

固定带

眶上神经

滑车上神经

颞下隔

前哨静脉

图 3.22　颞部固定带的分离。用骨膜剥离子在外侧的颞深筋膜和内侧的骨膜浅面剥离；颞部和额部腔隙完成分离后，从外向内方向分离颞部融合线，使腔隙贯通。（Reproduced from Saltz R，Codner M. Endoscopic brow lift. In：Nahai FR，Nahai F，Codner M（eds）. *Techniques in Aesthetic Plastic Surgery：Minimally Invasive Facial Rejuvenation*. Philadelphia，PA：Saunders Elsevier；2009.）

- 识别并标记滑车上神经和眶上神经及眶上神经深支（外侧支）的位置（在固定带内侧约 1cm），以避免受伤。
- 在固定带内侧做帽状腱膜下或更常见的骨膜下分离。
  - 皮瓣的分离可先在盲视下进行，接近眶上缘时再改在内镜下完成，以避免损伤眶上神经。
- 向外越过固定带，对应于颞深筋膜面分离，利用颞下隔和前哨静脉作为面神经颞支走行的标志，以避免损伤。
- 内侧（额侧）和外侧（颞侧）腔隙贯通是要沿由外向内方向进行（图 3.22）。
- 此时使用 4mm 直径的 30° 角内镜继续分离。
  - 识别前哨静脉并予以保护（图 3.23）。
  - 使用内镜剪识别并分离"融合韧带"。
  - 可视状态下找到眼眶外侧缘软组织并予以游离，沿眶外缘向下分离时需在骨膜上或骨膜下层面，至少分离要到外眦位置，使眉外侧容易上提。
  - 继续向内侧分离，识别并避开眶上神经。
  - 找到皱眉肌并完全切除或钳除，注意找到穿过肌束的滑车上神经并予以保护。皱眉肌群间的骨膜附着应保持完整，以最大限度地减少眉毛过度抬高和"惊讶的外

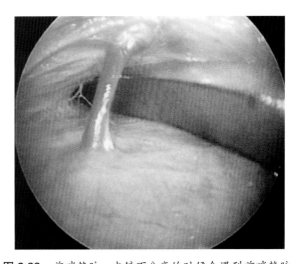

图 3.23　前哨静脉。内镜下分离的时候会遇到前哨静脉。前哨静脉可作为面神经额支的标志，向前分离时不能超过此静脉。（Reproduced from Saltz R，Codner M. Endoscopic brow lift. In：Nahai FR，Nahai F，Codner M（eds）. *Techniques in Aesthetic Plastic Surgery：Minimally Invasive Facial Rejuvenation*. Philadelphia，PA：Saunders Elsevier；2009.）

观"(图 3.24),同时防止眉头向两侧分离。

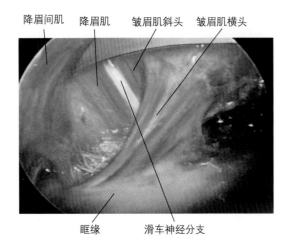

降眉间肌　降眉肌　皱眉肌斜头　皱眉肌横头

眶缘　　　滑车神经分支

图 3.24　皱眉肌内镜下观。皱眉肌可以在内镜下用内镜抓钳切除,注意避免损伤眶上神经和滑车上神经。(Reproduced from Saltz R,Codner M. Endoscopic brow lift. In:Nahai FR, Nahai F,Codner M(eds). *Techniques in Aesthetic Plastic Surgery: Minimally Invasive Facial Rejuvenation.* Philadelphia,PA:Saunders Elsevier;2009.)

- 在术中用手触诊并在皮肤轻柔按压可避免皮肤损伤,亦可避免内镜下切除皱眉肌群时可能出现的凹痕。
  - 如果皮肤很薄并可能出现凹痕,立刻植入脂肪并予缝合固定可降低术后轮廓缺陷的风险。
- 额部皮瓣分离完成后,向上方及外侧提拉皮瓣,提拉方向虽已前述,但医生仍可根据自己的要求制定合理计划,使提升方向更符合每位患者的个体情况。
  - 关于固定有 3 种方法:不固定、在颞部用缝线将颞浅筋膜固定在颞深筋膜和 / 或通过皮质隧道、皮质螺钉或安多泰装置在旁正中处行骨性固定。
- 固定完成并确认眉毛对称后,可缝合皮肤。
  - 可行三角楔形切除以避免额部外侧多余组织堆积。正中切口下方的头皮可做适当的楔形切除(图 3.25)。

颞部切口术式

- 颞部切口术式是指在颞部颞嵴外侧做全层切口。
  - Knize 通过改进该技术,使得该术式得以广泛流行。在内镜下沿着颞深筋膜层分离释放眶外缘、眶上缘及固定带(图 3.26)。
- 优点:切口小,相比于冠状切口,其头皮神经损伤风险小。
- 缺点:眉中内侧的视野有限,对眉外侧的提升是斜向的力量。
- 将皮瓣充分游离松解后,用缝线将颞浅筋膜缝合固定在颞深筋膜层。
- 如果还需要处理眉间肌,可以再采用眼睑切口。

经眼睑切口术式——肌肉调整

- 通过上睑整形切口,可以找到眉间肌群并加以处理。

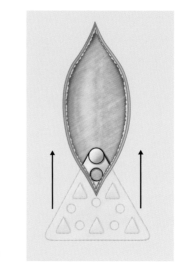

Ⓐ

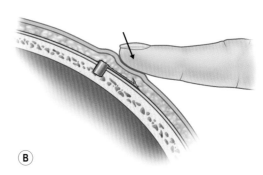

Ⓑ

图 3.25　安多泰固定。(A)在切口尾端的颅骨皮质层钻一个放置安多泰的凹孔,安多泰可以扣进去。(B)皮瓣垂直上提固定在此位置。(Reproduced from Saltz R,Codner M. Endoscopic brow lift. In:Nahai FR,Nahai F,Codner M(eds). *Techniques in Aesthetic Plastic Surgery:Minimally Invasive Facial.* Philadelphia,PA:Saunders Elsevier;2009.)

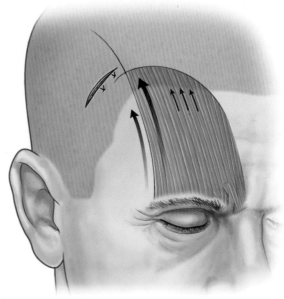

图 3.26　颞部切口

- 优点:隐蔽的切口可用于两个目的:上睑成形术和去除眉间肌。对于不需要提眉的患者,该术式不失为减轻眉间纹的一种有效方法;也可以和单纯的眉外 1/3 提升的手术联合应用。
- 缺点:容易损伤感觉神经(眶上神经和滑车上神经),较之于单纯的上睑整形术,更容易出现肿胀、淤青(图 3.27)。

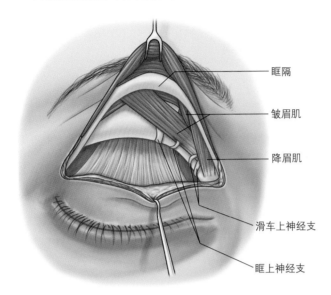

图 3.27　经眼睑切口显露皱眉肌

- 经上睑成形术切口进入后,在眼轮匝肌深方、眶隔浅方分离。
- 在眶上缘能找到皱眉肌的横行纤维。
  - 肌纤维从帽状腱膜脂肪垫浅出后与眼轮匝肌和额肌下方的浅层相交织。
- 发现皱眉肌横行纤维后即可将其去除,注意保护肌束中间和周围的滑车上神经。
- 切口内侧,可以找到垂直走行的降眉肌及斜向走行的眼轮匝肌,做部分切除。
- 在鼻根部分离并找到降眉间肌并作横向切断。
- 为解决眉外侧下垂的问题,上述手术步骤也可以和同样经眼睑切口的眉毛固定术同时进行。
  - 显露眶外上缘,继续向上在额骨骨膜表面分离。
  - 应分离至眶上缘 2~4cm 处,或者至少要在设计的眉毛固定位置上方 1cm。
  - 做缝合将眉毛固定在靠上的位置,并将眼轮匝肌底层固定在额骨骨膜层。
  - 应避免缝合力度过大,造成眉毛缝挂处出现凹陷。
  - 更简单一点,可以直接缝合眼轮匝肌缘和眶上缘,而不做眶上缘上的分离。
  - 选择上睑成形术切口的优点:操作简单,瘢痕隐蔽。
  - 缺点:效果有限,维持时间不长。

眉外侧切口

- 该术式切口与颞部术式相似,但比颞部术式切口更靠内侧。

- 根据提升眉尾的有效方向确定切口的位置在颞嵴的延长线上(图 3.28)。

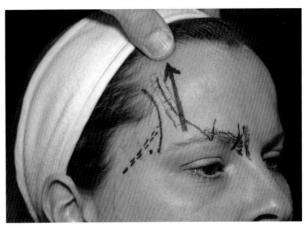

图 3.28　改良的眉尾上提术术前标记。标记计划提拉的方向。外侧的紫色虚线标记面神经颞支的大致走行。紫色小点表示前哨静脉的位置。紫色曲线表示颞嵴线位置,此处在咬牙收缩颞肌时会变得明显。颞顶线内侧的黑色网格代表眶上神经深支的大致走行,皱眉肌、降眉肌和降眉间肌分别以黑线标记

- 优点:切口局限,对老化性眉外侧下垂及先天性的八字眉有效。可使用内镜,可以达到与冠状切口提升术式相似的固定强度。
- 缺点:比内镜术式的切口稍长。
- 切口在颞部发际后约 1cm,长 5~6cm。
  - 由于提眉的方向基本和眶上神经深支的走行一致,所以手术中要特别注意避免损伤到该神经。
  - 像冠状切口除皱那样除去一条头皮,注意保护眶上神经深支的神经血管束。
- 眶外侧缘的分离可以内镜下进行,也可以不用内镜。
- 缝合皮瓣的帽状筋膜层和颞深筋膜层作为固定,也可以附加骨性固定(图 3.29)。

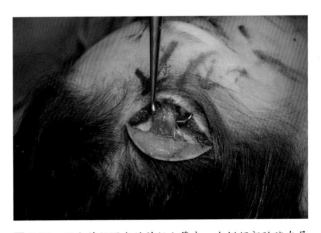

图 3.29　眶上神经深支的神经血管束。内侧额部腔隙在骨膜下分离,外侧颞部腔隙紧贴颞深筋膜分离。两个腔隙在颞顶线(颞嵴)贯通。眉外侧上提、关闭切口时,需要稍微折叠神经血管束

直接眉上切口

- 直接眉上切口是一个世纪前就已被描述过的简单技术。
- 优点:手术相对简单,患者容易接受,没有头皮感觉麻痹及额部运动神经损伤的风险,效果相对稳定。
- 缺点:眉缘切口瘢痕终身可见,可能会在术后几个月内出现早期复发(复发率高达 50%),因为眉头压迫力将再次拉长皮肤,最终会再次出现眉毛下垂。
  - 若再次出现眉毛下垂,必要时还可进行二次手术。
- 紧贴眉毛上缘或者在额头的皱纹处切除一条全厚皮肤。
  - 切除皮肤的量就可以带来 1:1 的眉毛提升的量。
  - 切口越靠近眉毛,回弹的幅度会越小。
- 适应证:眉毛浓重或额纹深的老年男性患者,面神经麻痹及眉毛下垂明显的患者(图 3.30)。

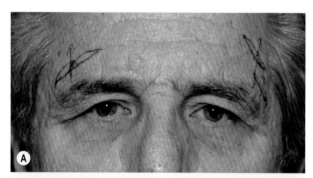

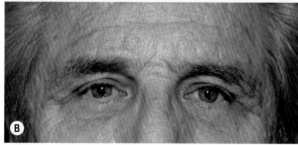

图 3.30　74 岁男性,在眉上横纹处行直接切除提眉术(A)术前与(B)术后 8 个月,眼轮匝肌也另外缝合固定在额肌上方

缝线法提眉固定术

- 目前已经开发出多种无须分离、单用缝线提眉固定的方法,如倒刺线、缝合线环等方法都是通过皮肤隧道盲视下完成。
- 优点:非常简单,相对安全,瘢痕小。
- 缺点:改善程度和效果维持时间有限。

术后注意事项

- 对于简单的提眉术,术后护理限于:头部抬高、冰敷、抹眼膏及服用止痛药等。
- 分离较广的手术(冠状除皱、内镜除皱)则需要面部包扎及引流 24 小时。

- 用布比卡因阻滞眶上和滑车上神经可有效防止术后疼痛。
- 48 小时后可淋浴。
- 伤口缝线 7~10 天后拆除。
- 伤口愈合后,还应采取措施防止眉毛再度下垂,可行眼轮匝肌眶外侧部位的肉毒毒素注射,术后最初几个月内戴太阳镜和遮光帽避免眯眼动作。

并发症与结果

- 额部年轻化的效果取决于额部老化的类型、所施行的手术及手术完成的质量。一般而言,相对简单的处理的过程通常会产生相对局限的效果。
- 更复杂的手术步骤提供了更广泛的游离、更显著的效果和更长的维持效果。
- 随着对眉的老化的理解逐渐深入,人们认为眉毛外形在美学上比眉毛的实际高度更显重要。所以,手术最终的美学效果取决于眉毛的哪一部分被抬高(图 3.31)。

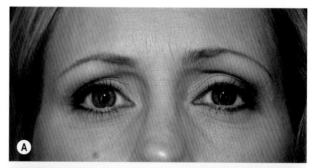

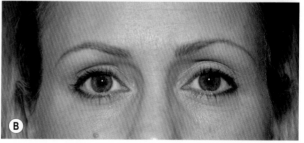

图 3.31　年轻女性,先天八字眉,接受眉尾提拉术(A)术前与(B)术后 6 个月

  - 眉头过度抬高会持续形成惊讶的表情,而眉尾的过度抬高则会使表情显得愤怒。而这两种情况都难以矫正。
- 适合做提眉手术的人同样也适合同时进行上睑成形术、上睑脂肪填充和眼睑下垂修复(图 3.32)。
  - 一开始就对相关的老化作出正确的美学评估是决定做哪些手术的关键。
- 除了美感的问题,眉部年轻化的外科并发症还包括瘢痕性秃发、血肿、感染、表面不平整以及面神经损伤。
- 局部秃发是由于切开、电凝及张力过大等原因时损伤到毛囊造成的。
  - 毛发的脱落可以是暂时的,也可以是永久的,可通过直接切除瘢痕或毛发移植来修复。

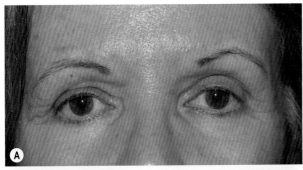

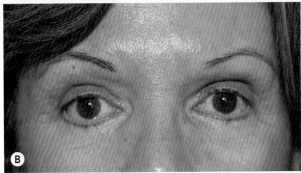

图 3.32　中年女性,单侧眉毛下垂、眼窝不对称、上睑脂肪萎缩。行右侧内镜提眉、双上睑脂肪填充与双上睑皮肤切除成形术(A)术前和(B)术后 12 个月

- 血肿并不常见。小的血肿可自行吸收,大的血肿则需要外科引流。
- 感染:罕见(报告感染率低于 1%),需注意伤口护理,并通过服用适当的抗生素进行治疗。
- 在肌肉去除的区域可能会出现表面的凹陷。
  - 如果在术中发现,可在术中使用填充材料(如脂肪或颞筋膜)。
  - 如果发现较晚,可另行植入类似组织。
- 感觉神经的损伤比较常见,特别是对某些切口较长的手术(如冠状切口)。
  - 最开始头皮甚至颅顶部都会失去知觉,然后逐渐恢复,有时可延续数年。
  - 眉外侧切口法和内镜法的切口较小,感觉的变化较小,但仍有可能因为牵拉、电凝及器械的原因受到损伤。
  - 预计随着时间推移,感觉能够恢复正常。
  - 伴有皱眉肌去除时,往往会有一过性感觉神经麻痹的情况,一般 2~3 周即可恢复。
- 颞支的损伤是提眉手术最为严重的局部并发症。
  - 一过性损伤相对常见,永久性损伤则较为罕见。
  - 一旦发生损伤,只能耐心等待观察(图 3.33)。
  - 对于损伤长期没有恢复的病例,可以在正常侧的额肌少量注射肉毒毒素,或患侧再做一次提眉来加以矫正。

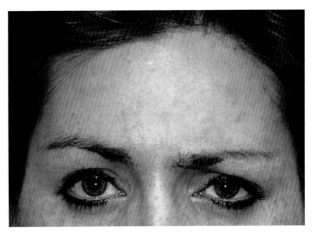

图 3.33　冠状切口提眉术后暂时性面神经颞支麻痹

二次手术

- 眉整形术后的二次手术最常见的原因是美容缺陷的矫正。
  - 对于明显的复发性眉部下垂,可重复行提眉手术,建议采用不同的分离层次和不同的固定技术。
- 当提眉过于激进时,最常见的结果是眉头被过度抬高(图 3.34)。

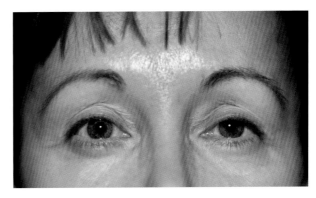

图 3.34　内镜提眉术眉内侧过度上提

- 如果眉头过度抬高程度较轻,可在额部中间位置注射肉毒毒素以缓解该问题。
- 但如果过度上提严重,就需要再做一个降眉的手术,把整个额部头皮从骨膜层充分游离,固定在眶上缘的位置。
- 成功修复眉毛过度提高甚至比最初的提眉术还要困难。
- 另外一种不佳的眉形改变是眉头提高了,但眉尾没有上提,显得眉毛倒竖。
  - 这种情况需要单独做眉外侧上提。

第4章

鼻 整 形 术

本章内容选自 Neligan 和 Rubin 主编的 *Plastic Surgery* 第 4 版第 2 分卷《美容》：第 16 章"开放入路鼻整形术"，章节作者为 Rod J. Rohrich 和 Jamil Ahmad；第 17 章"闭合入路鼻整形术"，章节作者为 Mark B. Constantian。

概要

开放入路鼻整形术

- 精准的术前分析和临床诊断是开放入路鼻整形术成功的基础。
- 开放入路鼻整形术可以更好地暴露、识别解剖结构和矫正鼻部畸形。
- 驼峰鼻成分切除与鼻背重建使医生得以对鼻背进行精准的渐进式矫正，并避免内鼻阈塌陷和鼻背部不平整问题。
- 鼻尖缝合技术可以在不破坏骨软骨支架和损害支撑结构基础上调整鼻尖形态。
- 患者术前了解正常的恢复过程及可能出现的并发症对于控制术后患者期望值而言非常重要。

闭合入路鼻整形术

- 鼻部特性是可预测的，因此鼻部现象学也是可理解的。
- 与所有手术一样，鼻整形术具有一致的"行为"准则——因此，外科医生是可以掌控结果的。
- 鼻部畸形的种类是有限的，也是有规律的，因此手术矫正也遵循一定的模式。
- 术中序贯照相展示了鼻部运动和结构的相互作用。
- 遵循适用于所有其他手术的技术规则：限制切开及剥离范围、发病率和闭合张力。
- 解剖重建。
- 永远不要忘记功能。
- 不要忘记患者的主观审美要求。
- 请记住，大多数问题都是术者可以避免的。
- 始终密切随访患者。

简介

- 无论医生倾向于使用哪种技术，全面了解鼻部解剖、鼻通

气及其生理功能都是成功实施鼻部美容手术的基础。
- 开放入路鼻整形术的支持者认为，闭合入路鼻整形术难度大，因为术者通过小切口不能获得良好的双目视野，由于解剖结构复杂，盲视下剥离，操作技术难度大。
- 内入路或闭合入路鼻整形术的支持者指出了两个常见的考虑因素：
  - 首先，分离鼻小柱皮肤与鼻翼软骨内侧脚后，鼻尖稳定性和突度随之消失。因此需要相应的措施（缝合固定或鼻小柱支撑物）支撑内侧脚以形成新的鼻尖。支撑物产生的支撑作用往往会使鼻小柱变宽，增加了移植物的需求量。
  - 在初次鼻整形患者中移植物容易获取，但在二次手术患者中，供区可能已经耗尽，自体移植物不易获取。
  - 闭合入路鼻整形术尽管切口较小，但并不是一个盲视下的手术。大部分步骤可以在直视下进行，比内镜手术更方便。
  - 这一术式的策略是通过有限的切口进行支架结构的改变，通过表面感觉判断进程，与吸脂术的感觉类似。
  - 局限的剥离减少了移植物固定的需要并且简化了一些手术步骤。
  - 尽管已经介绍过一些解决方法，但是固体或者颗粒状的移植物在开放入路鼻整形术中应用，步骤烦琐甚至无法实现，而在闭合入路鼻整形手术中更适用。
- 在隆鼻术中，有 4 种影响术后效果的常见解剖畸形：
- 低鼻根或低鼻背
  - 低鼻根 / 低鼻背的起点低于患者第一凝视位的上睫毛边缘水平线。
  - 低鼻根是导致鼻外形不协调的根源之一：鼻上部太窄，与下部结构不协调。
  - 当鼻根低于上睫毛边缘水平线时，鼻背长度随之变短，这样会显得鼻基底更加肥大。
  - 如果术者缩短了鼻背，将加重患者术后骨与皮肤覆盖

物的分布不均,鼻基底将显得更加肥大。

- 相反,术者应有限度地缩小鼻尖,要么根据分段或全部抬高鼻背与鼻基底相协调。

■ 中鼻穹窿狭窄

- 上部软骨穹窿比鼻部上或下 1/3 狭窄 25% 以上,则被认为是中鼻穹窿狭窄。无论是术前就存在还是鼻背降低手术后出现的,这样的畸形都增加了患者内鼻阈阻塞的风险。
- 鼻尖突度若不能达到鼻中隔角前水平,则被视为鼻尖突度不足。
- 鼻翼软骨的硬度能够支撑鼻尖达到鼻中隔前角的高度,被认为"突度正常";鼻翼软骨无法支撑鼻尖达到鼻中隔前角水平,则被认为是"突度不足"。
- 这一定义的实际意义在于其在治疗过程中的应用:足够的鼻尖突度,不需要额外增加支撑;反之,突度不足则需要。
- 鼻翼软骨外侧脚向内旋转,其长轴指向内眦而不是通常的外眦,即为鼻翼软骨异位。
- Sheen 首先认识到这种解剖学畸形是一种美学畸形,会产生圆形或盒形的鼻尖小叶,正面观为特征性的"圆括号"样。
- 鼻翼软骨异位还有两个并非影响美观的后果:①外侧脚头侧的位置异常,会导致在正常位置作软骨间切口时出现更高的损伤风险;②大多数异位的外侧脚无法提供足够的外鼻阈支撑力,因此,鼻翼软骨异位不仅与盒形或球形鼻尖有关,而且是导致外鼻阈功能不全的主要原因。
- 以上 4 种解剖学畸形(低鼻根或低鼻背、中鼻穹窿狭窄、鼻尖突度不足和鼻翼软骨异位)并非总需要接受治疗,但也值得注意。
- 初次手术和二次手术患者中,最常见的畸形组合是低鼻背、中鼻穹窿狭窄、鼻尖突度不足。
- 第二常见的畸形组合是同时出现 4 种畸形。

■ 多年来,以下概念为分析鼻塞提供了理论基础:

- 先天畸形或外伤造成的骨性与软骨性鼻中隔畸形可能会导致鼻气道阻塞。
- 单侧鼻气道阻塞时,对侧下鼻甲的代偿性肥大可能导致两侧鼻气道均出现阻塞。

■ 为了更好地理解上述临床表现,读者可以把鼻通气功能理解为以下 4 个因素共同作用的结果:①受环境或遗传因素影响的黏膜的敏感性;②各种原因导致的下鼻甲代偿性肥大;③鼻中隔偏曲;④在呼吸的动态过程中鼻侧壁的位置和稳定性。

术前注意事项

■ 了解患者疾病史和心理是否适合进行鼻整形手术。
■ 主观感觉不满、不成熟、家庭冲突、离婚及其他生活中的重大变故都可能成为寻求整形美容手术患者的不良动机。

■ 术后不满意的患者通常是主观感受上的不满,而不是手术技术方面的缺陷,这可以通过术前识别不良动机因素来避免。
■ 在回顾患者的既往病史时,医生需要向患者详细询问包括花粉过敏和哮喘在内的过敏史,以及包括血管收缩性鼻炎和鼻窦炎在内的其他问题。这类状况应该在鼻整形手术前加以有效控制。然而,这类状况可能会在术后加重,持续数周甚至数月,因此患者应该在术前知情。
■ 鼻塞通常见于有继发于下鼻甲肥大的过敏性鼻炎长期病史的患者。下鼻甲肿胀会使以上症状在夜间加重。患者也可能主诉头痛,因为下鼻甲对吸入的空气加温不充分。
■ 需要注意既往是否有鼻部创伤及手术史,包括鼻整形手术、鼻中隔重建 / 鼻中隔成形术与鼻腔手术。
■ 吸烟、酗酒及使用非法药物(尤其是可卡因)会导致并发症出现。服用阿司匹林和非甾体抗感染药物、鱼油和某些草药会增加出血和术后瘀斑的风险。
■ 解剖学检查包括外鼻分析(表 4.1)和内鼻检查(表 4.2)。此外,面部分析也是鼻整形术后获得面部和谐的关键因素。

表 4.1　外鼻分析

正面观	
面部比例	
皮肤分型 / 质量	Fitzpatrick 分型,薄或厚,脂肪型
对称和鼻偏曲	中线,C 形,反 C 形或 S 形偏曲
骨性鼻穹窿	窄或宽,塌陷,短或长的鼻骨
中鼻穹窿	窄或宽,塌陷,倒 V 畸形
鼻背美学线	直,对称或不对称,清晰或模糊,窄或宽
鼻尖	理想 / 蒜头鼻 / 方形鼻 / 较窄,鼻尖上点,鼻尖表现点,鼻尖下小叶
鼻翼缘	"海鸥翅膀"形,软三角成角畸形,塌陷,后缩
鼻基底	宽度
上唇	长或短,降中隔肌动度,上唇褶皱
侧位观	
前鼻角	直角或钝角,鼻根高或低
鼻长度	长或短
鼻背	平滑,驼峰,凹陷
鼻尖上方	鼻尖上点,饱满,鹰嘴样
鼻尖突度	突出过度或不足
鼻尖旋转度	旋转过度或不足
鼻翼与小柱关系	鼻翼悬垂或退缩,小柱悬垂或后缩
根尖周围萎缩	上颌骨或软组织不足
唇 - 颏关系	正常,不足
底面观	
鼻突度	突出过度或不足,鼻小柱 - 小叶比例
鼻孔	对称或不对称,长或短
鼻小柱	中隔偏斜,内侧脚外扩
鼻基底	宽度
鼻翼外扩	

表 4.2　鼻腔检查

外鼻阈	塌陷
内鼻阈	缩窄,塌陷
黏膜	水肿,刺激
下鼻甲	肥大
鼻中隔	偏曲,倾斜,骨刺,穿孔,软骨
肿物	息肉,肿瘤

- 对每一位行鼻整形术的患者拍摄标准照片,包括正面、侧位、斜位和底面观。
- 医生和患者一起查看照片,有助于了解患者关心的问题,并明确哪些问题可以通过手术解决,而哪些畸形(包括切迹、凹陷和不平整)术后可能仍存在。若存在面部比例不协调和不对称,医生应向患者指出,而这些问题需要正颌手术来解决。
- 术前明确患者预期是术后患者满意和鼻整形手术成功的关键。
- 常见的关注点包括不对称、鼻尖缺陷、鼻背不平整和鼻气道梗阻。
- 患者应尝试按重要性顺序对这些问题进行排序。
- 患者如果关注细小的或无法矫正的问题,或在充分讨论后仍抱有不现实的期望,即使手术起到了美容的效果,患者仍有可能感到失望,最好避免为这类患者进行手术。
- 一般而言,理想的手术对象有正常的关注点和现实的期望值,没有顾虑,充分知情,他们可以并理解手术的局限性。
- SYLVIA 是描述理想患者的英文缩写:安全(secure)、年轻(young)、倾听(listens)、语言表达(verbal)、智慧(intelligent)、魅力(attractive)。
- 不适合手术的患者总是过分关注轻微的缺陷,期望值不现实,没有安全感,信息不全,无法理解手术的局限性。即使手术实现了美容的效果,这类患者仍有可能感到不满。医生在应对这类患者时应特别小心,最好不要对其进行手术。
- SIMON 是不适合手术的患者的英文缩写:单身(single)、不成熟(immature)、男性(male)、期望过高(overly expectant)、自恋特征(narcissistic traits)。
- 明确鼻通道梗阻的原因是成功治疗的关键。鼻通道梗阻的成因各不相同,可通过药物或手术矫正。
- 可以通过手术矫正的病因包括鼻中隔偏曲、内或外鼻阈功能障碍和下鼻甲肥大。
- 初次鼻整形患者和二次鼻整形患者的特征主要有以下4个差异:
  - 首先,二次手术患者的软组织存在瘢痕挛缩,不能接受大范围剥离、多个切口、张力性缝合或加压包扎。
  - 其次,前次手术可能已经在移植物供区取材。因此,二次手术会在难度更大(如卷曲的鼻中隔或外耳)、痛感更强(如肋骨)、风险更高(如颅骨)的部位取材。
  - 继发鼻整形手术的患者心态会更加脆弱。由于在前几

次不成功的手术中投入了大量的金钱和时间,患者对手术会有不适和不满的情绪,而他们最担心的就是手术再一次的失败。

- 对于二次鼻整形患者,医生必须制定一套手术方案,清楚地说明手术中可能会发生的情况,并基于合理的手术规范和解剖原理维持鼻通气功能并满足患者的美学目标。
- 在决定为患者进行手术前,整形外科医生必须能够肯定地回答以下每一个问题:
  - 我能看到畸形的存在吗? 通过这一问题可以排除存在妄想的患者,以及只存在微小缺陷,有可能不需要手术矫正的患者。
  - 我能解决这个问题吗? 这个标准因人而异,要基于医生的手术经验以及专长而定。
  - 我能够管理这个患者吗? 有些患者精神过于紧张,不配合检查或在术前和术后不愿意遵从医生的指导,这类患者即使其他所有条件都很好也不是良好的适应证。
  - 如果出现了并发症,患者还会配合治疗吗? 没有人希望有并发症发生。但有的患者在出现并发症后,虽然感到失望,但也会耐心等待修复手术的时机到来。而有的患者会变得失去控制、愤怒,并希望立即得到解决。没有情绪管理的患者无法承受手术可能造成的创伤或二次手术。
  - 患者能接受手术存在的误差吗? 这是最重要的标准。患者需要接受外科手术的固有缺陷,正如人类自身存在固有的不完美。

解剖要点

- 将鼻子看作两个相互关联的解剖层更加有助于理解(图4.1)。
- 外层像柔软的弹性套筒,在内层的半刚性结构层上滑动,

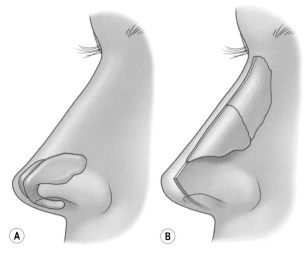

图4.1　鼻部的结构层次,它与共同移动的解剖单位区分开。(A)软组织及鼻翼软骨层附着于(B)内层、固定的半刚性层上,后者包含骨穹窿、上部软骨穹窿和鼻中隔

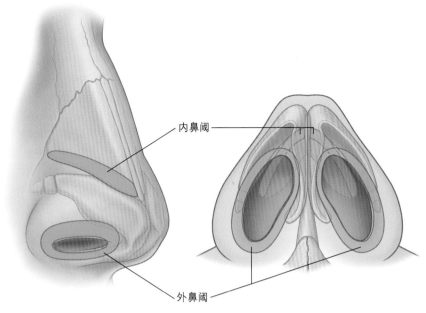

内鼻阈 —

外鼻阈 —

图 4.2　鼻阈。内鼻阈由上外侧软骨和鼻中隔前缘（鼻背缘）共同构成；外鼻阈由鼻翼软骨外侧脚及其附着的软组织构成

包含所有的鼻部软组织、鼻翼软骨及其衬里。

■ 内层则包含其他所有部分，包括鼻骨和上软骨穹窿、鼻中隔及其衬里。

■ 双层概念从解剖和功能上把这些结构归纳起来，从整体角度解释了手术中的改变，例如鼻背降低或鼻部延长。

■ 内鼻阈由上外侧软骨尾侧缘和前侧缘（背侧）与鼻中隔前部边缘构成（图 4.2）。

■ 外鼻阈由可活动的鼻翼侧壁的皮肤和软骨支架形成（鼻翼软骨外侧脚及其相关的外部和前庭皮肤）。

上软骨穹窿

■ 上软骨穹窿（由上外侧软骨和鼻中隔软骨构成）是内鼻阈的关键区域，它的宽度和稳定性取决于骨性鼻穹窿的宽度以及中穹窿顶板的高度和宽度。

■ 驼峰鼻矫正过程中穹窿顶板的切除，使上外侧软骨失去了最关键的前向稳定力后向内塌陷，形成典型的倒 V 畸形和内鼻阈狭窄。

■ 无论是否截骨，只要切除软骨顶板，中穹窿就会塌陷。如果上方覆盖的软组织足够厚，塌陷有可能无法被察觉。

■ 为了避免中鼻穹窿塌陷和内鼻阈功能不全的发生，医生应运用替代性的鼻背或鼻中隔撑开移植物来重建正常的力量，这将可以提供相同程度的功能性平均鼻气流改善。

中、下软骨鼻穹窿

■ 上外侧软骨的尾侧被鼻翼软骨外侧脚支撑，该区域称为"卷轴"区域。

■ 将鼻翼软骨彻底切除可能破坏中鼻穹窿的支撑，还可能导致鼻翼沟加深和延长。

■ 只在两种情况下进行上外侧软骨的黏膜下切除，一是存在软骨脱入气道的风险时，二是需要缩短鼻部时。

■ 上、下外侧软骨的交界点在内、外鼻阈之间形成了"分水岭"，在该区域进行的有创外科手术也会影响外鼻阈的功能，尤其是对于鼻翼软骨外侧脚头侧旋转的患者。

鼻背和鼻尖

■ 鼻尖突度由鼻翼软骨支撑鼻尖小叶的高度决定，与鼻背的高度无关。它与鼻翼软骨内侧脚大小、形态以及质地有关。

■ 鼻中隔偏曲包括中隔软骨偏曲、筛骨垂直板偏斜，或犁骨偏离中线，可以导致一侧或双侧鼻通道阻塞，并合并外鼻偏斜。

■ 歪鼻畸形可以分为 3 种类型：①中隔尾端偏斜；②鼻背凹陷畸形；③鼻背突起 / 凹陷畸形（表 4.3）。

表 4.3　鼻偏曲的分型

Ⅰ. 鼻中隔尾侧偏曲
a. 中隔直线性偏斜
b. 凹陷性畸形（C 形）
c. S 形畸形
Ⅱ. 鼻背凹陷性畸形
a. 鼻背 C 形畸形
b. 鼻背反 C 形畸形
Ⅲ. 凹陷 / 突出的鼻背畸形（S 形）

■ 鼻中隔偏斜最常见的类型表现为四边形的软骨和筛骨的垂直板是直的，但是四边形软骨向内部上颌骨嵴的一侧倾斜。患者经常会出现偏曲的对侧下鼻甲肥大问题。

■ 下鼻甲在外侧鼻腔向 3 个或 4 个方向延伸。

- 下鼻甲由血运丰富的黏骨膜覆盖薄的半球形鼻甲骨构成,过滤和加湿吸入的空气。
- 下鼻甲前部和内鼻阈共同作用,负责上呼吸道 2/3 以上的阻力。
- 下鼻甲肥大导致的鼻部气道阻塞可以通过下鼻甲成形术治疗。
- 过多的侵入性手术可能会并发出血、黏膜损伤和干燥、纤毛功能紊乱、慢性感染、鼻分泌物异味或萎缩性鼻炎等。
- 大多数情况下,应用下鼻甲骨折的方法进行的下鼻甲成形术,以及某些情况下,应用黏膜下局部切除都足以明显改善通气(图 4.3)。
- 对于严重的下鼻甲肥大,需要行下鼻甲黏膜下切除术。
- 相比同种移植物和异体移植物,自体材料同源性好,排异反应少,感染风险低。

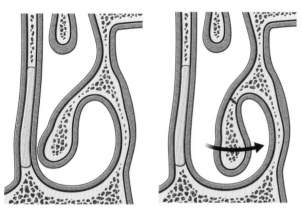

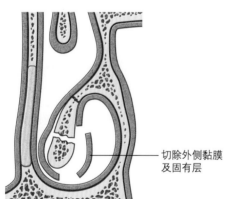

切除外侧黏膜
及固有层

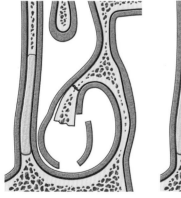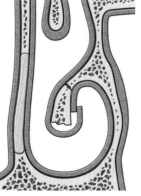

图 4.3　下鼻甲骨折及黏膜下切除

- 其缺点包括供区并发症、移植物再吸收及移植物供应量不足。
- 自体软骨移植物最常见的来源是中隔软骨、耳软骨和肋软骨。其他自体移植物的供区包括颅骨和鼻骨,以及尺骨鹰嘴。
- 如果在意供区并发症、移植物组织量和移植物再吸收问题,则有必要使用同种和异体移植物。
- 鼻整形手术中,中隔软骨是自体移植物的首选,可用于鼻尖移植、鼻背覆盖移植、鼻小柱支撑移植和鼻腔撑开移植物等各个方面。中隔软骨移植物容易获取,供区并发症少,术区内可以直接获取。
- 耳软骨可以在鼻中隔软骨不足的情况下,为鼻整形手术提供一定量软骨组织。耳软骨可用于鼻尖移植、鼻背覆盖移植、鼻翼轮廓移植和重建下外侧软骨。然而,由于质地偏软,耳软骨无法用于需要硬性结构支撑的部位。耳软骨获取的供区并发症发生率极低,瘢痕极不明显。
- 肋软骨提供丰富的自体移植材料。可用于鼻尖移植物,鼻小柱支撑移植物,鼻部撑开移植物,鼻翼软骨移植物,鼻背盖板移植物。考虑到大小、数量和内在质量,肋软骨很适合作为鼻背盖板移植物和需要结构支撑移植物使用。
- 肋软骨可根据需要被雕刻成任何形状。然而,雕刻前需要等待至少 30 分钟,待肋软骨出现初次翘曲,这可以最大程度避免后期出现畸形。
- 最直和最光滑的软骨移植物常用于鼻背重建(鼻背表面软组织较薄,为重要的区域)。
- 如果可能,可选择鼻中隔软骨,如果鼻中隔软骨应用受限,可应用肋软骨支撑鼻背。
- 不适合用作撑开移植物的骨骼可以像软骨颗粒填充局部凹陷那样,用于鼻侧壁移植或鼻翼壁移植。
- 所有隆鼻的关键原则都在于使移植物和患者的软组织特点及美学标准相匹配。
- 未经修整的肋骨非常坚硬,而耳软骨具有弹性,鼻中隔软骨最具有可塑性。
- 患者的皮肤越厚,所需的填充材料就越多。
- 皮肤越薄,要求填充材料越软,且能够很好地塑形以保证不会显露出来。
- 鼻尖手术需要联合多种技术,包括鼻尖头侧修剪、应用鼻小柱支撑移植物、鼻尖缝合、鼻尖移植物。
- 与闭合入路手术相比较,因为破坏韧带支撑和增加了皮肤剥离,开放入路对鼻尖突度有轻微影响。因此,在开放入路鼻整形术中,作者常利用鼻小柱支撑移植物和鼻尖缝合技术保持鼻尖的支撑。
- 在初次鼻整形术中,只有当通过上述技术无法达到理想的鼻尖突度和对称性时,才采用鼻尖组织移植技术。明显的鼻尖移植物在初次鼻整形术中并不常用,因为潜在的远期吸收及表面软组织变薄,可能会导致不对称和移植物太明显,需要返修。
- 鼻尖缝合技术(表 4.4)通过进一步调整下外侧软骨轮廓改善鼻尖形态。

表 4.4　鼻尖缝合技术

中间脚缝合	连接经穹窿缝合
穹窿间缝合	内侧脚鼻中隔缝合
经穹窿缝合	外侧脚褥式缝合

- 当使用鼻尖移植物时,保证其具有锥形和平滑过渡的边缘非常重要。各种形状和大小的鼻尖移植物见图 4.4。
- 鼻翼缘的畸形表现包括鼻翼切迹或退缩、软三角成角、外侧脚易位;而功能性问题包括外鼻阈塌陷,这可以通过外侧脚水平褥式缝合、外下侧脚翻转瓣、鼻翼轮廓或外侧脚移植物支撑移植加以矫正。
- 在鼻整形术中,鼻骨截骨术是骨性鼻穹窿塑形的一项重要手段。截骨术可以用于缩窄骨性宽鼻,闭合顶板开放

畸形或矫正骨性歪鼻。

- 鼻截骨术的目标是维持或塑造平滑的鼻背美学曲线,并获得期望的骨拱宽度。
- 鼻骨截骨术可以按入路分类(外路或内路),按截骨类型分类(外侧、内侧、水平或联合截骨术),也可以按截骨平面分类(低 - 高、低 - 低或双平面截骨)(图 4.5)。
- 沿上颌骨额突与鼻骨交界处有一骨质厚度变薄的过渡区,自梨状孔向上至鼻根。
- 这段区域骨质较薄,可以进行连续截骨,实现可控性骨折。
- 鼻骨截骨术的相对禁忌证包括患者鼻骨过短、高龄且鼻骨过薄、皮肤相对较厚以及一些鼻背宽阔而低平的非白种人。

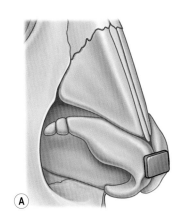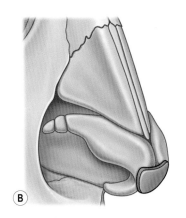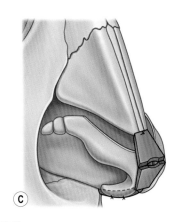

图 4.4　鼻尖软骨移植物。(A)鼻尖上;(B)鼻尖下;(C)解剖型

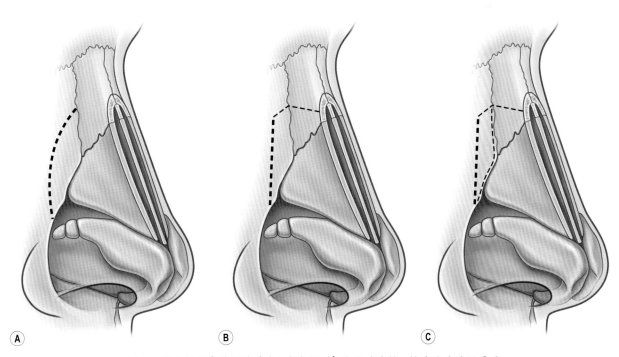

图 4.5　经皮间断鼻外侧截骨术。(A)低 - 高平面;(B)低 - 低平面;(C)双平面

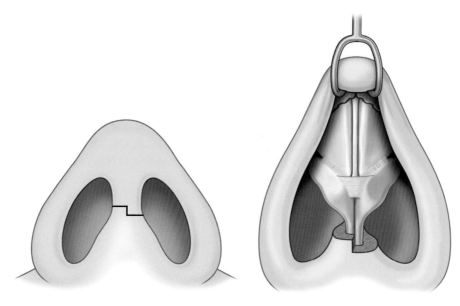

图 4.6　经鼻小柱"阶梯样"切口

手术技巧

▶ 开放入路鼻整形术（视频 4.1）

- 作者行开放入路鼻整形手术时选择普通气管插管麻醉。
- 消毒铺单前，向鼻部和中隔喷大约 10ml 的 1% 利多卡因加 1∶100 000 肾上腺素。
- 羟甲唑林浸泡的棉球填塞在鼻腔。在羟甲唑林中滴入一滴亚甲蓝滴以区别麻药，避免错误注射。
- 使用利多卡因和羟甲唑林止血，避免使用对心脏有潜在影响的药物，例如可卡因。
- 在初次开放性入路鼻整形手术中实现充分暴露的最佳方法是经鼻小柱切口，向两侧下外侧软骨下延伸。
- 常用的经鼻小柱切口有台阶状、倒 V 状和横行切口。
- 如果不过度去除鼻尖皮下脂肪或过多切除鼻翼沟上的鼻基底组织，则鼻尖血运得以保护。
- 作者倾向于选择鼻小柱最窄的部分（通常是其中段，图 4.6）做台阶状切口，因为可以隐蔽瘢痕，提供精准闭合的标记，预防线性瘢痕挛缩。
- 切口进入鼻腔，沿着内侧脚的软骨边缘行至下外侧软骨的中间脚。
- 用手指的压力对抗双齿钩牵拉鼻翼缘的张力，使鼻翼外翻，再单独切开外侧脚的尾端边缘，于中间脚尾部与内侧切口相连（图 4.7）。
- 使用锋利的解剖剪，从鼻小柱切口开始，向上直到鼻尖，分离软骨膜上平面的皮肤。
- 从外侧脚开始，向内侧方向，至中间脚软骨膜上平面。
- 鼻部皮肤软骨膜上分离向上达拱顶区域上方 2mm 处。
- 随后，使用 Joseph 剥离子于骨膜下分离皮肤和鼻骨至鼻根水平。

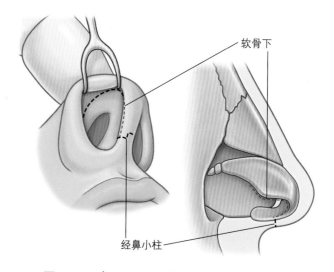

图 4.7　经鼻小柱"阶梯样"切口向软骨下缘延伸

- 只在鼻背中间区域进行鼻骨上的剥离，得以进行骨性驼峰去除术，但不能破坏外侧软组织和骨膜于鼻骨侧壁的附着，因为这些附着在经皮截骨术后为骨性鼻穹窿提供了必要的稳定性。

驼峰鼻矫正术

- 行驼峰鼻矫正术时，如果没有注意鼻骨的解剖和鼻背与内鼻阈的生理功能，可能会导致鼻背不平整、中鼻穹窿过度狭窄、倒 V 畸形和骨软骨驼峰切除过多或不足。
- 作者倾向于使用渐进式驼峰切除术（表 4.5），而非早期的复合组织驼峰切除术（图 4.8）。
- 在切除软骨中隔的时候保护上外侧软骨，对获得平滑的鼻背美学线至关重要。
- 如果上外侧软骨去除量和中隔软骨相同，鼻背会变得圆钝；而如果上外侧软骨去除过多，则会形成倒 V 畸形。
- 对于小于 3mm 的骨性驼峰鼻降低，使用锉去除骨性驼峰，

表 4.5　驼峰鼻成分切除术步骤

分离外上软骨和鼻中隔
适当切除鼻中隔
逐渐切除骨性部分(使用骨锉)
触诊确认
如有需要,进行最后调整(撑开移植物,缝合技术,截骨术)

应该先沿着左右鼻背美学线打磨,然后磨除中间部分。

- 应该先沿着左右鼻背美学线打磨,然后磨除中间部分。为了更好地控制,动作幅度要小。
- 要特别注意不要将上外侧软骨从鼻骨表面撕脱。

- 如果需要去除较大的骨性驼峰,推荐使用带保护的 8mm 宽的骨刀。
- 从鼻骨尾端开始,朝向鼻根,最后用锉调整。
- 某些情况下,需要去除部分上外软骨,但一定要避免过度切除,以防止内鼻阈塌陷或远期鼻背不平整,鼻骨短、骨软骨支架高又窄的患者出现此类问题的风险更高。
- 在初次鼻整形术中,可以应用撑开移植物来重塑鼻背美学线,加宽中鼻穹窿,或矫正歪鼻畸形(图 4.9)。
- 移植物可来源于切除的中隔软骨,通常高 5~6mm,长 30~32mm,平行于中隔的背侧方向,置入鼻中隔的一侧或双侧。

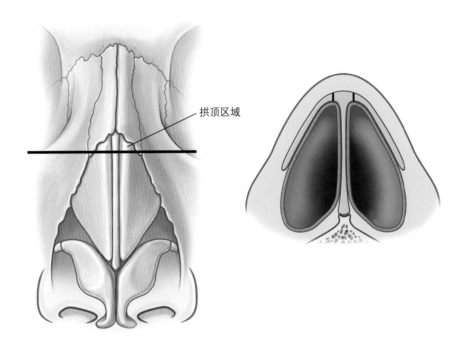

图 4.8　鼻背

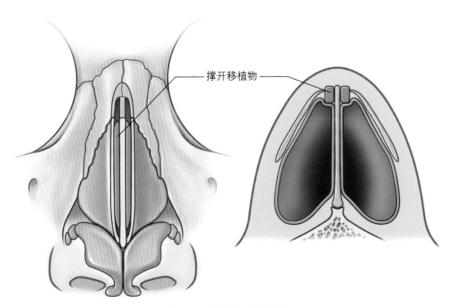

图 4.9　鼻背撑开移植物

- 如果需要改善鼻背美学线,可将软骨放置于鼻中隔背部平面或其上,这样能明显改变外观;如果只是用于改善内鼻阀功能,则可置于低于鼻中隔软骨背部平面,则外观无变化。
- 移植物用5-0 PDS线水平褥式缝合于鼻中隔软骨。
- 软骨性中鼻穹窿重建完成后,可以行经皮截骨术,以矫正鼻骨过宽或不对称,或驼峰鼻矫正后的鼻背顶板开放畸形。

鼻中隔重建

- 通过开放性入路,暴露全部偏曲的结构。
- 松解黏软骨膜上的所有黏膜,尤其是偏曲侧。
- 伸直中隔,必要时行中隔重建,保留尾侧和背侧各8~10mm或更宽的L形支撑结构。

- 使用尾侧中隔板条软骨移植或鼻背撑开移植物提供长期支撑。
- 如果需要,行黏膜下下鼻甲肥大切除术。
- 精确设计并实施经皮截骨术。

鼻中隔移植物的获取

- 使用15号刀片,在鼻中隔角的黏软骨膜上做标记。
- 使用Cottle剥离子在鼻中隔两侧黏软骨膜下剥离腔隙(图4.10)
- 分离需直达上颚嵴,往后直达犁骨(图4.11)。
- 可以保持对侧的黏软骨膜附着在中隔上,只松解拟切取的鼻中隔软骨部分的黏软骨膜。这种方法使对侧黏软骨膜保持与L形支撑的附着,可获得更多的支撑,减少了剥

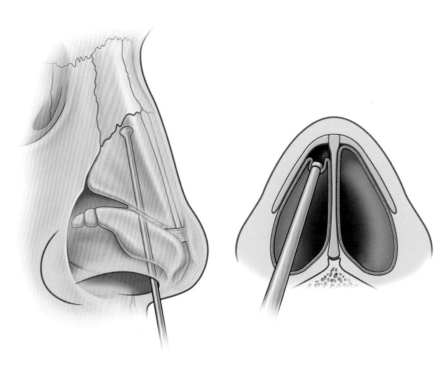

图 4.10　黏软骨膜下剥离

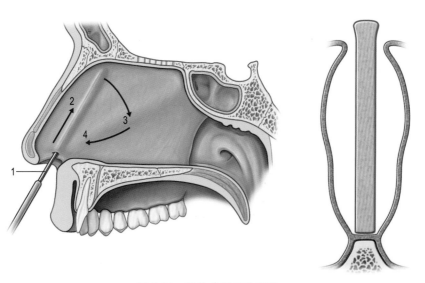

图 4.11　黏软骨膜下骨膜瓣

离的范围和可能形成血肿的无效腔。

- 这些黏膜下腔隙的剥离也可以在两侧同时进行,进一步改善手术视野。

- 要注意避免造成黏膜穿孔。前部的穿孔可以用 5-0 铬肠线缝合,后部的穿孔可以保留,有助于血液的引流。

- 用 15 号刀片,从筛骨垂直板开始切开鼻中隔,平行于鼻中隔背侧缘,向尾侧方向切开软骨,距尾侧缘 8~10mm 时,切取方向转向平行于中隔尾侧缘方向,向下至上颌骨棘,形成 8~10mm 宽的背侧和尾部的 L 形支撑(图 4.12)。

- 在中隔软骨获取的过程中一定要避免对 L 形支撑施加压力,以免出现骨折。如果发生骨折,需要修复以恢复鼻部支撑。

- 在软骨移植完成后,任何多余材料都应该放回黏软骨膜瓣间,以备后续手术时使用。

- 用 5-0 铬肠线褥式缝合黏软骨膜瓣,并放置 Doyle 夹板进行支撑,最大程度减少无效腔。

耳软骨

- 如果获取的自体移植材料是用于进行鼻尖移植或下外侧软骨重建,可采用前入路(图 4.13)。

- 如果需要更长、更具延展性的软骨,则可采用后入路。

- 止血后用 5-0 普通肠线连续缝合伤口。

- 用 3-0 尼龙线贯穿缝合耳前和耳后皮肤,并用碘伏棉球填塞,以消除无效腔和预防血肿形成。

- 术后第三天去除碘伏棉球。

肋软骨

- 许多作者曾描述过从不同的肋骨中提取肋软骨的技术,但本章作者更倾向于从第 9 肋中提取,因为其中间部分较直,可提供长度为 4~5cm 的软骨作为自体移植材料(图 14.4)。

- 如果在获取肋软骨过程中担心发生气胸,可在伤口中注入生理盐水,并请麻醉师进行正压通气检验,确认胸腔中无气泡冒出。

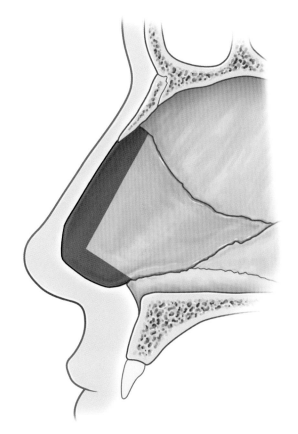

图 4.12　鼻中隔 L 形支撑

- 如果壁胸膜破损,可将一根红色橡胶导管尖端插入破损处,并使用 3-0 Vicryl(薇乔)线,围绕导管荷包缝合胸膜破损口。抽吸红色橡胶导管时麻醉师同时进行瓦式操作。撤出导管时,打紧荷包缝合线、封闭壁胸膜破损口,缝合切口。术后应进行正立位胸部 X 线检查,以确认气胸问题已得到解决。

鼻尖

- 鼻尖头侧修剪适用于球形或方形的鼻尖(图 4.15)。

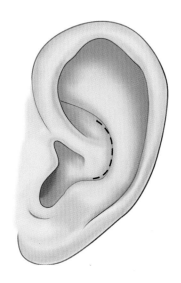
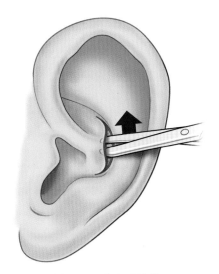
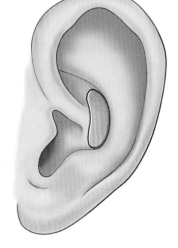

图 4.13　获取耳软骨

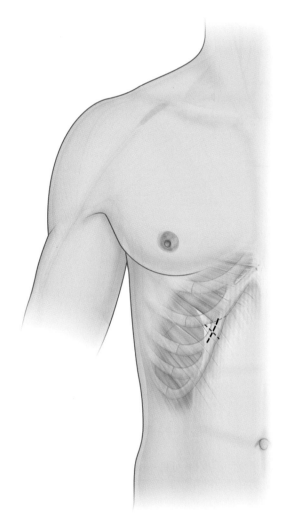
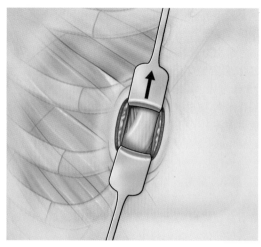
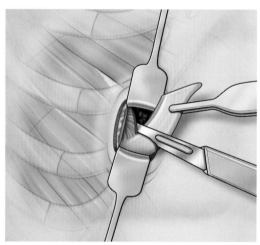

图 4.14　获取肋软骨

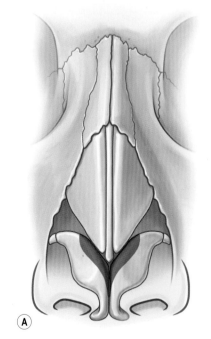
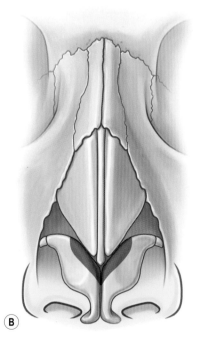

图 4.15　头侧缘修剪。(A)外侧和中间脚;(B)外侧脚

■ 下外侧软骨的中间脚和外侧脚的头侧边缘部分突出会导致鼻尖饱满。

■ 在该部位进行头侧修剪可改善鼻头饱满,鼻尖更明显,并缩小鼻尖表现点之间的距离。

■ 保留至少 5~6mm 宽的鼻翼缘软骨条,才足够支撑外鼻阈。

■ 应利用游标卡尺对鼻翼缘进行准确测量。

鼻小柱支撑移植物

■ 内侧脚之间的鼻小柱支撑移植物的主要作用是保持或增加鼻尖突度,以及使鼻尖外形看起来更协调。鼻小柱支撑移植物固定与否均可(图 4.16)。

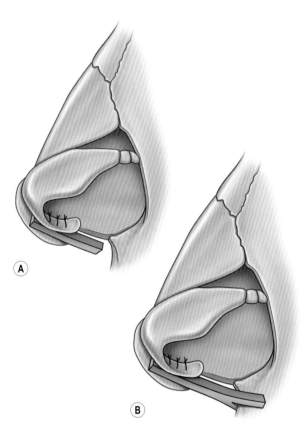

图 4.16 (A)不固定的鼻小柱支撑移植物;(B)固定的鼻小柱支撑移植物

■ 不固定的鼻小柱支撑移植物更多情况用于保持鼻尖的突度,置于鼻翼软骨内侧脚之间,与前鼻脊之间保留 2~3mm 的软组织。

■ 固定的鼻小柱支撑移植物被用来增加鼻尖突度,置于内侧脚中间,底部达上颌骨。

■ 鼻小柱支撑移植物一般从鼻中隔软骨获取,大小为 3mm × 25mm。

■ 将软骨移植物置入剥离好的腔隙,当鼻尖表现点达到对称位置时,用 25G 针头穿过内侧脚和鼻小柱支撑移植物,从而稳定复合体,以便缝合。

■ 用 5-0 PDS 线将鼻翼软骨内侧脚和移植物缝合固定,然后再使用 5-0 PDS 线额外缝合两针,调整鼻尖复合体。

■ 最后对鼻小柱支撑移植物进行修剪,以调整或改善鼻尖

下小叶形态。

鼻尖缝合技术(图 4.17)

■ 内侧脚缝合:用于矫正内侧脚对称性,减少鼻孔张大,调整鼻小柱的整体宽度,稳定鼻小柱支撑移植物。

■ 穹窿间缝合:可改善鼻尖下小叶的突度和表现点,并固定或进一步增加鼻尖突度,缩短两侧穹窿间的距离。

■ 经穹窿缝合:用于控制穹窿不对称(图 4.18)。

■ 内侧脚鼻中隔间缝合:用于改变鼻尖旋转角度(图 4.19)(通常用 5-0 透明尼龙线缝合,以实现持久效果)。

■ 外侧脚水平褥式缝合:可使外侧脚形态更直,降低突度(图 4.20)。

鼻尖组织移植技术

■ 盾牌状移植物:用于增加鼻尖突度,改善鼻尖表现点和鼻尖下小叶的清晰度。

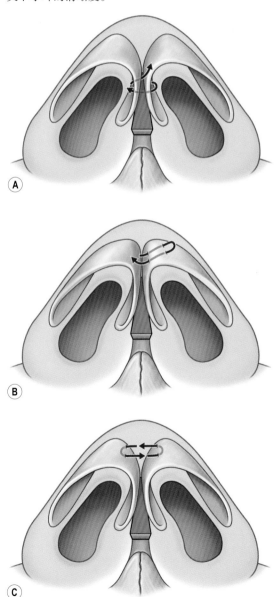

图 4.17 鼻尖缝合技术(A)内侧脚;(B)经穹窿;(C)穹窿间

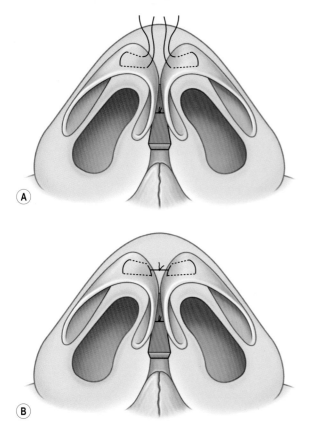

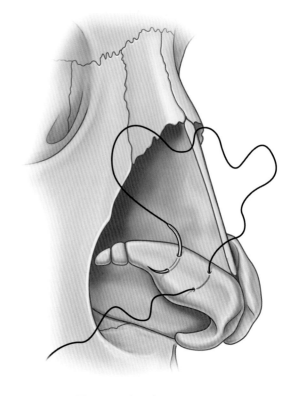

图 4.20　外侧脚褥式缝合

图 4.18　（A、B）连接经穹窿缝合

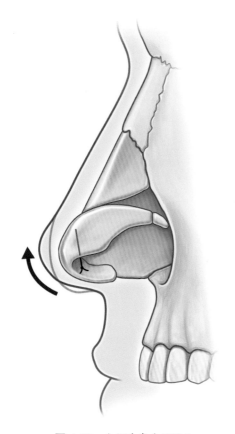

图 4.19　内侧脚鼻中隔缝合

- 此类移植物放置于中间脚尾端的前方并延伸至鼻尖。放置的位置需要超过鼻尖表现点 2~3mm，至少用 5-0 PDS线于穹窿部尾侧缘和内脚缝合 2 针固定。
- 盾牌状移植物约 8mm 宽，10~12mm 长，移植物基底的宽度和鼻翼软骨内侧脚尾缘间的距离相等。
- 覆盖移植物：可水平放置于鼻翼软骨穹窿表面，用以掩饰鼻尖的形态不规则，并增加鼻尖突度。
- 头侧切除后从下外侧软骨中取出的软骨通常足以用作覆盖移植物。
- 解剖型鼻尖移植物：在初次鼻整形术中，解剖型移植物适用于鼻尖突度不足或皮肤较厚的患者。
- 盾牌状移植物和覆盖移植物的结合能够在皮肤表面反映出理想鼻尖的解剖形态。

鼻翼轮廓移植物

- 在鼻尖畸形矫正后，鼻翼轮廓移植物是矫正和预防鼻翼切迹或退缩、软三角成角的简单有效方法（图 4.21）。

外侧脚支撑移植物

- 用于支撑薄弱的外侧脚，预防外鼻阈塌陷，矫正外侧脚易位畸形，或者增加鼻尖突度（图 4.22）。
- 将 4mm×25mm 的外侧脚支撑移植物置入剥离的腔隙，移植物的后段搭在梨状孔上，前置于外侧脚深面，并用 5-0 PDS 缝线间断缝合 2~3 针，固定移植物

鼻翼 - 鼻小柱关系

- 从侧面观，鼻翼缘和鼻小柱相对于鼻孔长轴的位置来描

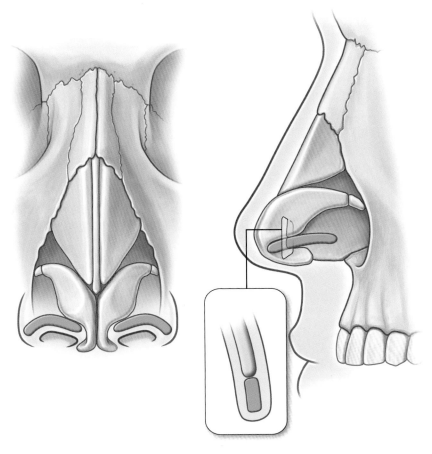

图 4.21　鼻翼轮廓移植物

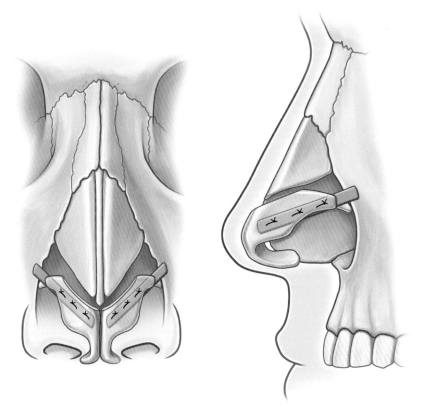

图 4.22　外侧脚支撑移植物

述鼻翼 - 鼻小柱关系(图 4.23)。从长轴向上到鼻翼缘和向下到鼻小柱的理想距离均为 1~2mm。

- 鼻翼 - 鼻小柱关系有六种类型:
- Ⅰ型(鼻小柱悬垂):从鼻孔长轴到鼻小柱的距离大于 2mm,而到鼻翼缘的距离为 1~2mm。
  - 矫正方法是通过切除部分膜性鼻中隔,将鼻小柱向上方移动并重新固定。如果鼻中隔软骨尾端或内侧脚导致了鼻小柱悬垂,则可以切除部分中隔软骨尾端或鼻翼软骨内侧脚。
- Ⅱ型(继发于鼻翼退缩):从长轴到鼻小柱的距离为 1~2mm,而到鼻翼缘的距离大于 2mm。
  - 矫正方法包括调整外侧脚尾端的位置,应用鼻翼轮廓移植物或外侧脚支撑移植物,或者联合使用鼻中隔软骨和耳郭软骨。
- Ⅲ型:同时存在Ⅰ和Ⅱ型,矫正时需要联合前文所述的两种技术。
- Ⅳ型(鼻翼悬垂):从长轴到鼻小柱的距离为 1~2mm,而到

鼻翼缘的距离小于 1mm。
  - 矫正方法是通过切除宽度不超过 3mm 的水平方向椭圆形鼻前庭皮肤,来提升下垂的鼻翼。
- Ⅴ型(继发于鼻小柱退缩):从长轴到鼻小柱的距离小于 1mm,而到鼻翼缘的距离为 1~2mm。
  - 矫正方法是在鼻翼软骨内侧脚间置入鼻小柱支撑移植物,使小柱皮肤向下方延伸。
- Ⅵ型:同时存在Ⅳ型和Ⅴ型关系,矫正方法如前文所述。

经皮鼻外侧截骨术

- 已有多位作者结合他们对不同入路鼻骨截骨术的经验进行了介绍,包括经鼻、经口和经皮肤入路技术。作者更倾向于使用经皮间断鼻外侧截骨术,因为该技术可使人为鼻骨骨折可控性更高,减少鼻内创伤,以及最大限度减少出血、淤青、水肿的发生(图 4.24)。
- 在眶下缘水平的鼻面沟处切开 2mm 长的切口,将锐利的 2mm 宽鼻直骨凿通过切口深入皮下,平行于上颌骨表面,

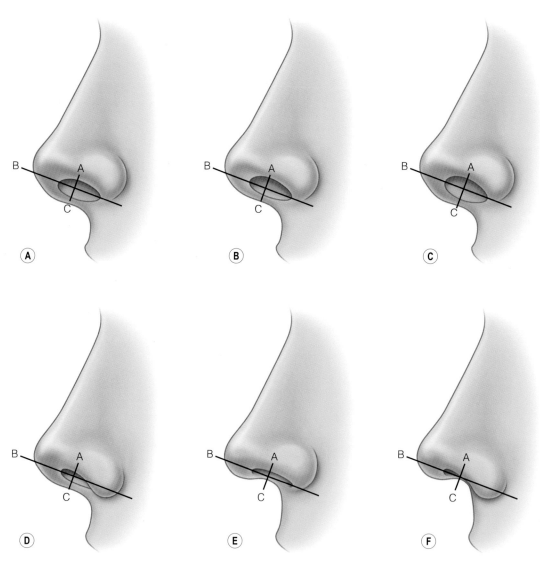

图 4.23　鼻翼 - 鼻小柱关系。(A)Ⅰ级;(B)Ⅱ级;(C)Ⅲ级;(D)Ⅳ级;(E)Ⅴ级;(F)Ⅵ级

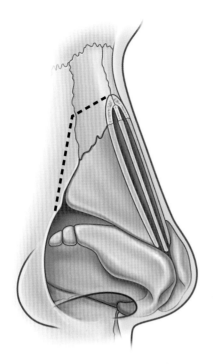

图 4.24　经皮间断鼻外侧截骨术

并穿透骨膜。

- 在骨性鼻面沟的外侧进行骨膜下剥离,可以将内眦动脉向外移位,以防止损伤内眦动脉。
- 间断截骨从下方开始,保留梨状孔处的上颌骨额突的尾端,以防止出现内鼻阈塌陷,向上至内眦水平时,截骨方向应向内进行向斜上方截骨。
- 截骨不应超过内眦上方,以避免损伤泪道系统。
- 截骨完成后,使用拇指和示指适度推移鼻骨可造成青枝骨折,并推移到理想的位置。如果发现需要过大的按压力度,则需要再将骨凿探入,以确认是否存在未截断的区域。

切口闭合

- 缝合切口开始时,将鼻小柱的台阶状切口在中线对合好,并将双侧鼻小柱和鼻前庭皮肤交接区域对合好。

- 缝合时必须精细操作,防止切口切迹导致明显鼻小柱瘢痕。
- 然后使用 PC-3 针 5-0 铬肠线间断缝合双侧的软骨下切口。
- 黏膜应精确重新对合,特别是中间脚周围,以防止软三角变形或鼻前庭蹼状瘢痕。

鼻基底手术

- 鼻基底手术适用的畸形包括鼻翼外扩、鼻孔不对称、鼻孔过大、鼻翼侧壁过长、鼻基底过宽、鼻翼过大和鼻翼不对称(图 4.25)。
- 鼻翼外扩是需要通过调整鼻基底来矫正的最常见问题。在选择适合的手术技术时,要充分考虑鼻翼和基底面的关系、鼻基底宽度,以及鼻孔的形状和大小。
- 鼻孔形状正常和对称的情况下,鼻翼外扩可以通过对限制性切除鼻翼小叶矫正,手术切口不可延伸至鼻前庭。切口勿直接作于鼻翼 - 颊沟,而需位于鼻翼小叶上,距翼颊沟 1mm 内,从而可以达到外翻缝合,减少瘢痕形成。此外,要保留 1~2mm 宽的鼻基底,防止出现鼻基底切迹。
- 鼻翼外扩合并鼻孔不对称或鼻孔过大,需要对鼻翼小叶和前庭行楔形切除。鼻翼小叶切口在鼻翼沟上方 2mm 继续进入鼻前庭。内侧切口采用 11 号手术刀,侧面呈 30°角,形成一小的内侧基底瓣。避免直线闭合,以防止鼻孔变形或形成鼻槛切迹。

闭合入路鼻整形术

入路

- 手术通常在全身麻醉下进行。
- 患者取平卧位,手臂和腿下放置保护垫,膝部轻柔固定;手术台处于 10°~15°倾斜位(Trendelenburg 位)以减少术中出血。
- 全麻诱导后,用现配的 1% 甲哌卡因与 1∶100 000 肾上腺素混合(配比:20ml 1% 甲哌卡因 +0.2ml 肾上腺素 1∶1 000)。
- 浸润从鼻根开始注射,沿着两侧鼻侧壁至鼻小柱,跨过上颌弓注入鼻翼小叶,使主要的供血血管的分支收缩(内眦

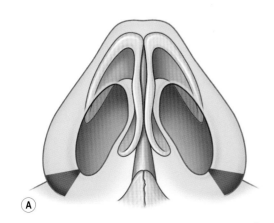
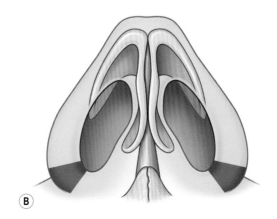

图 4.25　鼻基底手术。(A)鼻翼外扩;(B)鼻孔形状修整后鼻翼外扩

动脉、筛前动脉和上唇动脉)并阻滞相关神经(筛前神经、眶下神经和滑车下神经)。

- 一般应用 7ml 麻醉溶液,剩余溶液用于鼻中隔手术。
- 用 15 号刀片备皮,并用聚维酮碘溶液彻底消毒鼻腔。
- 鼻腔内消毒应比皮肤的消毒更为严格,鼻腔内才是真正的手术区域。
- 应用两个沾 4% 可卡因溶液的棉球放置在双侧鼻腔内,对鼻颚神经、筛前神经内侧和后部分支、鼻睫神经的鼻内分支和上牙槽神经前部分支进行麻醉。每个患者仅提供 4ml 4% 的着色可卡因溶液(160mg),这样低于最大允许剂量(200mg)。
- 对患者面部进行消毒,铺好无菌单。
- 作者通常通过双侧或单侧软骨间切口对鼻部进行塑形(图 4.26),这取决于是否需要进行鼻翼软骨的修整。

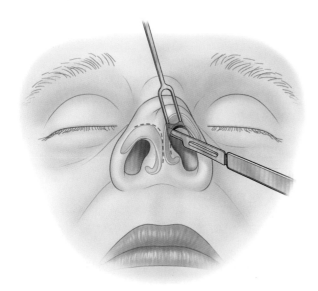

图 4.26 软骨间切口可根据需要延长为贯穿切口,以暴露鼻背、上下外侧软骨及鼻中隔角。鼻背修饰、上下外侧软骨切除、撑开移植物、鼻背或侧壁移植物填充均可通过该切口在直视下完成

- 切口从上外侧软骨尾缘的末端转向中隔角。
- 用 Joseph 剪刀剪开(图 4.27),然后用一个较宽的 Cottle 骨膜剥离子在骨膜表面剥离软组织,在某些情况下根据需要可剥离上部软骨支架。
- 需要平滑的剥离以保证软组织完整,提供良好的皮肤覆盖物并避免真皮损伤,这一点对医生而言至关重要。
- 如果不需要贯通切口,则软骨间切口在鼻中隔膜部前 1/3 和中 1/3 的交界处终止。
- 如果需要缩短鼻中隔尾端,则可将切口向前鼻脊延伸。

鼻背切除术

- 修复驼峰鼻并非易事。
- 手术方案必须考虑:①鼻根的位置;②鼻背高度;③足够的鼻尖支撑。
- 作者习惯使用锋利的 Fomon 骨锉在直视下进行鼻背切

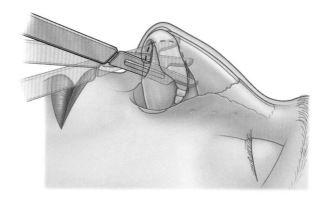

图 4.27 软骨间支架切口起始于鼻尖并向外延伸。对于右利手医生而言,可通过左侧切口充分暴露鼻背,反之亦然。如果医生不需要缩短上或下外侧软骨,则只需要单侧软骨切口

除术。

- 鼻中隔的鼻背缘切除可以使用 11 号刀片来完成,刀片的尖端已被切断,防止割伤对侧鼻背皮肤。
- 鼻背切除术后表面摸上去和看上去应该非常光滑。

鼻脊 - 鼻中隔尾端

- 鼻中隔尾缘的切除将会改变鼻小柱和鼻孔缘的关系、鼻长度、下鼻部轮廓以及上唇基底部。
- 如果鼻唇角和上唇的关系理想,就不需要贯穿切口和对鼻中隔尾缘或鼻脊的塑形。
- 如果鼻小柱位置理想但鼻尖下点饱满,可以在鼻中隔膜部和鼻中隔底做短的切口,暴露鼻脊,并用一个小的咬骨钳去除。
- 如果鼻小柱较低但鼻唇角合适,可以切除鼻中隔膜部或尾缘,平行于鼻孔缘的切口可不导致鼻部缩短。最后,如果鼻小柱较低且鼻唇角锐利,则需要向前切除更多的鼻中隔尾缘和鼻中隔膜部。
- 过度切除需引起注意;1~2mm 的过度切除可能导致鼻小柱退缩。

鼻翼软骨切除术

- 在多数只需要保守切除外侧脚头侧缘的初次鼻整形术中,术者会通过软骨间切口将软骨向后方调整。
- 如果软骨被扭曲,它们可以通过软骨内切口和软骨下切口分为两瓣。
- 如果仅需要处理穹窿部(如缩窄鼻尖或重建外侧脚的转折点),则只需暴露鼻翼软骨部分。
- 如果外侧脚或穹顶区域变形明显,通过简单的切除或应用鼻尖移植物无法达到预计的效果,可以将变形的软骨从前庭皮肤剥离:①修整成一块扁平的软骨后切除或重置;②切除并用鼻中隔软骨移植物替代;③在内侧设计一软骨瓣转移,沿着鼻翼边缘重置。
- 外侧脚的松解、穹窿顶的切除或鼻翼软骨的分离可降低鼻尖突度,因而需要鼻尖移植物重建鼻尖小叶。为了避免鼻前庭狭窄和医源性气道阻塞,不能切除内侧的鼻前

庭皮肤。

上外侧软骨：缩短鼻部

- 可以有多种方法进行鼻部缩短。根据缩短效果由强到弱的排列分别是：鼻背切除、鼻中隔尾端切除、鼻翼软骨外侧脚、头侧边缘切除、上外侧软骨前脚切除。
- 上外侧软骨的后缘应该在外侧脚处保留，而黏膜决不能切除。
- 可以应用单钩将上外侧软骨的尾侧边缘从内侧黏膜向下剥离，暴露尾侧缘后可以使用 Joseph 剪刀进行黏膜下切除。

鼻中隔成形术和撑开移植物隧道

- 鼻中隔成形术的目的是改善因鼻中隔偏曲而导致的气道阻塞，或为获取软骨移植材料。
- 外科医生在做任何黏膜下切除时，分别在鼻背部和尾部保留 15mm 和 15~20mm 完整的鼻中隔软骨，维持支架的稳定性，利于撑开移植物的置入。
- 三个月以内有外伤史的患者需要推迟手术，直到骨折愈合且以及术后水肿消退，这有助于精确判断其美学轮廓。
- 必要时可在鼻中隔成形术之前制备撑开移植物隧道。
- 事先黏软骨膜下局部麻醉浸润有利于撑开移植物隧道的形成。
- 首先确定鼻中隔角，在黏软骨膜瓣下切开软骨，利用 Cottle 剥离子的尖端剥离软骨膜，形成隧道。
- 每个隧道方向都必须沿鼻背中隔边缘，而且应该在每侧骨性支架的尾侧缘向下延伸，沿着顶端边缘保留较窄的黏软骨膜附着。
- 为进行鼻中隔成形术，在鼻中隔尾端黏软骨膜上做 15mm 切口。
- 一手持 Freer 剥离子（先应用锐头，再应用钝头），另一手持 Frazier 吸引管，在黏软骨膜瓣下开始进行剥离，直到筛骨垂直板，并越过任何后部骨性突起。
- 一侧剥离完毕后，剥离子的锐端能在开放切口处切开鼻中隔软骨；接着在另一侧进行剥离。
- 在鼻中隔软骨和犁骨交界处软骨膜的剥离尤其困难，因为骨膜和软骨膜的纤维是相互交织的。
- 由于骨膜纤维更结实，外科医生如果在上颌骨和犁骨黏膜瓣下开始剥离并向头侧推进，黏膜瓣更不容易被撕裂。
- 第一个鼻中隔软骨切口位于鼻中隔背侧缘下 15~20mm，用带角的 Knight 鼻中隔剪刀，在鼻中隔软骨和筛骨垂直板之间剪开。
- 在剪开前应确保剪刀位于黏软骨膜瓣内侧。
- 向下方平行切割 10mm 后在 3 个方向上已经离断，用 Killian 鼻中隔钳扭转造成筛骨垂直板骨折，可将整块鼻中隔软骨去除。
- 鼻中隔软骨是理想的鼻背移植物，可获得 25~30mm 长的移植物，包括最平、最厚、最长的鼻中隔软骨，是鼻背移植物的理想选择。
- 继续用 Cottle 剥离子的锐头向后方和尾侧剥离。

- 用窄的骨凿能够去除一些犁骨沟处的鼻中隔软骨。
- 用一把骨凿和鼻中隔钳在直视下操作，如果筛骨垂直板和犁骨存在突起，对气道造成阻碍，或需要额外的移植材料，可以去除部分筛骨垂直板。
- 在严重变形的区域，黏骨膜瓣撕裂可能不可避免，但外科医生仍然应该谨慎修复撕裂的黏软骨膜。
- 用 4-0 缝线褥式缝合关闭鼻中隔腔隙。

鼻甲切除术

- 切除部分鼻甲前缘使鼻甲与鼻中隔或鼻基底保持 3mm 间隙的手术，被定义为部分下鼻甲切除术，这是鼻气道阻塞的辅助治疗方法。
- 对于存在泡状鼻甲，且无须切除即可获得足够的气道大小的患者，通过鼻甲骨折即可获得满意的效果。
- 当需要切除时，使用活检钳可实现比弯剪刀更精确、更渐进性的操作。
- 术后创面的收缩和上皮化，能更进一步减少鼻甲的体积。

置入移植物与闭合切口

- 用 5-0 普通羊肠线缝合除对侧软骨间切口外的所有切口，这有利于保持移植物的位置。
- 这样可以避免术者关闭一个切口时移植物从其他伤口滑出。

截骨术

- 在实施任何截骨术前，医生都应该明确手术的必要性。
- 如果鼻下部 1/3 已经比鼻背更宽，则缩窄上鼻部只会适得其反，让鼻基底显得更肥大。
- 如果有鼻中隔偏曲，双侧截骨可能形成新的鼻部不对称，因为一侧鼻骨会比另一侧移位更多。
- 对于可能存在鼻骨粉碎的老年患者，戴厚重眼镜的患者，或者鼻骨延伸长度小于至鼻中隔角距离 1/3（在这类患者中，中部软骨支架的宽度部分取决于骨性支架的宽度）的患者，医生最好不要尝试截骨。
- 最后，截骨术可能因为减少了皮肤覆盖物下的骨性支撑，让长鼻更长。
- 鼻内单侧外侧截骨术起始于梨状孔下方，向上至鼻根（位于锥形的鼻骨支架结构和上颌骨的交界区）。该截骨线最有效且符合解剖学特征剖。
- 在残留的头侧端连接处轻柔地用手指压迫可造成青枝骨折，重建骨性锥形结构。
- 应用一种外侧具有保护器的截骨刀，以避免周围损伤。

鼻翼软骨楔形切除术

- 对于切除程度的考虑，外科医生应该评估鼻尖小叶占鼻孔长度的比例，应用鼻尖移植物将会增加鼻尖小叶的大小并导致可能本无需进行的鼻孔切除。
- 由于鼻翼边缘既有外部皮肤又存在内侧的鼻前庭皮肤，因此需要单独评估并且独立处理。
- 如果存在鼻孔过大，在切除时必须保留鼻基底部内侧瓣以防止出现鼻翼切迹。

- 即使保留内侧瓣,仅仅 1mm 的过度切除也可以导致鼻基底切迹。
- 应保守操作。
- 应该在鼻翼沟稍外侧作切口,以避免破坏这一重要的解剖标志,在鼻翼沟的伤口不易形成瘢痕。
- 用 6-0 尼龙线缝合皮肤,5-0 肠线缝合鼻基底。术后 5 天拆除不可吸收缝线。

撑开移植物

- 虽然鼻中隔软骨是理想的撑开移植物,但肋软骨、耳软骨、筛骨或犁骨也可以使用(图 4.28)。
- 撑开移植物置入后,其尾端可用单股 4-0 羊肠线贯穿缝合在鼻中隔角上固定。

侧壁和鼻小柱移植物

- 软骨是理想的侧壁移植物,通过切开或者压碎来填补凹陷。
- 通在内侧脚前方的鼻中隔膜部做一小侧切口来进行鼻小柱填充,向头端有限分离,这样移植物提供了足够的支撑,且稳定存在于内侧脚之间。

鼻尖移植物

- 外科医生通常发现,它不仅增加了鼻尖的突度,而且改变了鼻尖小叶和鼻孔的轮廓;增加鼻尖小叶体积(相应鼻孔

缩小);赋予了不同的种族特征;增加鼻基底宽度,从而改变了鼻背高度和鼻尖突度之间的平衡。

- 在医生手术侧通过软骨下切口放置鼻尖移植物。
- 置入前必须充分剥离出腔隙,但腔隙不宜过大,以避免移植物的支撑力和突度不足。
- 彻底关闭切口以减少术后感染。
- 置入前应尽可能少地操作移植物,并在抗生素盐水溶液中保存和冲洗。
- 除术前鼻尖形态完美的患者,作者现在会为几乎所有患者都置入鼻尖移植物。

术后注意事项

- 术前就要有全面的护理和预期的术后康复计划。
- 从鼻尖上点开始,无菌胶布的长度逐渐减少,沿鼻背向上依次粘贴,仔细塑形软组织其下的骨软骨支架。
- 准备 Denver 鼻背夹板(Shippert Medical Technologies,Centennial,CO),将其放在与鼻骨基底等宽的圆柱形物体上弯曲塑形,塑形后将其固定于鼻背上 2/3 区域,夹板边缘可以向内侧挤压,以支撑截断的鼻骨。鼻夹板的下缘应在鼻尖上点以上。
- 如果进行了鼻中甲重建和 / 或下鼻甲整形术,可使用 Doyle 鼻中隔夹(Micromedics,St,Paul,MN),避免黏软骨膜

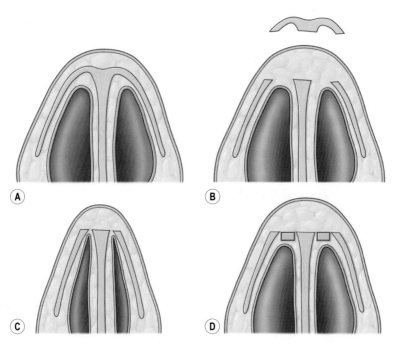

图 4.28 (A)鼻中隔软骨厚度不均匀,通常在前角变宽,与上外侧软骨衔接形成中穹窿顶。(B)不管软组织是否完整,任何厚度超过 2mm 的鼻背切除都会切除鼻中隔最厚的区域,并破坏软骨顶。(C)手术切除造成了结构的不平衡,导致上外侧软骨不再由于完整的软骨顶的扩散力而分开。即使术前正常的内鼻阈也可能出现异常。(D)撑开移植物重建了此前完整的鼻中隔宽度,并重建了内鼻阈功能。因此,术前伴有内鼻阈功能不全或医生切除完整软骨顶后都应使用撑开移植物,除非为轮廓塑形而使用鼻背移植物,其作用与撑开移植物相同

深层形成血肿,支撑和稳定结构,保护鼻中隔黏膜,预防黏膜表面形成粘连。

- 这种鼻中隔夹表面涂有抗葡萄球菌抗生素,软使用时伸入鼻腔,3-0 尼龙缝线通过水平褥式缝合固定于膜性鼻中隔,打结时不宜过紧,以避免造成局部组织缺血。
- 术后 7 天拆除鼻背夹板、鼻中隔夹和鼻小柱缝线。如果进行了大面积的鼻中隔重建,则鼻中隔夹去除时间约为术后 10~21 天。鼻基底拆线时间为术后 7~10 天。
- 将 2cm×2cm 大小的纱布做成一个滴鼻垫置于鼻孔,并用纸胶布固定于面颊部。
- 尽管术后鼻部的对称性已经改善,已经获得笔直的鼻背和良好的鼻尖轮廓,但是许多患者手术后 1 周时仍然对外观感到失望并反复询问医生鼻部是否依然肿胀。
- 通常来讲,大多数的鼻部肿胀和瘀斑会在术后 3~4 周内恢复;但外鼻和内鼻软组织水肿可能需要 6~12 个月恢复,在此期间,鼻外部精致形态以及鼻腔内部通气都会持续改善。对于皮肤较厚的患者,水肿恢复的时间会更长。
- 用第一代或第二代头孢菌素预防感染。
- 一些外科医生会使用短疗程的大剂量类固醇激素,术中开始使用,术后早期继续使用,以减少水肿和瘀斑。
- 术中 8mg 地塞米松静脉给药,继续口服甲泼尼龙至术后第 6 天。尽管大剂量使用类固醇激素的有效性仍有争议,但是较新的数据显示其在开放入路鼻整形术中有效。
- 术后疼痛和不适感存在较大的个体差异。通常口服麻醉性镇痛药数天,然后服用非甾体抗炎药即可。
- 在鼻整形术后 48 小时,患者需要保持头部垫高 30°,并通过冰敷减轻术后水肿和淤青。
- 头部垫高要维持到清晨水肿消失,通常需要 7~10 天。
- 患者术后 3 周内要避免用力,包括剧烈运动或搬重物。术后 4 周要避免鼻部外伤或受压,包括佩戴眼镜。
- 大多数患者在术后第一年通常会出现以下情况:
  • 随着上唇水肿的消退,鼻部变得更长、更瘦,鼻唇角变小,鼻孔变得不容易被看见。
  • 鼻基底向尾侧旋转,旋转程度取决于皮肤的弹性和支架结构;术前鼻部较长的患者术后鼻部更容易被拉长。
  • 侧面形态较正面更快达到术后最终形态。在术后 12~18 个月,鼻部正面观变窄,尤其在中部 1/3。在此期间,没有被支撑的中部软骨支架变窄并且与骨性支架的头侧边缘分离。鼻部皮肤具有恢复术前形态的趋势,这一特点尤其会对鼻尖移植物产生影响;与较多软组织覆盖的较大鼻尖相比,术前的更平坦而小的鼻尖将会压紧鼻尖移植物,更容易产生术后鼻尖轮廓改变。
  • 可能会出现骨骼不规则或不对称(有时会消失)。
  • 深部支架结构改变或移植物边缘可见需要进行修复;早期术后的改变可能被软组织收缩和增厚所掩盖。

并发症与结果

- 在鼻整形术后,大多数患者不满意的地方是包括鼻尖在内的鼻下 1/3,然后是鼻中和上 1/3。
- 通常鼻下 1/3 的不满意结果包括鼻尖不对称、鼻翼切迹、鼻尖位置不合适。
- 鼻中 1/3 的常见问题包括鼻尖上方饱满或挛缩。
- 鼻上 1/3 的问题包括鼻背去除过多、内鼻阈塌陷,鼻背美学曲线不对称或不清晰和其他鼻背轮廓的不规则。
- 文献报道的鼻整形术后出现明显并发症的比例在 1.7%~18%。
- 鼻整形术后常见的并发症包括出血、感染、长时间的水肿、畸形、歪鼻和鼻气道阻塞(表 4.6)。

表 4.6　鼻整形术后并发症

嗅觉缺失
动静脉瘘
出血(瘀斑、鼻出血、血肿)
畸形和歪鼻
溢泪
感染(蜂窝织炎、脓肿、肉芽肿、中毒性休克综合征)
颅内损伤
鼻气道阻塞(外鼻阈塌陷,内鼻阈塌陷、鼻中隔偏曲、粘连、前庭狭窄)
鼻部囊肿形成
鼻泪器损伤
持续性水肿
瘢痕
鼻中隔穿孔

- 鼻出血是鼻整形术后最常见的并发症之一。大多数患者,尤其是接受过鼻中隔或鼻甲手术的患者,在术后 48~72 小时会有中度出血,出血后拔除引流管。
- 然而,共有 3% 的患者在术后第 5 到第 10 天会出现典型的再次出血。
- 将头抬高 60°,应用羟甲唑啉喷鼻液以及适度压迫 15 分钟通常足以止住轻度鼻出血。
- 如果鼻出血持续,可以尝试去除 Doyle 夹板用硝酸银对出血点进行烧灼,继而行前鼻孔填塞处理。
- 如果出血仍然难以控制,则要考虑行后鼻填塞处理,并入院留观。
- 不到 1% 的患者会出现大出血,并需要进手术室探查、止血,顽固性出血通常是因为实施了下鼻甲切除术。
- 如果以上措施均失败,则需协商行血管造影、栓塞处理。
- 不论位于何处,所有鼻整形术后出现的血肿都要进行清除。
- 皮下的血肿会出现纤维化,导致瘢痕和畸形,影响最终的鼻部外观。
- 鼻中隔血肿(类似黑莓的瘀斑样中隔肿物)可以导致鼻中隔穿孔或鼻中隔软骨坏死,这可以导致鞍鼻畸形。
- 血肿通常能够在换药室内、在适当的照明下进行引流。引流后应填塞 24 小时,以防止复发,然后复查。
- 尽管鼻整形术后出现感染的概率很低,但通过细致的检查可以发现感染的早期征象,从而可以通过早期处理预防严重的并发症,如组织坏死、中毒性休克、海绵窦栓塞。

如果出现感染,要去除内鼻夹或敷料。

- 对于严重的蜂窝织炎,患者需要住院进行静脉滴注抗生素。脓肿可出现于鼻背、鼻尖、鼻中隔。任何发现的脓肿必须进行引流、冲洗,并对脓液进行培养,以指导抗生素使用。
- 有报道称,同时使用鼻内填塞和内鼻夹的鼻整形患者出现过感染中毒性休克。
- 这是一种累及多系统的急症,由葡萄球菌或链球菌释放的外毒素引起体内炎症细胞过度活动,继而释放炎性因子,通常导致组织坏死和器官衰竭。
- 患者可以出现发热、弥散性皮肤紫斑、脱皮、恶心、呕吐、腹泻、心动过速、低血压。
- 对此类罕见患者,要去除填塞敷料和内鼻夹,行抗生素静脉滴注,支持治疗以及重症监护。
- 术前对患者进行良好的有关术后护理及康复的指导,可以在很大程度预防术后早期的软组织水肿,处理方法包括围手术期应用类固醇激素,术后头部抬高、胶布固定、术后冰敷。大多数水肿会在术后4周内恢复。
- 穿孔偶尔发生于复杂的鼻中隔成形术后,但可以通过小心分离犁骨、修复撕裂的黏软骨膜瓣以及包扎之前在鼻中隔两侧留置1mm硅胶夹板来最大程度缩小穿孔。
- 即使采取了这些预防措施,鼻中隔穿孔偶尔还是不能避免,而且通常是没有症状的。
- 小的穿孔可能会引起奇怪的口哨声。
- 更大的穿孔会因为气体湍流旋转通过穿孔黏膜,导致结痂、鼻出血和鼻炎。
- 术后暂时性鼻炎可能会持续数周,尤其是当一个阻塞的气道得到改善后。
- 晚期的软组织水肿可以持续术后数月至1年之久并出现瘢痕重塑,可见于二次鼻整形或皮肤较厚的患者。
- 可向患者说明,软组织水肿可以自行恢复。
- 在某些情况下,过度的瘢痕形成会导致一些区域的轮廓不够清晰,诸如鼻尖上区或鼻根。注射皮质激素可以减少瘢痕组织的形成。
- 可将3~5mg曲安奈德与2%利多卡因按1:1比例混合,通过27G针头注射于鼻尖上区。
- 根据临床表现情况,首次注射在术后1周开始,并间隔4~8周重复注射。
- 术后可能会出现畸形。对轻度的畸形可以随访观察,如果畸形持续1年以上,则需要进行手术治疗。严重的畸形要在发现时就进行矫正,以避免患者不满。
- 偏曲的处理方式和畸形类似。对轻度的偏曲可通过鼻塑形技术加以矫正。建议患者术后用拇指沿鼻侧壁每天适度按压3~4次,坚持4~6周。如果偏曲很明显或术后持续1年,则需要进行手术治疗。
- 在鼻整形术后,大多数患者会出现因水肿导致的暂时性鼻道阻塞,这种症状通常在2~3个月后随水肿消退而消失。
- 当鼻道阻塞时间超过3周则需要使用局部血管收缩药物进行鼻腔检查,以明确原因。

- 如果鼻道阻塞由水肿引起,可使用局部血管收缩剂,但是局部使用血管收缩药物不宜超过7天,因为停用这类药物会导致反弹性出血。
- 如果发现由于解剖原因导致鼻气道阻塞,诸如内鼻阈塌陷或黏膜粘连,则需要通过手术解决,但需要1年后,水肿完全消退且瘢痕成熟软化后进行。
- "鼻整形术后红鼻"是术后局部循环重塑的皮肤表现,具体表现因患者而异,有些患者自始至终都没有出现此症状,而有些患者在第一次鼻整形术后就发生。
- 在术后第一年,大多数症状会自行减退。如果病情持续,激光治疗简单有效。
- 泪道损伤、脑脊液鼻漏、海绵窦血栓形成、脑膜炎、永久性嗅觉丧失、顽固性皮内囊肿、类固醇注射治疗鼻尖上区畸形导致失明等都曾有报道。然而幸运的是,这些并发症罕见。
- 尽管很难确定开放入路初次鼻整形术后的返修率,但最近一项调查显示,58%的医生统计他们的返修率小于5%,33%的医生统计结果是6%~10%。

延伸阅读

Constantian MB. *Rhinoplasty: Craft and Magic.* St Louis: Quality Medical; 2009.
The author's complete text. Covers nasal phenomenology, so that preoperative and postoperative deformities can be seen to form patterns; therefore, the solutions are not limitless but also form patterns. The rhinomanometric improvement in airflow is given for each case where the information was available, and analysis and exposition of intraoperative changes are emphasized. Chapters cover not only rhinoplasty analysis and technique but anatomic variants, function, right-brain training for rhinoplasty, body dysmorphic disorder, and the author's own complications.

Edwards B. *A New Drawing on the Right Side of the Brain.* New York: Penguin Putnam; 1999.
A delightful and instructive adventure into art. Most of us lose the ability to "see" what is really in front of us as the left brain begins to dominate at about age 10, which is why most adults draw at that level of sophistication. Yet plastic surgery, not only rhinoplasty but breast reduction, TRAM flap shaping, forehead flaps, and many other procedures benefit from the ability to call upon right-brain skills at will. This book teaches how, in an entertaining way.

Fomon S, Gilbert JG, Caron AL, et al. Collapsed ala: pathologic physiology and management. *Arch Otolaryngol.* 1950;51:465.
A classic paper on what we now call external valvular collapse by a pioneer who intuitively understood what the next generation of surgeons forgot: that each airway has two sides.

Ghavami A, Janis JE, Acikel C, et al. Tip shaping in primary rhinoplasty: an algorithmic approach. *Plast Reconstr Surg.* 2008;122:1229–1241.
Underprojection and lack of tip definition often coexist. Techniques that improve both nasal tip refinement and projection are closely interrelated. The authors present a simplified algorithmic approach to creating aesthetic nasal tip shape and projection in primary rhinoplasty to aid the rhinoplasty surgeon in reducing the inherent unpredictability of combined techniques and improving long-term aesthetic outcomes.

Gunter JP, Rohrich RJ. Management of the deviated nose: the importance of septal reconstruction. *Clin Plast Surg.* 1988;15:43–55.

Gunter JP, Landecker A, Cochran CS. Frequently used grafts in rhinoplasty: nomenclature and analysis. *Plast Reconstr Surg.* 2006;118:14e–29e.

Howard BK, Rohrich RJ. Understanding the nasal airway: principles and practice. *Plast Reconstr Surg.* 2002;109:1128–1146.

Phillips KA. *The Broken Mirror: Understanding and Treating Body Dysmorphic Disorder.* New York: Oxford University Press; 2005.
A text written by a noted authority on body dysmorphic disorder, intended for the lay public but so well referenced that it can be an introduction and reference work for the interested physician as well.

Rohrich RJ, Krueger JK, Adams WP Jr, et al. Achieving consistency in the lateral nasal osteotomy during rhinoplasty: an external perforated technique. *Plast Reconstr Surg.* 2001;108:2122–2130.
The lateral nasal osteotomy is an integral element in rhinoplasty. The authors present a reproducible and predictable technique for the lateral

nasal osteotomy and discuss the role of the external perforated osteotomy technique in reproducing consistent results in rhinoplasty with minimal postoperative complications.

Rohrich RJ, Raniere J Jr, Ha RY. The alar contour graft: correction and prevention of alar rim deformities in rhinoplasty. *Plast Reconstr Surg.* 2002;109:2495–2505.

Deformity of the alar rim is a common problem after primary and secondary rhinoplasty. It is caused by congenital malposition, hypoplasia, or surgical weakening of the lateral crura, with the potential for both functional and aesthetic consequences. The authors describe the use of the alar contour graft to provide the foundation for the reestablishment of a normally functioning external nasal valve and an aesthetically pleasing alar contour.

Rohrich RJ, Gunter JP, Deuber MA, et al. The deviated nose: optimizing results using a simplified classification and algorithmic approach. *Plast Reconstr Surg.* 2002;110:1509–1523.

The deviated nose frequently causes both functional and aesthetic problems. The authors present a classification and approach to the deviated nose that relies on accurate preoperative planning and precise intraoperative execution of corrective measures to return the nasal dorsum to midline, restore dorsal aesthetic lines, and maintain airway patency. An operative algorithm is described that emphasizes simplicity and reproducibility.

Rohrich RJ, Janis JE, Kenkel JM. Male rhinoplasty. *Plast Reconstr Surg.* 2003;112:1071–1085.

Rohrich RJ, Muzaffar AR. Rhinoplasty in the African-American patient. *Plast Reconstr Surg.* 2003;111:1322–1339.

Rohrich RJ, Muzaffar AR, Janis JE. Component dorsal hump reduction: the importance of maintaining dorsal aesthetic lines in rhinoplasty. *Plast Reconstr Surg.* 2004;114:1298–1308.

Dorsal hump reduction may result in dorsal irregularities caused by uneven resection, over-resection, or under-resection of the osseocartilaginous hump, the inverted-V deformity, excessive narrowing of the midvault, and collapse of the internal valve. The authors present a technique for component dorsal hump reduction that allows a graduated approach to the correction of the nasal dorsum by emphasizing the integrity of the upper lateral cartilages when performing dorsal reduction.

Rohrich RJ, Ahmad J. Rhinoplasty. *Plast Reconstr Surg.* 2011;128:49e–73e.

Sheen JH, Sheen AP. *Aesthetic Rhinoplasty.* 2nd ed. St Louis: Mosby; 1987:988–1011.

This two volume text is the second edition of the book that started the revolution in rhinoplasty of the 1980s and beyond. Our entire rhinoplasty lexicon derives from it. Virtually all of the text is still current, and any surgeon seriously interested in learning rhinoplasty and its modern roots should own and study a copy.

第 5 章

耳成形术

本章内容选自 Neligan 和 Rubin 主编的 *Plastic Surgery* 第 4 版第 2 分卷《美容》第 20 章"耳成形术与耳缩小术",章节作者为 Charles H. Thorne。

摘要

- 分析:从 3 个方面来分析这一问题。
- 最终目的:了解耳郭的正常形状,从而知道手术需要达到的最终效果。
- 不要尝试做破坏性的手术,不要对耳郭做任何不可逆的手术。
- 皮肤是很珍贵的。保护耳沟处的皮肤,并且不要依赖皮肤的张力来保持耳郭的位置。
- 耳垂:每一个病例都要考虑耳垂的问题。
- 不对称性:在一些双侧不对称的病例中,通常需要双侧耳郭同时手术。
- 面部提升也涉及耳郭整形:不要使耳屏、耳垂或者耳沟变形。

简介

- "耳成形术"指的是通过手术方式矫正耳郭的外形或者位置。
- 最常见的病例是形状正常的招风耳。
- 在进行任何耳成形术前,对于外科医生而言,最重要的事情是牢记正常耳郭的特征。通过选择正确的术式,外科医生通常可以避免矫正过度和轮廓不自然等无法矫正的问题(图 5.1 和图 5.2)。
- 从未有证据证明耳成形术会阻碍耳郭的生长。

术前准备

- 耳郭成形术的独特之处在于它可能是儿童时期唯一可以进行的整形手术,父母和祖父母可能会参与到尚无法表达自己意愿的孩子的外科手术决策中。
- 评估耳郭的整体大小与形状,以确定耳郭的大小和结构是否正常,除招风耳之外是否有其他方面的异常。
- 对耳的上 1/3 进行评估,以确定其是否招风,耳轮 / 三角窝的上脚是否形成良好,以及耳轮发育情况。
- 对耳郭的中 1/3 进行评估,以确定耳甲腔是否过深或突出。
- 对耳轮与耳轮的关系评估可确定耳上 1/3 的对耳轮 / 上脚的发育不全是否延伸至耳中 1/3,或是仅局限在耳上 1/3。
- 对耳垂进行评估,以决定耳郭是否突出招风。

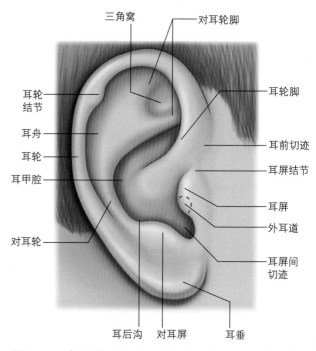

图 5.1 耳郭的解剖结构。耳轮结节(tubercle of helix)是 Darwin 结节的同义词。(Reprinted with permission from Janis JE, Rohrich RJ, Gutowski KA. Otoplasty. *Plast Reconstr Surg*. 2005;115(4):60e-72e.)

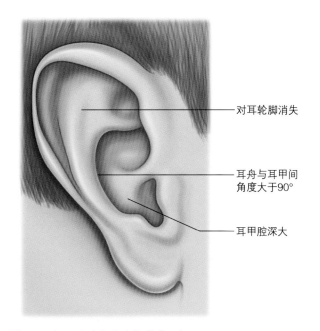

对耳轮脚消失

耳舟与耳甲间
角度大于90°

耳甲腔深大

图5.2 招风耳的主要结构异常。(Reprinted with permission from Janis JE, Rohrich RJ, Gutowski KA. Otoplasty. *Plast Reconstr Surg.* 2005;115(4):60e-72e.)

- 即使耳垂在最初的检查中不是特别突出,但一旦上 2/3 的耳郭被矫正,它可能就会显得过于突出。
- 耳不对称的问题值得注意,主要因为患者及其家属总会对此提出意见。
- 在双侧耳郭不对称的情况下,通常最好的选择是在双侧耳郭上动手术,而不是试图只让招风的耳郭向后倾斜与对侧的耳郭相匹配(见图 5.1)。
- 突出 / 畸形的程度和出现时的年龄将决定了手术的时机。
- 对于耳郭非常突出、父母希望早期矫正的幼儿,建议最早在 4 岁时进行耳成形术。
- 4 岁被视为大多数耳成形术的最低年龄。
- 在整个耳郭需要重建的情况下,如小耳畸形,建议等到大约 10 岁再进行手术。
- 在某些情况下,父母可能希望孩子参与决策过程,这也让后续的干预成为必要。
- 还有一种常见的患者是年龄约为 18 岁,在法律上独立,或年龄稍大,能够自行承担手术费的患者。
- 对于几乎任何年龄段的成年人而言,要求进行耳郭矫正的情况并不罕见,这或许是因为他们自始至终都想要矫正,又或许是他们在希望做其他手术(如面部提升术)时意识到了耳郭的突出。

解剖 / 技术要点

- 虽然精细复杂的耳郭(如小耳畸形)可能难以再造,但在标准的耳成形术中,解剖方面的考虑是最小的。
- 耳郭有着丰富的血液供应,这使得几乎所有的切口都可以愈合而没有坏死的风险。

- 耳郭附近没有运动神经。耳大神经终末支常受损伤,但感觉功能可恢复正常。
- 外耳道是耳成形术中可能受到不良影响的解剖结构之一(耳甲腔回缩会导致耳道缩小)。耳成形术还需要注意对其他解剖结构作保留处理:
  - 保留耳沟。
  - 保持耳郭自然柔和。
  - 保留正常的解剖标志,如耳甲腔后壁(即对耳轮的中 1/3)。
- 耳成形术都是为了达到最终的效果。对正常耳郭的深入了解有助于实现理想的最终效果。如果外科医生能记住不同角度的耳郭外观,这将对术中决策大有帮助:
  - 从正面看,耳轮缘应该是可见的,从对耳轮后面伸出。
  - 从侧面看,耳郭的轮廓应圆润柔和,而不尖锐。
  - 从后面看(这对手术中坐在患者后面的外科医生而言最有帮助),耳轮缘的轮廓应该是一条直线,而不是 C 形、曲棍球棒形或者其他形状。如果耳轮轮廓是一条直线,那么它几乎可以保证实现良好的矫正效果。
  - 无论最终的矫正结果是略微不足还是略微过度,只有协调的矫才会被外界视为"正常",也才能让几乎所有患者满意。这也许是本章中最重要的一课。
- 最后一个关键的判断是耳郭到头部的距离。手术后耳郭的最终位置应有轻微的过度矫正,达到允许部分回退,但在不发生回退的情况下也不会导致患者对结果不满。

手术技巧

大小正常招风耳的标准耳成形术

- 切口在耳后沟。
- 在耳郭的上 1/3 处,切口可以延伸到耳背,以在三角窝和耳舟之间提供足够位置以行 Mustarde 缝合法。
- 除耳垂内侧的一个小三角形区域的皮肤(不是耳垂后的皮肤)外,没有任何皮肤被切除,要注意为正常的耳垂和耳后沟保留足够的组织。
- 这种对耳垂上皮肤的切除往往是必要的,目的是在手术结束后进行耳垂复位。
- 软骨暴露在耳的后部(内侧)表面,从深层至耳甲腔的软组织被切除。
- 在耳垂区域,深层次分离在耳甲腔下进行,为耳垂的重新定位做准备。术者将会看到耳大神经的分支,并将其分离。
- Mustarde 的耳甲 - 耳舟和三角窝 - 耳舟的缝合用的是穿在 FS-2 针上的 4-0 透明尼龙缝线(图 5.3)。
- 缝线的数量取决于对耳轮畸形延伸到耳中 1/3 的距离。
- 这些缝合线是为了在对耳轮上形成一个柔滑的曲线,此时不要尝试矫正耳郭的突出。
- Mustarde 缝合法不是相互平行的,而是像轮子上的辐条一样排列,都指向耳屏(车轮的中心)。

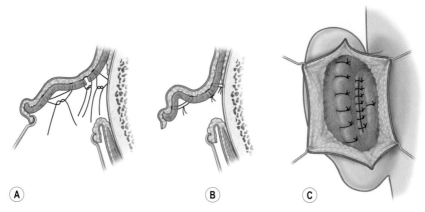

图 5.3　标准耳成形术技术。图为 Mustarde 缝合、耳甲切除／闭合与耳甲 - 乳突缝合相结合的方法。(A)缝合位置;(B)缝线已拉紧并适当打结;(C)医生的角度显示缝合的位置

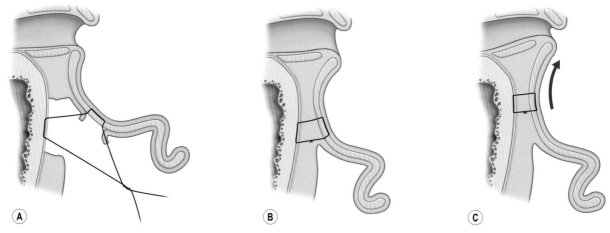

图 5.4　耳甲腔 - 乳突缝线的位置。值得注意的是,缝合位置太靠近外耳道会使耳道收缩。(Reprinted with permission from Janis JE, Rohrich RJ, Gutowski KA. Otoplasty. *Plast Reconstr Surg.* 2005;115(4):60e-72e.)

- 注意形成一个向前弯曲的上脚,使其几乎与下脚平行。
- 如果上脚对耳轮(直线)直接向头部延伸的话,术后效果将显得不自然和不专业。
- 一个小的新月状软骨(最宽处≤3mm)从耳甲腔的后壁及其底部的交界处被取出。
- 耳甲腔的切口主要用 4-0 尼龙缝线缝合。
- 耳甲腔的切除术的精确度非常重要,耳甲切除不当是导致并发症的常见原因。
- 如果切口太大或者离耳甲腔后壁过高,耳轮会发生不可逆的变形。
- 如果切口太靠前,位于耳甲腔的底层,则耳甲腔后壁的高度不会降低,并且缝合切口可能会被看见。
- 在切除的耳甲腔和乳突筋膜之间用单一的 3-0 尼龙或 3-0 聚二氧环己酮(PDS)缝线进行耳甲缝合(Furnas 缝合)。
- 小部分耳甲腔的切除与耳甲腔轻微回缩缝合的结合避免了大部耳甲腔切除后的变形以及大部分耳甲回退的不可靠性。
- 除了最轻微的情况外,作者在所有情况下都避免了耳甲的回缩,因为它可能会使外耳道缩小到严重狭窄的程度(图 5.4)。

- 耳垂是通过缝合由皮肤切除产生的耳垂内侧表面的三角形皮肤缺损来重新定位的(图 5.5)。

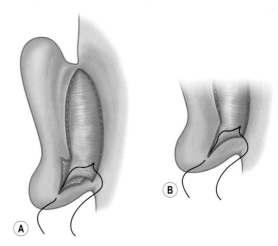

图 5.5　耳垂复位。耳垂复位的方法如图所示。(A)在耳垂上切除三角形皮肤,不应影响耳垂的外观或患者戴耳环的功能。(B)缝线位置靠近皮肤缺损的区域,同时深入闭合处悬挂耳甲

- 5-0 PDS 缝线不能只缝合皮肤,还要靠近耳后沟的耳甲深部组织(类似于 Gosain 和 Recinos)。
- 理想情况下,耳垂重新定位的效果应该是轻微的过度矫正,因为皮肤会随着时间的推移而伸展。
- 皮肤采用 5-0 普通肠线缝合(图 5.6 和图 5.7)。

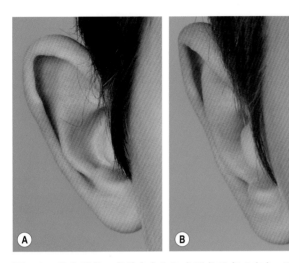

图 5.6 耳成形术。术前(A)和标准耳成形术后(B)。耳上、中、下 3 部分都被协调地向后倾斜,耳郭柔和且自然

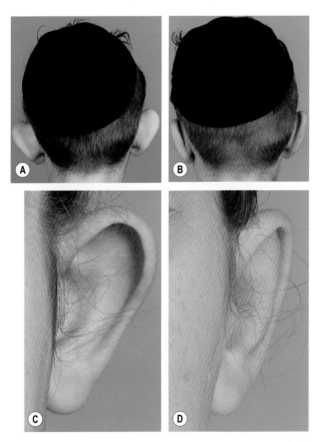

图 5.7 耳成形术。(A、B)耳成形术后的后视图。耳轮缘笔直,瘢痕隐藏在耳沟内。(C、D)同一患者的正面视图显示了完美的矫正效果和柔和自然的轮廓

大耳畸形或耳轮形态不佳的耳成形术

切口

- 在耳郭侧面,耳轮内侧做一切口,当耳轮发育不良时,切口定位在新的耳轮缘的位置。
- 此外,若仍需进行其他操作,可在颅耳沟处再做一辅助切口。
- 沿软骨的走行向两侧延长切口,分离软骨后方皮肤,如同在耳后方做一标准切口进行皮下分离。
- 对于耳郭过大的患者,需切除部分耳舟软骨(或者连同部分耳舟皮肤),直至达到理想的大小和形状。
- 注意切除的软骨量要多于皮肤量。
- 此时对于新的耳舟而言,耳轮会太长,这样在矫正手术最后还需要再次修短耳轮。
- 如有必要可在耳前切口行 Mustrarde 缝合。
- 如有必要,也可在颅耳沟处另做一切口,行耳甲切除 / 回退和耳垂复位(图 5.8)。

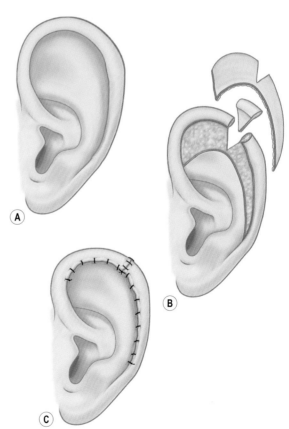

图 5.8 耳缩小术。图示耳缩小技术。(A)检查耳郭并设计缩小范围。(B)耳舟软骨和外耳轮缘切除到所需的大小。(C)外耳轮和耳舟切口闭合。(Redrawn from Argamaso RV. Ear reduction. *Plast Reconstr Surg.* 1990;85(2):316.)

- 在耳轮上去除一楔形组织,使其周长减小,从而能与新的耳舟充分对合。
- 理想切除的量应当使耳轮有适当的长度,以便形成新的

耳舟,并且缝合时张力不会过大。

- 用 5-0 尼龙缝线水平褥式缝合法仔细地对合耳轮并缝合,使皮肤边缘外翻,防止形成凹陷。

- 用 5-0 线间断缝合联合 6-0 线连续缝合,闭合侧面切口。

环缩耳整形术

- 环缩耳形态多种多样,尚没有一种技术适用于所有人。Tanzer 将环缩耳畸形分为 3 种类型:Ⅰ 型仅涉及耳轮畸形;Ⅱ 型代表耳轮和耳舟都存在畸形;Ⅲ 型代表耳郭严重畸形,接近杯状。

- 环缩耳种最简单的例子就是垂耳畸形,即耳郭的上部下垂,且该区域一般会组织不足。

- 在某些病例中,将下垂最明显的皮肤和软骨直接切除,获得一个下垂程度相对较轻的外观即可。

- 在某些畸形更明显的病例中(Tanzer Ⅱ 型),可以通过放射状切开,移植耳甲腔软骨来加强该区域下垂的软骨。

- 其他的外观表现为突出、但又不像典型招风耳畸形的环缩耳,突出的原因是耳轮周长不足。耳轮就像一根系得过紧的细线,使耳郭被迫向前突出。因此,耳轮周长过短会使耳郭呈杯口状。

- 矫正环缩耳时必须同时延长耳轮。

- 延长外耳轮最常用的方法与上述矫正大耳郭的切口类似。

- 最常见的延长耳轮的方法是通过一个上述大耳矫正术中的切口。

- 在耳轮边缘内侧切开,切口向前延长至耳轮脚附近,达到耳前区,最后止于耳和颞部头皮交汇处。

- 游离耳轮脚,进行标准的耳整形手术,将耳轮脚向后推进,形成新的耳轮缘。

- 耳甲腔供区先行缝合,方法和鼻整形中取耳甲腔软骨一样。

- 去除多余的或无法使用的耳轮脚软骨。

- 对于更严重的环缩耳病例(Tanzer Ⅲ 型),可以参考治疗典型小耳畸形的患者的方法,去除软骨,重新雕刻耳支架。

隐耳整形术

- 隐耳是一种罕见的畸形,表现为耳的上半部包埋在颞部头皮下。耳郭可以被从头皮皮下牵拉出来检查。

- 矫正方法是通过牵拉耳郭,使其从头皮埋入处显露出来,在包埋处附近作切口,让耳部能充分展开,然后用皮片移植或局部皮瓣覆盖耳后方上部的创面。

- 在某些病例中,外耳软骨的外形正常,只需要进行上述软组织重新排布。

- 在其他一些病例中,患者的耳软骨也会发生畸形,表现如同垂耳,此时除了考虑耳软组织的矫正,还需要进行软骨移植,以矫正先天软骨构架的缺损。

猿耳畸形整形术

- 猿耳畸形表现为对耳轮脚异常向上外侧延伸,该类畸形表现形式多样。

- 在某些轻微畸形的病例中,多出来的对耳轮脚几乎不会被注意到,该类畸形的整形术与典型招风耳的整形术一致。

- 在更严重的猿耳畸形病例中,在异常的对耳轮脚区域会有多余的耳舟,向上部延伸,终点处形成尖角状突起(类似电视剧《星际迷航》中的角色 Mr. Spock 的耳郭)。

- 在畸形非常严重的病例中,也存在正常的对耳轮上脚完全消失的情况。

- 矫正此类畸形需要切除异常的对耳轮脚。

- 作者在耳轮内侧做一如前所述的切口,但不切开软骨。

- 将软骨表面的皮肤仔细分离(图 5.9)。

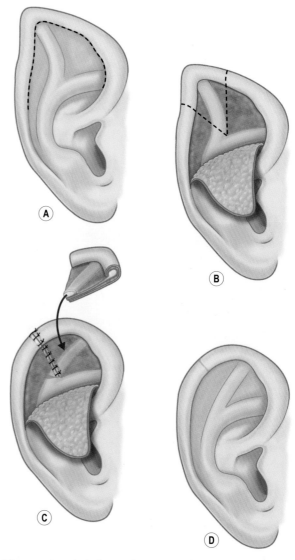

图 5.9 矫正猿耳畸形。将侧面皮肤外翻,将异常的对耳轮上脚切除,然后缝合软骨的缺损部分,将被切除的对耳轮上脚的软骨用作覆盖移植物,再造正常的对耳轮上脚。(A)皮肤的切口被作于耳轮内侧;(B)切除异常的对耳轮上脚;(C)重新对合软骨的缺损部分,切除畸形的对耳轮脚,贴附移植以再造缺失的上对耳轮脚;(D)最终效果。(Redrawn from Kaplan HM, Hudson DA. A novel surgical method of repair for Stahl's ear; a case report and review of current treatment modalities. *Plast Reconstr Surg*. 1999;103:566-569.)

- 畸形的对耳轮脚被切除,并作为覆盖移植物放置,以此再造缺失的对耳轮上脚。
- 切除异常对耳轮脚后留下的软骨缺损被先行缝合,然后再对合缝合皮肤。

矫正衰老造成的耳垂偏长

- 前人已经介绍了许多术式技巧。医生要根据每位患者的耳郭结构来进行不同的设计。
- 作者最常用的方法是在耳垂后方进行切除,然后尽力将瘢痕留在比较隐蔽的耳垂后方。
- 先在耳垂上标记理想耳垂的位置。设计不对称切口,使得内外侧面的首尾两端均朝向切口线,并且切口末端位于耳垂边缘稍偏内侧。
- 这种非对称设计的目的是在耳垂内侧面切除较多的组织,在外侧面形成一个更长的皮瓣。
- 将该外侧皮瓣修薄,使其相对于内侧皮瓣更便于移动。
- 非对称的设计,外侧皮瓣修薄,以及切除后缺损的末端并非位于耳垂边缘,而是稍偏内侧,这些技术的综合运用会使最终的切口瘢痕隐藏在耳垂内侧。为了获得最佳效果,还需要切口对合整齐,精细缝合和耐心操作。

耳饰相关并发症的矫正

- 矫正过分拉长的耳洞有很多种术式,作者发现简单的切除和缝合方式最为有效。
- 该术式可应用于拉长的耳洞及耳洞导致的耳垂裂。
- 对于外伤性的完全性耳垂裂,为了避免凹陷,可行 Z 成形术。
- 事实上,在耳垂缘行水平褥式外翻缝合似乎也能达到相同的效果。
- 用尼龙缝线缝合耳郭内面和侧面的皮肤,不要使用深部缝合的可吸收缝线。
- 避免在耳垂皮下组织使用可吸收缝线似乎能将炎症反应降至最小,并缩短恢复时间和再次打耳洞前的等待时间。
- 若修复手术后耳垂硬度和纤维化的程度允许,患者可在 6 周内再次打耳洞。

矫正面部提升术引起的耳部畸形

- 面部提升术引起的耳部畸形常常无法矫正,这也是有关面部提拉术中的第一条重要信息:要避免面部提升术导致的耳部畸形。这些畸形可以分成以下几类:
  - 耳垂畸形(精灵耳):由于提拉术中皮瓣的修剪不当,使耳垂受到的前方和下方的过度牵拉所致。这种畸形完全可以避免,但一旦形成,往往很难矫正。
  - 修整面部皮瓣使得耳郭刚好可以从它下面拉出。
  - 耳屏畸形:包括前方的拉力作用于耳屏导致的畸形,切除一部分耳屏软骨导致的畸形,或者耳屏下方皮肤过多引起的拱顶式手术畸形。

- 对于前两种畸形,由于被切除的组织过多,几乎没有可以解决的方法。
- 耳屏下方轮廓不清晰的问题可以通过切除掉一块三角形皮肤,重建自然、角度正确的轮廓来纠正。
- 耳后畸形:多次将皱切口放在耳后过高的位置,可能导致皮肤变薄和向后牵拉的表现。
- 一旦这种畸形形成,几乎没有解决方法,除非松解耳后区域,并行全厚皮片移植。
- 难看的瘢痕:只要缝合处没有张力,通常可通过切除瘢痕、再次行面部提拉操作来改善难看的瘢痕。
- 面部提拉术需要反复进行,皮瓣需要重复上提和修剪,以使皮瓣的边缘相对合。简单缝合几针,耳前区域和颅耳沟处并非一定要缝合。
- 增生性瘢痕的处理难度更大;因此,修整瘢痕时应当慎重。
- 注射曲安德奈很有帮助,也能排除许多患者进行手术修整的需要。
- 如果患者出现增生性瘢痕复发或真正的瘢痕疙瘩,作者建议行瘢痕修复手术的当天立即开始进行术后放射治疗。

术后注意事项

- 将 Xeroform 和厚而软的敷料置于伤口皮肤上,敷料的目的是保护伤口,保持耳郭皮肤湿润并吸收渗出。
- 无须给耳郭加压,将环形的纱布包在耳周,避免耳郭受压。
- 术后敷料可以保留 3~5 天,这取决患者何时到诊所就诊。
- 患者被告知只需在夜间佩戴一根宽松的头带。目的是避免术后的耳郭在白天受压,并防止术后耳郭在晚上无意中向前牵拉。
- 夜间用的头带要坚持使用 4~6 周,尽管大多数患者都承认自己的实际使用时间远低于要求。请记住,头带应当足够紧,以免脱落。

并发症与结果

- 大多数耳成形术后的患者都对术后效果满意,这也让医生乐于实施此类手术。
- 缝线并发症是相对常见:
  - Mustarde 褥式缝合法中的尼龙缝线最终有可能穿破耳后的皮肤,引起缝线外露。这种情况可能会在术后最初几周发生,也有可能术后数年都不发生。
  - 在某些病例中,缝线可能会导致炎症或肉芽肿的发生。
  - 立即拆除缝线可以使明显的感染愈合,并且似乎不会导致招风耳的复发。
- 第二常见的并发症是矫正不足或者畸形复发:
  - 尽管这并非理想情况,但作者认为这远胜于矫正过度或变形。
- 感染和血肿也有可能发生。

- 不幸的是，需要二次手术的患者不在少数。这类患者最常见的主诉包括以下几点：
  - 过度矫正。这通常可以通过拆掉缝线、皮下分离和偶尔行皮片移植来改善。
  - 可见的软骨不规则或轮廓不自然。Firmin 在处理该类患者方面有着出色的经验。她切除了患者受损的软骨，然后巧妙地雕刻了一些肋软骨，并移植到患者的耳郭内。
  - 耳郭外形不满意（如电话耳、耳垂突出）。
  - 令人不满意的耳郭形态，例如"电话耳"畸形（耳郭的中 1/3 部分相比于耳郭的上部和下部被过度矫正），通常可以简单地通过恢复自然的轮廓和谐得到显著改善。
  - 矫正不足（通常指耳郭的上极）通常可以很容易地通过二次耳成形术来矫正。

延伸阅读

Argamaso RV. Ear reduction with or without setback otoplasty. *Plast Reconstr Surg.* 1989;83(6):967–975.

Converse JM, Wood-Smith D. Technical details in the surgical correction of the lop ear deformity. *Plast Reconstr Surg.* 1963;31: 118–128.

Firmin F. Ear reconstruction in cases of typical microtia. Personal experience based on 352 microtic ear corrections. *Scand J Plast Reconstr Surg Hand Surg.* 1998;32(1):35–47.

Furnas DW. Correction of prominent ears by concha mastoid sutures. *Plast Reconstr Surg.* 1968;42:189–193.

Gosain AK, Recinos RF. A novel approach to correction of the prominent lobule during otoplasty. *Plast Reconstr Surg.* 2003;112(2):575–583.

Kajikawa A, Ueda K, Asai E, et al. A new surgical correction of cryptotia: a new flap design and switched double banner flap. *Plast Reconstr Surg.* 2009;123(3):897–901.

Kaplan HM, Hudson DA. A novel surgical method of repair for Stahl's ear: a case report and review of current treatment modalities. *Plast Reconstr Surg.* 1999;103(2):566–569.

Luckett WH. A new operation for prominent ears based on the anatomy of the deformity. *Surg Gynecol Obstet.* 1910;10:635.

Matsuo K, Hirose T, Tomono T, et al. Nonsurgical correction of congenital auricular deformities in the early neonate. A preliminary report. *Plast Reconstr Surg.* 1984;73:38–51.

McDowell AJ. Goals in otoplasty for protruding ears. *Plast Reconstr Surg.* 1968;41:17–27.
This is the first report showing the enormous potential for neonatal molding of congenital ear deformities.

Mustarde JC. The correction of prominent ears using simple mattress sutures. *Br J Plast Surg.* 1963;16:170–178.

Spira M. Otoplasty: what I do now – a 30-year perspective. *Plast Reconstr Surg.* 1999;104(3):834–840.

Stenstroem SJ. A "natural" technique for correction of congenitally prominent ears. *Plast Reconstr Surg.* 1963;32:509–518.
The technique of otoabrasion is described. The technique was fully embraced by a large number of surgeons.

Tanzer RC. The constricted (cup and lop) ear. *Plast Reconstr Surg.* 1975;55:406–415.

Thorne CH. Otoplasty. *Plast Reconstr Surg.* 2008;122(1):291–292.
The author of this chapter demonstrates his preferred otoplasty technique in a video and emphasizes the role of endpoint visualization when performing the procedure.

Webster GV. The tail of the helix as a key to otoplasty. *Plast Reconstr Surg.* 1969;44(5):455–461.
This paper describes a technique for repositioning the lobule that is a classic but with which the author of this chapter has not had success.

第 6 章

腹壁成形术与吸脂腹壁成形术

本章内容选自 Neligan 和 Rubin 主编的 *Plastic Surgery* 第 4 版第 2 分卷《美容》:第 23 章"腹壁成形术",章节作者为 Dirk F. Richter 和 Nina Schwaiger;第 24 章"吸脂腹壁成形术",章节作者为 Osvaldo Saldanha、Paulo Rodamilans Sanjuan、Sabina Aparecida Alvarez de Paiva、Osvaldo Ribeiro Saldanha Filho、Cristianna Bonnetto Saldanha 和 Andrés Cánchica。

概要

- 对腹部区域的评估包括详细的病史和体检,包括怀孕史、手术史,尤其是下腹区域的手术史和患者体重的变化。术前确定包括腹直肌分离在内的任何现有的腹疝是必不可少的。
- 在腹部应该注意的基本问题包括在垂直和水平两方向是否存在组织过剩及具体部位、同时评估脂肪组织与多余皮肤组织之间的关系,以及检查脐茎并排除脐疝。
- 围手术期的其他问题包括:术前肠排空以降低腹腔内压、精准的术中处理、维持适当体温、充分预防血栓形成、术中精准把握解剖学要点、术后加压治疗,以及对术后早期并发症的及时处理,例如血清肿。
- 鸢尾式腹壁成形术可改善整个腹部区域,同时收紧腰围。在切除下腹部多余组织之前,应先初步评估并暂时缝合垂直切口,这一点至关重要。尤其要注意避免将垂直切口上延至两乳中间。
- 在大量减肥患者中,通过外侧高张力腹壁成形术加强外周张力合并实施鸢尾式腹壁成形术可改善形体,在大多数情况下,还须行躯干环切术才能取得更好的效果。
- 术中保留筋膜上疏松的蜂窝状组织可以保留筋膜下的淋巴管网,这样可以减少术后血清肿形成的可能。
- 必须对切除的组织区域中的任何可疑皮肤肿物进行病理检查分析。
- 吸脂联合腹壁塑形是将腹壁成形术和吸脂术结合起来以更好地进行腹壁塑形。该术式的两个基本原理包括保留腹壁穿支血管和进行浅层吸脂,以减少 Scarpa 筋膜浅面的脂肪堆积,并显著提高腹部皮瓣的移动度。

简介

- 腹壁成形术是最常见的美容手术之一,其不仅包含美学

特征的修复,还有腹壁的结构重建。
- 由于腹壁成形术的变化和改良方法众多,在术式选择上宜采用个性化原则以选择合适的术式,其关键在于降低手术病损率、术后致残率以期获得预期效果。
- 妊娠是导致腹壁畸形的最常见原因,因为其对皮肤和肌肉腱膜结构的拉伸已超出了它们的生物力学回缩能力。
- 节食或减脂手术后体重大幅降低会导致类似腹壁病理生理改变,包括皮肤和皮下组织赘余以及腹壁肌肉组织的赘余。
- 脂肪堆积方式男女有别。正常的腹部比例见图 6.1。
  - 女性的脂肪堆积常见于低位躯干、臀部及大腿后侧,皮下脂肪中常因纤维间隔牵拉而形成皮肤表面的橘皮样凹坑。
  - 男性的脂肪多见于腹部,使得腹围增大。

术前注意事项

- 除了常规记录其他疾病及治疗史,病史记录还应包括以下内容:详细的体重波动史(包括现在的体重指数、体重波动情况和 / 或既往减肥手术史)、详细的孕产史(包括孕 / 产数量、剖宫产史)及其他的腹部手术史,如吸脂术、腹壁疝修复史等。
- 体格检查应在坐位及站立位进行,主要的观察指征及测量指标包括:
  - 皮肤质地
  - 夹捏脂肪组织,以明确其厚度
  - 褶皱的数量和位置
  - 腹壁缺损部位
  - 已经存在的瘢痕
  - 腹部肌肉状态
  - 脐到阴阜顶部的距离、脐到胸骨切迹的距离、会阴前联

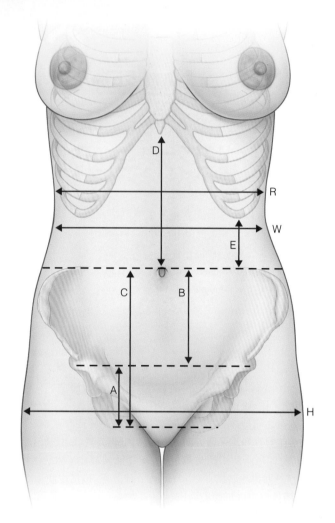

图 6.1   解剖标志。腹部正常解剖学比例。如图列出女性腹部测量平均值。个体差异取决于身高和骨骼结构。99% 的患者脐位于髂嵴最高点平面。(A)阴阜顶点到大阴唇前联合距离,平均 5~7cm。(B)脐和阴阜顶点距离,平均 11~13cm。(C)(=A+B)脐到大阴唇前联合间距离(C=D)。(E)肋缘至髂嵴距离。E 与胸腔底部宽度(R)的比例决定了患者是长腰型还是短腰型。正常比例(E∶R)约为 1∶3(长腰型接近 1∶2;短腰型接近 1∶3)。胸廓向下逐渐变窄,相较于腋下方胸廓宽度,较窄的胸廓下部可形成巧妙的"V"形而有助于突出腰部轮廓。(H)臀部宽度。骨盆比胸廓要宽,也可以突出腰部轮廓。当 R<H 时,腰部更清晰。W,自然腰围 - 躯干的最窄点。(请注意,脐通常位于自然腰部下方约 1~4cm。)相对于臀部,健康女性的腰臀比(W∶H)大约为 0.72∶1;在健康男性中,大约为 0.83∶1。需要注意的是,健康腹部的自然轮廓显示出轻微的上腹矢状凹陷,并逐渐转变为脐下下腹部的轻度前凸。在"eh"腹直肌外侧边界处还有一个细微的垂直沟,在肌肉发达的人群中更为明显可见

合到阴阜顶部的距离
- 腰围、臀围、腰臀比
■ 在无法明确诊断腹壁疝时,CT 扫描或磁共振成像扫描可帮助明确诊断。
■ 患者应在术前减重到目标位,并保持体重稳定至少 12 个月。
■ 手术前后 6 周(至少手术前后 2 周)应戒烟,以减少术后切口并发症发生。
■ 患者应在手术前晚和手术当天早晨清洁沐浴,特别注意用棉签和消毒液彻底清洗腹部的褶皱和脐部。
■ 手术前必须避免使用抗凝药物。患者还应避免围手术期

使用各种可能引起出血的顺势疗法药物和营养补充剂。

解剖要点

■ 从胚胎学角度,腹壁的来源呈节段性,这可从其血液供应和神经支配上反映出来。
■ 脐:
  - 位于中线,距阴阜上方约 9~12cm。
  - 脐周轻微凹陷,呈直径约 4~6cm 的圆形或椭圆形。
  - 脐带周围筋膜不稳定可增加疝气的发病率,故在进行

脐部解剖分离时易导致肠损伤。

- 脐周血供来源于双侧腹壁下动脉所构建的真皮下血管网的分支,还有部分来源于脐正中韧带。
- 腹部皮肤某些部位和其下的筋膜附着较强("粘连区"),如髂前上棘和腹白线。
- 腹部皮下组织被两层筋膜分隔,浅层的 Camper 筋膜和深层的 Scarpa 筋膜,Scarpa 筋膜为一层致密的纤维结缔组织,向下延续与大腿阔筋膜相连。
- 浅层脂肪层相对致密,其间脂肪颗粒较小,有丰富的血管结构,而深层脂肪则颗粒较大,结构相对疏松。
- 腹部肌肉组织包括 4 个成对的肌肉,即腹直肌,连接在正中腹白线,腹外斜肌、腹内斜肌和腹横肌则在半月线部位前后融合延续成为腹直肌前后鞘(图 6.2)。
- 腹壁淋巴系统分为两部分,脐上引流至同侧腋窝和胸外侧淋巴结,脐下则引流至腹股沟浅或外侧淋巴结。
- 脐下区的(较粗)淋巴管最终走行于 Scarpa 筋膜平面下方,这也说明了在腹壁手术中保留 Scarpa 筋膜的重要性。
- Huger 描述了腹壁供血的不同分区,可指导外科医生进行术前设计和提高术中操作安全性(图 6.3):
  - I 区:位于腹部中央,由腹壁上下动脉系统向上分出的垂直穿支供血。
  - II 区:下腹部由腹壁浅动脉、会阴浅动脉和旋髂浅动脉供血。
  - III 区:腹壁外侧面,由 6 支外侧肋间动脉和 4 支腰动脉供血。
- 在标准的腹壁成形术中,I 区和 II 区皮瓣的主要血液供应被打断,导致腹部皮瓣灌注主要由 III 区血管提供。因此,了解任何术前已存在的瘢痕(例如肋下胆囊切除术切口)很关键。在某些情况下,即使是垂直的中线切口也会损害皮瓣的血液灌注。
- 腹壁的皮肤感觉来源于第 8 至第 12 肋间神经的前皮支和外侧皮支。
- 前皮支和外侧皮支穿行于腹内斜肌和腹横肌之间,进入腹直肌,到达上覆的筋膜和皮肤。
- 外侧皮支于腋中线处穿出肋间肌进入皮下层。
- T5-L1 皮肤感觉区域交叉感觉支配和上述两类分支有关。
- 髂腹股沟神经和髂腹下神经不参与腹壁的神经支配,走行下腹部外侧横行切口中可能会被切断,导致腹股沟和大腿前内侧区域的持续感觉丧失(图 6.4)。
- 腹壁成形术的主要禁忌证包括严重身体健康问题、手术目标不切实际、身体变形障碍症。
- 单侧或双侧上腹部有瘢痕;严重的合并症(如心脏病、糖尿病、病态肥胖、吸烟等);有近期妊娠计划;血栓栓塞性疾病史和病态肥胖(体重指数 >35)。

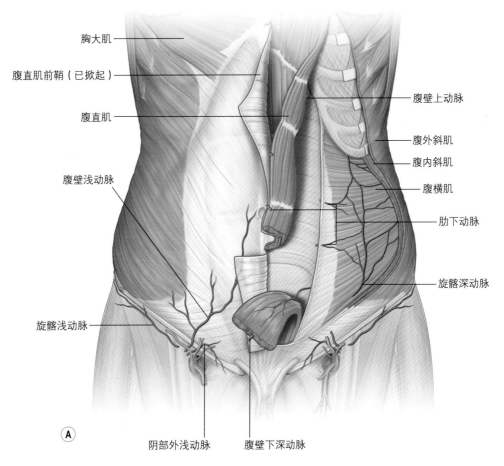

图 6.2　(A)腹壁肌肉解剖和动脉供应

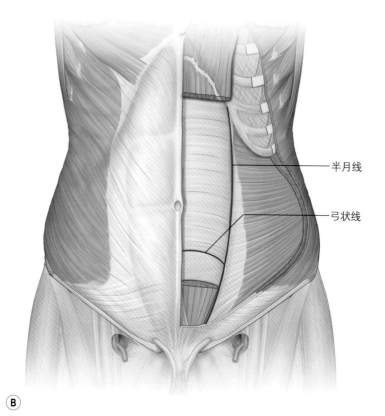

半月线

弓状线

图 6.2（续）（B）弓状线和半月线

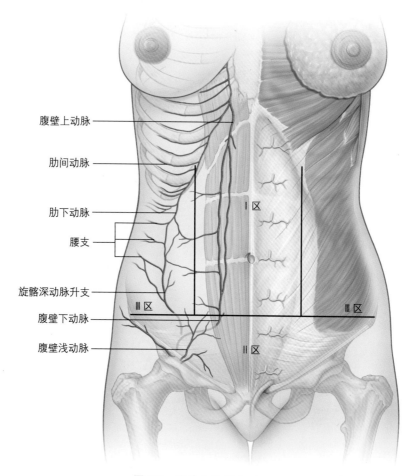

腹壁上动脉

肋间动脉

肋下动脉

腰支

旋髂深动脉升支

腹壁下动脉

腹壁浅动脉

Ⅰ 区

Ⅱ 区

Ⅲ 区

Ⅲ 区

图 6.3　腹壁血供分区。（Huger WE, 1978）

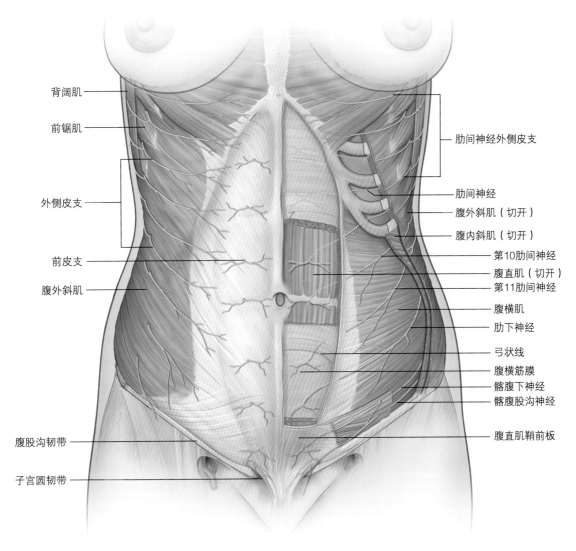

背阔肌

前锯肌

外侧皮支

前皮支

腹外斜肌

腹股沟韧带

子宫圆韧带

肋间神经外侧皮支

肋间神经

腹外斜肌（切开）

腹内斜肌（切开）

第10肋间神经

腹直肌（切开）

第11肋间神经

腹横肌

肋下神经

弓状线

腹横筋膜

髂腹下神经

髂腹股沟神经

腹直肌鞘前板

图 6.4 腹壁神经

- 对于有瘢痕疙瘩或增生性瘢痕倾向的患者,术前必须告知并接受相关的术后瘢痕增生可能。

▶ 手术技术(视频 6.1、视频 6.2 和视频 6.3)

术前标记与患者体位

- 患者站立位行术前标记,可同时标记内衣的边缘,以便瘢痕隐藏于内衣覆盖区(图 6.5)。
- 可通过夹捏试验明确拟切除组织的大小(图 6.6)。
- 下切口线应和最终的瘢痕线走行平行一致,通常位于腹壁皱褶线以下,距离外阴前连合上方 6~7cm。
- 先画出大概的上切口线位置,然后根据手术中皮瓣的张力进行适当调整。
- 标记局部脂肪堆积,以便进行辅助性吸脂术。

- 所有腹壁手术的患者都应采用间隙序列加压设备或穿戴弹力袜,以预防围手术期血栓形成。在大多数情况下,也建议在术中和术后使用肝素。
- 预防性使用抗生素不是必需的,如果患者有疝气存在,可在术前使用一次抗生素。
- 手术室中患者体位很重要,注意对脚、膝盖、臀部、背部(特别是对于脊柱前凸患者)、肩膀和头部等部位用良好的软垫支撑。此外,患者的臀部应放置于手术床的拼接处,以便缝合切口时可调整手术床角度,减少腹壁张力。

微创腹壁成形术

- 和标准的全腹壁成形术相比,微创或短瘢痕腹壁成形术的特征是采用较短的下腹部横行切口。
- 主要适用于轻度或中度皮肤赘余,且下腹部(脐下)组织过多,并且耻骨联合与脐部之间有足够长的距离的患者。

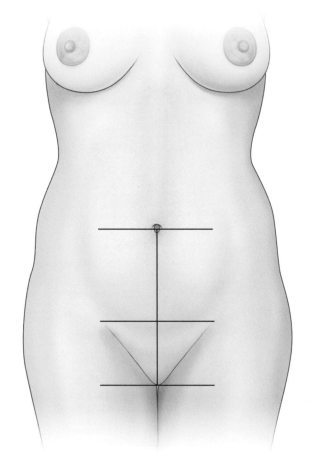

图 6.5　会阴前连合和脐的标记

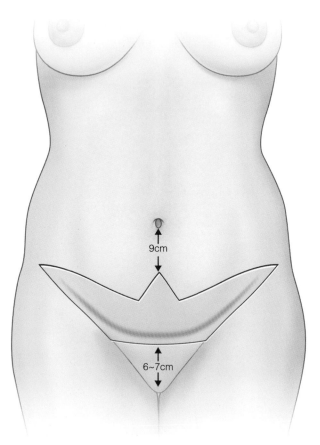

图 6.7　短切口腹壁成形术的术前标记。红线表示切口线，也是术后瘢痕线。一定要注意肚脐到上切口线的距离，应至少达到 9cm

- 因此该术式是微创腹壁成形术和标准腹壁成形术之间的一种良好替代方案。

标准腹壁成形术（图 6.9）

- 适用于上、下腹部皮肤和软组织赘余，且可接受脐周环形瘢痕的患者。
- 先切开下切口线，垂直进入至 Scarpa 筋膜下，到达腹直肌肌鞘表面。
- 沿筋膜上层向上掀起腹部皮瓣。
- 通过一个脐周切口将肚脐从腹部皮瓣上游离出来。
- 在脐孔以上区域，腹壁皮瓣的游离主要集中于腹中线附近，直达剑突。
- 对于有腹直肌分离的患者，可沿腹中线将剑突至耻骨联合的腹直肌前鞘进行折叠缝合。
- 旁正中线附件的腹直肌前鞘的折叠，能够矫正不对称的脐。结合腰部的进一步收紧，可使腰部呈沙漏形。
- 患者置于 30° 屈髋位，将腹部皮瓣向下和内侧方向拉平，以明确上切口线的位置。
- 沿上切口线切开组织后，先暂时性对合上下切口的中间部位，以标记新的肚脐位置。

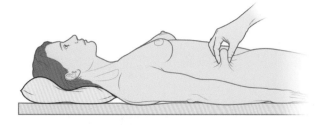

图 6.6　直立位或仰卧位时夹捏法评估腹壁组织厚度

- 已有传统的下腹部横切口的年轻女性通常会从该技术中受益。
- 上切口线和脐部之间至少保留 9cm 的距离，以确保术后美学外观。如果在皮肤切除后，脐孔和切口线间距离低于 9cm，应行脐孔移位（图 6.7）。
- 该方法的主要局限性是无法去除上腹部皮肤褶皱和卷筒样松垂畸形。这类患者需要进行范围更广、更彻底的手术才能矫正，相关内容将在本章下文介绍。

脐离断腹壁成形术（图 6.8 和表 6.1）

- 该术式将脐从腹直肌前鞘筋膜前切断游离随皮瓣一起向下转位而不行常规的脐周环形切开，因此脐周不会留有瘢痕。

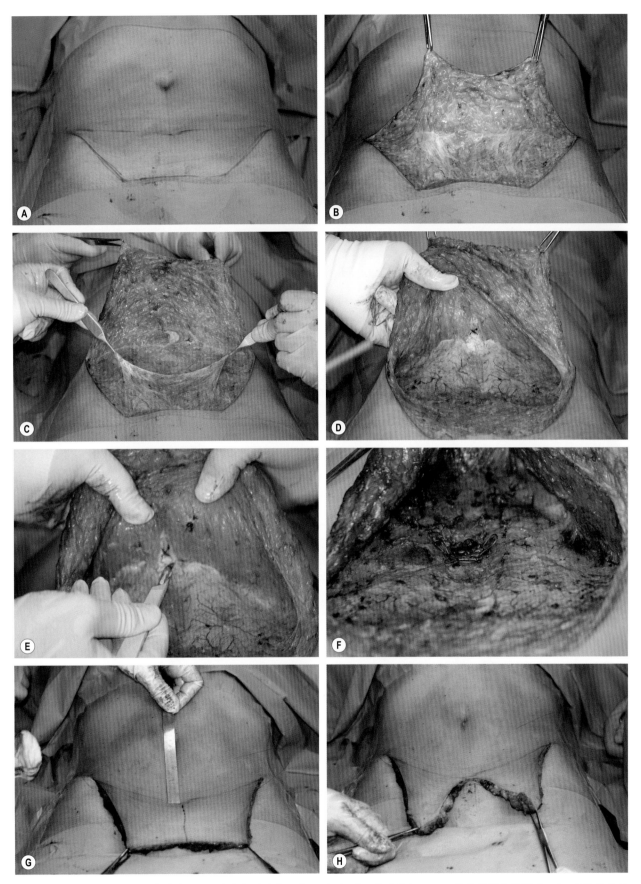

图 6.8　脐离断的腹壁成形术手术图示。(A)仰卧位标记切口线;(B 和 C)下腹部 Scarpa 筋膜保留在腹壁;(D 和 E)脐茎离断准备;(F)用不可吸收的缝合材料闭合脐基底筋膜;(G 和 H)评估上切口线和脐间距,切除多余下腹壁皮瓣

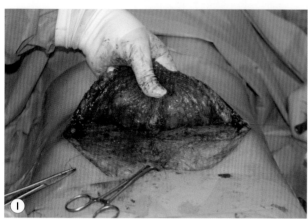 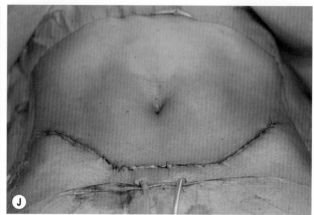

图 6.8(续) (I)将脐茎重新固定到腹直肌前鞘上;(J)术中即刻表现

表 6.1　各种腹壁成形术适应证

	迷你	新式	短 T	标准	外侧高张力	锚定	环形	反向
下腹部	+	++	++	+++	+++	+++	+++	0
脐周	(+)	+	+	++	++	+++	++	(+)
上腹部	0	(+)	+	++	++	+++	++	+++
腹直肌分离 / 疝气	(+)	+	++	++	++	+++	++	(+)
腹侧面 / 臀部 / 大腿	0	0	0	(+)	+	++	+++	0

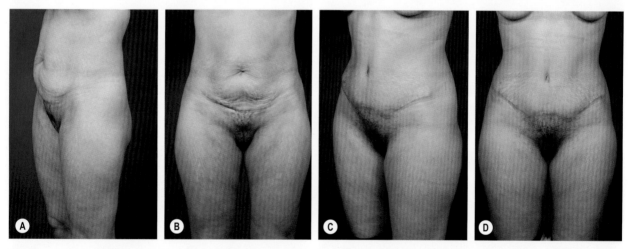

图 6.9　一位 42 岁女性,单次妊娠后脐周区有明显的妊娠纹。标准腹壁成形术前(A 和 B)和术后(C 和 D)斜位和正位图像,未完全消除妊娠纹

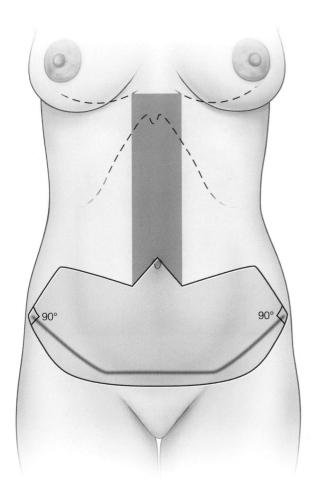

图 6.10　外侧高张力腹壁成形术示意图

- 切口应分层缝合,如果有较大的无效腔形成,应使用渐进式减张缝合法闭合无效腔。
- 肚脐成形可使用多种方法,包括椭圆形、V 形、盾牌形皮肤切口。
- 固定肚脐最好通过可吸收线在真皮深层行连续缝合。
- 术后应放置两根引流管以引流渗出液。

外侧高张力腹壁成形术

- 扩大改良的腹壁成形术,不仅能治疗腹部,也可以治疗臀部和大腿外侧。
- 通过改良腹壁切口,在腹部中部进行更保守的中央切除,在外侧则进行更广泛的皮肤切除(图 6.10)。
- 此术式适用于有改善臀部和大腿外侧意愿的患者、大量减肥后的患者以及单纯标准的腹壁成形术不足以解决问题,又不想进行低位躯干提升术的患者(图 6.11)。

鸢尾式腹壁成形术

- 该术式包括一条垂直中线切口,可同时去除水平和垂直方向的赘余的皮肤和组织。
- 此术式适用于下腹部组织赘余,特别是伴有上腹部水平方向组织明显赘余的患者,也通常适用于大量减肥后或腹壁中线上已有瘢痕的患者。
- 设计此手术的关键是独立评估皮肤和脂肪组织在水平和垂直方向的赘余量(图 6.12)。
- 脐必须整合到垂直瘢痕中。
- 一般先切除垂直方向再切除水平方向的赘余组织,以减少过度切除的风险(图 6.13)。

逆行腹壁成形术

- 适用于要求单纯收紧上腹部的患者。
- 最常见于进行了常规腹壁成形术的大量减肥患者,他们可能仍有持续性的上腹部皮肤和软组织赘余。
- 患者站立位时进行标记。患者稍微向前弯曲以明确赘余的组织量,该方法是评估垂直和水平方向组织赘余的最佳方式。然后标记乳房下皱襞线且向外延至腋前线。切除组织的宽度一般应小于 15cm(图 6.14)。
- 对于一些同时行乳房上提固定术的患者,可沿设计切口将上腹部拟切除的组织去上皮后向上方旋转行乳房填充,以增大乳房体积。

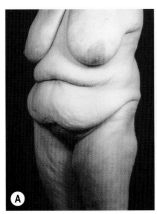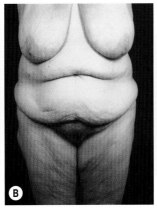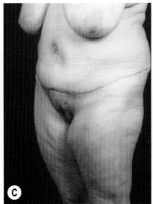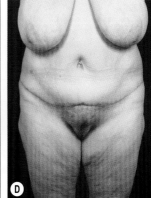

图 6.11　一位 54 岁患者,腹部和侧腹部有大量皮肤和软组织赘余。外侧高张力腹壁成形术结合筋膜收紧,但未行任何吸脂术。术前(A 和 B)和术后 3 个月(C 和 D)侧位和正位对比图

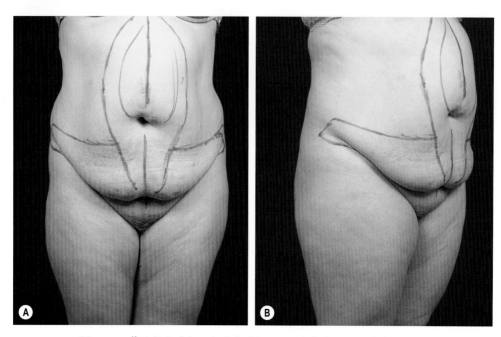

图6.12　鸢尾式腹壁成形术的术前标记图。(A)前后位观;(B)斜位观

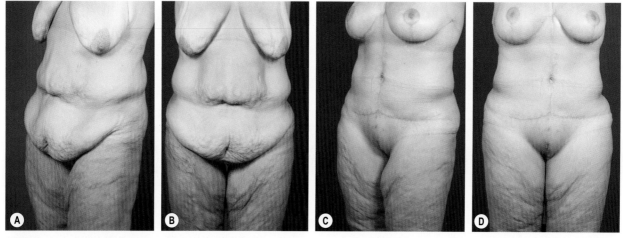

图6.13　一位49岁患者,减肥50kg后出现腰腹部、臀部、大腿内外侧的皮肤赘余,患者拒绝行低位躯干提升术,遂进行了鸢尾式腹壁成形术联合筋膜提升术。(A和B)术前观;(C和D)术后观

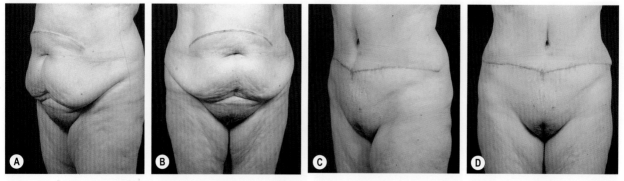

图6.14　一位52岁患者,不典型剖腹手术后出现上腹部横行瘢痕。原有瘢痕的腹壁成形术术前(A和B)和术后(C和D)效果对比

垂直切口腹壁成形术

- 此术式使用单纯垂直切口,向侧方分离腹部软组织。
- 适用于腹部中线有瘢痕,希望改善腹部轮廓但又不增加横行的瘢痕的患者。

吸脂腹壁成形术

- 该术式结合了吸脂术和传统腹壁成形术的优点,以改善腹部轮廓,并可以保留腹壁穿支血管。
- 该术式的基本要点是尽量避免向上广泛分离皮瓣,而是通过浅层吸脂所形成的隧道来增加腹部皮瓣的活动度(图6.15)。
- 术前划线方法与传统腹壁成形术相似,如有腹直肌分离,

也应予以标记,脐孔以上区域应通过中线处形成的隧道来进行折叠操作,而不是通过传统的全皮瓣掀起法(图6.16)。

- 患者仰卧位,上腹部和肋下区域注入肿胀液,抽吸时患者采用过度伸展体位。抽吸时注意保留一定的皮瓣厚度,以免影响皮瓣血运和造成轮廓畸形。下腹部不可以行吸脂术(图6.17)。
- 吸脂后,切开下腹部切口,保留 Scarpa 筋膜于腹壁,向两侧及向上方分离皮瓣直到肚脐水平(图6.18)。
- 对于有腹直肌分离的患者,抽吸分离腹直肌表面的浅层脂肪组织后,还可以进行潜行分离扩大中线部位隧道范围,但不超过双侧腹直肌内侧缘,这样可以方便完成腹直肌前鞘折叠缝合。只分离此区域的隧道可以完全避免损伤腹直肌表面的腹壁穿支(图6.19)。
- 赘余皮肤的切除和切口方式与传统腹壁成形术相似(视频6.1)。

腹壁成形术

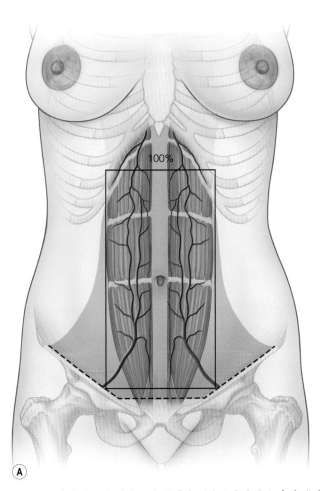

吸脂腹壁成形术
"Saldanha 技术"

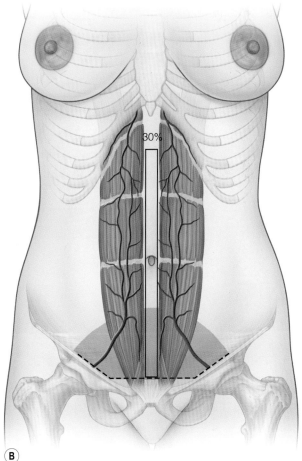

图 6.15　(A)传统腹壁成形术的手术剥离方式会离断来自腹直肌的穿支血管。(B)吸脂腹壁成形术保留了这些穿支血管,但在腹壁正中剥离出一个无血管区的通道以进行腹直肌折叠。虚线为手术切口。注意:吸脂腹壁成形术的切口短于传统腹壁成形术

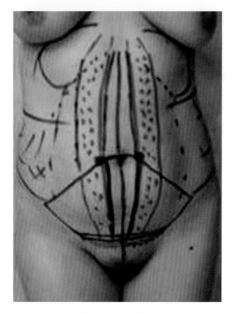

图 6.16　术前标记腹直肌分离范围

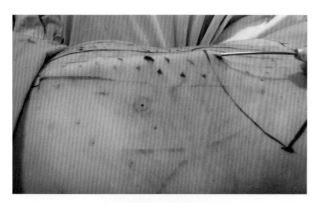

图 6.17　上腹部吸脂

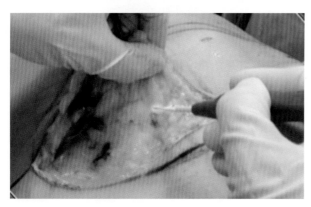

图 6.18　保留 Scarpa 筋膜

术后注意事项

- 手术可以在门诊或住院进行。

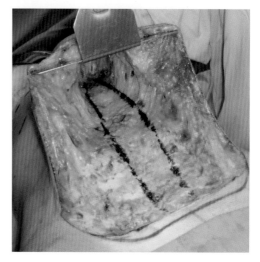

图 6.19　选择性剥离隧道

- 24 小时引流量少于 30ml 后可拔除引流管。
- 术后 30° 屈髋关节体位,使腹部处于放松状态。
- 此体位应维持到术后 2~3 周,以促进切口无张力愈合。
- 术后 6 周内禁止运动,如果术中进行了筋膜收紧提升术,则 8 周内禁止运动。
- 建议患者避免桑拿和日光浴。
- 建议穿着紧身衣,持续 6~8 周。

并发症与结果

- 应告知患者术后数周内因腹部张力增大,会出现疼痛或酸痛、术区麻木、淤青、乏力和不适。
- 局部并发症包括血肿、血清肿、伤口感染、脂肪坏死、伤口裂开、感觉异常、持续性麻木。
- 血清肿是术后最常见的并发症,可通过穿刺和引流进行处理。
- 持续性的血清肿可能需要内置引流管进行引流,如果后期出现包裹性的血清肿,则需要二次手术。
- 小的伤口裂开是临床常见问题,可通过换药自行愈合。
- 腹壁成形术会引发多种局部美观问题,包括切口两侧的猫耳畸形、瘢痕变宽或增生、瘢痕位置异常、肚脐的美观问题等。
- 绝大多数并发症可通过恰当的术前设计及精细的手术操作来避免。
- 如果同时进行了吸脂术,则需注意术后凹凸不平及真皮异常粘连的发生。
- 系统性并发症包括深静脉血栓形成、肺栓塞、腹内压增高引起的呼吸功能异常、系统性感染(包括中毒性休克综合征)等。
- 这些系统性并发症一旦发生都是致命的,必须尽快处理。
- 腹壁成形术如果联合了其他手术(如吸脂术),出现并发症的可能性远远高于其他常规整形手术。

延伸阅读

Aly AS. *Body Contouring After Massive Weight Loss*. St Louis: Quality Medical; 2006.
This work is published by a currently "leading postbariatric surgeon". Aly has composed a unique work on all reliable techniques for body contouring of patients after massive weight loss.

Bozola AR. Abdominoplasty: same classification and a new treatment concept 20 years later. *Aesthetic Plast Surg*. 2010;34(2):181–192.

Costa-Ferreira A, Rebelo M, Vásconez LO, et al. Scarpa fascia preservation during abdominoplasty: a prospective study. *Plast Reconstr Surg*. 2010;125(4):1232–1239.

Dellon AL. Fleur-de-lis abdominoplasty. *Aesthetic Plast Surg*. 1985;9:27.
Dellon first published, in 1985, his approach to a vertical and horizontal restoration of the abdominal wall through a combined resection, the "fleur-de-lis" technique.

Huger WE Jr. The anatomic rationale for abdominal lipectomy. *Am Surg*. 1979;45(9):612–617.

Hunstad JP, Repta R. *Atlas of Abdominoplasty*. Philadelphia: Saunders Elsevier; 2009.
This major work on all current abdominoplasty procedures is written by a leading authority on this subject, covering all topics from patient selection, incision placement, and ancillary procedures up to all possible complications by highlighting key considerations for a safe and successful performance.

Lockwood T. High lateral-tension abdominoplasty with superficial fascial system suspension. *Plast Reconstr Surg*. 1995;96:603–608.
This article describes the principles and details of this new approach to abdominoplasty. It offers an alternative technique, especially in patients after massive weight loss with limited treatment of the flanks.

Pitanguy I. Abdominolipectomy. An approach to it through an analysis of 300 consecutive cases. *Plast Reconstr Surg*. 1967;40:384.

Saldanha OR, Pinto EB, Matos WN Jr, et al. Lipoabdominoplasty without undermining. *Aesthet Surg J*. 2001;21(6):518–526.

Song AY, Jean RD, Hurwitz DJ, et al. A classification of contour deformities after bariatric weight loss: the Pittsburgh Rating Scale. *Plast Reconstr Surg*. 2005;116(5):1535–1546.
Rubin, as a currently "leading postbariatric surgeon", has published an interesting work on the different deformities in patients after bariatric weight loss, which may serve as a guideline for plastic surgeons during preoperative planning and for evaluation of their postoperative outcomes.

第 7 章

躯干塑形术

本章内容选自 Neligan 和 Rubin 主编的 *Plastic Surgery* 第 4 版第 2 分卷《美容》：第 25.1 章"环周躯干塑形术：导论"，章节作者为 J. Peter Rubin；第 25.2 章"环周躯干塑形术：环腰脂肪切除术"，章节作者为 Al S. Aly、Khalid Al-Zahrani 和 Albert Cram；第 25.3 章"环周躯干塑形术：低位脂肪提升术"，章节作者为 Dirk F. Richter 和 Nina Schwaiger；第 25.4 章"环周躯干塑形术：自体组织荷包缝合臀肌成形术"，章节作者为 Joseph P. Hunstad 和 Nicholas A. Flugstad；第 25.5 章"环周躯干塑形术：自体臀肌瓣隆臀并维持臀部轮廓的低位躯干提升术"，章节作者为 Robert F. Centeno 和 Jazmina M. Gonzalez。

概要

- 皮肤/脂肪紧密附着在深面的肌肉骨骼上，这些附着区包括脊柱、胸骨、腹白线、腹股沟区、耻骨上区与臀部和大腿外侧脂肪之间的区域。
- 接受低位躯干提升/环腰脂肪切除术的大部分是大量减肥患者，其次是体重指数在 26~28 之间的女性，另外是希望获得比单纯腹壁成形术更显著效果的正常体重女性。
- 影响患者外形的因素包括体重指数、脂肪沉积类型与被覆皮肤/脂肪的质量。
- 躯干提升/环腰脂肪切除术可以看成一种低位躯干环周切除术。手术一种是 Ⅱ 型低位躯干提升术（Lockwood 术式），另一种是环状脂肪切除/中部躯干提升术（Aly-Cram 术式）。
- 患者术前准备需要进行全面的体检和风险评估。
- 在做躯干提升/环腰脂肪切除术时，可以通过牵拉组织模拟封闭切口后瘢痕的位置。躯干前侧的最终瘢痕由下标记决定，躯干后侧的最终瘢痕由上标记决定。
- 手术顺序通常是首先行前侧手术，然后行背侧手术，最后闭合切口。
- 术后需要住院监护一级的护理，重点是患者体位、早期运动、输液与止痛。
- 术后可能发生严重并发症，最常见的问题是血肿。

简介

- 环周躯干塑形术是怀孕、减肥及衰老后体型重塑的基础。
- 这类手术在设计和操作上有所区别，体形重塑外科医生应了解每个步骤的基本原理，以便于针对每个患者的需求进行个性化应用。

- 广义上，环腰脂肪切除术是改善腰围的有效方法，而低位躯干提升术主要是应用一个更低位的切除来有效改善大腿外侧及臀部的形状。
- 环周躯干塑形术中组织重新定位的创新使得运用局部皮瓣的臀部塑形有了显著进步。
- 低位躯干的身体轮廓畸形可表现为"单纯前部"畸形或"环状"畸形。
  - 如果问题仅限于中等程度的、局部的脂肪堆积，只需要吸脂治疗。
  - 如果腹前壁出现了皮肤松弛和/或腹壁薄弱，为获得最佳外形，就需要进行腹壁成形术。
  - 如果已经出现了环周皮肤及皮下组织松弛，通常需要做躯干提升/环状切除术。
- 虽然张力确实会增加瘢痕并影响血运，但在通过组织切除的塑形手术中，张力是基本条件。
  - 在腹部整形术中，椭圆形切除在腹部中央区域产生最大的拉力。该区域上下部位，上方的剑突以及下方的阴阜，形态都获得了最大程度的改善。
  - 通过增加外侧椭圆形切除，张力减小，在其横向边缘达到零（图 7.1）。通过椭圆形切除从内侧向外侧跨越时，切口上方和下方的组织（腹外侧部与大腿前部）外形得到明显改善。
  - 在仅有前侧外形欠佳的低体重指数患者中，切口上、下方组织一般无须进行改善。
  - 而大多数体重较大的患者（超重 20~30 磅，约 9.1~13.6kg），以及一些正常体重的患者，需要在整个下部躯干的环周切除来改善腹部上、下方的形态（图 7.2）。因此，通过保留环周张力，可以改善切除组织部位上、下区域的形态。
  - 行腹壁成形术时，如果忽略了保持环绕躯干的张力概念，那么无论是实施腹壁成形术还是 T 形切除术，躯干的外侧与背部术后形态都不会理想（图 7.3）。

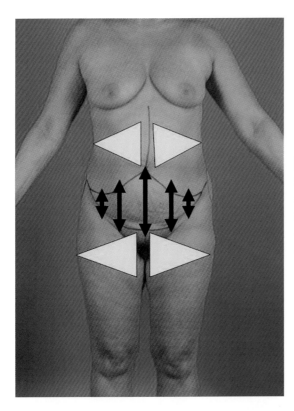

图7.1 黑色箭头表示建议的腹部椭圆切除成形术后闭合时产生的张力大小。中心部位张力最大,在椭圆形闭合切口的外侧缘逐渐缩小趋于零。手术前后体形改善程度与张力大小直接相关。因此,在最终瘢痕的上方和下方的中心处改善程度(即图中浅色部位)最大,并在横向上降至零。该患者无须做外侧与上、下方的组织切除,是腹壁成形术的理想患者

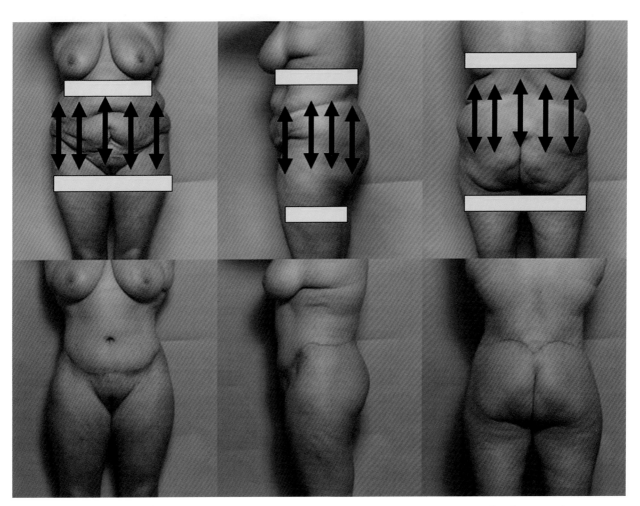

图7.2 患者存在切口上下区域的环状畸形,有必要维持切口的环周张力,从而获得手术部位的改善

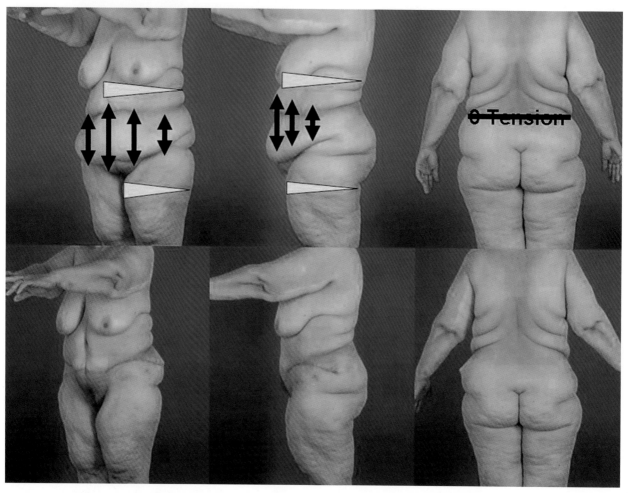

图 7.3　该大量减肥患者,采用传统腹壁成形术对腹部外形的改善局限于腹前壁,因为腹壁成形术式缺乏外侧与后方张力,因此这些部位没有明显改善

术前注意事项

- 有 3 类患者可以成为躯干提升 / 环周脂肪切除术的潜在受益者:大量减肥患者、超重 20~30 磅的患者及正常体重患者。

- 大量减肥患者组:
  - 这类患者是躯干提升 / 环周脂肪切除术患者的主要人群。
  - 大量减肥患者的低位躯干可以看成气球。当患者体重增加然后减掉体重时,气球首先会因体重增加而伸展,然后随着体重减轻而放气。就像已经膨胀了很长时间的气球一样,在此过程中,皮肤的固有弹性不可逆转地改变,导致多余的松弛的皮肤基本都是环状的。常见形状是倒锥形(图 7.4)。

- 超重 20~30 磅患者组(体重指数范围:26~28):
  - 尽管进行了运动并控制饮食减肥却没有明显减轻体重的女性。
  - 通常表现为低位躯干脂肪堆积,自然状态下表现为环周脂肪增多,从而导致低位躯干的结构特点消失(图7.5)。

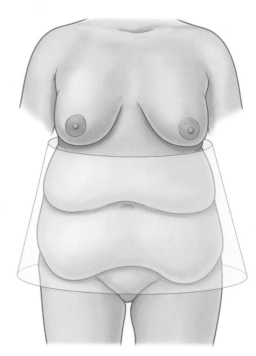

图 7.4　图示大量减肥后的低位躯干典型形态;一个三维的"倒锥形"

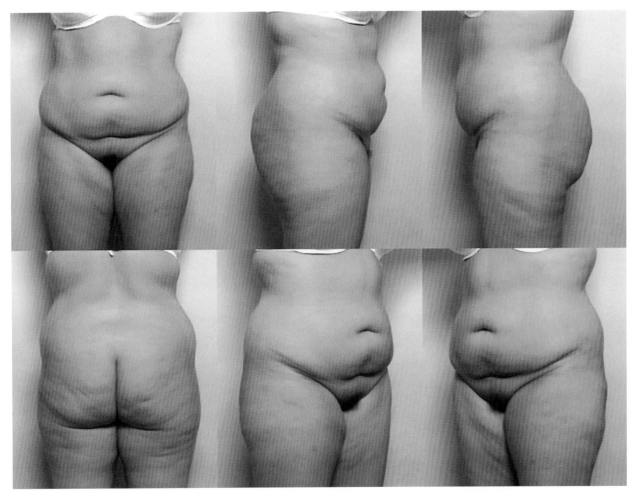

图 7.5　图示典型"超重 20~30 磅"组患者。注意低位躯干的脂肪代谢障碍

- 正常体重患者组：
  - 这类患者通常考虑腹壁成形术，但希望低位躯干的形态有更明显改善。
  - 这类患者希望他们的大腿前侧、大腿外侧、臀部与下背部的形态得到显著提升。
  - 许多的此类患者，可通过脂肪抽吸术联合腹壁成形术来改善这些部位的轮廓。但如果患者想要更显著的提升效果、更清晰的轮廓，则需要行环形组织切除术（图 7.6）。
  - 少数正常体重的老年患者能够从躯干提升 / 环状脂肪切除术中获益，因为他们的皮肤松弛，吸脂手术皮肤不能收紧，后所以需要环周脂肪切除术来获得收紧作用（图 7.7）。
- 影响躯干塑形术患者临床表现的 3 个因素是体重指数、脂肪堆积方式与被覆皮肤 / 脂肪的质量。
  - 大量减肥患者的体重指数水平差异很大（图 7.8）。
  - 大量减肥患者的畸形形态还取决于特定的脂肪堆积类型。人类脂肪堆积以及脂肪减少类型自出生就受基因控制。例如：女性脂肪通常倾向于堆积在腹腔外、下腹部、臀部和大腿，通常称为"梨形"。另一方面，男性脂肪通常集中在腹膜内侧和侧腹部（或称"腰间赘肉"）的身体中部，大腿沉积的脂肪较少，通常称为"苹果形"（图 7.9）。
- 被覆皮肤 / 脂肪是整形外科医生的手术对象，其本质特征非常重要。某些患者皮肤 / 被覆脂肪薄而柔软，另一些患者则厚并且缺乏弹性。作者发现，"牵拉移动"概念对检查该类患者非常有帮助（图 7.10）。
  - 夹捏腹部的外侧组织可以模拟躯干提升 / 环周脂肪切除术的侧腹切除对大腿远端的影响，从而能够较为准确地预测出最终的手术效果。
  - 如果夹捏可移动的组织量很小，例如存在高体重指数和厚而柔软的皮肤 / 脂肪包膜的患者，同样可用来预测最终结果。
  - 通常规律是，体重指数下降越大，可拉动的组织量就越大。

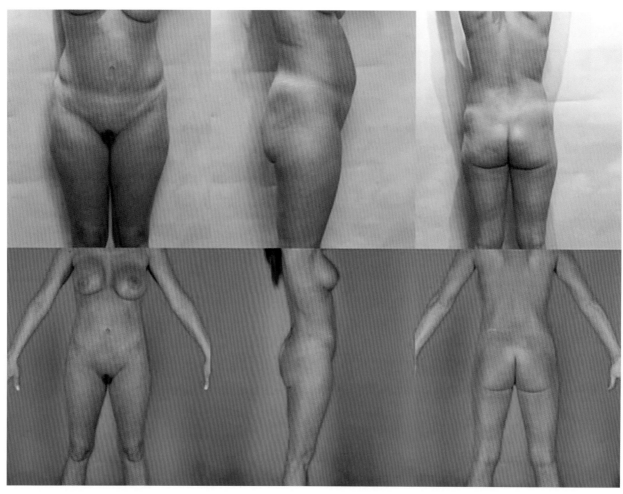

图 7.6　30 多岁的女性患者,希望改善腹部轮廓,但也希望获得低位躯干的最佳外形,包括较好的腰部曲线、大腿前侧、外侧提升以及臀部提升

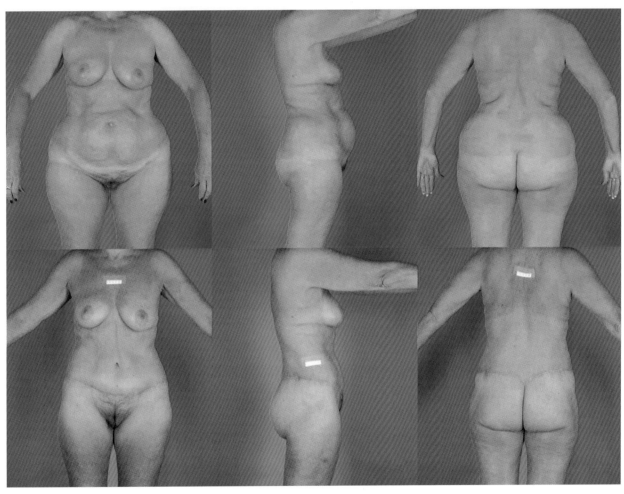

图 7.7　60 多岁的女性患者,环周切除术前后对比图。此年龄群患者吸脂术后皮肤收缩不足,可能需要通过切除手术获得最佳轮廓

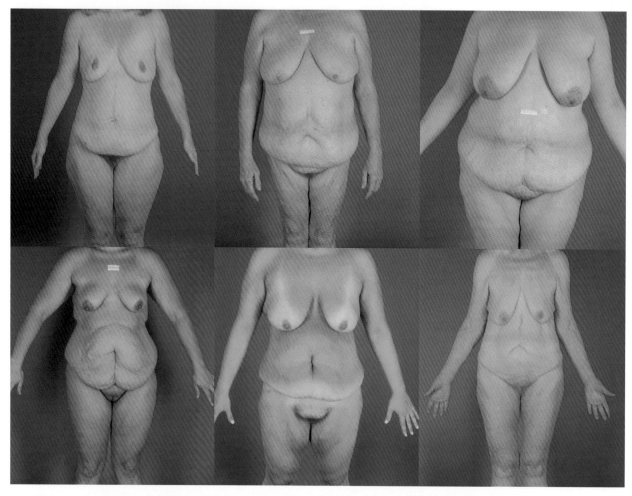

图 7.8   6 例大量减肥患者体重稳定后的照片。注意体重指数的显著变化、脂肪堆积类型和被覆皮肤 / 脂肪的质量

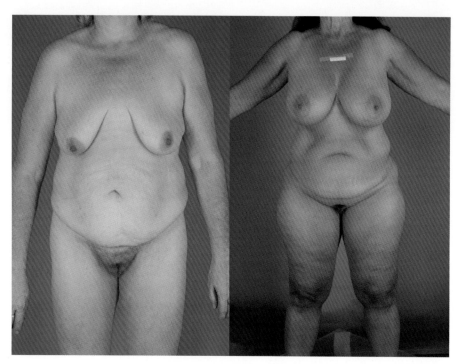

图 7.9   两患者示例两种最普遍的脂肪堆积类型。左侧是 "苹果形" 身材,常见于男性,虽然图例为女性。右侧是女性 "梨形" 身材脂肪堆积类型

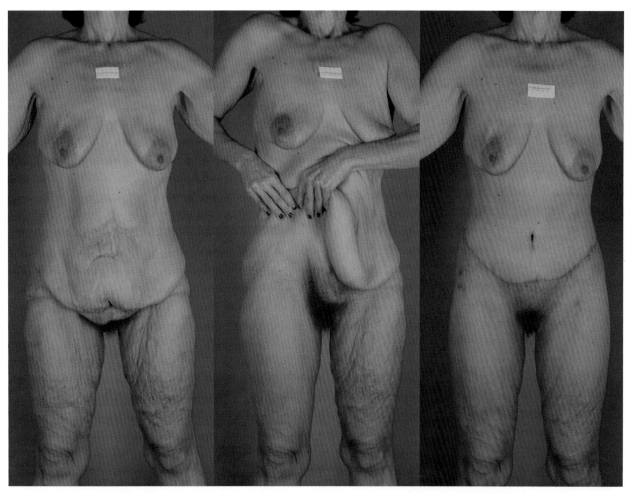

图 7.10　图示"牵拉移动"的方法。中间图示患者通过用手夹捏组织,模拟了切除组织后的潜在远期效果。注意,大腿前侧术后形态与术前夹捏效果非常接近

大量减肥患者的共性临床表现

- 几乎所有患者都表现出"皮肤脂肪悬垂"现象(图 7.11)。
- 几乎每位都有"阴阜悬垂"表现　。
- 腰部是肋骨和骨盆边缘之间低位躯干的最窄部分,很多大量减肥患者由于悬垂的被覆皮肤/软组织从肋骨垂到骨盆边缘下方,腰部可能变钝。
- 大腿前侧和外侧通常会下垂。
- 臀部会因体重增加/减轻过程的影响而下垂。很多大量减肥患者的下背部和臀部分界不清(图 7.12)。
- 很多患者出现了背部褶皱。部分背部褶皱位于下背部,通常可以经躯干提升/环状切除术予以改善。上背部的褶皱通常伴有乳房的松垂,躯干提升/环周脂肪切除术对他们作用较小,必须采用高位躯干提升手术予以治疗(图 7.13)。

患者选择标准

- 严重的心肺疾病是躯干提升/环周脂肪切除术的禁忌证。

- 大多数医生认为吸烟也是禁忌证。
- 为有胶原血管疾病的患者实施手术时也应非常谨慎。
- 体重指数是整形医生判定是否手术的重要因素。
  - 并发症发生率随着体重指数的增长而增加,因此许多整形外科医生不为体重指数 >32 的患者进行手术。
  - 如果为体重指数较高的患者施行手术,患者必须接受更高的并发症发生率。体重指数 >35 的患者出现术后并发症的可能性接近 100%。
- 理想状态下,最好把身体塑形手术推迟到患者减肥至体重稳定至少 3 个月后。
  - 接受胃系带手术的患者,达到稳定体重平均需 2 年左右。
  - 胃旁路手术与胃环缩手术患者术后平均需 18 个月左右达到稳定体重。
  - 十二指肠转位术患者约需 12~14 个月达到稳定体重。
- 如果患者腹部内容物过多而无法通过腹壁肌肉折叠使腹部轮廓变平,那么环周脂肪切除术的效果就与脂膜切除术的效果非常接近。为避免环周切除术的风险,应该进行保守治疗,改为脂膜切除术。
- 环周皮肤脂肪切除术后恢复的生理与心理方面挑战性都很大。如果选择心理不稳定的患者经历漫长艰难的康复期可能会导致灾难性后果。

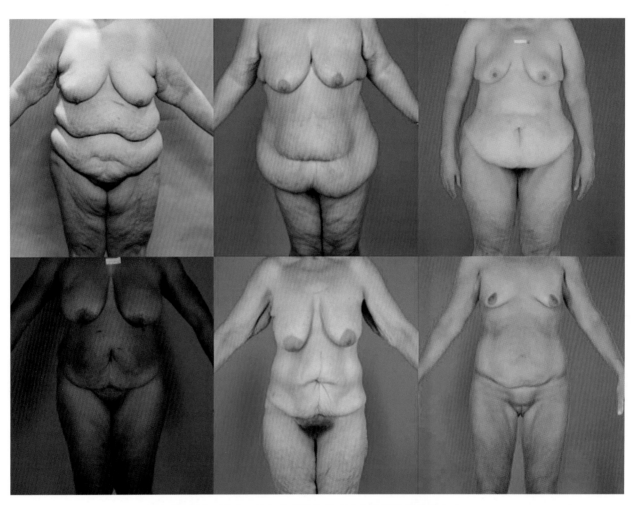

图 7.11   图示 6 例大量减肥患者不同皮肤脂肪形态和大小

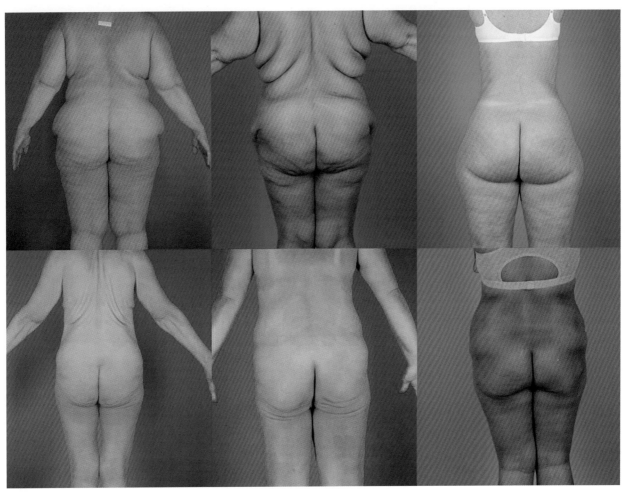

图 7.12 图示 6 例大量减肥患者的不同类型和尺寸的臀部。臀部区域脂肪代谢障碍结合臀部下垂，通常导致臀部与背部边界模糊不清

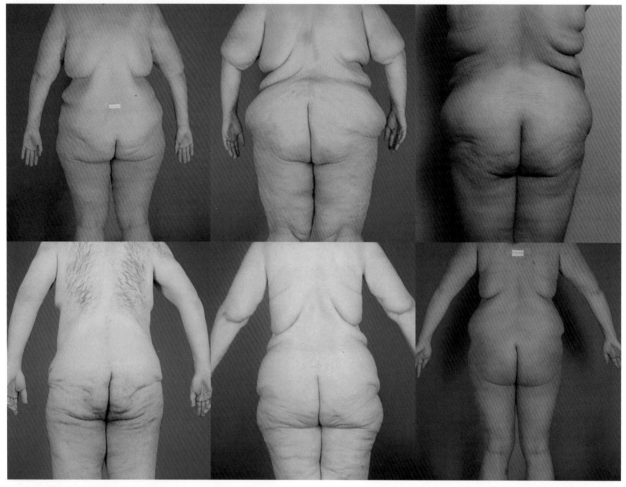

图 7.13　6 例大量减肥患者,显示不同类型的背部褶皱。躯干提升 / 环状脂肪切除术可以改善或消除中到下背部褶皱,但对上背部褶皱无效

■ 患者选择标准见框 7.1。

框 7.1　患者选择

- 身体健康稳定
- 心理状态稳定
- 不吸烟(大多数外科医生要求,但不是全部)
- 腹腔内容物较少
- 体重稳定

术前评估

■ 当患者存在低位躯干形态问题时,必须详细询问其体重变化史。确定其低位躯干畸形的病因很重要,病因包括衰老、生育、日晒引起的皮肤松弛和大量减肥患者。如果主要原因是体重减轻,则应回答以下问题:
  - 他们最大的体重是多少?
  - 他们减肥的方法是什么?
  - 体重最低是多少?

- 体重保持了多长时间?
- 他们是否认为自己会继续减轻体重?
- 他们是否倾向于采取极端的方法减肥?

■ 必须仔细询问所有重要的疾病的状况与病史。了解营养和饮食习惯、营养剂补充及营养缺乏情况等。

■ 一些外科医生会要求获取每位进行环周脂肪切除 / 躯干提升术患者的心理健康证明,以确保患者能够经受手术过程,并提示术后可能需要心理咨询师介入治疗。

■ 体格检查应注意以下几点:
  - 皮肤松弛程度
  - 皮下脂肪厚度
  - 皮肤牵拉程度
  - 皮肤瘢痕情况:肋下胆囊切除术后瘢痕可能会影响皮瓣血运,中线部位瘢痕可能会限制下腹部皮瓣的活动度
  - 腰部分界
  - 是否存在腹部或背部的褶皱
  - 腹直肌分离的程度和 / 或疝气的存在
  - 必须注意腹部内容物量。由于腹壁脂肪较厚、松弛,传统的"潜水员测试"对大多数大量减肥患者无效。作者

利用更有效的方法评估他们的腹部轮廓,将患者置于仰卧位。如果腹部呈舟状,且腹壁低于肋骨水平,则可认为腹直肌筋膜会有效地保持扁平形态。如果腹部高于肋骨,则可以推测腹部内容物量过大,已不能形成有效的筋膜折叠(见图 7.9)

- 臀部突度和下垂程度
- 大腿前、外侧脂肪堆积和下垂的程度
- 应尽早进行一系列的实验室检查,术前矫正患者的实验室指标异常。实验室指标包括血常规、尿素、肌酐、电解质、血糖、尿常规、肝功能、铁、钙、白蛋白、前白蛋白、总蛋白、维生素 B、镁和硫胺素
- 必要时须做胸部 X 线和心电图

解剖要点

- 行低位躯干环周皮肤脂肪切除术时,对腹部血供的清晰认识至关重要。
- 腹壁皮下脂肪被浅筋膜系统(Scarpa 筋膜)分为深、浅两层。
  - 较瘦的患者的两层厚度非常接近。体重指数较高的患者的浅层脂肪厚度明显大于深层。
- 附着区:有些躯干部位的皮肤/脂肪紧密附着在深面骨骼肌上,限制其上下移动,但这些可以通过衰老、体重波动或者手术操作而发生改变。
  - 附着区作用是将下垂的皮肤脂肪像“钩子”一样挂住,特别是那种因体重过大或减肥出现的多余皮肤(图 7.14)。
  - 在脊柱、胸骨与双侧腹股沟的附着区是强附着区。
  - 位于腹中线白线和耻骨上褶皱处的附着区通常较弱。

- 其他重要附着区:臀部和大腿外侧之间。

手术技术(视频 7.1)

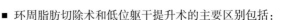

- 环周脂肪切除术和低位躯干提升术的主要区别包括:
  - 环周脂肪切除术整体上比低位躯干提升术楔形切除更高。
  - 环周脂肪切除术仅可以提升躯干,低位躯干提升术则可被视为大腿提升术,瘢痕位置更低,对大腿软组织的效果更好。
  - 尽管环周脂肪切除术也会削弱臀部和大腿外侧的附着区,但由于并没将其完全破坏,因此不能有效提升大腿。
  - 相反,低位躯干提升术时通常使用 Lockwood 分离器,通过间断剥离和大范围吸脂来破坏位于臀部与粗隆之间的双侧附着区,从而更好地提升大腿。
  - 环周脂肪切除术后形成的瘢痕位置更高,且环绕低位躯干分布。

见框 7.2、框 7.3 和图 7.15。

框 7.2　环周脂肪切除术/中部躯干提升术

优点:
- 躯干提升
- 收窄腰部
- 改善臀部轮廓
- 区分下背部与臀部

缺点:
- 正常泳衣/内衣遮盖不住的高位置瘢痕
- 减大腿效果不如其他术式明显
- 可能需要相对其他术式更大范围的减大腿术

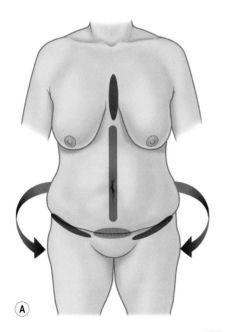
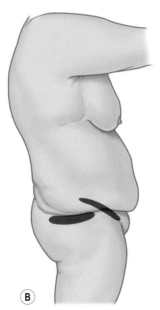
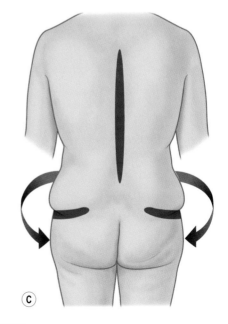

■ 强附着区　　■ 弱附着区　　▨ 变化附着区

图 7.14　躯干附着区。注意,随年龄增长和/或体重下降,组织向中下部松垂

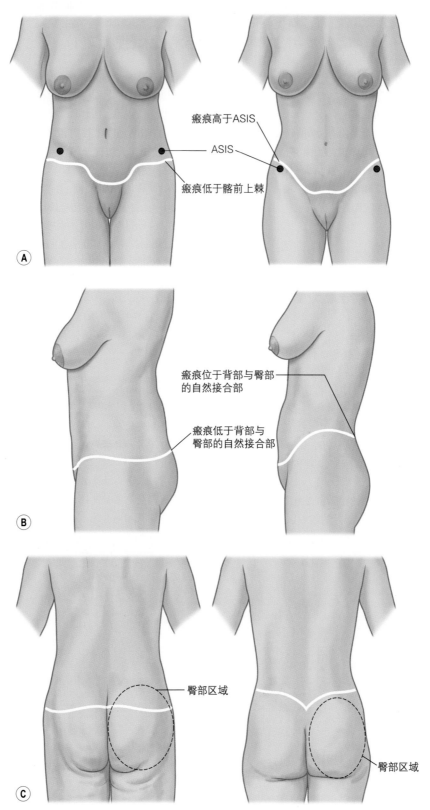

图 7.15　总体而言,Ⅱ型低位躯干提升术前侧的瘢痕位置较环周脂肪切除术的瘢痕位置更靠下。在前
侧,Ⅱ型低位躯干提升的最终瘢痕低于髂前上棘(ASIS)(A,左),环周切除术高于髂前上棘(A,右)。在
外侧和后侧,瘢痕低于背部与臀部的自然接合部(B 和 C,左),而环周脂肪切除术则正好位于或略高于自
然接合部(B 和 C,右)

优点：

- 躯干提升
- 非常明显的大腿提升
- 减少了大腿后续的手术需要量
- 低位瘢痕部位能被泳衣或者内衣遮盖

缺点：

- 多数患者腰部钝化
- 后部瘢痕影响臀部
- 下背部和臀部之间缺乏分界
- 皮瓣厚的患者会形成髂前上棘上脂肪堆积

环周脂肪切除术

- 一般而言，躯干提升/环状脂肪切除术要将低位躯干作为整体对待，解决患者的绝大多数诉求。框 7.4 是常见的塑形诉求。

框 7.4　目标

1. 去除腹部组织松垂，使腹部扁平
2. 消除阴阜下垂和多余脂肪
3. 形成腰围轮廓（多见于女性）
4. 提升大腿前部及外侧
5. 消除下背部褶皱，与部分患者的中背部褶皱
6. 提臀
7. 塑造最佳臀部轮廓

- 躯干提升/带状脂肪切除术的术前标记是成功的"指南"。
  - 尽管术中有部分调整，但在标记过程大部分计划和决策应在标记过程中完成。
  - 许多术者会在术前常规拍照，包括标记前和标记后，这可用于术前评估并进行必要的调整，以及将患者的最终轮廓与标记进行比较（通常在术后 12 个月），通过这种对比有助于精进术者自身技术。
- 一般而言，腹部问题是患者最关心的，术者应在不影响外侧或后部形态的前提下尽力获得最佳的腹部形态。
- 每个外科医生都渴望控制瘢痕位置。一般而言，可以通过模拟闭合时的组织动力线来达到接近瘢痕位置的效果。
- 重要的是要注意，由于下附着区相对固定，因此要将瘢痕靠近下附着区，而非移动度较大的腹部皮瓣位置。

正面标记

- 标记剑突到耻骨联合之间的腹中线。
- 沿着耻骨联合骨性凸起以上 1~3cm 画一条水平线，连接阴阜两侧。
  - 在张力条件下，阴唇系带至拟提升的阴阜顶部的距离通常约为 6~8cm（图 7.16）。

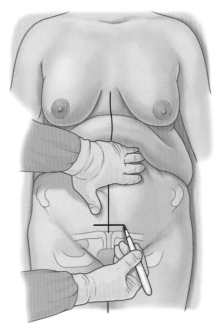

图 7.16　阴阜水平标记线。注意，如果希望将阴阜提高，以改善其美观效果，标记线应位于耻骨上方 1~3cm

- 注意测量中线两边的距离，以保持对称性。
- 嘱患者轻度屈曲身体，连接阴阜与髂前上棘（ASIS）作为水平线。
  - 患者在半屈曲体位下画出阴阜至髂前上棘的水平标志线。模拟出切口闭合时组织张力的位置，而非画线手以同样用力的方式将腹部组织向上推，来模拟切除腹部皮瓣后切口闭合时的状态（图 7.17）。

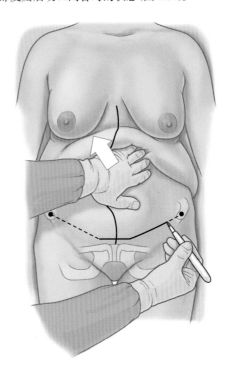

图 7.17　从阴阜外侧到髂前上棘做标记画线。用非画线手将组织上推，模拟腹部皮瓣切除术后的下部切口线的拉力，并画出标记线

- 术者标记最理想的最终位置。如果术者希望保留较高的"法式比基尼"成角瘢痕,就触到髂前上棘,在其稍上方画出标记线。如果术者想要低位瘢痕,同样可以采用该手法,只需根据需要将画线位置稍微降低即可。
- 患者处于半屈曲位,画上腹部预设的切口水平标记线。大量减肥患者的上腹部水平线位于脐上方的几厘米处,当患者超重 20~30 磅或者正常体重时,该画线位置应该略低。
  - 这些标记线与前面描述的下部标记线不同,根据组织移位和预期形态可以在术中进行调整。
  - 作者倾向于将上标记线与下标记线等距离配对画,这有助于在闭合切口时形成一条直线。
  - 中部将阴阜水平标记线配对缝合后,上标记线呈扁平或略呈 V 形,尤其避免最终瘢痕呈 W 形(图 7.18)。

屈曲,医生用手夹捏上方组织,模拟腹壁成形术后需要切除的组织量,然后画出上部标记线(图 7.19)。这一动作必不可少,可以减少切口裂开的风险。

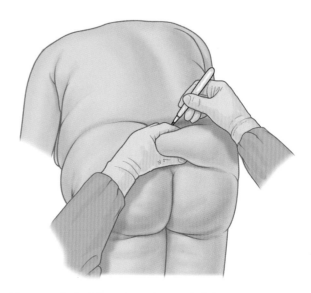

图 7.19　患者腰部屈曲,医生标记其背部切口的中线中心位置,以此模拟腹壁成形术完成后的位置。该方法能够降低术后前部与后部相互抵触的拉力所造成的切口裂开的风险

- 标记完成后,术者应比较身体前后部的标记线位置,如果偏差较大,必须进行调整。
- 下背部标记线位于背部中线到身体前部标记线的外侧延长线之间,呈平缓的 S 形(图 7.20)。

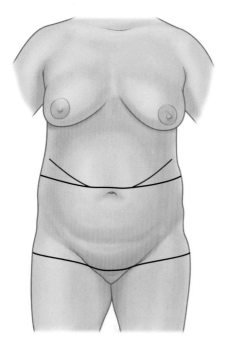

图 7.18　侧上方画线尽可能没有太多角度,特别患者仰卧位时进行标记。红色所示的严重弯角标记可能会导致血运明显减少,从而导致腹部中央皮瓣坏死

- 为了匹配从阴阜到髂前上棘的下标记线,特别是在仰卧位时,容易将上外侧标记线成角。这会导致肋间、肋下与腰部到中线部位的血运减少,造成组织坏死,应该注意避免。

背部切口设计

- 标记背部垂直中线。
- 标记背部垂直中线部位的切除范围。
  - 背部中央拟切除区域的下方点位置通常选择下背部 / 臀部交界处,此处常常是褶皱皮肤和光滑皮肤之间的移行区域。
  - 一旦确定了下标记点的位置,应该让患者腰部向前方

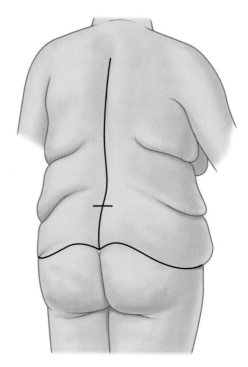

图 7.20　后下部标记线如平滑的 S 状。由于外侧、腋后线有明显的脂肪悬垂,此形状可使在该平面上切除组织量达到最大

- 这种画线方法由作者最先提出,与上部画线不同,本方法有助于切除一定形态的组织,达到塑形效果。
- S 形的最低点应位于腋后线,该区域是年老皮肤松垂或减肥造成躯干下垂的最低位置。

■ 上背部标记线位于背部中线至身体前部标记线的外侧延长线之间,该线与下背部标记线之间呈收窄形状,将臀部与大腿外侧组织尽量上提到形成理想臀部与大腿外侧轮廓的位置(图 7.21)。

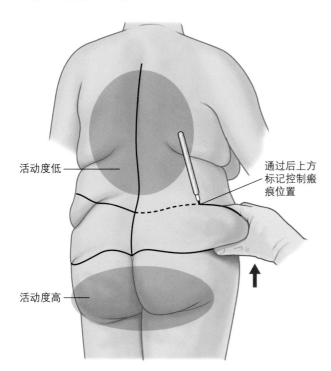

活动度低

通过后上方标记控制瘢痕位置

活动度高

图 7.21 后上方标记通过在多个提升点完成,注意适度提升塑造臀部轮廓,然后将这些点连接起来。重要的是要注意上标记线是控制最终瘢痕位置的因素,因为它相对于臀部活动度更低

- 最简单的方法是从中线到前面画线的外侧,先从顶部向外侧做多点标注,然后进行连接。
- 部分术者倾向于将最后的中线瘢痕定在下背部、骶骨和臀部之间的自然结合部,呈 V 形,也有部分术者倾向于直线缝合。
- 由于上背部比臀部脂肪组织的移动度小,因此上背部画线的位置决定了最终环周脂肪切除术的瘢痕位置。最终瘢痕一般位于上部画线的 2~3cm 范围内。

垂直排列画线

■ 躯干前后的切口线设计好后,应做环周垂直对齐画线,以便更精准地完成切口缝合。

- 多数患者下标记线要比上标记线更长,所以切口缝合时需要进行调整或矫正。切口缝合后可能产生小褶皱,随着时间可以消失。

体位顺序

■ 目前存在多种潜在的体位顺序,可用于实施躯干提升或环周脂肪切除术。无论采用何种顺序,重点都只在于能够获得患者期望的体形。

■ 俯卧位 / 仰卧位:
- 这是最常用的体位顺序。
- 优点:只翻一次身,且能判断背部切除手术的对称性,并在自然体位下进行隆臀手术。
- 缺点:体位损伤风险,尤其在手术时间过长情况下,该体位具有造成呼吸困难、肩部损伤、尺神经损伤与眼球损伤的潜在风险。

■ 仰卧位 / 俯卧位:
- 优点:只翻一次身,能够保证先完成的塑形手术位于身体前面。
- 缺点:当前面切除手术完成后,患者转成俯卧位比较困难,存在翻身时切口裂开的风险。

■ 仰卧位 / 侧卧位 / 侧卧位
- 有些术者倾向于这个体位顺序(Aly 等)。
- 优点:可以优先塑造较好的躯干前侧轮廓,变动体位后还可以据此进行调整。侧卧位时,可以最大限度地切除多余组织。
- 缺点:手术中不便于观察背部与臀部形态,可能导致不对称。另外,做隆臀手术更具挑战性的侧卧位,且需翻身两次。

麻醉及预防下肢深静脉血栓与肺栓塞

■ 大多数进行躯干提升术 / 环状脂肪切除术的外科医生都使用全身麻醉。

■ 部分外科医生提倡术前行胸椎硬膜外麻醉并保留置管,以减轻术后疼痛,这可能还有助于减少深静脉血栓形成和肺栓塞的发生。

■ 如果不使用硬膜外麻醉,需在决定是否常规穿弹力袜、早下床活动外,再增加其他服用药物,减少深静脉血栓与肺栓塞风险。

手术技术

■ 本节描述的手术技术是一个基于仰卧位 / 侧卧位 / 侧卧位体位顺序的环周脂肪切除术。

■ 手术室内,患者仰卧位,上臂外展 90°。标记切口线,留置尿管,手术铺单。

■ 切开脐带,剪刀剥离脐蒂周围组织。
- 将牵引线缝合在脐带的 6 点和 12 点位置的适当深度,以便于进行环形切口。

- 在解剖脐蒂时必须小心,有些患者可能存在未发现的脐疝。
■ 沿腹壁下切口线切开皮肤及皮下组织直至 Scarpa 筋膜层。
  - 然后沿下腹部切口切开皮肤至 Scarpa 筋膜层。(图 7.22)。作者认为,在腹直肌筋膜表面保留部分脂肪组织可降低血肿的发生风险。

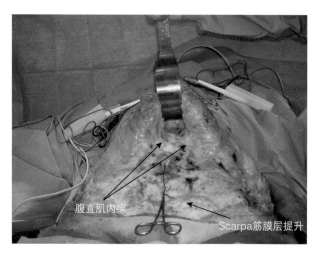

图 7.22　已完成全部脐外提升,深度刚好在 Scarpa 筋膜水平。图示一位"厚皮瓣"患者的皮瓣提升,作者在脐上皮瓣作常规吸脂。为避免影响血供,这种类型的患者脐带上提升非常有限,恰好位于腹直肌的内缘,保持腹直肌穿支血管不被破坏

■ 脐上组织的切除方法取决于腹部皮瓣的厚度。
  - 如果皮瓣较薄,就做传统的朝向季肋区与剑突部位的提升。腹部皮瓣提升的程度应该足够形成最佳外形,而且尽可能多地保留皮肤穿支。
  - 如果腹部皮瓣较厚,尽量向上至剑突部位剥离,暴露腹直肌内缘,结合吸脂修薄皮瓣(见图 7.22)。
■ 腹部皮瓣分离结束后,从剑突向耻骨的垂直对齐缝合。
  - 必要时做水平褥式缝合。
■ 为了最大限度地推进皮瓣,患者应在腰部弯曲位,使皮瓣向下方牵拉。
  - 在皮瓣上剪口作为上部切除的标记。
  - 切除多余的皮瓣时,如果皮瓣较厚,通常需要对切除部分进行楔形切除。
  - 如果阴阜太厚,可以在 Scarpa 筋膜下进行吸脂或直接切除脂肪。直接切除通常需要在适当的平面上将阴阜 Scarpa 筋膜向下固定到深面的腹直肌筋膜上。
■ 伴随着腹部皮瓣的修剪与暂时性对位固定,在中线脐蒂浅面的皮瓣上作一个 1.5~2cm 的垂直切口。钝性剥离出一条脐蒂浅出的通道,无须去除脂肪。
  - 作者认为在新脐部位做脂肪切除可能会导致皮瓣血运问题。
  - 脐的理想翻转形态可以通过在 3、6、9 点位置的"3 点固定缝合"获得(图 7.23)。
  - 脐的其他部位沿皮瓣周围采用皮下间断内翻缝合。这

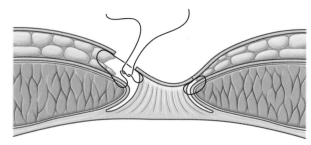

图 7.23　采用三点固定缝合法能够形成翻转的脐。最终脐周瘢痕位于内侧,避免了外部明显的瘢痕。应注意,作者造脐穴并未去除脂肪,因为作者认为这可能会导致皮瓣坏死的风险增加

种缝合方法无外部缝线,可以避免缝合痕迹。
  - 瘢痕应位于脐凹的内侧面,这样能够很好地隐藏。
■ 使用位于腹部皮瓣和深层腹壁间的固定缝线来消除潜在的无效腔,减少血肿形成的风险(图 7.24)。

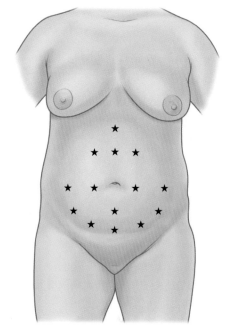

图 7.24　图示作者所用的皮瓣固定缝合方式

■ 腹部闭合通常需要至少放置一条闭合引流管,切口闭合涉及 Scarpa 筋膜的闭合和 1~2 层皮肤浅层的缝合。
  - 腹前部组织切除会造成外侧"猫耳畸形",可以采用订皮机将创缘暂时闭合,再进行修整。
■ 把患者调整成侧卧位需要麻醉医师和至少四名手术室人员的共同合作。
  - 翻身过程中需要始终保持腰部弯曲,以防止腹部切口裂开,最好指派一人专门确保腹部体位。
  - 每个压力点都需要棉垫保护,包括使用腋部垫圈。
  - 在膝盖之间放枕头来使髋关节外展,可以最大程度切除外侧组织(图 7.25)。
■ 患者重新消毒铺单后,从外侧猫耳畸形向背部中线进行

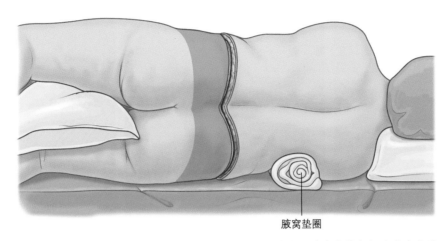

腋窝垫圈

图 7.25　作者倾向于通过侧卧位切除组织,该组织是由从前向中背部切除术产生的外侧猫耳畸形。该体位可最大程度外展髋关节,便于大腿外侧吸脂术。必须要适当地垫护患者,包括使用腋窝垫圈

背部切除。大多数患者将在此时进行大腿外侧吸脂术。
- 作者喜欢先沿上切口线的切开。
■ 从切口线到提升平面的剥离深度取决于臀部脂肪预期保留量。
- 臀部过度突出的患者,通过在髋关节上方夹捏可以预测臀部突度的理想目标和腰部降低的程度。实现这一点最好通过向下剥离到肌筋膜浅层,然后上提下部的皮瓣到预设的切口线平面(图 7.26)。修剪皮瓣时,要进行楔形切除来进一步收窄腰部。
- 对于臀部饱满度正常或不佳的患者,手术应尽可能维持或恢复正常的突度。因此,沿上切口线切开时应到达浅筋膜层,皮瓣在此平面向下剥离到预设切除水平(图 7.26)。修剪皮瓣时,下部皮瓣边缘不要倾斜。
■ 大腿外侧下方的剥离通常不超过预设的下部切口线范围。
■ 修剪完下方皮瓣后,用前述方式进行闭合。
- 闭合前插入引流管。
- 一侧关闭过程中会在中线产生猫耳畸形,先用订皮机

暂时闭合以便进行另一侧。患者翻身后,对侧重复相同的步骤。
■ 患者转为对侧侧卧位,手术步骤同上。
■ 待背部组织切除并缝合切口后将患者转向仰卧位,在此过程中要确保依然维持弯曲位。然后在手术医生的监督下将其搬运至病床上。

低位躯干提升术

■ 低位躯干提升术的手术步骤与环周脂肪切除术类似,但应注意以下几个关键点:
- 低位躯干提升术的瘢痕位置更低,可同时提升大腿(图 7.27 和图 7.28)。
- 可使用 Lockwood 分离器或侵入性吸脂术有针对性地破坏大腿外侧黏附区。
- 建议先通过吸脂术抽吸修薄拟切除区域,或增加大腿外侧组织的活动度(图 7.29)。
■ 见框 7.5。

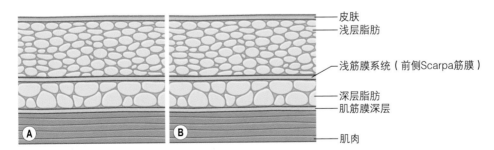

皮肤
浅层脂肪

浅筋膜系统（前侧Scarpa筋膜）

深层脂肪
肌筋膜深层

肌肉

图 7.26　背部切除时,下皮瓣的提升平面取决于解剖结构和患者的期望值。体重指数高和 / 或臀部过度突出的患者中,解剖会深达肌筋膜浅层,以获得腰部变窄并缩小臀部突度(A)。体重指数低和 / 或臀部突度不足的患者中,解剖平面位于浅筋膜层,以保持丰满度并增加最终突度(B)

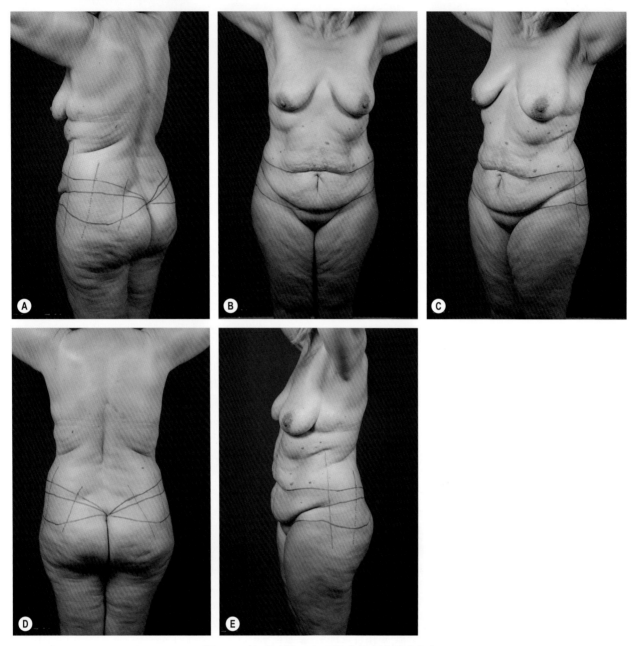

图 7.27   红色线表示躯干提升术中的预设瘢痕

框 7.5   概要

- 除 Aly 报道的环周脂肪切除术之外,可选择术中变换体位的环周低位躯干成形术。
- 该方法来源于 Ted Lockwood 低位躯干提升术式,主要适应证为大量减肥人群。
- 在同一手术中,仅需变换一次体位,即可同时进行腹壁、侧腰、大腿外侧、背部、臀部的皮肤切除及塑形。
- 除了腹壁成形,术中臀部整形很重要,可经自体组织转移进行体积和形态上的重塑。
- 需谨慎选择适应证人群,和患者沟通术后期望的效果和手术的局限性。
- 躯干提升术是良好的手术方法,适用于减肥后、衰老导致的环躯干皮肤松弛或脂肪抽吸术后皮肤软组织畸形。
- 术中关注臀部畸形并进行臀部重建术。
- 体重指数 >32 的患者不宜行躯干提升术。
- 将减肥患者分为 3 类:臀部肥大伴脂肪赘余;臀部体积正常伴皮肤赘余和下垂;臀部平坦伴皮肤赘余和下垂。

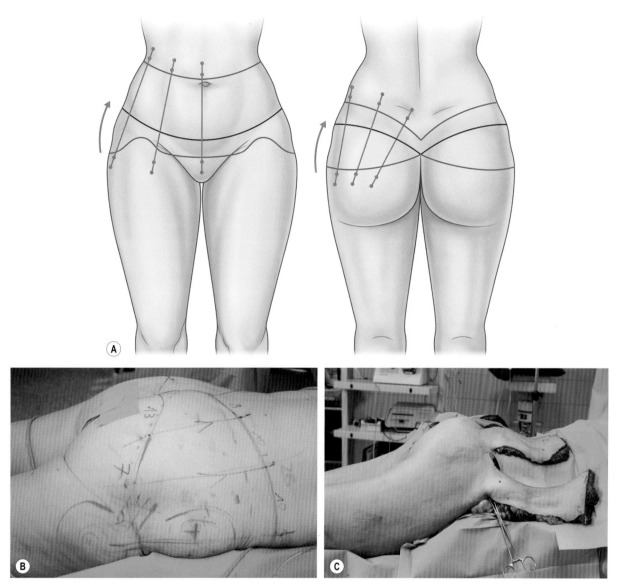

图 7.28　后部矢量的标记必须避免在提升术后背部出现"帐篷状"的外观。后向量线示意图（A）和术中（B）演示。沿矢量线切开后的术中侧视图（C）。（From Rubin P, Jewell M, Richter DF et al. (eds). Body Contouring and Liposuction. St. Louis, MO：Elsevier Saunders；2012：389-390.）

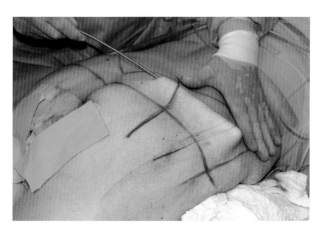

图 7.29　吸脂应仅在切除区域内进行，以免损害血供

自体组织隆臀术

- 一些术者主张对于臀部突度不足的患者行自体组织隆臀术。
- 在这类手术中，来源于背部切除的去表皮组织作为填充物转到臀部，而不是将其切除丢弃。
- 该术式的优点是可以通过自体组织使臀部丰满。
- 该术式的缺点是背部皮瓣旋转后填充的臀部位置不正确、导致背部瘢痕的错位、脂肪坏死、严重皮肤坏死、慢性疼痛、慢性血肿、切口严重裂开和败血症。
- 选择合适的患者且术者有丰富经验才能最大限度地减少此类隆臀术的风险。
- 常规的手术技术包括：
  - 荷包缝合臀肌成形术（图 7.30~ 图 7.37；"提示与要点"）。
  - 岛状臀部皮瓣法（图 7.38~ 图 7.40）。

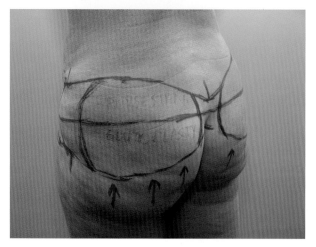

图 7.30   在切除图案中标记预设隆臀的区域,在本病例中标记为"荷包缝合臀部成形术"

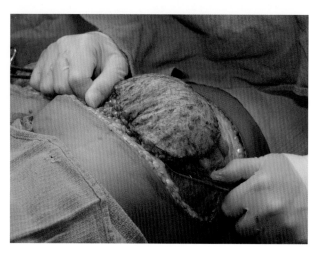

图 7.33   在浅筋膜层连续紧致进行荷包缝合术,缩窄臀丘成形的基底,加强形态和软组织突度

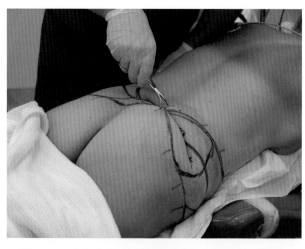

图 7.31   手术室内,用巾钳检测标记点,评估所需张力

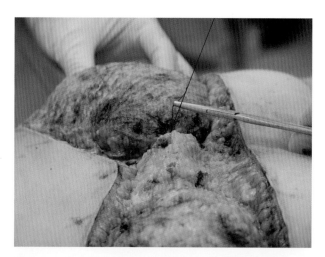

图 7.34   臀丘固定到浅筋膜层中心上,以防组织向外侧移位

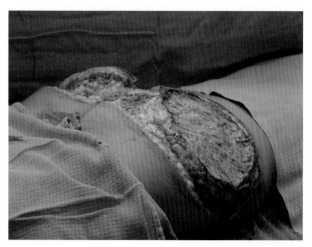

图 7.32   臀丘去上皮,沿臀丘周围解剖直至深筋膜层,注意不要斜切或破坏臀丘

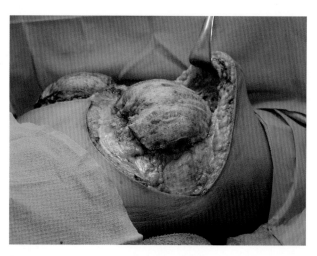

图 7.35   向下剥离臀部软组织,以形成一个供臀丘成形术安置的腔隙,适当利用周围软组织闭合切口

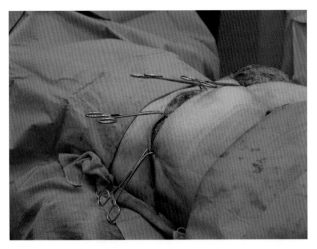

图 7.36 闭合过程中暂时性用巾钳对齐皮肤边缘。用 1 号 Vicryl（薇乔）线封闭缝合浅筋膜系统层。暂时性关闭侧面的 V-Y 切口，待患者仰卧时完成

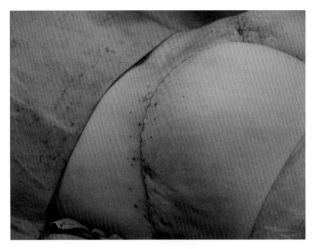

图 7.37 手术室内最终闭合的切口

提示与要点

- 用巾钳检查画线标记，有助于确保不会发生因张力过大臀丘表面皮肤无法封闭。同时在双侧手掌线的内侧 1cm 标记防止过度切除。
- 铺单之前，重新对准标记刺入亚甲蓝，来确保标记不会被洗掉。
- 最大的拉力通常可能发生在侧面。在标记侧面时，指示患者稍微向医生侧倾斜以免过度切除。
- 将浅筋膜层与荷包缝合的最深处接合在一起，可以将大部分张力施加在浅筋膜层而不是皮肤上，能够使皮肤以最小张力愈合，最终改善瘢痕效果。

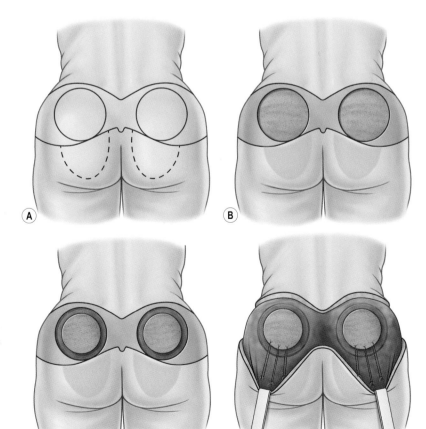

图 7.38 岛状臀肌皮瓣：（A~D）Centeno- 岛状皮瓣

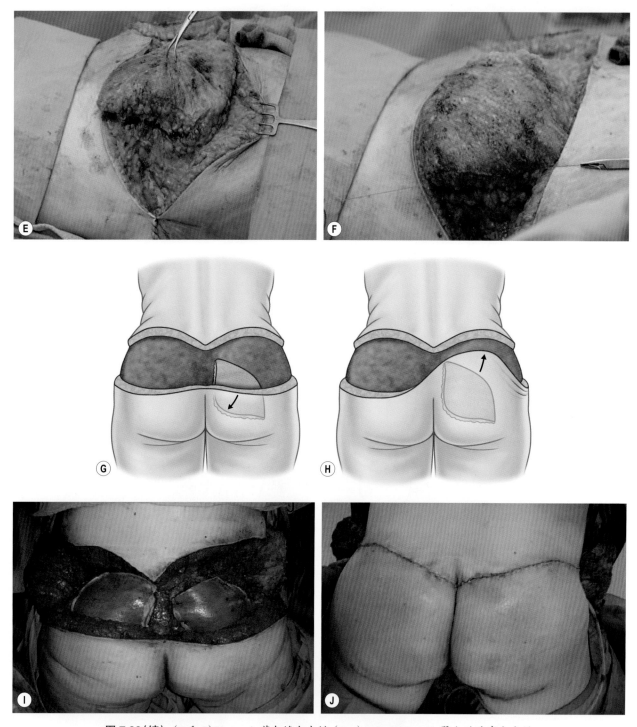

图 7.38（续）（E 和 F）Hunstad- 荷包缝合皮瓣;（G~J）Colwell-Borud- 臀上动脉穿支皮瓣

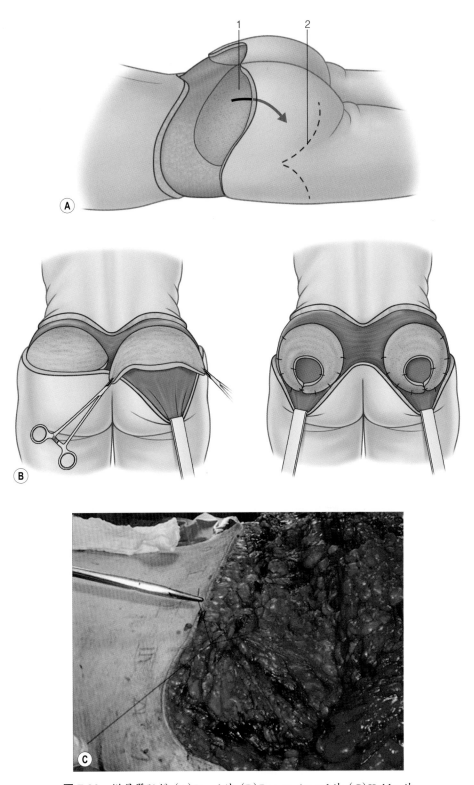

图 7.39　增量臀肌瓣:(A) Pascal 法;(B) Raposa-Amaral 法;(C) Kohler 法

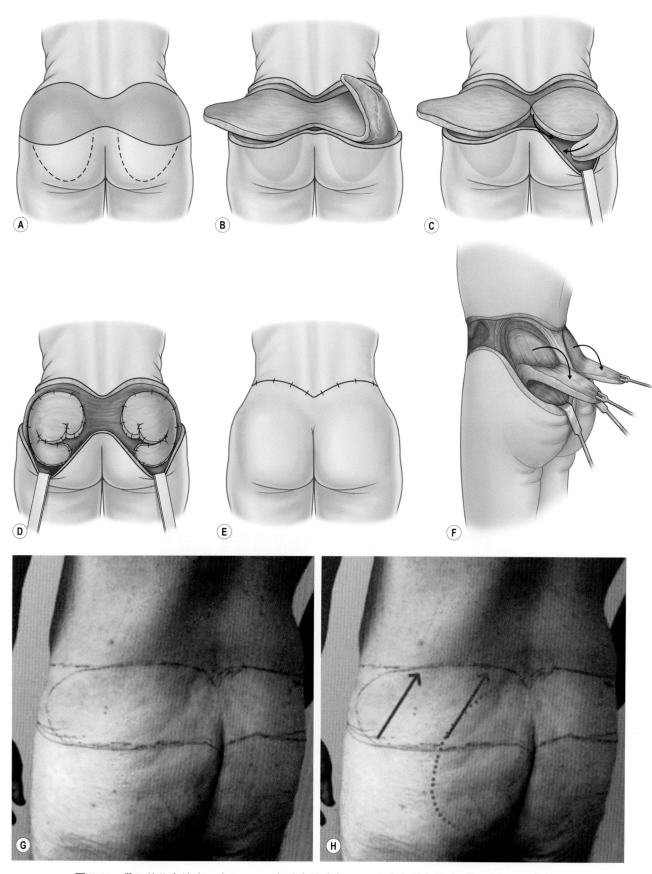

图 7.40　臀肌转位皮瓣：(A~E) Centeno- 胡子皮瓣；(F) Sozer- 分离翻转皮瓣；(G 和 H) Rohde 皮瓣

术后注意事项

- 术后须控制患者的体位,以防伤口张力过大。
- 一般而言,在患者完全清醒以前,护士和工作人员都不要以任何方式移动患者。
  - 当患者因麻醉处于昏迷状态时,稍微改变身体姿势都可能导致切口裂开。
- 一旦患者醒来,他们就可以感觉到张力并能够保护自己防止切口裂开。
- 术前应该对患者进行有关感受张力的能力以及如何在术后护理方面配合护理人员的教育。
- 有些医生会使用硬膜外置管给药以减轻术后疼痛,这样患者需住院 2 天。
- 术后第 1 周,患者可以弯腰,然后慢慢进行伸直运动。
- 在 3~4 周内根据耐受情况缓慢增加活动量,多数患者可以在 4 周内恢复非体力工作。
- 术后几天只要不压迫腹部皮瓣血运就可以穿弹力衣。
- 然后要求患者在能耐受的情况下尽可能长时间穿弹力衣。
- 大部分引流管都可在术后 2 周拔除,但拔除引流管应严格按照引流量标准确定(框 7.6)。

框 7.6 术后护理总结

- 将"患者完全苏醒前,不得做任何移动"的警示张贴到病床上
- 协助患者术后当天下床活动
- 术后 1 周内限制伸展运动
- 建议术后 1~2 天监护
- 长时间穿着弹力衣
- 术后效果稳定至少需要 1 年的时间

- 大多数患者在术后 1 年内躯干轮廓还达不到最后效果,部分患者甚至在 2 年内都在持续改善中。

并发症和处理

- 根据患者的形态特征,环周脂肪切除术后的预后取决于患者的体重指数,脂肪堆积方式以及被覆皮肤/脂肪的质量。
  - 患者的体重指数是最重要的因素。
  - 通常,体重指数越低,效果越好,并发症发生率越低。
  - 相反,体重指数越高,效果越差,并发症发生率越高。
- 一些作者(Aly 等)按体重指数水平对大量减肥患者进行了分类:Ⅰ组,体重指数≥36;Ⅱ组,体重指数 30~35;Ⅲ组,体重指数≤29。虽然各组之间的界限不是一定的,但分类的目的是帮助外科医生和患者以一般方式预测预期结果。
  - Ⅰ组患者(图 7.41、图 7.42)比Ⅱ组的躯干提升/环周脂肪切除术的改善更小,并发症更多。
  - Ⅱ组(图 7.43、图 7.44)患者比Ⅲ组(图 7.45、图 7.46)的改善更小,并发症更多。
- 一定要在术前向患者解释,躯干提升/环状脂肪切除术虽能够明显改善体型,但不能改变肤质。
  - 尤其是上腹部,一旦手术肿胀消除,皮肤弹性即恢复术前状态。
- 术前应告知患者,腹部环周脂肪切除术可能会导致皮肤感觉丧失。
  - 传统腹壁成形术造成的感觉丧失一般位于新形成的脐下三角区域,底部位于腹部中央瘢痕区,顶部位于新的脐部。经过 1~2 年感觉可以逐渐恢复,顶部下降,底部变窄。
  - 作者观察到的感觉丧失区域往往是环形,可以在 6 个月到 1 年有所恢复。
- 术前应提醒患者,术后体重显著增加或减少都会影响手术效果。事实上,几乎所有的身体塑形手术都会反弹。
- 体重正常的患者进行躯干提升/环周脂肪切除术的并发症与腹壁成形术患者基本相似。
- 大量减肥患者进行躯干提升/环周脂肪切除术的并发症的风险很高,高于其他任何美容手术领域。一般而言,体重指数越高,并发症发生率越高。
- 躯干提升/环周脂肪切除术最常见的并发症除切口发生局部愈合不良以外,就是血肿。
  - 体重指数 >35 的患者几乎都会出现血肿。
  - 在剥离腹部皮瓣时,都要在脐下腹直肌筋膜浅面保留一层脂肪,做皮瓣固定来减少血肿发生率。
  - 血肿的治疗包括持续负压吸引、腔隙硬化剂灌注(如多西环素)或手术切除。
  - 如果血肿腔隙很小,且不继续持续增大,则不需要治疗,可自行消失。
  - 如果血肿继发感染,通常需要切开引流,应用抗生素,应用"灯芯"式填塞敷料,保证血肿腔隙从底层向上逐渐愈合。
- 环周皮肤脂肪切除术的切口较长、张力高,常会发生切口分离。
  - 大多数情况下,可以自愈,也不留后遗症,但会影响患者情绪。
  - 因此,最好术前告知患者容易发生伤口愈合困难的一些区域。
  - 通常采取保守治疗方法等待切口自愈。
- 切口裂开是指切口在浅筋膜系统(Scarpa 筋膜)层或更深层的组织分离。
  - 环周脂肪切除术由于前后都需要闭合切口,因此切口容易裂开。
- 降低切口裂开风险的措施:
  - 切除腹前壁组织后,再让患者保持腰部弯曲位标记背部中线切除的范围。
  - 手术结束到患者清醒可以感觉到张力并保护自己期间,避免移动患者。

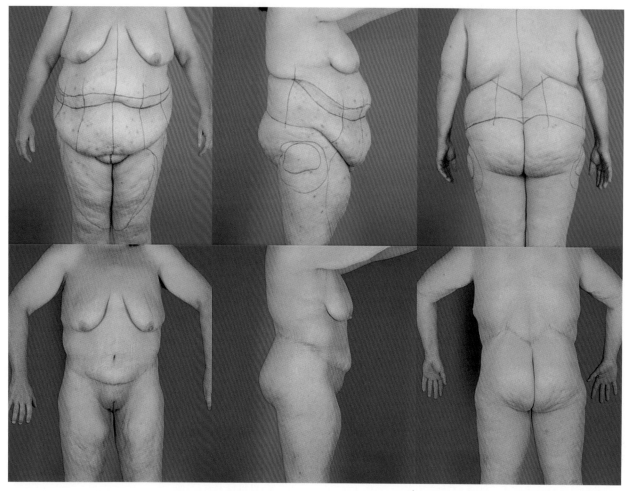

图 7.41　图示体重指数 >35 的 I 组患者的术前 (上图) 和术后 (下图) 的照片。该患者接受了环周脂肪切除术 / 躯干提升术。由于出现时腹部皮瓣较厚，且需要修薄，建议对预设上方以上的脐上组织吸脂，并进行有限的中央皮瓣剥离以保留腹直肌穿支血供。请注意，有两条预设的上切除线，理想的切除线较高，但事实上多应用更低的切除线。预设瘢痕位置应尽可能高，可以"束紧"腰部。在后方的肌肉筋膜水平处抬高臀部下方的皮瓣，以"束紧"腰部并在臀部上方产生凹陷，增加了臀部的突度。请注意，与 II 和 III 组相比，I 组在低位躯干轮廓上的总体改善较小

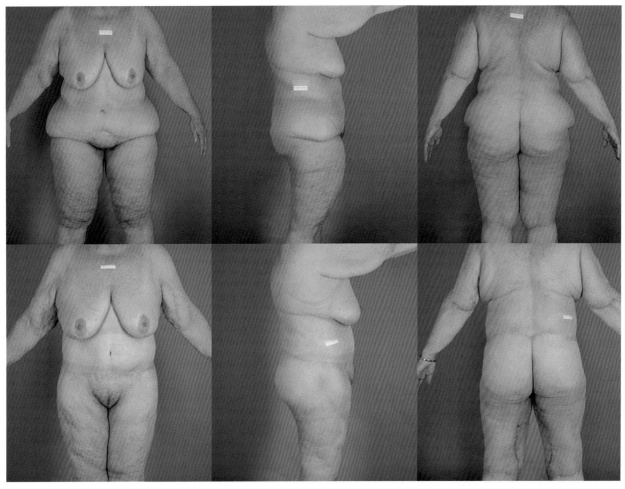

图 7.42 图示体重指数范围大于 35 的另一位 I 组患者的术前(上图)和术后照片(下图)。患者既往接受了不成功的"仅前侧"腹壁成形术治疗环周低位躯干赘余。对该患者进行了环状脂肪切除术 / 身体提升术,需要完全重做腹部区域

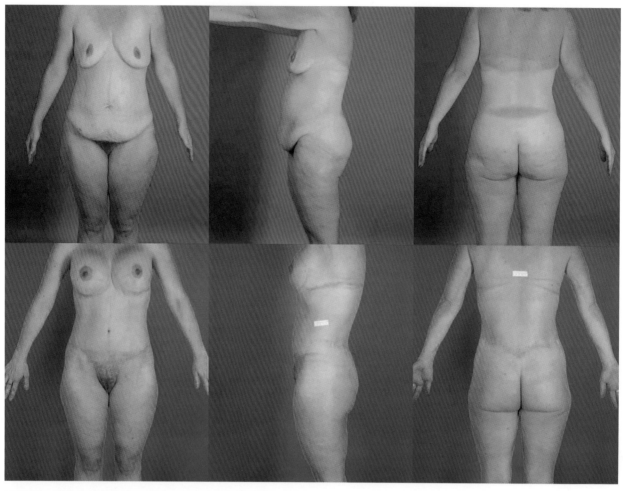

图 7.43　图示体重指数在 30 到 35 之间的 II 组患者的环周脂肪切除／躯干提升术的术前(上图)和术后(下图)。与 I 组相比，该组患者通常改善效果更明显,但低于 III 组

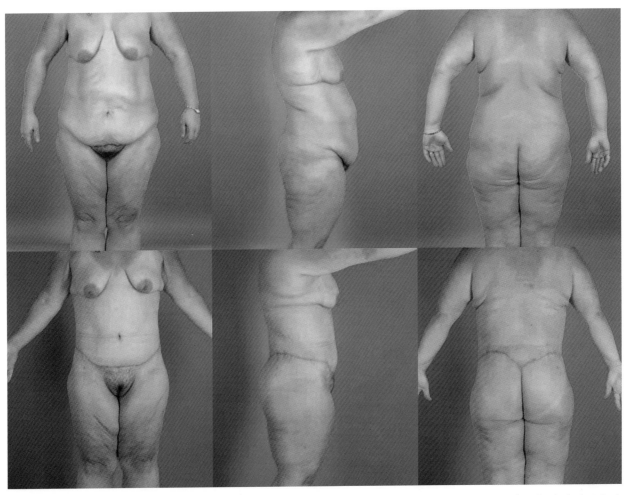

图 7.44　图示Ⅱ组患者,体重指数 30~35,环周脂肪切除术 / 躯干提升术术前(上图)和术后(下图)。请注意,患者随后也进行了上部躯干提升术

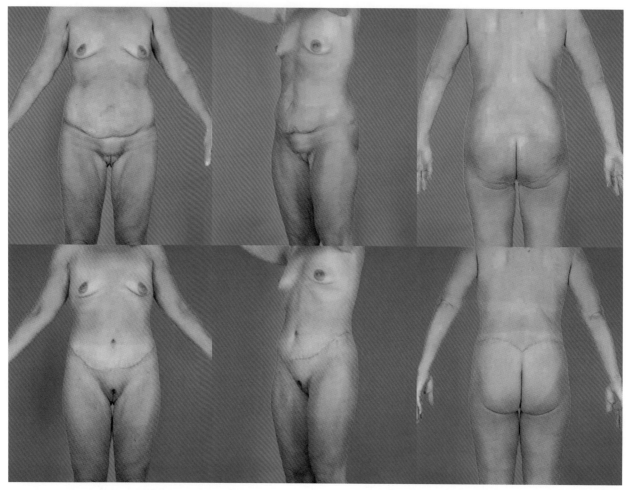

图 7.45　图示Ⅲ组患者,体重指数 <30,环周脂肪切除术 / 躯干提升术的术前(上图)和术后(下图)。注意,Ⅲ组患者总体上躯体轮廓改善比Ⅰ组或Ⅱ组患者更明显

- 在术前应当知道患者和护理人员将在患者"感觉张力"的提示下,协助患者"下床",并避免切口缝合张力增加的姿势。
- ■ 须告知患者,在手术后的前 3 个月中,所有动作都应缓慢、柔和,当张力达到裂开程度前能够感知。
- ■ 一旦切口裂开,可以通过二次手术闭合。急诊修复裂口或使用张力减小器。受累区域可能需要瘢痕修复。
- ■ 躯干提升 / 环周脂肪切除术后感染的最常见原因是未发现已形成的血肿。
  - • 明智的做法是术后随访至少 1 年,以确保没有未发现的血肿。
  - • 有时,患者会发生与血肿无关的皮肤蜂窝织炎。治疗方法与一般外科术后蜂窝织炎方法相同,需应用抗生素。

- ■ 躯干提升 / 环周脂肪切除术后可能会发生组织坏死,特别是在下腹部中线部位。
  - • 危险因素:吸烟、缝合切口张力过大、腹部上外侧切口呈锐角和陈旧性腹部瘢痕影响正常的血供。
- ■ 躯干提升 / 环周脂肪切除术的患者具有多种增加深静脉血栓和肺栓塞发生的危险因素。
  - • 标准预防措施包括术后早活动、应用弹力袜。
  - • 许多外科医生提倡使用药物预防血栓栓塞的发生,但是,在制定明确的指南前,还需要更多随机研究。
- ■ 躯干提升 / 环周脂肪切除术的术后恢复过程中心理压力很大,大量减肥患者术后心理问题可能会恶化。
  - • 对想做躯干提升 / 环周脂肪切除术的患者进行心理测试,非常有助于降低术后心理障碍的发生率。

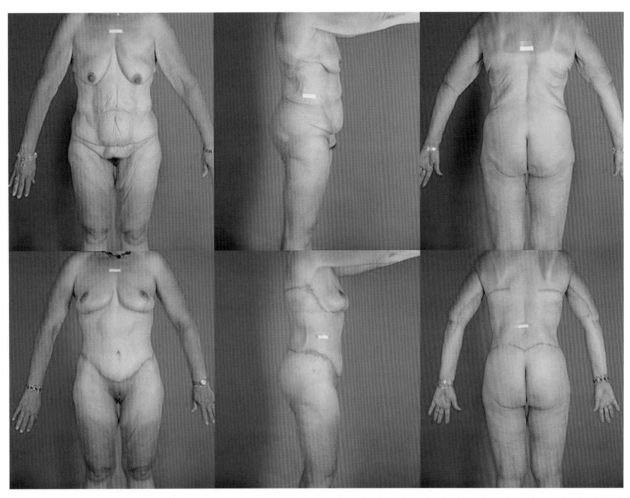

图 7.46　图示另一位Ⅲ组患者,体重指数 <30,环状脂肪切除术 / 躯干提升术的术前(上图)和术后(下图)。注意,与Ⅰ或Ⅱ组患者相比,整体改善更大

第 8 章

吸脂与脂肪移植

本章部分内容选自 Neligan 和 Rubin 主编的 *Plastic Surgery* 第 4 版第 2 分卷《美容》:第 22.1 章"吸脂术:手术方法与安全性的全面回顾",章节作者为 Phillip J. Stephan、Phillip Dauwe 和 Jeffrey Kenkel;第 27 章"上肢塑形手术",章节作者为 Joseph F. Capella、Matthew J. Trovato 和 Scott Woehrle。部分内容选自 Neligan 和 Nahabedian 主编 *Plastic Surgery* 第 4 版第 5 分卷《乳房》:第 24 章"乳房脂肪移植",章节作者为 Henry Wilson、Scott L. Spear 和 Maurice Y. Nahabedian。另有部分内容选自 Neligan 和 Gurtner 主编的 *Plastic Surgery* 第 4 版第 1 分卷《原理与原则》:第 20 章"脂肪移植重建手术",章节作者为 Wesley N. Sivak 和 J. Peter Rubin。

概要

- 吸脂术配合饮食控制和体育锻炼能获得理想体型。不能配合饮食控制和体育锻炼的患者对吸脂术的疗效满意度较低。
- 术前应彻底了解患者既往病史,并进行详细的体检,仔细排查禁忌证,这对大量吸脂或手术时间较长的病例尤其重要。
- 应该让患者站在镜子前进行划线设计,这样患者和医生双方均可以清楚地看到所需处理的重点区域并探讨对应的治疗方案。医生应在术前向患者指出皮肤表面原有的橘皮样凹凸不平的部位和其他不平整的部位。
- 非处方草药和食疗措施可能会对手术及麻醉产生负面影响,所以应在术前 3 周停止使用。
- 身体不同部位的脂肪厚度和层次结构并不连续一致,抽吸时需要采用合适的抽吸深度及相关技术。
- 因为浅层吸脂容易导致术区不平整,因此除非术者有丰富的吸脂经验并熟练掌握吸脂技巧,在浅层抽吸时应尽可能保守操作。
- 湿性吸脂技术应作为常规技术实施。手术室工作人员应严格记录注入的肿胀液量和抽吸量。
- 通常,切口应设计在隐蔽部位,不必两侧对称。切口的位置同时应能使吸脂针顺利到达目标部位,方便手术操作并获得理想效果。过度强调使用一个切口可能会导致术区畸形。
- 腹壁有手术瘢痕的患者应仔细检查,以排除腹壁疝的可能。
- 虽然有许多器械可供选择,但手术医生的临床经验和正确判断远比任何技术都重要。
- 最好能在术中就发现术区不平整。如果有,强烈建议立刻进行脂肪移植矫正。
- 如果术后发现吸脂区凹凸不平,则需要对病情进行评估。

如果症状较轻,就采用淋巴管按摩和非创伤性的治疗。出现术区不平整后,应进行系统性评估和治疗。

脂肪移植

- 自体脂肪移植可成功矫正轻度至中度再造乳房的轮廓畸形。
- 脂肪移植可以安全有效地适用于多种乳房再造。
- 有多种特定的脂肪收集和处理技术可供选择。
- 脂肪移植用于隆乳是有效的,但在美容整形外科技术选择上所扮演的角色尚待确定。
- 脂肪移植已成为乳房再造和塑形手术普遍采用的技术。但是,对于某些适应证的把握仍存在争议。
- 如果严格遵循操作常规,脂肪移植术的并发症轻且少见。
- 外部预扩张和脂肪源性干细胞有望用于将来改善效果并解决棘手的治疗问题。

简介

- 负压辅助脂肪切除术,又称吸脂术,仍是目前美容外科最热门的塑形手术及综合治疗手段之一。
- 随着人们对吸脂术生化和生理机制的研究不断深入,同时伴随着生物医学技术的进步,吸脂术在技术、患者安全性和疗效等全方面飞速发展。
- 在过去 20 年中,吸脂术的施术区域已经从单部位或身体局部扩展至包括颈部、乳房和整个身体在内的整体形体塑造,使其成为上述部位整形美容不可替代的技术手段。
- 针对原有的负压吸脂技术的一系列革新和改进不断优化了手术操作,这些技术包括湿性吸脂技术、吸脂针的改良设计、超声辅助吸脂(ultrasound-assisted liposuction, UAL)、动力辅助吸脂(power-assisted liposuction, PAL)、威塑超声共振(vibration amplification of sound energy at

resonance，VASER辅助吸脂和激光辅助吸脂(laser-assisted liposuction，LAL)等。

■ 对吸脂及其他塑形手术已制订了严格的安全应用指南，近年来特别在深静脉血栓形成的预防及保证液体平衡方面做了深入的探讨。

术前注意事项

■ 一次成功的塑形手术，患者必须满足以下 4 个条件才能获得并保持理想的手术效果：
  • 改变生活方式
  • 定期锻炼身体
  • 保持膳食平衡
  • 身体塑形
■ 吸脂术的禁忌证包括：怀孕、整体健康状况差、重度肥胖、有心肺疾病、形象感知障碍、期望值过高、伤口愈合困难以及大面积或局部瘢痕增生的患者。
■ 术前需要充分了解患者的目的和要求，并给其建立正确的期望值。
■ 应进行详细的体格检查，尤其要注意陈旧性瘢痕的情况，是否有疝气，是否有静脉功能不全，是否有身体左右不对称或凹凸不平。
■ 对拟行吸脂术的患者，以下 6 点需要详细评估并记录：
  • 评估脂肪堆积和外形异常的部位
  • 皮肤弹性和质地
  • 是否有不对称
  • 是否有凹凸不平和橘皮样凹陷
  • 深层肌筋膜支持强度
  • 黏附区所在的位置

解剖要点

■ 从解剖学角度，全身脂肪被 Scarpa 筋膜(即浅筋膜)分为浅层脂肪和深层脂肪。
■ 为了方便阐述吸脂术和塑形手术，皮下脂肪可人为分为浅层、中间层和深层 3 个层次(图 8.1)。

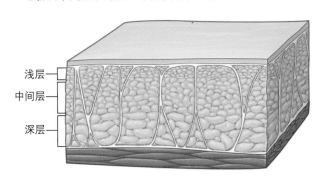

图 8.1 皮下脂肪的手术分层：浅层、中间层和深层

  • 中间层和深层是最常见的吸脂层次。
  • 浅层吸脂需谨慎，过度或不恰当的吸脂可能会损伤真皮下血管网和 / 或引起凹凸不平。
  • 在不同解剖区域，这 3 层皮下脂肪的组成成分和厚度是不一样的。例如，背部皮下脂肪中总体纤维组织较多，其浅层和中间层致密，而深层相对疏松；大腿内侧脂肪中纤维组织较少，组织结构也不如背部致密。
■ 解剖学上的"黏附区"内皮下纤维组织相对致密，并与深层筋膜紧密联系，以维持身体的自然姿态和曲线(图 8.2)。
  • 术中应仔细辨别这些"黏附区"，如果在这些部位操作不当，发生术区不平整的风险很高。

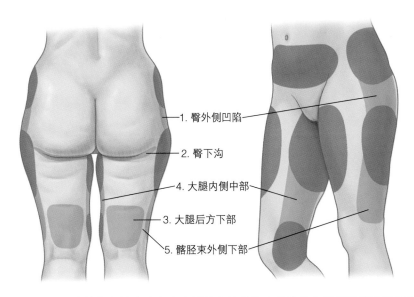

1. 臀外侧凹陷
2. 臀下沟
4. 大腿内侧中部
3. 大腿后方下部
5. 髂胫束外侧下部

图 8.2 黏附区是特定部位皮肤和皮下脂肪中的纤维支持结构与深筋膜黏附紧密的区域。这种结构导致特定部位皮肤附着固定且凹向深层，从而产生特殊的体表外形

分类

- 基于脂肪堆积异常和皮肤赘余情况将患者分为 3 种不同类型(图 8.3):
  - Ⅰ型:局部脂肪堆积。常见于年轻患者,皮肤质地弹性较好,很少有不平整。
  - Ⅱ型:全身脂肪堆积。这类患者常有轻度的皮肤弹性降低,且有一定的不平整,躯干和四肢有环形脂肪堆积。

- Ⅲ型:皮肤赘余和脂肪堆积。此类患者皮肤松弛严重赘余,通常需要手术切除才能更好改善体型。必要时,吸脂术可以作为一个有效的辅助手段以获得最佳的手术效果。
- 皮下脂肪团:皮肤上有橘皮样凹陷,尤其多见于大腿和臀部。该现象被认为与真皮和深层筋膜间纤维粘连以及纤维条索周围脂肪过多有关。
  - 橘皮样凹陷的长期治疗效果并不确切。
  - 在此类区域进行吸脂有可能改善凹陷,也可能加重皮肤表面畸形。

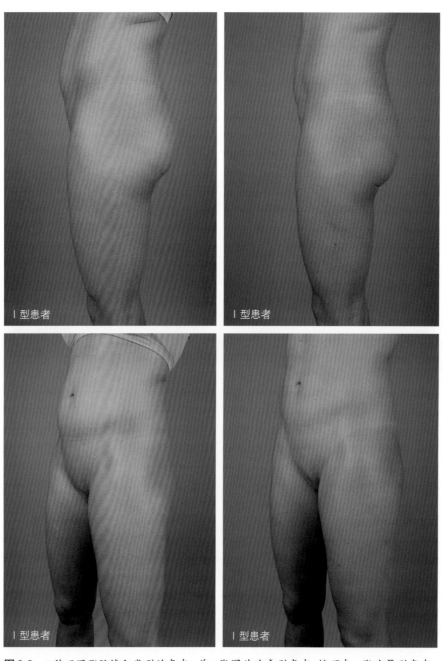

图8.3　3 种不同脂肪堆积类型的患者。前 6 张图片为Ⅰ型患者;接下来 6 张为Ⅱ型患者;最后 6 张为Ⅲ型患者

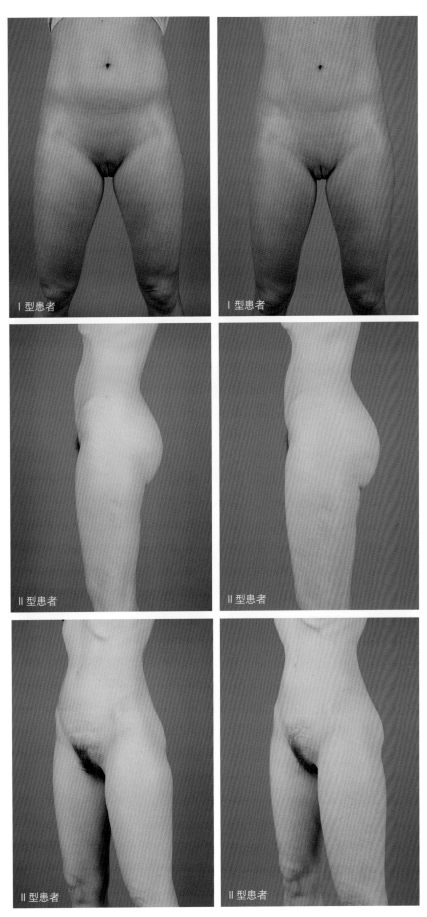

图 8.3（续）

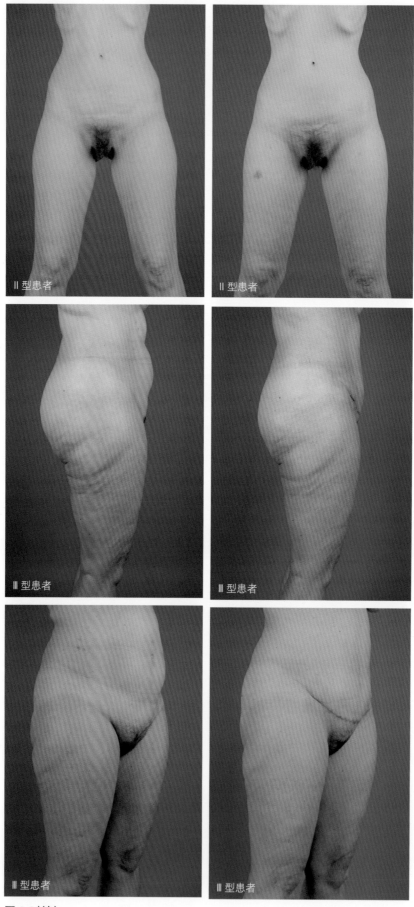

图 8.3(续)

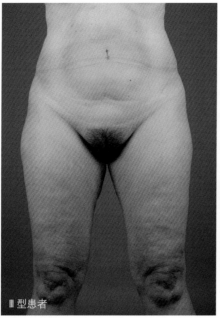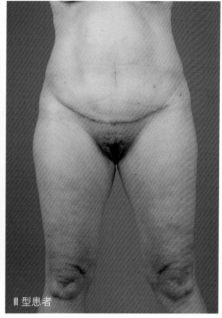

Ⅲ型患者　　Ⅲ型患者

图 8.3(续)

手术技术

术前标记和体位(图 8.4)

- 术前在患者站立位时做好术区标记。术前标记应该在全身落地镜前进行,这样患者也能参与到手术设计的过程

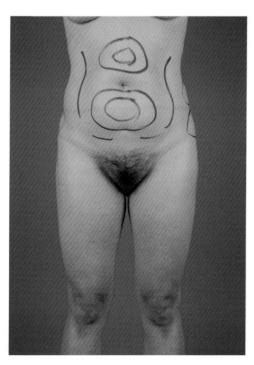

图 8.4　患者术前标记,标记了拟吸脂部位的轮廓和切口位置

中,也能清楚术中到底该做哪些部位。

- 通常吸脂区域以圆圈表示,黏附区或避免吸脂的区域用斜线标记。
- 不对称处、橘皮样凹陷和皮肤表面凹坑等一一标记出来以方便进行对应的处理,同时也让患者清楚问题所在。
- 手术切口此时也同时标记出来。每一个吸脂区域通常需要两个切口。手术切口应靠近吸脂区域,不要离开吸脂区域太远。
  - 避免将切口选在黏附区或黏附区附近。
  - 如术者发现现有切口无法充分吸取脂肪,则应立即再做一个切口。

麻醉方式 / 手术部位选择

- 通常由手术医生来为每一个吸脂患者挑选最佳的手术部位。影响医生决定的因素包括预估的吸脂量、手术时间长短和抽吸范围、患者体位、手术医生的个人偏好、麻醉医生的偏好和患者的整体健康情况。
- 一般而言,少量吸脂手术可以单纯在局麻下或局麻结合浅镇静麻醉下进行。复杂的、大量吸脂手术或联合其他手术时,应进行全身麻醉或局部阻滞麻醉。
- 根据预估的术后恢复情况以及是否需要过夜来确定患者是住院还是门诊留观。
- 在单纯实施肿胀麻醉,患者清醒状态下的吸脂手术可以在诊所进行。作者的经验是只在单部位吸脂或做一些小的修复手术时才会这样做。
- 为防止患者体温过低,手术中所有非手术部位都应用加温毯覆盖,灌注的肿胀液要预加热,而不应使用低温的肿胀液。

患者体位

俯卧位 / 仰卧位

- 一旦做好标记,确定手术方案,手术体位也就决定了。
- 如果手术中需要变换体位,最好先行俯卧位,再行仰卧位。
  - 也可以在麻醉前让患者站立位全身环形消毒,然后患者躺在铺好无菌单的台上。
- 侧卧位适合侧腰、侧背部、臀部、大腿和小腿吸脂。
  - 此体位的缺点在于术中无法对双侧吸脂对称性进行对比评估。

肿胀液和围手术期液体管理

- 吸脂前进行湿性肿胀液浸润注射(生理盐水或乳酸林格氏液中混合一定量的肾上腺素和利多卡因)能起到水刀分离、止血和止痛的作用。
- 根据注射肿胀液的多少可以将吸脂分为干性技术、湿性技术、超湿技术和肿胀技术(表 8.1 和表 8.2)。
  - 干性技术是指皮下不注射肿胀液,现已几乎不在吸脂术中使用。
  - 湿性技术是指抽吸前在每一吸脂区域注入 200~300ml 肿胀液,而无论最终要吸出多少量。
  - 超湿技术是指按照预计 1ml 的抽吸量等量注射 1ml 的肿胀液来进行。
  - 肿胀技术是指术区注射过量的肿胀液使组织明显肿胀,最终肿胀液和抽吸物的比例可以达到 3∶1。

表 8.1　不同吸脂方法的预估失血量

技术	血液流失量占抽吸量的百分比
干性吸脂	20%~45%
湿性吸脂	4%~30%
超湿吸脂	1%
肿胀技术	1%

（Data from Fodor PB. Wetting solutions in aspirative lipoplasty:a plea for safety in liposuction. *Aesthet Plast Surg.* 1995;19(4):379-380.）

表 8.2　肿胀液用量不同的吸脂方法

技术	肿胀液量	吸出量
干性	不用	手术结束
湿性	每部位 200~300ml	手术结束
超湿	1ml 肿胀液∶1ml 吸出物	1ml 吸出物∶1ml 肿胀液
肿胀技术	注射至皮肤肿胀	2~3ml 肿胀液∶1ml 吸出物

（Data from Fodor PB. Wetting solutions in aspirative lipoplasty:a plea for safety in liposuction. *Aesthet Plast Surg.* 1995;19(4):379-380.）

- 无论使用哪一种技术,应等待肿胀液注射完成后 10 分钟左右再进行吸脂,但也不要超过 30 分钟。
- 大多数肿胀液都将利多卡因作为局部麻醉药。
  - 使用稀释过的利多卡因注射到皮下后,其镇痛时间最长可达术后 18 小时。
  - 利多卡因过量最常累及心脏功能和中枢神经系统,初期症状和体征包括口周麻木、耳鸣和轻度头晕。
  - 随着中毒进一步加重,会产生震颤、惊厥,最终发生呼吸心搏骤停。
  - 过去认为利多卡因配合肾上腺素使用时最大剂量是 7mg/kg,但在吸脂手术时,大量研究证实,利多卡因的最大安全剂量大于 35mg/kg,在某些大量吸脂案例中最高可到 55mg/kg。
- 肿胀液中的肾上腺素会导致血管收缩,这是吸脂术中减少出血的关键因素。同时也让利多卡因经血管吸收的量减小,同时可增强局部麻醉效果。
  - 肾上腺素毒性作用包括心动过速、血压增高和心律失常。
  - 通常情况下,将 1mg 1∶1 000 浓度的肾上腺素加入 1L 溶液中(生理盐水或乳酸林格液)制成肿胀液。
- 吸脂术中围手术期液体管理要求术中需注意的有以下 4 个方面:维持静脉通道的补液量、第三间隙损失量、肿胀液注入量以及抽吸量。
  - 吸脂术被认为是中等损伤程度的手术,每小时 3~5mg/kg 的晶体液足以维持替代量和第三间隙液体损失量。
  - 如果抽吸量大于 5L,则需要额外补充液体。超过 5L 之后,每增加 1ml 抽吸物,就要补充 0.25ml 的晶体液。
- 身体塑形手术会导致患者出现显著的液体转移和血管内容量变化。
  - 吸脂手术的术中液体管理有 4 个要素:维持静脉通道输液量(以患者体重为依据)、第三间隙丢失量、肿胀液注入量和抽吸量。

吸脂技术

- 目前有多种技术应用于吸脂术,最常用的包括传统的负压辅助吸脂术(SAL)、动力辅助吸脂术(PAL)、超声辅助吸脂术(UAL)、VASER 辅助吸脂术和激光辅助吸脂术(LAL)。
- 负压辅助吸脂术(SAL)
  - 仍然是最常用、最流行的吸脂技术。
  - 分两步进行:首先在拟吸脂区域注入肿胀液,待肿胀液弥散一段时间后再行吸脂术。
  - 优点:易于掌握、抽吸管可延展性好、可根据需要弯曲、抽吸管型号齐全、有几十年的使用经验和良好的术后效果反馈。
  - 缺点:对纤维组织较多或进行二次吸脂的区域操作较困难,需要术者耗费更多的体力。
- 动力辅助吸脂术(PAL)
  - 将不同直径和弯曲度的各类抽吸管连接到动力手柄上,使抽吸管以 4 000~6 000 次 /min 的频率做来回往复运动。

- 适用于大量、多纤维和二次吸脂手术区域的吸脂治疗。
- 优点：和传统的吸脂术相比，效率更高、更节省体力。大多数吸脂部件都与标准吸脂设备兼容，有多种动力设置模式，可用于不同的部位与组织类型。
- 缺点：设备成本高于传统的负压辅助吸脂设备，使用时噪音较大，手柄较重，手柄机械振动太强。
- ■ 超声辅助吸脂术（UAL）
  - 利用超声能量打碎脂肪，并通过负压抽吸将脂肪移除。其主要原理仍然是以机械作用为主，但也有超声的空泡效应和热效应。
  - 手术分为 3 个步骤：肿胀液浸润、脂肪乳化和脂肪吸出塑形。
  - 术中要使用皮肤保护器使切口处皮肤免受热损伤，可通过控制超声发射功率以及用生理盐水湿润的纱垫保护切口。
  - 在乳化脂肪时在切口后方放置一块湿毛巾能防止探头移动时直接接触到皮肤。
  - 根据不同的吸脂部位，脂肪乳化先从皮肤深面 1~2cm 平面开始，尽量保持在该平面层次，从吸脂区域的一侧开始呈放射状向另一侧移动（图 8.5）。重复上述操作直至脂肪乳化完成为止。当该层次脂肪乳化完成后，将超声探头移至更深的层次重复操作，大多数部位要完成至少两个层次的脂肪乳化操作，有些部位脂肪较多的话需要 3 个层次。当乳化过程全部完成后，从深层开始向浅层移动，逐渐将乳化脂肪抽吸出来（图 8.6）。最后，如果有需要的话再进行最后的修整塑形。
  - 优点：术者劳动强度小、多纤维部位和二次吸脂部位的塑形效果更好。

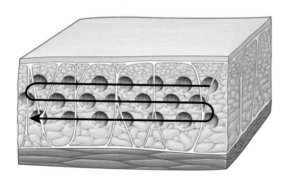

图 8.5　超声辅助吸脂术：从浅层向深层操作

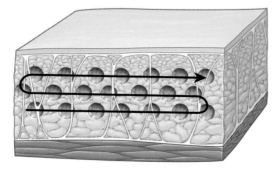

图 8.6　超声辅助吸脂术：从深层向浅层操作

- 缺点：成本高、手术切口较长、手术时间更长、潜在热损伤可能、需要在超湿技术环境下进行、需要持续移动手柄，以避免造成局部组织热损伤（图 8.7）。

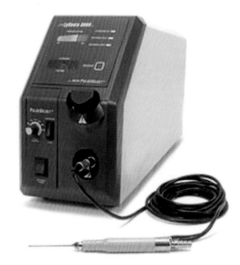

图 8.7　Liposonix 超声辅助吸脂设备

- ■ VASER 辅助吸脂术
  - 新一代超声辅助吸脂设备，发生能量更低但脂肪乳化效率更高。探头的超声能量向侧方发射，而不是仅通过探头末端发射。
  - 适用于大量吸脂术，可减少出血，还可以应用于纤维较多的部位。
  - 手术分为 3 个步骤：肿胀液浸润、VASER 脂肪乳化、负压抽吸。
  - 优点：同超声辅助吸脂术，但能量更低，所以引起皮肤灼伤的可能性降低。
  - 缺点：同超声辅助吸脂术。
- ■ 激光辅助吸脂术（LAL）
  - 通过激光光纤将激光能量以热能的形式传送到术区组织，破坏脂肪细胞膜后乳化脂肪。
  - 手术分为 3 个步骤：肿胀液注入、激光脂肪乳化、负压抽吸。如术区脂肪量较少，可免去抽吸步骤。
  - 大多数医生在使用该设备时都会按以下四个步骤进行：注入肿胀液、向皮下组织中发射激光、抽吸和刺激真皮。一些厂家建议，小部位的少量吸脂（如颈部）可以直接跳过吸脂环节，等组织自行吸收乳化的脂肪。
  - 尽管这类设备以兼有紧肤功能为卖点，但并无临床文献支持。
  - 优点：术后疼痛较轻、可能会收紧皮肤，适用于纤维较多的区域。
  - 缺点：手术时间较长、花费高、真皮下紧肤操作可能导致皮肤全层灼伤。

无创设备

- ■ 无创"脂肪塑形"设备将不同形式的能量透过皮肤直接传

递到皮下脂肪层,例如超声、射频、冷冻(冷冻疗法)、低能激光、按摩或采用上述不同方法的结合。

- 每个设备特质不同,比如制造商、销售人员的能力、维护难度和耗材使用等因素都会影响设备的实际使用。
- 这些设备都没有吸脂术可以排出多余脂肪的功能,所以需依靠巨噬细胞调节的吞噬作用来清除被破坏的脂肪。
- 这些设备已被证明是安全的,无创脂肪塑形市场主要由行业驱动。目前关于各个设备有效性的文献都是在 FDA 批准后才发表。
- "低能激光治疗"
  - 其溶脂机制可能是在脂肪细胞膜上造成临时形成的小孔,使细胞内的油脂通过小孔渗漏出来。
- 外源性聚焦超声治疗
  - 市场上目前最流行的减脂技术之一。
  - 目前有两种不同的作用机制,一种是通过产热破坏脂肪组织,另一种是超声调节的非产热机制。
- 射频溶脂
  - 通过电磁振荡流将能量传递到脂肪细胞,通过产热破坏脂肪细胞。
- 冷冻溶脂
  - 最近 5 年最流行的无创性消脂术之一。
  - 用低温对皮下脂肪进行可控处理,选择性破坏脂肪,而对表皮和真皮没有损伤。被破坏的脂肪细胞会经历细胞凋亡、巨噬细胞吞噬等过程。
- 无创去脂治疗逐渐成为身体塑形的重要手段,并随着技术进步在未来会扮演重要角色,但不会完全替代吸脂术。

手术结束评价指标

- 手术结束评价指标取决于所使用的技术,分为主要指标和次要指标。
- 负压辅助吸脂术、动力辅助吸脂术
  - 皮肤夹捏厚度和最终形态的对称是传统吸脂手术的最关键达标指标,终极目标取决于术前隆起突出的部位轮廓是否已经变得顺滑。
  - 其他指标包括治疗时间、抽吸物中血液含量、抽吸物容量等。
  - 在双侧对称部位吸脂术中,吸出量是判断对称性、外形的重要参数,但一定要注意术前是否有不对称。
- 超声辅助吸脂术
  - 医生感到组织阻力的消失是手术达标的最重要指征,这种感觉在治疗手与导引手均可感受到。
  - 次要达标指标包括特定部位所需治疗时间和吸脂量。在乳化脂肪和吸出脂肪阶段,外观形态不应作为判定指标(表 8.3)。
- 如果在术中发现存在过度抽吸导致的凹陷不平整,可以在局部移植一些自体脂肪修复。去修整凹陷周边以弱化凹陷的操作往往容易导致更大的问题,使修复变得更加困难。

表 8.3　负压 / 动力辅助吸脂(SAL/PAL)和超声辅助吸脂(UAL)的手术达标指标

种类	原理	首要指标	次要指标
SAL/PAL	吸脂管孔直接切割脂肪 / 撕裂组织	最终形态,皮肤夹捏观察对称性	治疗时间,吸脂管运动次数,吸出量
UAL	超声空泡效应破坏乳化脂肪然后吸出脂肪,直接机械作用较小	组织阻力消失,吸出物中开始含血	治疗时间和吸出量

吸脂管和探头

- 吸脂操作是通过吸脂管(前端开孔的中空管状器械)来实现的。吸脂管有很多种口径、头端设计(吸孔数量和位置不同)和不同长度。每一种因素都会影响吸脂量、吸脂速度和吸出脂肪的活性。
- 大多数吸脂管都是钝头的,并且在接近末端的后方开有多个侧孔以便于吸取脂肪。
- 尽管有更粗和更细的吸脂管,但吸脂术中最常用的吸脂管管径在 2.5mm 到 5.0mm 之间。
  - 随着管径增大,吸脂量和吸脂速度明显加快,但术区不平整以及组织损伤的概率也相应增加。
  - 总的原则是,较大口径的吸脂管适合深层脂肪抽吸,较小口径的吸脂管适合浅层脂肪抽吸和最后塑形。
- 吸脂管长度从 10cm 到 30cm 不等。随着长度增加,对吸脂管的控制能力会相应受限。
  - 长的吸脂管能通过尽量少的切口抽吸到足够多的部位(表 8.4)。

表 8.4　传统吸脂管口径和适用部位

部位	吸脂 /mm	塑形 /mm
颈部	2.4	2.4 和 1.8
上肢	3.7	3.0 和 2.4
背部	3.7	3.0
臀部	4.6(仅用于深层)	3.7 和 3.0
腹部	3.7(仅用于深层)	3.7 和 3.0
大腿	3.7(仅用于深层)	3.0
膝	3.0	2.4
小腿 / 脚踝	3.0	2.4

治疗部位

上肢

- 上肢塑形手术非常受减肥后人群的关注。
- 上肢轮廓畸形矫正需要同时进行吸脂术以去除多余的脂肪,以及切除松弛赘余的组织(上臂整形术)。

- 对于这类患者,对拟切除的组织先行吸脂,然后再对上臂后侧进行塑形。
- 皮肤 / 脂肪解剖
  - 对于肥胖患者,脂肪堆积最常发生于腋窝、上臂前、后及内侧部分。随着体重减轻,这些部位会出现最明显的组织松弛赘余。
  - 上肢内侧的皮肤较薄,抽吸时需谨慎,避免抽吸深层或过度抽吸,否则有可能损伤深层的重要血管神经。
- 合适的体位:仰卧位,环形消毒上肢,抽吸时可自由移动上肢。
- 技术:适用于各类吸脂术,但最常用的是负压辅助吸脂术和动力辅助吸脂术,可同时结合组织切除术以完成上臂塑形。
  - 通常使用 3~4mm 的吸脂管,如果只进行吸脂术,可使用更细的吸脂管。

背部

- 皮肤 / 脂肪解剖
  - 背部真皮非常厚,真皮下浅层脂肪组织中含致密纤维组织。
  - 再往下还有一层疏松的蜂窝状脂肪位于深筋膜的浅层。
- 合适的体位:俯卧屈曲头低位。
- 技术:由于纤维组织较多,结构致密,超声辅助吸脂术和动力辅助吸脂术特别适用。
  - 吸脂量不大,但由于可以使皮肤褶皱舒平以及褶皱下方与深部组织的粘连被松解,因此经常能实现良好的术后效果。
  - 依据脂肪分布而选择切口位置,一般将切口放在内侧或外侧。如果可以的话,最好将切口隐藏在胸罩或泳衣系带遮掩的部位(图 8.8)。
  - 避免暴力操作,从远离胸廓的部位向背部吸脂是不安全的,因为吸脂管有刺穿腹壁和胸壁的可能(图 8.9)。

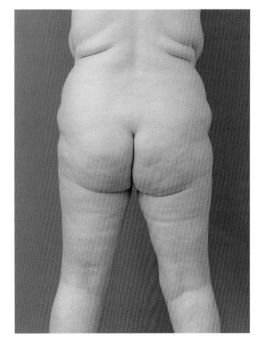

图 8.8　患者背部赘肉

腹部

- 腹部吸脂的局限性和效果常常被患者误解。
- 对于很多要求行腹壁塑形的患者而言,单靠吸脂是不够的,还需要切除多余的组织才能达到最佳效果。
- 皮肤 / 脂肪解剖:
  - 腹壁皮肤较容易出现不平整。术中不断进行触诊、夹捏和对称性评估有助于降低不平整的风险。
  - Scarpa 筋膜深面的脂肪在脐部以下较疏松,在脐部以上较紧实且纤维组织较多。
  - 腹壁脂肪的分布差异性很大,腹腔内脂肪较多的患者腹壁吸脂的效果不会很好,术前应明确告知,以免结果不如预期或让患者很失望。

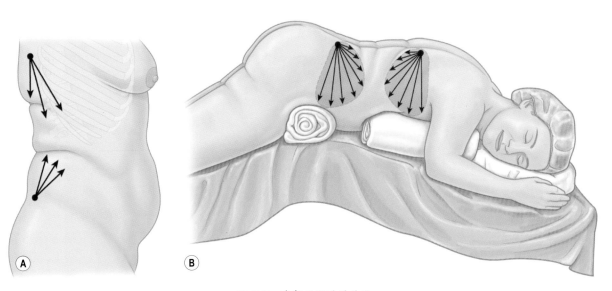

图 8.9　背部吸脂时的体位

- 合适的体位：仰卧位；手术床腰部抬高 15°或 20°能有助于从耻骨弓处尤其是耻骨支处做切口吸脂。
- 技术：所有吸脂设备都适用于腹壁皮下脂肪，腹壁也是最受欢迎的吸脂部位之一。
  - 吸除深部 2/3 的脂肪既安全又有效。
  - 白线表面或修复手术时，浅层吸脂应保守且最好是由技术十分精湛、经验丰富的人员来仔细进行。
  - 除非术者吸脂经验丰富且谨慎小心，通常都应避免吸除腹壁浅层脂肪，以免破坏腹白线的结构，也为后续有可能做二期修复留下余地。
  - 切口可以选择在脐部、双侧下腹壁和耻骨弓上方。躯干较长，在肋弓处有中度脂肪堆积的患者可选择乳房下皱襞切口。
  - 永远不要试图穿过凹陷部位去抽吸突出的部位，这样容易导致吸脂管穿透腹壁或胸壁（图 8.9）。
  - 每一次抽动的路径务必要短且妥善控制，以防穿透深层筋膜组织，尤其是在腹壁瘢痕内或瘢痕周围进行抽吸时。

髋部 / 髂腰部

- 皮肤 / 脂肪解剖
  - 在体重波动较大或产后妇女身上能看到明显的皮肤纹路。
  - 一般情况下，该部位皮肤较厚，皮下脂肪疏松，只有个别患者皮下纤维较多。一般来说，髋部向下延伸到达大转子黏附区域水平，该区域脂肪疏松，但是当靠近浅层增厚的真皮层时变得更富含纤维组织。
- 合适的抽吸体位：俯卧位时能同时处理两侧并能直接对比。

- 技术：
  - 该区域的吸脂效果非常明显，且适用各类吸脂设备。
  - 切口可以作在单侧或双侧棘突旁和 / 或臀皱襞的外侧。臀皱襞外侧切口吸脂会经过大转子处的黏附区，过度吸脂时容易造成该处外观畸形。
  - 进行髋部和髂腰部吸脂时需要考虑到性别美学差异，以免出现不恰当的男性化或女性化特征：男性臀部在上方和外侧比较饱满，而女性则是向下向后凸出（图 8.10）。
  - 术前标出外侧臀部凹陷非常重要，术中如果吸到了该区域会造成持久或特别严重的外观畸形（图 8.11）。

臀部

- 臀部也是一个需要提高警惕的部位。
- 对臀部皮下中层脂肪组织进行小心均匀的抽吸处理可以降低臀部突度。
- 合适的体位：俯卧位。
- 技术：
  - 臀部左右两侧的切口不应对称，以免看出手术的痕迹。
  - 避免在深层过度吸脂，注意保持臀下皱襞的长度、位置和整体性。
  - 过度抽吸深层或浅层脂肪都会导致臀部下垂。
  - 希望进行臀部塑形的患者通常要求改善臀部外形，让臀部更翘，这需要置入假体或行脂肪移植。

大腿

- 皮肤 / 脂肪解剖
  - 女性大腿脂肪呈弥散环状分布，或者明显积聚在大腿内侧和外侧，经常能看到橘皮样凹陷，表现为表面凹凸

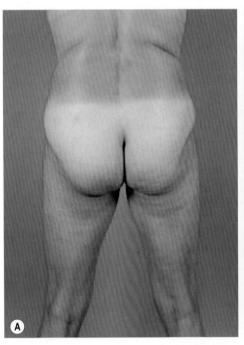
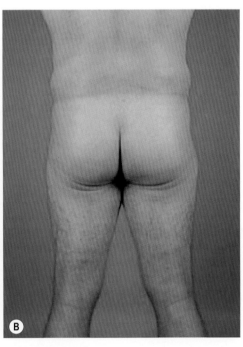

图 8.10　女性（A）和男性（B）髋部外形差异

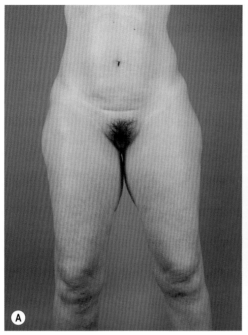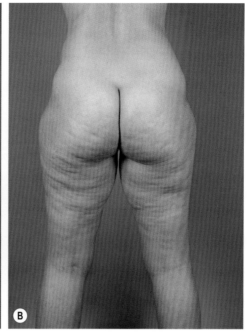

图 8.11　"小提琴畸形",凹陷部位需要脂肪移植,周边隆起的位置需要吸脂

不平和外形不规则。

- 男性大腿脂肪常常积聚在大腿近端,脂肪层中纤维组织更多,这些纤维组织能防止橘皮样凹陷等凹凸不平的外观。
- 大腿和髋部常见的外形畸形包括马裤腿畸形(臀皱襞外侧的大转子部位膨隆)、香蕉卷畸形(术前或术后臀皱襞下方出现的卷状畸形)、小提琴样畸形(女性窄腰宽髋,大腿外侧膨隆,髋与大腿之间的黏附区凹陷)。

- 多数情况下,都可以通过俯卧位/仰卧位进行大腿环形塑形。
- 大腿黏附区包括臀皱襞,大腿外侧凹陷,大腿后侧、下侧和外侧远端,以及大腿内侧中段等(见图 8.2)。
- 技术:
- 大腿外侧和后侧
  - 通常采用俯卧位,偶尔在侧卧位下也可以进行。
  - 切口通常设计在臀皱襞的外侧。
  - 所有吸脂设备都可以吸取大腿外侧脂肪,中间层和深层脂肪都可以抽吸。
  - 浅层抽吸时要特别注意,以免加重术前已有的形态异常。
  - 抽吸大腿外侧时通常使用 3.0~4.6mm 口径的吸脂管。
  - 大腿后侧的皮肤直接黏附在深层组织上,其间缺乏脂肪组织。过度吸取该部位的脂肪会导致黏附区被破坏,局部皮肤起卷赘余。
  - 大腿后侧近端吸脂时要格外注意,该区域一旦出现问题将非常难以矫正,对女性患者进行过度抽吸后会使局部外形变得男性化。
- 大腿内侧
  - 最不可预测和最难处理的部位。
  - 脂肪疏松柔软,表面皮肤薄而松弛。

- 吸脂时用 3.0mm 和 2.4mm 口径的吸脂管抽吸中间层脂肪。
- 术中体位可以采用俯卧位联合仰卧位的方式,或者在仰卧位时让髋关节外翻呈"蛙腿样"。
- 术前需要给患者建立正确的期望值,并要告知有可能会出现皮肤赘余和松弛。
- 大腿前侧
  - 脂肪厚度有限且较为致密,近端更为饱满圆润。
  - 前内侧抽吸可使用与大腿内侧抽吸相同的切口,前外侧抽吸则可将切口置于大腿前侧近端位置。
  - 吸脂时使用精细一些的吸脂管,因为该部位的脂肪紧实而很薄。

膝盖 / 脚踝

- 皮肤 / 脂肪解剖:膝周脂肪通常堆积在内侧和前侧。
- 推荐的抽吸体位:仰卧位或蛙腿样体位。
- 技术:
  - 通过小切口和小口径吸脂管就能简单施行手术。
  - 膝后部应避免吸脂。
  - 吸出量通常很小,该部位吸脂的主要目的是通过逐渐缩小大腿远端来改善其形态。
  - 小腿和足踝吸脂非常有挑战性,恢复较慢,发生外形不规则的可能性更大。
  - 应选用小而精细的吸管,从多个方向进行抽吸。

颈部

- 皮肤 / 脂肪解剖
  - 颈部有轻度至中度皮肤松弛并伴有脂肪堆积的患者是施行颈部吸脂术的理想人群。

- 推荐的体位:仰卧位,肩下放置肩垫或将上背部垫高,使颈部处于过伸位。
- 技术:
  - 可使用单一的颏下切口。
  - 所有吸脂设备均可用于颈部吸脂,但是必须要避免术区不平整、皮肤损伤和神经损伤等并发症。
  - 术中需注入适量肿胀液,并且等待一段时间以让肾上腺素发挥作用。
  - 应避免直接在真皮下抽吸,过度抽吸会导致凹陷和外形骨骼化,也可能会损伤面神经下颌缘支造成神经麻痹,但通常会在几周内恢复。

术后注意事项

- 手术结束后穿戴特定的弹力衣裤,具体根据医生的指示和手术部位而定。
- 术后第一周时,有些弹力泡沫可以穿戴在弹力套里面以辅助加压塑形,消除淤青和促进水肿消退。
- 部分患者需要住院留观 24 小时,包括大于 5 000ml 的大量吸脂患者、多部位吸脂患者、吸脂联合腹壁成形术患者或其他切除性塑形手术患者。
- 要求患者手术当天就下床活动,患者从术前进准备室开始直到出院需全程穿戴间隙加压设备。
- 术后最早 1~2 天即可沐浴,2 周内 24 小时穿弹力衣。
- 根据手术情况不同,可以选择最早 3~4 天或 2 周后恢复活动或工作。
- 只要患者没有接受腹壁成形术或其他侵入性操作,术后即刻就可以下地行走,2 周后开始尝试轻体力活动。
- 由于术后体液波动和肿胀,患者会出现轻度体重增加。术后 3~5 天是水肿的高峰期。淤青会在术后 7~10 天逐渐减轻。
- 术后 2~6 周逐渐能看到腰部线条的变化,6 周就能看见显著的外形改变。根据患者个体差异,术后 3~6 个月才能观察到最终的外观效果。
- 术后外形变化与水肿过程常常会导致患者焦虑,在术前详细讨论与解答上述问题有助于缓解患者焦虑,减少患者抱怨,这是让患者保持适宜期望值的最佳办法。
- 术前通常会进行术区淋巴管按摩,而术后不久便可恢复按摩,这有助于消肿和硬结软化。

并发症与结果

- 吸脂会导致很多严重的并发症,因此应当由经过训练的医生操作,尤其是大量吸脂术。
- 术后并发症包括较轻的术后恶心呕吐,也包括深静脉血栓 / 肺栓塞甚至死亡等。术后并发症发生在 3 个时间窗口内:围手术期(0~48 小时),术后早期(1~7 天),术后晚期(1 周 ~3 个月)。

- 围手术期并发症包括麻醉相关并发症和心脏相关并发症,吸脂管造成的皮肤和 / 或内脏损伤,失血造成的容量不足或液体管理不当造成的容量过载。
  - 低体温症即身体中心体温低于 36.4℃。预防措施包括使用预热的肿胀液、提高手术间环境温度以及术前和术中使用加温装置。
  - 围手术期液体容量波动较为常见,如果管理不当,就容易出现血容量不足或容量过载。
- 术后早期并发症还有静脉血栓、感染和皮肤坏死。
  - 吸脂术相关深静脉血栓发生率据报道小于 1%,但是当吸脂术联合其他手术时(腹壁成形术 / 腰背环状皮肤脂肪切除术),深静脉血栓发生率明显升高。因此,适当的术前风险评估非常重要。
  - 使用依诺肝素能降低深静脉血栓的风险,但可能导致围手术期出血和血肿的概率升高。典型深静脉血栓 / 肺梗死的症状或体征包括下肢肿胀、Homan 征、呼吸短促、胸痛和 / 或心动过速等。这些症状或体征的出现预示患者有可能发生了深静脉血栓 / 肺梗死,需要立即评估和治疗(表 8.5)。
  - 伤口感染(包括坏死性筋膜炎)虽少见,但也是严重的并发症。应当密切监视持续发热和 / 或蜂窝织炎的迹象,并进行积极的治疗。
- 术后远期并发症包括迟发性血清肿、水肿和瘀斑、感觉异常、色素沉着和术区不平整。
  - 血清肿较少见,继发于某一区域过度吸脂导致(深)筋膜裸露甚至剥脱等严重损伤的情况。切口松散缝合、术后穿戴弹力套、手术结束时排尽术区液体都能降低发生血清肿的风险。
  - 所有患者都有不同程度的术后水肿和瘀斑。延迟性水肿可持续到术后 3 个月,支持治疗和淋巴管按摩是治疗水肿的有效方法。
  - 严重的瘀斑可引起含铁血黄素沉积,最终导致难以消除的色素沉着。
  - 各类吸脂术后都有可能出现感觉异常 / 迟钝,通常是可逆的,需要 10 周才能恢复。
- 最常见的远期并发症是术区畸形或不平整,发生率约为 20%。
  - 术后常见轻度外形不规则,但可以通过淋巴管按摩等保守方法治疗,且会随着肿胀和水肿的消退而好转。
  - 一旦发现术区不平整,最好能找出不平整的原因所在,以便给予合适的治疗方案。
  - 盲目地对凹陷周边进行抽吸无法解决上述问题,甚至会进一步加重不平整。
  - 合适的治疗方法包括过度抽吸区域的脂肪填充、抽吸周围区域、修复性吸脂。

简介

- 自体脂肪移植技术是欧洲外科医生于 19 世纪末期开创

表 8.5　得克萨斯大学西南医学中心修正版 Davison-Caprini 风险评估模型

第一步:暴露风险因素			
1 分	2 分	3 分	5 分
小手术	大手术(全麻手术或时间长于 1 小时) 石膏固定 中心静脉置管 体重指数 >30	有心肌梗死 / 心力衰竭病史 严重败血症 游离皮瓣 全腹壁成形术	髋 / 骨盆 / 下肢骨折 卒中 多发伤
第二步:诱发因素			
临床情况(分数)	遗传因素(分数)	后天因素(分数)	
40~60 岁(1) 大于 60 岁(2) 深静脉血栓 / 肺梗病史(3) 怀孕(1) 恶性肿瘤(2) 避孕药 / 激素治疗史(2)	任何遗传性血液高凝(3)	狼疮抗凝(3) 抗磷脂抗体(3) 骨髓增生性疾病(3) 肝素诱导性血小板减少症(3) 血清半胱氨酸升高(3) 血液高凝(3)	
第一步和第二步总分_____			
第三步:评估			
1 分	低风险	步行,每天 3 次	
2 分	中风险	没有步行时,持续穿戴间歇充气压迫装置和弹力袜	
3 分	高风险	没有步行时,持续穿戴间歇充气压迫装置和弹力袜	
>4 分	最高风险	没有步行时,持续穿戴间歇充气压迫装置和弹力袜 + 术后给予每天 40mg 肝素	

（Data from Hatef DA, Kenkel JM, Nguyen MQ, et al. Thromboembolic risks assessment and the efficacy of Enoxaparin prophylaxis in excisional body contouring surgery. *Plast Reconstr Surg.* 2008；122（1）：269-279.）

的。最早的病例是 Czerny 于 1895 年采用自体脂肪瘤移植再造乳房缺损。

- 在 20 世纪早期,自体脂肪移植曾短暂受到欢迎,但并未广泛流行,直到 20 世纪 80 年代才开始真正流行,因当时整形外科医生广泛开展吸脂手术而使大量供体脂肪的获取变得更为容易。
- 自体脂肪移植已被成功应用于面部年轻化、隆乳、放射性组织损伤修复、乳房假体置入后包膜挛缩、创伤后畸形、先天性异常、烧伤等。
- 使用自体脂肪移植修复重建的优点有很多,包括供区损伤小、操作简单、费用低、移植后可成活且与受区融合。
- 脂肪干细胞广泛存在于脂肪组织中,位于血管周围和纤维结缔组织支架中。这些非载脂间质细胞很容易通过胶原酶消化的方法从抽吸的颗粒脂肪或切除的脂肪块中得到。

术后注意事项

- 自体脂肪移植常用于修复既往手术(包括乳房再造后或美容性乳房手术后)引起的某一部位的轮廓畸形。
- 相对禁忌证包括体型较瘦的患者,因为术者无法获取足够的脂肪。
  - 如果仅用于填充面部,由于需要的脂肪量相对较小,可不认为是禁忌证。
- 术前应告知患者术后要保持体重稳定,否则体重减轻后移植的脂肪也会出现流失,无法维持良好的矫正效果。

常见乳房畸形

- 假体置入乳房再造术后的轮廓畸形:
  - 通过假体再造乳房,因覆盖组织菲薄,故可显示出清晰的假体边界(图 8.12)和可见的皱褶(图 8.13),通过脂肪移植可以有效地修饰这两方面的问题。
  - 如果假体置入较大的囊袋中,非常容易移动,患者则可能需要更换假体规格,同时进行囊膜缝合,用脱细胞真皮基质强化包膜,以及脂肪移植。
- 皮瓣再造后轮廓畸形:
  - 皮瓣再造乳房时,皮瓣的边界是凹陷的常见部位,通常发生在皮瓣边缘与切缘组织衔接的"台阶"处。
- 放射部位假体置入后或皮瓣再造后的轮廓畸形:
  - 放疗辐射会带来更多的风险、干扰和问题,包括感染的风险增加、伤口愈合问题、受区空间受限、皮肤弹性降低、受区血供不足影响脂肪成活。
- 乳房切除术后畸形:
  - 切除量为乳房体积的 10%~15% 时,通常可以获得令人满意的美学效果,无需干预治疗。
  - 脂肪移植用于解决肿块切除术后缺陷的设想非常吸引人。因为缺少的组织通常全部或部分是脂肪。
  - 对于监控和检测患者局部乳腺癌复发的关注日益增强。目前关于自体脂肪移植用于再造肿瘤切除术后乳房畸形的文献很少,因此医生必须对这类患者进行深入的风险评估和详细的告知。

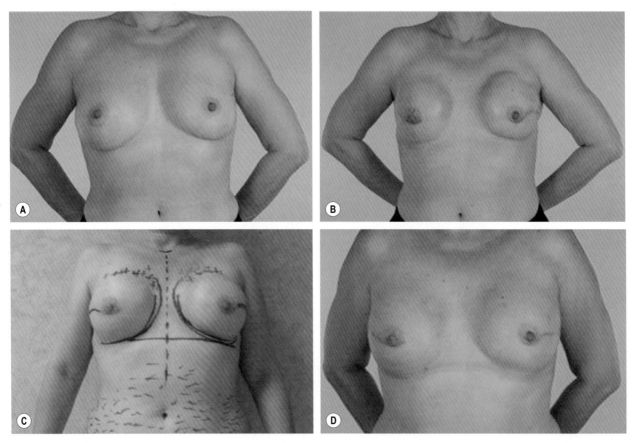

图 8.12 55 岁患者接受双侧保留乳头的乳腺切除术。(A)术前观;(B)用组织扩张器和脱细胞真皮基质再造后的术后观,显示了假体周围典型的边缘轮廓畸形;(C)术前标记;(D)用脂肪移植修饰边缘,并将组织扩张器替换为永久性假体,术后 3 个月的结果

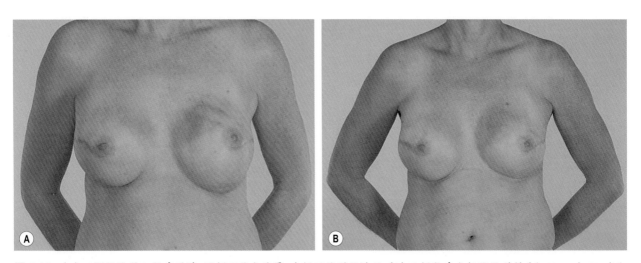

图 8.13 (A)双侧假体置入乳房再造,两侧可见上边界,左侧可见明显波纹;(B)双侧乳房上极脂肪移植(右 80cc,左 50cc)和左侧下方囊膜缝合术后 6 个月的结果。注意两侧假体轮廓和左侧波纹的改善

- 先天性畸形：
  - 脂肪移植术已被证明可以有效治疗 Poland 综合征、管状乳房和前胸廓发育不良。

▶ 手术技术（视频 8.1）

- 脂肪移植分为 4 个步骤：①脂肪获取；②脂肪处理；③受区准备；④脂肪移植。
  - 学界目前尚未就脂肪获取、处理及移植的最佳技术达成共识。
- 脂肪获取
  - 供区部位选择：能获取足量移植脂肪的区域（最常见的供区是腹部、臀部和大腿）。
  - 肿胀液浸润可以最大程度减少获取过程中的脂肪损伤。
  - 最常用的脂肪获取技术为针筒吸脂术、负压辅助吸脂术、动力辅助吸脂术。
  - 大多数医生会使用直径 3mm 以下的多孔吸脂针进行抽吸。
- 脂肪处理
  - 脂肪处理的方法包括自然沉淀后去除水分、过滤、洗涤、吸附性材料吸除水和油脂以及离心。
  - 这些处理方法的目的是去除油滴、血液、杂质、水分，以纯化脂肪。
  - 无论使用何种处理方式，术者必须权衡纯化本身及此过程对脂肪细胞的损伤，因为两者都会对细胞活性产生影响。
  - 处理过程中应尽量避免污染，减少空气暴露时间，减少机械损伤，尽可能保留细胞活性。
- 受区准备
  - 受区准备包括选择合适的进针口，使脂肪注射可呈网格状交叉进行。
  - 在许多情况下，需进行瘢痕松解以获取足够的空间进行脂肪移植。瘢痕松解可通过多种方式进行，如头端带锋利 V 形铲的吸脂管（图 8.14）或大口径针头。
- 脂肪移植技术
  - 脂肪移植和吸脂时使用的针管不同，注脂针较小、单

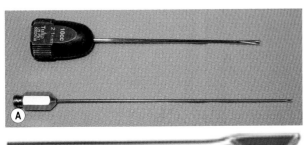

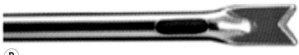

图 8.14 （A 和 B）V 形剥离器。（©*Tulip*，*Bryon Medical*，*with permission*.）

孔、钝头，这样才能完成精细的脂肪注射（图 8.15）。

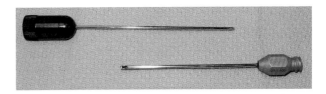

图 8.15 Tulip(1.4mm)和 Byron(2mm)的注射套管针（©*Byron Medical*，*with permission*.）

- 要多点、多层次、多隧道、网格状交叉注射，且边退针边注射，单点注射量要小，使注射的脂肪呈串珠样或条带状。

术后注意事项

- 进针口可行缝合或胶带粘贴，以防止注射的脂肪流出。
- 除乳房外，受区通常无需固定。乳房再造术后可在移植部位表面覆盖棉垫后穿着宽松的支持性胸衣。
  - 避免胸部塑身衣或敷料太紧。
  - 至少术后 1 周避免移植区域直接受压。
- 术后 1~2 周减少活动。
- 术后 1 个月避免用力按摩。
- 供区按吸脂术的要求穿着紧身衣。
- 术后可能会出现急性肿胀，持续时间从 1~2 周到数月不等。

并发症与结果

- 早期报道的脂肪移植存活率为 25%~50%。然而，脂肪移植成活率因吸脂、提纯和移植的方法而异。相对于不同受区和其他患者个体因素，成活率也有所不同。
- 许多医生提倡超量移植以补偿脂肪损失。但在获得明确的研究数据之前，目前仍建议保守注射，直到术者能根据采用的技术和受区床的质量，获得"应该进行多少量的超量移植"的"感觉"。
- 填充术后脂肪吸收或填充量不足可引起持续性轮廓畸形。
  - 如果肿胀消失后轮廓畸形仍然存在，建议至少等待 6 个月后再尝试下一次移植。
- 偶可见脂肪注射过量引起的轮廓畸形，表现为皮下硬结，常因较薄的皮肤下注射时单点脂肪量过大所致。
  - 皮下硬结的处理比较棘手，处理方法包括吸脂、直接切除、适应证外使用 Kybella(脱氧胆酸)、溶脂产品等。
- 脂肪移植的严重并发症较少，其中包括上述吸脂相关并发症。
- 脂肪移植乳房手术前，术者应在知情同意书中告知患者潜在的结果与风险，主要包括：
  - 乳房 X 光检查异常——最常见的是脂肪坏死后形成的

钙化点，目前经验丰富的放射技师可以轻易地将钙化点与可疑病灶区域分开，但无法区分的区域则需要进行活检。

- 油性囊肿——脂肪液化坏死后形成的纤维包裹，通常较小、多个，偶可见较大的囊肿，大囊肿可行手术切除。油脂囊肿的形成可能与不恰当的脂肪移植技术有关，即试图将超量脂肪移植到某一特定区域所致。
- 肿瘤风险——存在理论上的可能。脂肪干细胞的促进组织再生（如促血管生成）的特性可能增加患者未来罹患乳腺癌的风险。只有进一步的研究才能确定脂肪移植与乳腺癌发生之间的关系；在此之前，肿瘤的风险仍被归类为未知。

- 脂肪注射后可能会发生感染，通常表现为疼痛肿胀伴红斑、皮温增高，有时还会伴有发热，可使用短疗程的抗生素对症治疗。
- 患者体重的大幅波动会引起移植区域相应的大小变化，因此，患者应达到理想的体重并保持稳定后再行脂肪移植术，术后要长期保持体重稳定。

第 9 章

面 部 损 伤

本章内容选自 Neligan,Rodriguez 和 Losse 主编的 *Plastic Surgery* 第 4 版第 3 分卷《颅面与头颈外科》第 3 章"面部损伤",章节作者为 Eduardo D. Rodriguez、Amir H. Dorafshar 和 Paul N. Manson。

概要

- John Converse、Nicholas Georgiade 和 Reed Dingman 的指导为一代外科医生提供了面部创伤修复的基准。
- 本章讨论的治疗概念由马里兰大学休克创伤中心提出,并被约翰·霍普金斯大学国际面部创伤重建中心采用。
- 上述修复中心的严重创伤患者比例很高。
- 然而,对于普通骨折和轻度创伤的治疗概念可能会有所改变。
- 对于不同严重程度的特定颅面骨折,学界在 20 世纪 80 年代支持广泛暴露和固定支撑的原则,而现在重点强调的是最大限度减少手术创伤和减少暴露。
- 目前,创伤的治疗取决于严重程度和解剖部位,尽可能以最小的暴露获得良好的治疗效果[基于计算机断层扫描(computerized tomographic,CT)的面部骨折治疗]。

简介

- 如患者整体情况允许,应尽快处理面部骨骼和软组织损伤。
- 通常,面部软组织和骨骼的损伤不属于急诊外科急症,但通过早期或即刻处理,既易于获得良好结果,又能提高结果的质量。
- 所需分离的软组织越少,骨骼通常越容易被恢复到其解剖位置,骨折修复也更容易。
- 颅面 CT 作为明确的影像学评估,包括骨和软组织的横断面、冠状面和矢状面。然而,临床检查仍是最有利于确定面部损伤性质和功能受影响程度的检测。
- 通过策略性地选择切口位置暴露颅面骨骼(图 9.1)。

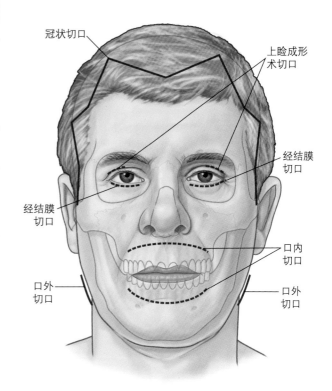

图 9.1 皮肤切口(实线)可用于面部骨折切开复位和内固定。结膜入路(虚线)可以进入眶底和上颌骨的前部,通过外眦切开术可进一步扩大暴露范围。口内切口(虚线)适用于上颌骨 Le Fort I 型水平和下颌骨前部的暴露。对于单纯的颧额线暴露,如果不使用冠状切口,则首选上睑成形术切口的外延线。对于鼻根部的暴露,直接水平切口是一种选择,但是这种鼻表面的局部切口需要患者可以接受,通常冠状切口是首选,除非患者头发很短或秃顶

术前注意事项

- 手术前首先要进行初步的体格检查,然后通过 CT 扫描进行放射学评估(表 9.1)。
- 挫伤、擦伤、瘀斑、水肿和面部畸形等软组织症状可提示骨骼受损。

额骨与额窦损伤类型

简介

- 额窦是成对的结构,3 岁可被检测到。大约 7 岁后,才会开始出现明显的气动膨胀,18~20 岁时额窦发育完成。
- 额窦内衬呼吸道上皮,由具有黏液分泌腺的纤毛膜组成。黏蛋白的覆盖对于正常功能至关重要,纤毛在鼻额管方向上拍打黏蛋白。
- 额窦出现损伤时容易被感染,尤其是在导管功能受损的情况下。
- 1/3 的额窦骨折仅涉及前壁,而 60% 的额窦骨折涉及前壁、后壁和 / 或导管。
- 40% 的额窦骨折伴有硬脑膜撕裂伤。

术前注意事项

- 撕裂伤、淤青、血肿和挫伤是额骨和额窦骨折最常见的体征。
- 有时,额窦骨折的最初表现可能是额窦阻塞或感染,例如黏液囊肿或脓肿形成。额窦感染可能因为其特殊位置而引起严重的并发症。
- 额窦骨折特征应同时包含骨折的解剖位置(包括前壁、后壁或两者均受累)及其移位程度。
- 手术治疗适应证包括:
  - 前壁凹陷
  - 放射影像学证实鼻额管受累,推测可能发生功能障碍
  - 鼻额管阻塞伴持续气液平面
  - 黏液囊肿的形成
- 后壁骨折移位极可能发生硬脑膜撕裂,导致脑脊液漏出。
- 尽管有些作者建议对所有后壁骨折及可见气液平面的骨折进行探查,但多数仅在后壁骨折移位超过后壁宽度的情况下才进行手术探查。

解剖要点

- 鼻额管穿过筛前筛孔,从中鼻道下方筛漏旁穿出。
- 堵塞使正常的黏液分泌物不能充分引流,容易形成黏液囊肿。
- 据报道,原发性损伤与继发额窦黏液囊肿形成的平均时间间隔为 7.5 年。

表 9.1 初步评估的关键因素

Ⅰ. 基础知识

Ⅱ. 病史
1. 受伤原因(患者是否被约束、活动、静止)
2. 受伤时间(即自损伤起的持续时间)
3. 穿透伤或钝挫伤
4. 涉及物体的类型(如拳头、棒球、挡风玻璃等)
5. 患者是否主诉特定面部区域有症状(如麻木、疼痛)
6. 当患者咬合时感觉如何:是否感到疼痛,牙齿感觉是否"正常",咬合是否"感觉正常"
7. 患者是否主诉视力问题,鼻部问题,听力问题或咬合异常 / 痛苦
8. 是否有显著的既往史、药物史、过敏史、一般病史(例如糖尿病,阿司匹林、华法林,类固醇激素使用,酒精依赖等)

Ⅲ. 体格检查
1. 检查面部 / 头部是否存在不对称、撕裂、擦伤、血肿、瘀斑(尤其是眶周)、鼻腔出血。
2. 记录任何骨质不规则,眼睑、眼球异常突出或移位,内眦距离增宽。
3. 记录视力 [例如,是否可以从 12 英寸(约 30.48cm)的距离看清评估者的胸卡]。
4. 检查瞳孔及眼部肌肉。
   a. 是否有前房出血(前房积血)
   b. 眼睛运动是否正常,或是否存在注视受限
   c. 瞳孔反应是否正常
5. 检查口腔:特别注意牙齿排列、咬合、撕裂伤。
6. 触诊面部骨骼和软组织:记录骨性阶梯、捻发音、组织活动、明显疼痛和麻木。
   a. 眶周触诊
   b. 触诊基底和鼻梁,是否有不稳定和捻发音
   c. 检查内直肌的完整性 / 活动度。
   d. 触诊颧骨 / 颧弓
   e. 触诊额骨、上颌 / 上颌窦、颅骨
   f. 在静止和下颌运动时触诊颞颌关节
   g. 沿下颌缘触诊下颌骨
   h. 戴手套触摸牙齿,检查是否存在不稳定、骨折等
   i. 戴手套抓住上颌 / 牙槽并检查中庭是否存在不稳定 / 疼痛
   j. 检查鼻腔和外耳道,以排除中隔血肿,脑脊液鼻漏,耳漏
7. 对三叉神经的所有分支(眶上、眶下、下颌缘)进行感觉检查。
8. 进行面神经运动检查:抬眉、微笑、磨牙、紧闭眼。

Ⅳ. 影像
1. 面部 / 眼眶 CT(冠状 / 矢状 / 横断面重建,沿面部骨骼 1.5mm 至 3mm 断层扫描)。
2. 颈椎 CT(总体而言,面部骨折合并颈椎受伤的发生率为 2%~4%)。
3. 有时需要环口放射线影像检查(下颌骨骨折经常进行的检查项目,可能会遗漏牙骨膜骨折,需要行常规颈椎 CT 检查)。

Ⅴ. 补充
眼科会诊:如有任何眼部损伤 / 视力障碍的迹象 / 风险。

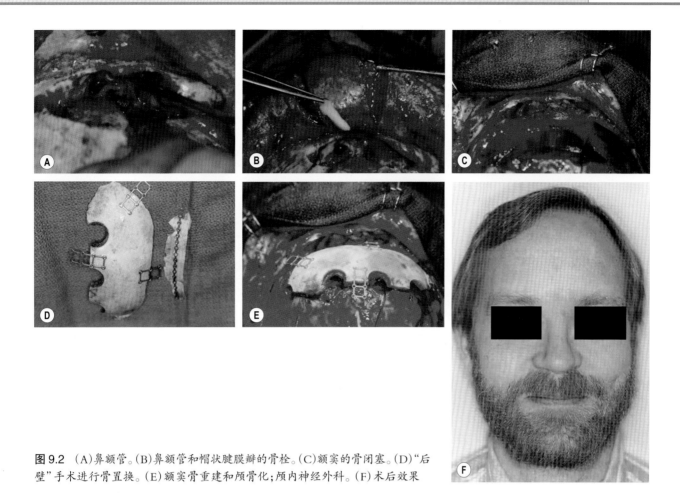

图9.2 （A）鼻额管。（B）鼻额管和帽状腱膜瓣的骨栓。（C）额窦的骨闭塞。（D）"后壁"手术进行骨置换。（E）额窦骨重建和颅骨化；颅内神经外科。（F）术后效果

关键技术注意事项

- 最好的手术切口是冠状切口。有时可使用钝性分离。
- 任何前壁凹陷的额窦骨折都可能需要在解剖位置进行探查和复位，以防轮廓畸形。
- 如果鼻额管受损，则须闭塞鼻窦，通常涉及剥离黏膜，利用骨钻孔和用设计良好的颅骨骨栓或软组织进行闭塞（图9.2A~C）。
- 如果大部分后壁完整，额窦腔可以用脂肪组织或松质骨完全填充（图9.2D）。
- 如果后壁缺失或明显移位，应将鼻窦"颅骨化"（图9.2E）。在颅骨化过程中，额窦的后壁会被去除，有效地使额窦成为颅腔的一部分（图9.2F）。"无效腔"可用松质骨填充或保持开放状态。任何通过鼻额管或筛窦与鼻的通道都应封闭。
- 可用带颞浅动脉血管蒂的帽状腱膜瓣解决额骨的血管化软组织闭塞问题。

结果与并发症

- 额骨和额窦骨折的并发症包括：
  - 脑脊液（cerebrospinal fluid，CSF）鼻漏。
  - 颅腔积气和眼眶气肿。
  - 眶顶缺如和搏动性眼球突出。
  - 颈动脉 - 海绵窦瘘。

眼眶骨折

简介

- 眼眶骨折可为眼眶内孤立性骨折，也可累及内侧眼眶和眶缘。
- 眼眶爆裂性骨折是由于暴力施加于眶缘、眼球或软组织上，并伴有眶内压突然升高以及随后造成眶底骨折（图9.3）。
- 在儿童中，这种机制更类似于活板门，而非在成年人中观察到的"爆裂"性骨折（图9.4）。
- 与邻近下直肌的脂肪嵌顿相反，儿童更常出现"剪刀"或直接在骨折部位发生肌肉嵌顿。
- 肌肉嵌顿是一种紧急情况，需要立即释放嵌顿的肌肉。
- 当存在肌肉嵌顿时，患者可能会因尝试眼球运动而感到疼痛及恶心、呕吐和眼心反射（恶心、心动过缓和低血压）。
- 在这种情况下，无论是植骨还是置入无机假体，眶底重建/置换的目的都是重建眼眶的大小和形状。这样能够替代

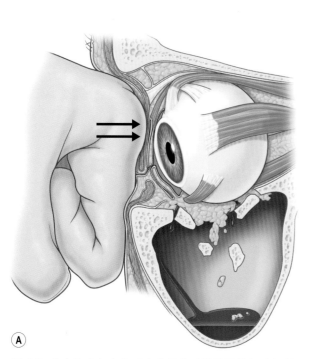

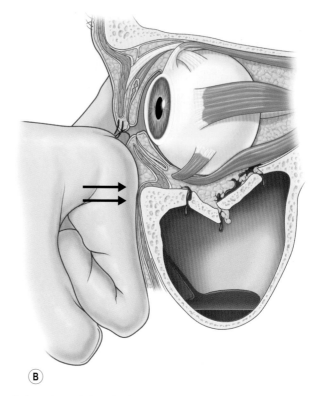

Ⓐ　　　　　　　　　　　　　　　　　　　Ⓑ

图 9.3　（A）眼球本身向眶底移位导致爆裂性骨折的机制。眼球向后移位,撞击眶底并迫使眶底向外移动,对眶底造成眼球大小的"冲击"性骨折。（B）眶底的"间接暴力"性骨折

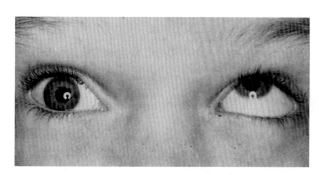

图 9.4　由雪球击打引起的儿童眼眶爆裂骨折。注意,患者眼球几乎完全无法活动,并伴有眼球内陷。这种严重的活动障碍提示可能存在肌肉嵌顿,这种损害在儿童中比在成年人中更为常见。此类骨折需要立即手术,松解嵌顿的眼外肌系统。尝试旋转眼球时通常会伴有疼痛,有时还会出现恶心和呕吐。这些症状在没有真正的肌肉嵌顿的眼眶底骨折中并不常见

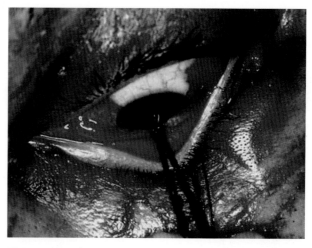

图 9.5　被动牵拉试验。临床照片。术前先往结膜囊中滴一滴局部麻醉药

眼眶软组织内容物,使得瘢痕组织在解剖位置形成。
- 通过用镊子夹住眶结膜并测试眼球的活动范围,进行被动牵拉试验（图 9.5）。
- 强制旋转或运动受限是眼外肌塌卡压阳性测试。该测试应在以下情况下执行:
  - 解剖前
  - 解剖后
  - 置入每种重建眼眶壁的材料后
  - 关闭切口前

术前注意事项

- 眼眶骨折的手术适应证:
  - 由肌肉或韧带嵌顿引起的复视,通过被动牵拉试验检查并行 CT 扫描。
  - 广泛骨折的影像学证据,如发生眼球内陷。
  - 眼球内陷或眼眶容积改变引起的眼球突出。
  - 视力减退,增加且对药物剂量的类固醇无反应,提示需要视神经管减压。

- 累及眼眶内侧或外侧壁的"爆裂"性眼眶骨折,眼眶容积严重收缩,导致眶内压升高。
- 手术目的
  - 脱离嵌压的结构并恢复眼球旋转功能。
  - 将眼眶内容物替换为正常骨性眶腔的常规范围,包括恢复眼眶的体积和形状。
  - 恢复眶腔壁,实际是将组织替换到适当的位置,并决定软组织可能会形成瘢痕的形状。

解剖要点

- 眼眶从前向后分为3部分。
- 眼眶前缘由厚骨组成。
- 眼眶中1/3由薄骨组成,骨骼结构在后1/3处再次增厚。
- 因此,眶骨结构类似于"减震"装置,其中眼眶的中部先断裂,然后是边缘断裂。
- 视神经孔位于眼眶后侧壁和内侧壁的交界处,远高于眼眶底水平面。视神经孔位于眶下缘后40~45mm。

关键技术注意事项

- 暴露注意事项:
  - 通过上颌窦的内镜检查可直接观察和修复眶底,且无需眼睑切口即可操作修复软组织(图9.6)。

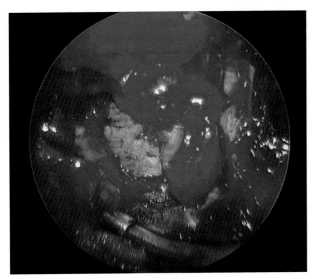

图9.6 通过上颌窦的内镜检查可直接观察眶底和操作修复软组织及眶底

  - 在所有眼睑切口中,下睑切口发生睑外翻的概率最小,但往往最为明显。
  - 尽管眼睑回缩的发生率最高,但眼睑上缘附近的睫状切口遗留瘢痕最不明显。
  - 结膜切口可在眶隔前或眶隔后平面进行,避免外部瘢痕。少数情况下,有必要切开内眦或外眦,以扩大对内外侧眼眶的暴露。

并发症与结果

- 复视:通常是肌肉挫伤的结果,但也可能是肌肉、邻近肌肉的软组织嵌顿,或第Ⅲ、Ⅳ和Ⅵ脑神经受损的结果。
- 眼球内陷:爆裂性骨折的第二大并发症,通常是由于眼眶体积增大所致。
- 球后血肿:眼球突出,充血和结膜水肿脱垂。通过软组织窗成像的CT扫描可确诊。球后血肿通常无法引流。
- 眼(球)损伤和失明。
- 假体移位、假体周围晚期出血和假体固定。
- 上睑下垂:上睑的真性上睑下垂应与眼球内陷时眼球向下移位而导致的"假性上睑下垂"区分开。
- 巩膜暴露、外翻和内翻 - 下眼睑垂直缩短。
- 眶下神经麻痹。
- "眶上裂"综合征:当眶顶骨折向后延伸而累及眶上裂及其内容物(第Ⅲ、Ⅳ、Ⅴ和Ⅵ脑神经)时。信号表现为额部、眉部、上眼睑内侧部分和上鼻内侧的麻木和凝视受限。
- "眶尖"综合征:当眶顶骨折向后延伸而累及眶上裂和视神经孔及其内容物(第Ⅱ、Ⅲ、Ⅳ、Ⅴ和Ⅵ脑神经)时。信号表现为所有伴有视力障碍或失明的眶上裂综合征症状。

鼻骨折

简介

- 多数鼻骨折最初可通过闭合复位进行修复(图9.7)。
- 临床中,医生通常在浮肿消退后再进行闭合式复位,这样可以通过目测和触诊确认复位的准确性。
- 在更严重的正面碰撞中,会出现鼻高度和长度的损失,或者在鼻筛窦眼眶骨折中,采用切开复位和一期骨或软骨移植有利于将鼻部支撑恢复到其原始体积(图9.8)。
- 鼻 - 眶 - 筛(naso-orbital ethmoid, NOE)骨折是上中面部骨骼中央1/3的严重骨折。这种骨折会导致鼻部、眼眶内侧缘和梨状孔粉碎。1/3的病理鼻 - 眶 - 筛骨折是孤立的,而2/3则累及至额骨、颧骨或上颌骨。1/3的鼻 - 眶 - 筛骨折是单侧损伤,2/3双侧损伤。主要特征是连带内眦韧带附着的眶内缘断面的移位。

术前注意事项

- 鼻 - 眶 - 筛骨折具有典型外观:
  - 鼻部变得扁平。
  - 鼻背隆突消失。
  - 唇部和鼻小柱之间可见钝角。
  - 内眦区肿胀变形,伴有眼睑和结膜下血肿。
  - 在内眦韧带正上方,可在外部压力下触及捻发音或运动。
  - 存在外伤性眦距过远(内眦韧带之间的距离增加)和 /

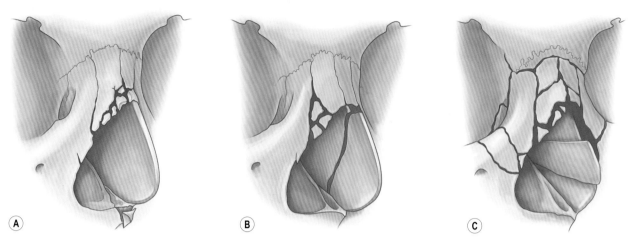

图 9.7 正面碰撞与侧面鼻骨折均按移位程度分类。(A) 平面 I:正面撞击性鼻部骨折。仅鼻骨和鼻中隔远端受伤。(B) 平面 II:正面撞击性鼻部骨折。损伤较广泛,累及整个鼻骨的远端部分和梨状孔处上颌骨额突。鼻中隔被粉碎,高度降低。(C) 平面 III:正面撞击性鼻部骨折累及上颌骨的一侧或双侧额突,且骨折延伸至额骨。这些骨折实际上是鼻 - 眶 - 筛骨折,因为它们累及了眶内侧缘的下 2/3(鼻 - 眶 - 筛骨折的中央碎片)以及鼻骨

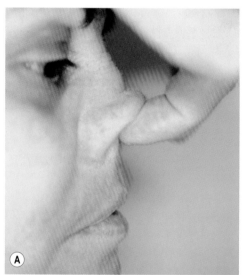

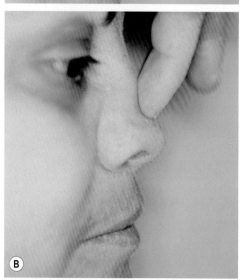

图 9.8 (A)鼻小柱和(B)鼻背触诊可检测到鼻中隔上旋和缺乏鼻背支撑。该患者无鼻小柱支撑和背侧鼻中隔支撑

或外伤性眶距过宽(眼眶和眼球之间的距离增加)。

解剖要点

- 鼻 - 眶 - 筛骨折的诊断至少需要 4 处将上颌骨额突与相邻骨隔开的骨折:
  - 鼻部骨折
  - 上颌骨额突与额骨交界处骨折
  - 眼眶内侧骨折(筛窦区)
  - 眶下缘骨折延伸累及梨状孔和眶底
- 鼻 - 眶 - 筛骨折可分为以下 3 种类型之一:
  - I 型:不完全骨折,仅在眶下缘和梨状缘向下移位(图 9.9)
  - II 型:粉碎性骨折,骨折位于内眦韧带止点之外(图 9.10)
  - III 型:内眦韧带撕脱(不常见),或内眦韧带下方骨折延伸(图 9.11)

技术注意事项

- 暴露:通常需要 3 个入路:①冠状切口(或适当的裂伤或局部切口);②下眼睑切口;③牙龈颊沟切口。
- 对于所有鼻 - 眶 - 筛骨折病例,医生都必须识别并分类承受内眦附着的内侧眶缘骨上的情况。
- 内眦骨折碎片移位是鼻 - 眶 - 筛损伤的"必要条件"。
- 鼻 - 眶 - 筛复位最基本的特征是通过放置在内眦韧带止点后方和上方的钢丝经鼻复位眶内。需要强调的是,经鼻复位钢丝必须通过泪沟的后方和上方,以便提供适当的作用力方向,重建中心骨折块伤前的位置。

并发症与结果

- 未经治疗的鼻中隔血肿可能导致软骨膜下纤维化和增厚,伴部分鼻气道阻塞。

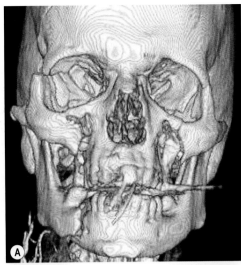

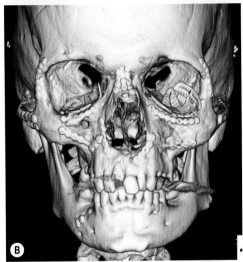

图 9.18　Le Fort Ⅲ型损伤切开复位内固定前后正面三维颅面 CT 扫描图

- Le Fort Ⅲ型骨折的开放复位通常会在单次手术中涉及 Le Fort Ⅰ型、Le Fort Ⅱ型和颧骨骨折的联合术式。

术后注意事项

- 鼻腔和口腔的清洁和抽吸非常重要。
- 如果面部骨折患者出现无法用其他原因解释的发热,则应通过 X 线检查进行鼻窦评估。
- 出现任何口腔异味都需要检查、清洁和/或返回手术室进行冲洗及彻底检查。

并发症与结果

- 上颌/中面部骨折的并发症包括:
  - 气道损害
  - 在严重情况下,出血可能需要前-后鼻咽部填塞、上颌骨移位的手法复位和 IMF,极端情况下,需要进行血管造影栓塞或颈外动脉和颞浅动脉结扎。

- 感染
  - 脑脊液鼻漏
  - 失明
- 晚期并发症:
  - 骨折不愈合和植骨
  - 畸形愈合
  - 咬合不正
  - 鼻泪管损伤

下颌骨骨折

简介

- 颅面骨折经常涉及颌骨,必然会产生咬合不正。
- 下颌骨是较为坚固的骨骼,但有几个容易骨折的薄弱区域,包括:
  - 髁突下区域
  - 下颌角
  - 下颌体远端
  - 颏孔
- 牙齿过早脱落会导致牙槽骨的萎缩,并改变下颌骨的结构特征。
- 骨折通常发生于牙齿缺失的区域,而不是有足够牙齿和牙槽骨结构更好地支撑的区域。
- 一般而言,骨折段中的牙齿可能极其重要,应予以保留,因为牙齿会起到咬合制动的作用,并有助于骨折对线的稳定性。
- Ⅰ类下颌骨骨折:骨折部位两侧均有牙齿的骨折(下颌联合、副交感神经、下颌体)(图 9.19)。
- Ⅱ类下颌骨骨折:牙齿只出现在骨折部位一侧的骨折(下颌体后部、下颌角)。
- Ⅲ类下颌骨骨折:骨折部位两侧均无牙齿的骨折(下颌支、髁状突)。

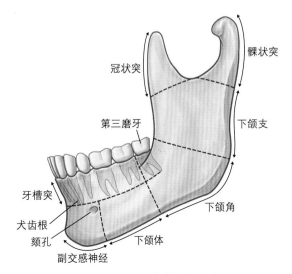

图 9.19　下颌骨骨折的分型

术前注意事项

- 下颌骨骨折诊断的关键体征：
  - 手法控制骨折部位活动或分离
  - 运动时捻发音
  - 咬合不正
  - 下颌无法移动
  - 说话或运动时感到疼痛和/或压痛
- 下颌骨骨折切开复位内固定（open reduction internal fixation，ORIF）的适应证：
  - 要求稳定性的Ⅰ类骨折（图9.20）

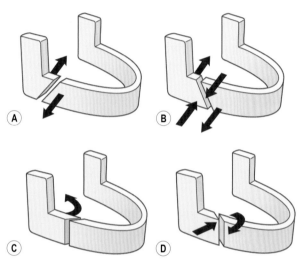

图9.20 （A和C）骨折线的方向和斜面不能抵抗肌肉作用引起的位移。箭头表示肌肉牵拉的方向。（B和D）骨折线的斜面和方向抵抗了位移，并对抗肌肉的作用。沿该方向倾斜的骨折中，肌肉牵拉的方向往往会影响骨折的骨端。（After Fry WK, Shepherd PR, McLeod AC, Parfitt GJ. *The Dental Treatment of Maxillofacial Injuries*, Oxford, Blackwell Scientific, 1942.）

- Ⅱ类骨折和Ⅲ类骨折
  - 粉碎性骨折（图9.21）
  - 移位骨折和旋转骨折
  - 无牙颌骨折
  - 希望在术后避免行IMF的骨折
  - 上下颌联合骨折
  - 不合作（头部受伤）的患者
- 当阻生的第三磨牙妨碍骨折块对齐、部分萌出和/或发炎，抑或是牙根裸露，则建议拔除。
  - 需要注意的是，拔出阻生的第三磨牙可能会导致更严重的骨不稳定和转化为粉碎性骨折。
- 通常大多数髁突或髁突下骨折采用闭合复位治疗，伴或不伴IMF（图9.22）。
  - 对于儿童，生长因素提供了再生和重塑的能力，而这在成人中并不存在。
  - 闭合入路几乎不可避免地会出现下颌升支高度的缩短，这首先预示着骨折侧磨牙列过早接触引起，从而

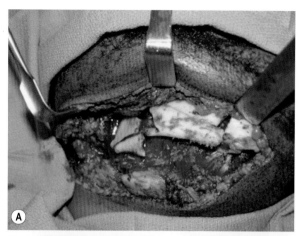

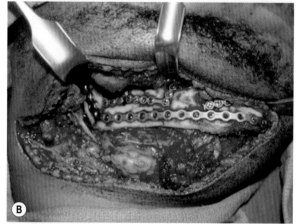

图9.21 （A和B）一名23岁男性遭受面部枪伤后下颌骨粉碎性骨折的术中照片，图示口外入路进行切开复位和使用多块接骨板固定前后

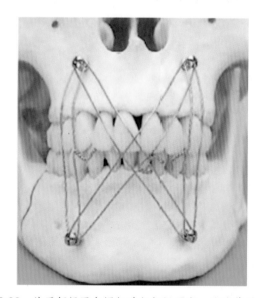

图9.22 使用颌间固定螺钉进行颌间固定。这些装置并不能提供牙弓夹板和全颌间固定所获得的稳定性或灵活性。许多患者被认为在这种技术中得到了很好的咬合，但实际上他们处于开𬌗、复位不良的状态，需要实施截骨术或骨折修复术。交叉钢丝也可用于支撑螺钉的固定。（Courtesy of Synthes Maxillofacial, Paoli, Pa.）

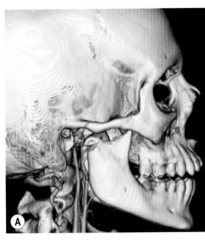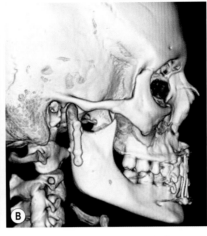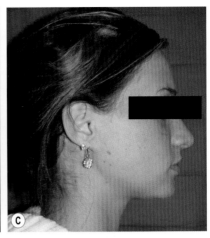

图9.23 （A和B）一名20岁女性的三维颅面CT扫描的侧视图，该患者在机动车辆碰撞中遭受颅面损伤，图示通过下颌后口外入路进行右下颌髁突下骨折的切开复位内固定手术前后。需要注意的是，患者还有Le Fort Ⅱ型骨折，采用闭合复位和齿间固定治疗。（C）患者术后1年的侧位照片

在对侧咬合中产生轻微的开殆。
- 髁突/髁突下骨折开放治疗的绝对适应证包括（图9.23）：
  - 脱位至颅中窝或外耳道
  - 关节囊外侧移位
  - 咬合不充分
  - 开放性关节伤口伴异物或严重污染
- 髁突/髁突下骨折开放治疗的相对适应证包括：
  - 骨折块成角超过30°
  - 骨端之间的骨折间隙超过4~5mm
  - 明显的横向覆盖，骨折块末端未接触
  - 无牙列、夹板不可用或因牙槽嵴萎缩而无法行夹板固定的双侧髁下骨折的患者
  - 由于医学原因不建议夹板治疗或无法进行充分物理治疗的双侧或单侧髁下骨折
  - 双侧髁突下骨折伴粉碎性中面部骨折
  - 双侧髁下骨折伴有相关的颌部问题，如：①反殆或前突；②开殆伴牙周问题或缺乏后牙支撑；③多牙缺失，后期需要进行复杂的重建；④双侧髁突骨折伴正畸所致咬合不稳；⑤骨折基底不稳定的单侧髁突骨折。
- 无牙颌下颌骨骨折占下颌骨骨折总数的不到5%，通常发生在骨骼薄且脆弱的萎缩最突出的部位（通常是下颌体）（图9.24）。
- 许多骨折是双侧或多处骨折，双侧无牙颌骨折的移位通常较严重，且治疗难度较大。
- 显示最小移位的闭合性骨折可以采用软食和避免使用义齿治疗；然而，在这些情况下，观察是至关重要的，以确保骨折几周内愈合，且不会出现进一步位移。
- 大多数骨折可以使用大号重建"锁定"接骨板固定治疗效果更好。

解剖要点

- 下颌骨骨折的特殊之处在于，下颌运动是由附着在骨骼

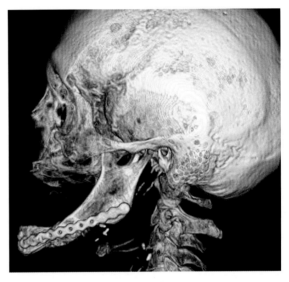

图9.24 一名64岁无齿女性患者的三维颅面CT扫描侧视图，该患者有成骨不全的病史，被转诊接受了左下颌骨骨折畸形愈合的治疗，术后通过口外入路使用承重下颌骨接骨板进行切开复位内固定和髂骨移植

上的肌肉的相互作用决定的。
  - 发生骨折时，骨折段的移位受附着在骨折段上的肌肉牵拉的影响。
- 骨折线的方向可能对抗这些肌肉产生的作用力。
- 下颌骨骨折根据其移位方向和斜面，可分为"有利"和"不利"两类。在一些骨折中，肌肉力量会将骨折块拉至有利于愈合的位置，而在其他骨折中，肌肉拉力是不利的，会导致骨折部位分离（图9.25）。
- 水平方向有利：从舌侧到颊侧皮质向前的骨折。在这类骨折中，咀嚼肌的拉力会将骨折块固定在骨折部位。
- 水平方向不利：从舌侧到颊侧皮质向后的骨折。在这类骨折中，肌肉群会使骨折块移位。
- 垂直方向不利：骨折沿后方从上至下。

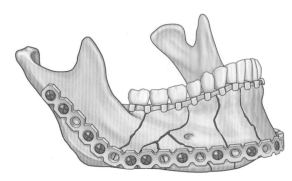

图 9.25　大重建板跨越全下颌骨骨折。（Courtesy of Synthes Maxillofacial, Paoli, Pa.）

- 垂直方向有利：骨折沿前方从上至下。
- 一般而言，Ⅰ类骨折可通过口内脱套技术广泛暴露，以便为接骨板和螺钉固定时提供充分的暴露。
- 在下颌伴发骨折及联合骨折中，首选口内切口的肌肉和黏膜闭合。
- Ⅱ类骨折需要切开复位固定。
- 固定非牙面骨折块以及骨折位移所需的接骨板的类型和强度将根据骨折块的方向和斜面以及牙齿和周围肌肉的位置而变化。
- 通常，首选较大的下缘板和较小的上缘板。
- 在无移位或有利性角度的骨折中，可以使用 Champy 技术。
- 无移位和不动的Ⅲ类骨折患者可采取软食治疗并对其密切随访，但大多数仍应采用上、下缘接骨板进行牢固固定。

技术注意事项

- 在某些情况下（无移位或有利性骨折），仅用 IMF 进行处理是可行的。
- 对于不利性骨折、全面骨折或早期需要功能恢复的骨折，首选内固定。
- 牙科接线和固定技术包含了牙弓夹板和 IMF 螺钉。
- 通过将 24G 或 26G 的钢丝绕过牙弓夹板和牙齿颈部，将牙弓夹板连接到牙弓的外表面。
- 金属丝紧密缠绕在单颗牙齿上，以牙弓的形式支撑牙弓夹板
- 如果牙齿节段缺失，或者需要牙弓夹板的前部支撑来平衡前方的弹性牵引力，则可通过额外的金属丝连接到骨架（骨架金属丝）来稳定牙弓夹板。
- 对于特定的牙列良好且简单的骨折类型，IMF 螺钉是一种快速固定牙齿咬合的方法（见图 9.22）。
- IMF 螺钉的数量和位置取决于骨折类型、骨折位置和术者的偏好。
- 螺钉的位置必须定位在上颌牙根上方和下颌牙根下方。

手术技术

- 治疗下颌骨骨折的一般方法包括：

- 建立适当的咬合。
- 从解剖学角度将骨折复位到正常位置。
- 利用固定技术使骨折段保持在咬合状态以及正常位置，直至愈合。切开复位内固定在治疗过程中往往会限制功能。
- 控制感染。
- 复位固定的总体原则：
  - 保持上、下缘稳定是一般规则。
  - "锁定接骨板"的使用最大限度地降低了对接骨板精确弯曲的要求。
  - 粉碎性骨折从概念上属于伴有"骨丢失"的骨折，需要更大的固定板，其中固定板本身承受了固定中的全部负荷（见图 9.25）。
- 夹板和微型接骨板固定：
  - 与刚性更强的板相比，暴露速度更快，对下颌骨的形状和咬合的耐受性更强。
  - 韧性接骨板可最大限度地减少刚性较大的接骨板常见的"接骨板弯曲误差"导致的复位不良。
  - 大接骨板不会产生最大刚度，但通常足以在骨折部位以最小活动度获得良好固定，例如有利和位移最小的角度骨折。
- 拉力螺钉技术（图 9.26）：

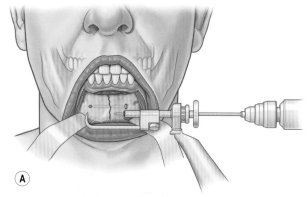

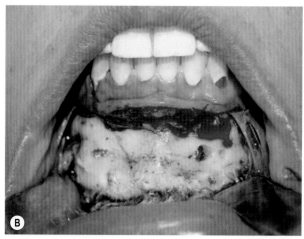

图 9.26　（A）使用套管针装置放置两个水平方头螺钉以减轻和稳定伴发骨折。（Courtesy of Synthes Maxillofacial, Paoli, Pa.）（B）下颌骨联合骨折切开复位拉力螺钉内固定术中照片

- 适用于可耐受较长螺钉长度的非粉碎性伴发骨折或联合骨折。
- 在该技术中,骨的第一皮质层被过度钻孔至螺钉的大直径,而螺钉路径的第二段钻孔则被钻至螺钉的小直径。这使得螺钉头在第一部分中只与骨结合,当螺钉被拧紧进入骨折的第二部分时,螺钉头部则向骨折部位将皮质压紧。
- 通常,每个骨折处建议使用两个拉力螺钉来保持稳定,因为如果其中一个松动,骨折处将由于旋转而变得不稳定。
- 口外入路治疗下颌骨骨折:
  - 下颌外切口的位置应始终根据面神经下颌缘支的位置决定。
  - 应进行骨膜下剥离。
  - 骨折下缘的碎片用血管钳对齐,并检查咬合复位情况。
  - 首先在下颌骨的上缘用单皮质螺钉固定上缘板,并再次检查咬合情况。
  - 然后使用下缘板和螺钉,可以使用较大的接骨板,首选放置双皮质螺钉。
- 口内入路:
  - 通常任何水平或垂直的下颌骨骨折都可以通过口内途径治疗,并且这是联合、伴发和非粉碎性下颌角骨折的首选暴露方法。下颌体部位也能通过这种入路复位,但可能需要使用经皮穿刺器入路进行钻孔和螺钉放置。

并发症与结果

- 咬合不正
- 置入物感染和移位
- 下颌宽度增加及下颌骨异常旋转
- 骨折不愈合
- 骨髓炎

全面部损伤

简介

- 从概念上,全面部骨折涉及面部的全部 3 个区域:额骨、中面部和下颌骨。

术前注意事项

- 人们提出了各种手术顺序,如"从上到下""从下到上""从外到内"或"从内到外"。实际上,只要顺序合理,并且能实现可重复的、解剖学上准确的骨骼重建,顺序如何无甚影响。
- 根据作者的经验,通过将上颌骨与下颌骨联合起来使咬合稳定的效果比将上颌骨下部与上颌骨上部联合更可预测。

技术注意事项

- 目前,颅面骨骼结构的一期修复——对所有骨折部位采用切开复位及接骨板螺钉固定,是治疗的首选方法。
- 区域切口,如冠状切口、经结膜切口、上下牙龈颊沟和下颌后切口,可提供彻底的暴露。
- 在面部的每个亚单位中,面部宽度是首先要考虑的重要维度。

并发症与结果

- 面部立体度缺乏
- 眼球内陷
- 咬合不正
- 面部宽度增加
- 额部位置畸形:
  - 眶上缘向后下移位
  - 额部轮廓扁平
- 软组织畸形,包括下沉、分离、脂肪萎缩、睑外翻、增厚和僵硬
- 肌萎缩:通常是由于颧额缝上缺乏骨膜闭合所致

面部弹道伤

简介

- 近年来,使用"连续二次探查"手术即刻重建和即刻闭合软组织已成为标准治疗方法。
- 弹道伤分为低、中和高能量沉积损伤。
- 识别子弹的进出伤口、子弹的假定路径、评估子弹的质量和速度,对于弹道损伤的治疗计划制定十分有帮助,可以预测组织损伤的内部区域的范围。
- 从概念上,软组织损伤和骨损伤都必须单独评估。

技术注意事项

- 低速枪伤涉及的软组织和骨损失很少,在子弹确切路径之外的相关软组织损伤也很有限。
- 立即明确骨稳定性并行一期软组织闭合,必要时行损伤控制的清创术。
- 面部中高速弹道伤的特征是广泛的软组织和骨破坏(图9.27)。
- 这类损伤必须通过特定的治疗计划进行管理,包括在解剖位置稳定现有的骨和软组织,在软组织挛缩期间维持这种稳定,并最终进行骨和软组织重建。
- "二次探查"程序通常每隔 48 小时进行一次,这对于这类损伤而言很重要,可重新打开软组织并确定额外坏死区域,排出血肿和 / 或正在形成的积液,并确保骨的完整性。

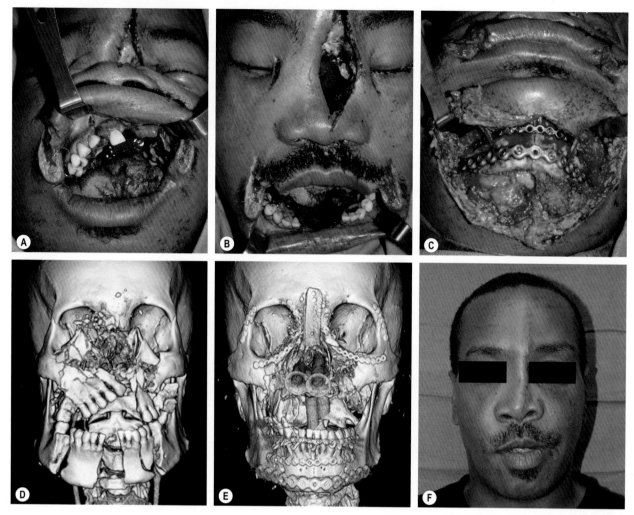

图9.27　（A和B）一名34岁男性开枪自残后的正面照片，图示严重的中面部和下颌骨骨折。（C）经口外入路使用承重下颌骨接骨板和单皮质微型接骨板对下颌骨骨折行切开复位内固定的术中照片。（D和E）中面部和下颌骨骨折切开复位内固定前后患者的正面三维颅面CT扫描图。（F）术后1年照片

■ 在某些情况下，可通过局部皮瓣和/或游离复合组织转移来同时进行更复杂的骨和软组织重建。

延伸阅读

Champy M, Lodde JP, Schmidt R, et al. Mandibular osteosynthesis by miniature screwed plates via a buccal approach. *J Maxillofac Surg.* 1978;6:14.

Clark N, Birely B, Manson PN, et al. High-energy ballistic and avulsive facial injuries: classification, patterns, and an algorithm for primary reconstruction. *Plast Reconstr Surg.* 1996;98:583–601.

Dingman RO, Grabb WC. Surgical anatomy of the mandibular ramus of the facial nerve based on the dissection of 100 facial halves. *Plast Reconstr Surg.* 1962;29:2166.

Ellis E 3rd. Treatment methods for fractures of the mandibular angle. *Int J Oral Maxillofac Surg.* 1999;28(4):243–252.

Gruss JS, MacKinnon SE, Kassel EE, et al. The role of primary bone grafting in complex craniomaxillofacial trauma. *Plast Reconstr Surg.* 1985;75:17.

Le Fort R. Etude experimentale sur les fractures de la machoire superieur. *Rev Chir Paris.* 1901;23:208, 360, 479.
Original article describing the various fracture patterns associated with traumatic craniofacial injury. We associate the author's name to the different types of fracture patterns recognized.

Manson PN, Su CT, Hoopes JE. Structural pillars of the facial skeleton. *Plast Reconstr Surg.* 1980;66:54.
Significant article describing the anatomical buttresses of the craniofacial skeleton that are required for reconstruction to maintain facial width and height.

Markowitz B, Manson P, Sargent L, et al. Management of the medial canthal tendon in nasoethmoid orbital fractures: the importance of the central fragment in treatment and classification. *Plast Reconstr Surg.* 1991;87:843–853.
Landmark article on the classification types of nasoethmoid orbital region. Knowledge of this fracture pattern classification assists with the treatment of this complex surgical condition.

Rodriguez ED, Stanwix MG, Nam AJ, et al. Twenty-six-year experience treating frontal sinus fractures: a novel algorithm based on anatomical fracture pattern and failure of conventional techniques. *Plast Reconstr Surg.* 2008;122(6):1850–1866.
Landmark article describing the longest experience with treating frontal sinus fractures and provides an algorithm for its treatment based on their outcomes to minimize long-term complications.

Tessier P, Guiot G, Rougerie J, et al. Osteotomies cranio-naso-orbital-facials. *Hypertelorism Ann Chir Plast.* 1967;12:103.
An article by the father of craniofacial surgery describing the possibilities of an intracranial approach for orbital reconstructive surgery.

第 10 章

局部皮瓣修复面部

本章内容选自 Neligan、Rodriguez 和 Losse 主编的 *Plastic Surgery* 第 4 版第 3 分卷《颅面与头颈外科》：第 12 章"唇部重建"，章节作者为 Peter C. Neligan 和 Lawrence Gottlieb；第 17 章"局部皮瓣修复面部"，章节作者为 David W. Mathes。

概要

- 设计皮瓣时应考虑缺损情况。
- 需评估局部组织的可用性和松弛度。
- 拆东墙补西墙是常见做法，但前提条件是东墙够用。
- 应将皮瓣与缺损匹配，而不是将缺损与皮瓣匹配。
- 皮瓣设计应尽可能简单。
- 美观固然重要，但功能更重要。
- 切勿"过河拆桥"。
- 如果不确定如何操作，无论出于何种原因，都应使用延迟方法。

面颊部重建

- 尽可能使用局部组织。
- 局部和邻位皮瓣都是很好的选择。
- 颜色的匹配很重要。
- 对于唇部和颊部的复合缺损，可将每个部位缺损作为一个独立单元进行修复重建。

唇部重建

- 对唇部的缺损进行 3 层精确闭合是保持唇部功能的必要条件。
- 尽可能使用局部组织。
- 小缺损可通过直接修复来关闭创面。
  - 缺损宽度占上唇 25% 及以下，可直接关闭。
  - 缺损宽度占下唇 30% 及以下，可直接关闭。
  - 中度缺损最好用局部皮瓣重建。
- 全唇或次全唇缺损最好用游离组织重建。

简介

- 面部皮瓣有多种设计，这些设计与重建面积和缺损大小有关。然而，必须牢记，只有基于推进、易位和旋转的概念，才会有基本且明确的手术操作（视频 10.1 和视频 10.2）。

- 如出现伤口关闭时张力过大或皮瓣设计过小而仍然关闭了缺损，则会产生蠕变和应力松弛的生物力学特性，皮肤随时间推移逐渐延伸（表 10.1）。

表 10.1　皮肤的弹性特性

蠕变	突然对皮肤施予持续压力（张力）时，皮肤会伸展
应力松弛	施予皮肤持续张力或压力，会使皮肤延长。随着时间推移，维持皮肤延长所需的张力减小。这便是白色皮瓣会逐渐变成粉红色的原因

- 简而言之，面部缺损修复的关键是要根据解剖区域来划分。

额部与头皮

- 额部的特征因年龄和种族而异。
- 额部的皮肤松弛度有限，因此处理皮肤缺损时需要进行广泛的剥离。
- 额部的轮廓框架清晰，有头发的部位尽量不要破坏。

技术要点

- 在额部，垂直方向的缺损较水平方向缺损好修复，因为水平方向的缝合可能导致眉毛向上或额部的发际线向下移位（图 10.1）。
  - 利用自然的皱纹设计双侧水平推进皮瓣（图 10.2）。皮瓣设计的大小应与缺损的大小相等。可以增加小 burrow 三角，以增大推进的幅度并减少猫耳形成。
  - 也可使用斧形皮瓣重建，通常需要两个带相反蒂的皮瓣，即一个以基底上为蒂，另一个以基底下为蒂（图 10.3）。

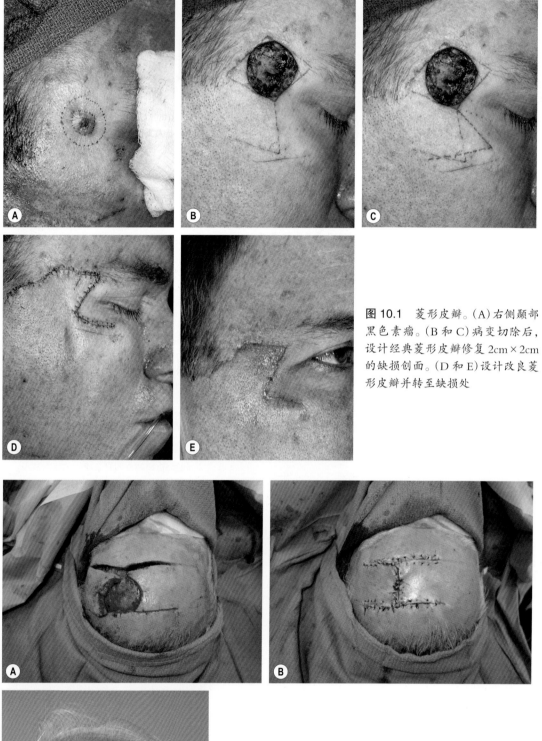

图 10.1　菱形皮瓣。(A)右侧颞部黑色素瘤。(B 和 C)病变切除后，设计经典菱形皮瓣修复 2cm×2cm 的缺损创面。(D 和 E)设计改良菱形皮瓣并转至缺损处

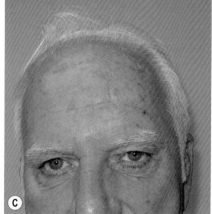

图 10.2　(A~C)利用自然的皱纹，设计双侧水平推进皮瓣

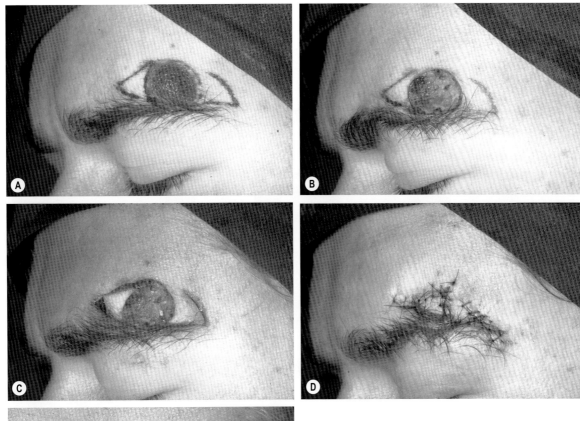

图 10.3　斧形皮瓣修复左侧眶上部色素痣。(A)标记病变切除范围的同时设计双侧斧形皮瓣。(B)色素痣切除后。外侧皮瓣蒂部靠上,内侧皮瓣蒂部靠下。(C)掀起皮瓣。(D)皮瓣易位后,闭合继发缺损。(E)结果满意,眉形良好

- 对于较大的组织缺损,可使用三菱形瓣,这需要将创面设计为六边形(图 10.4)。
- 仔细设计和评估三个皮瓣供区的皮肤松紧度至关重要。
- 在颞部,可以设计 3.5cm 大小的皮瓣,但要谨防发际线移位过大。该方法适用于任何近发际线边缘而无毛发部位的修复(图 10.5)。
- 可以采用直接推进皮瓣,但它只能关闭较小的缺损。
- 岛状皮瓣可以偶尔使用;该皮瓣的血运通常是基于皮下组织而不是特定血管。这就需要非常小心地保留皮下每一部分且最大程度减小张力。
- 可以使用双叶皮瓣,但此种皮瓣易形成活板门畸形或凹陷,在光线暗处较明显。
- 额部大面积的重建通过软组织扩张术,运用简单的推进法或前文所述的扩张皮瓣之一进行重建(图 10.6)。
- 取出扩张器时,扩张皮肤会回缩,在设计时必须考虑到这点。因此,作者强烈建议要进行一定程度的过度扩张。

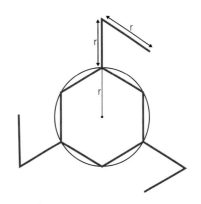

图 10.4　三菱形皮瓣。将圆形皮肤缺损视为六边形。六边形的边长等于圆的半径(r)。每间隔一个角,为皮瓣第一个边的起点,向上延伸至与半径相同的长度。皮瓣的另一条边设计与六边形的邻边平行(From Bray DA. Rhombic flaps. In: Baker SR, Swanson NA, eds. *Local Flaps in Facial Reconstruction.* St Louis: Mosby; 1995: 155, Fig 6, with permission.)

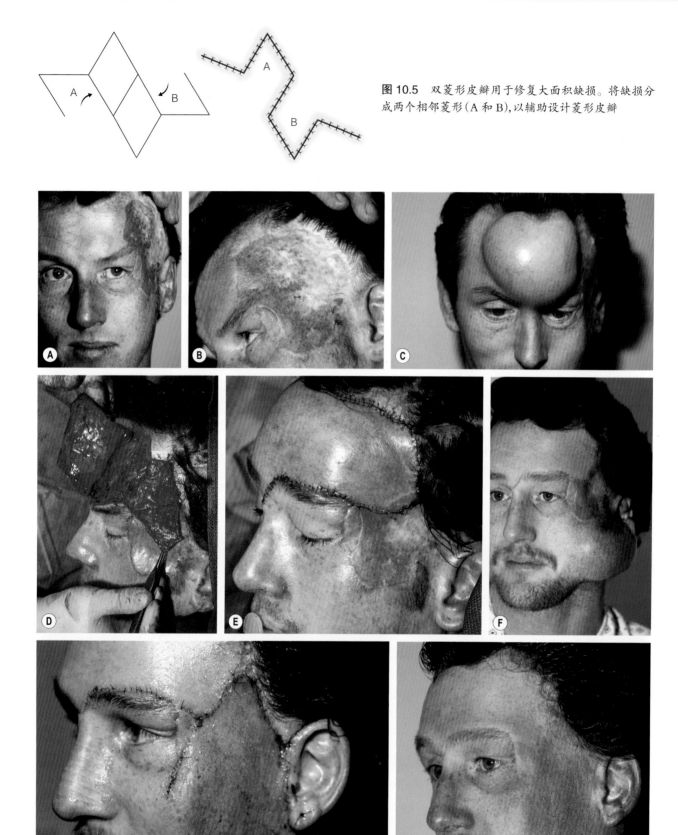

图 10.5　双菱形皮瓣用于修复大面积缺损。将缺损分成两个相邻菱形（A 和 B），以辅助设计菱形皮瓣

图 10.6　软组织扩张术用于闭合缺损。(A 和 B)皮片移植覆盖颞部、头皮顶部前侧和颊部外侧。(C)扩张额部皮肤。(D)组织扩张后，扩张的额部皮肤用于覆盖部分切除植皮所造成的缺损。(E)扩张术提供了充足的皮肤覆盖颞部创面。(F)软组织扩张器置于颊部外侧皮下。(G)切除颊部植皮组织，颊部外侧扩张皮瓣推进修复缺损术后 6 天。(H)术后 6 个月

眉部重建

- 眉部结构复杂,其重建难度较大;这是因为眉毛的生长方式固定但不均匀,因此很难精确修复。
  - 斧形皮瓣可能是眉部修复的一个很好选择,合理的设计可防止眉毛抬高。

技术要点

- 可以使用基于颞部血供来源的头皮岛状皮瓣,但必须修剪头发。
- 头发通常过于浓密,并且其生长方向不统一;但患者比较满意修复后的眉毛,特别是对于同时累及双侧眉毛的烧伤后患者。
- 另一种替代技术是毛囊移植,但需要经常修剪。因此,该技术无法提供眉毛独特的解剖结构和自然密度。

鼻部重建

- 目前,学界已经介绍了许多不同类型的皮瓣在鼻部重建中的应用。部分情况下,可根据缺损的具体位置来缩小皮瓣选择的范围(表 10.2)。

技术要点

- 在桥接线区域,眉间是首选的供区,皮瓣的类型可以是直接推进(图 10.7)、易位(图 10.8)、双叶(图 10.9)、菱形(图 10.1)或岛状(图 10.10)。
- 在鼻翼外侧,双叶皮瓣(见图 10.9)、旋转皮瓣(图 10.11)或易位皮瓣(图 10.12)均可提供极佳的效果。幸运的是,该部位可提供的皮肤组织通常多于预期。
- 如需实现可接受的鼻尖重建效果,双叶皮瓣是理想的选

表 10.2　鼻重建中根据具体部位选择局部皮瓣

鼻部近端 1/3		
中央	水平缺损:鼻背皮瓣	
	圆形缺损:眉间皮瓣	
	垂直缺损:V-Y 皮瓣	
外侧	水平缺损:首选眉间皮瓣;其次为鼻背皮瓣	
	垂直缺损:V-Y 皮瓣	
	复合组织缺损:额部皮瓣	
鼻部中央 1/3		
中央	水平缺损、圆形缺损:鼻背皮瓣	
	垂直缺损:V-Y 皮瓣	
外侧	水平缺损:鼻背皮瓣	
	垂直缺损:首选 V-Y 皮瓣;其次为鼻唇沟皮瓣	
	复合组织缺损:额部皮瓣	
鼻部远端 1/3		
	鼻翼缺损、鼻翼沟缺损:首选为鼻唇沟皮瓣;其次为 V-Y 皮瓣	
	鼻部穹窿缺损:双叶皮瓣	
	中心尖端缺损:双叶皮瓣	
	鼻小柱缺损:复合组织移植,皮片移植,升螺旋游离皮瓣	
	鼻基底缺损:鼻唇沟皮瓣	
	复合组织缺损:首选为额部皮瓣;其次为鼻唇瓣或扩展 V-Y 瓣	

择,但如前文所述,该方法有导致活板门畸形的倾向。

- 较长的鼻额局部推进 Rintala 皮瓣尽管看似不可靠,但通常效果良好,不过由于皮肤颜色变化,可能会导致医生和患者产生一些顾虑(见图 10.12)。
- 在侧面,鼻孔的重建是通过剥离出一个皮肤腔隙,将移植的皮肤和软骨做衬里,必要时提供所需的支撑。
- 初次重建后大约 2~3 周,可采用复合组织重建边缘和鼻翼区域(见图 10.12)。
- 当需要重建鼻翼时,耳部的复合组织移植是极佳的选择。
- 复合移植物的最大尺寸约为 1cm²;而对于面积大于 1cm² 的缺损,游离的耳轮软骨复合瓣是极佳的解决方案。

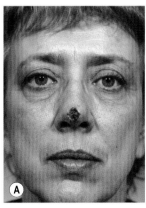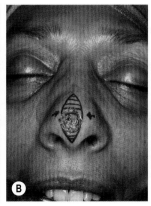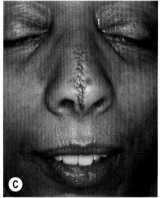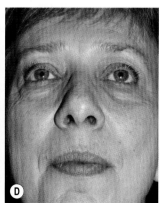

图 10.7　外侧推进皮瓣重建鼻部缺损。(A) 0.5cm×0.5cm 鼻尖部皮肤缺损。(B)计划一期闭合创面,预计皮肤猫耳畸形(水平线标记)。(C)切除畸形部分并闭合创面。(D)术后 1 年半

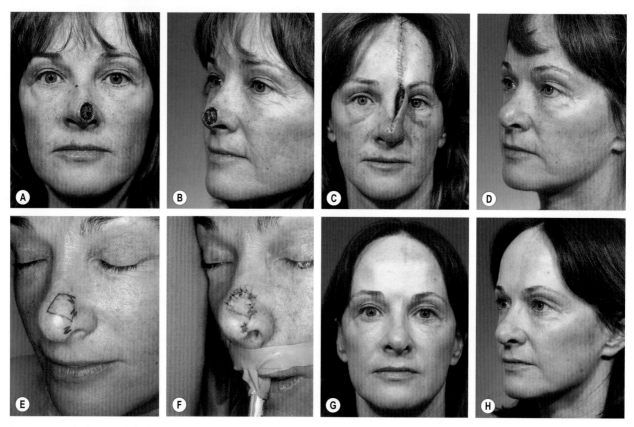

图 10.8　额部皮瓣重建鼻外侧缺损。(A 和 B) 1.5cm×1.5cm 鼻尖部皮肤缺损。(C) 用于插入修复缺损的额部旁正中皮瓣。(D) 术后 9 个月，皮瓣外侧周围呈现凹陷性瘢痕，轻度活板门畸形。(E) 标记鼻部计划修整范围。于凹陷性瘢痕旁设计 4 个 Z 成形术。(F) 皮瓣修薄和 Z 成形术。(G 和 H) Z 成形术和全面部二氧化碳激光皮肤剥脱术后 4 个月

- 当需要进行更复杂的重建(如双侧鼻翼缘和鼻小柱)时，应使用整个额部中央。
- 皮瓣完全成活的关键是其基底的位置，应在内眦水平或以下。通过这种方法，利用鼻侧面颊与额部血管之间鼻侧的血管吻合来增加皮瓣的长度。
- 皮瓣血运不理想或失败的原因通常是皮瓣的蒂部提高至眉部位置。
- 额部创面可以直接关闭，但如果发际线正前方区域有张力，则应留待其二期愈合。但由此而产生的瘢痕也并不多，即使有，也不太需要修复。
- 根据植入物的不同及鼻尖的塑形情况，皮瓣断蒂时间一般为 2~3 周。除皮瓣厚度外，一般不需要进行进一步修整(图 10.13)。
- 如担心血运情况，可行皮瓣延迟。
- 如需进行全鼻重建，则需要在横向获得较多的额部皮肤，同样，基底应位于内眦韧带或其下方。
- 鼻中隔黏膜可用于充当衬里。
- 如鼻部需要支撑，可使用颅骨外板的颅骨植骨。
- 可以通过广泛游离和推进周围皮肤来闭合额部中线的缺损。如果担心皮肤组织不够，可于整个额部置入皮肤扩张器，从而提供具有良好血运的大面积皮肤组织。
- 可在其他部位进行鼻重建的预制(例如在前臂上使用桡动脉皮瓣)，然后通过显微外科技术进行移植。

眼睑

技术要点

下眼睑部分缺损

- 病变组织常以 V 形方式切除，产生的缺损可分层仔细闭合。
- 如果仍不能闭合缺损，可通过小的外眦切口分离外眦韧带的下部，从而使眼睑可向中间移动，且无张力缝合。
- 如果张力过大，可在颊外侧进一步切开和分离，然后顺利闭合。使用 Z 成形术闭合外侧切口，以降低所有皮肤张力。
- 对于广泛的缺损需要将一侧附着黏膜的鼻中隔部分与黏膜向眼球插入，从而以形成内膜。
- 带有软骨膜的耳软骨可以代替黏膜，用作支撑结构。
- 根据需要的大小在面颊部设计旋转皮瓣，可覆盖外侧创面。
- 如果颊部皮肤不足，应预先扩张颊部外侧皮肤，或采用额正中皮瓣。

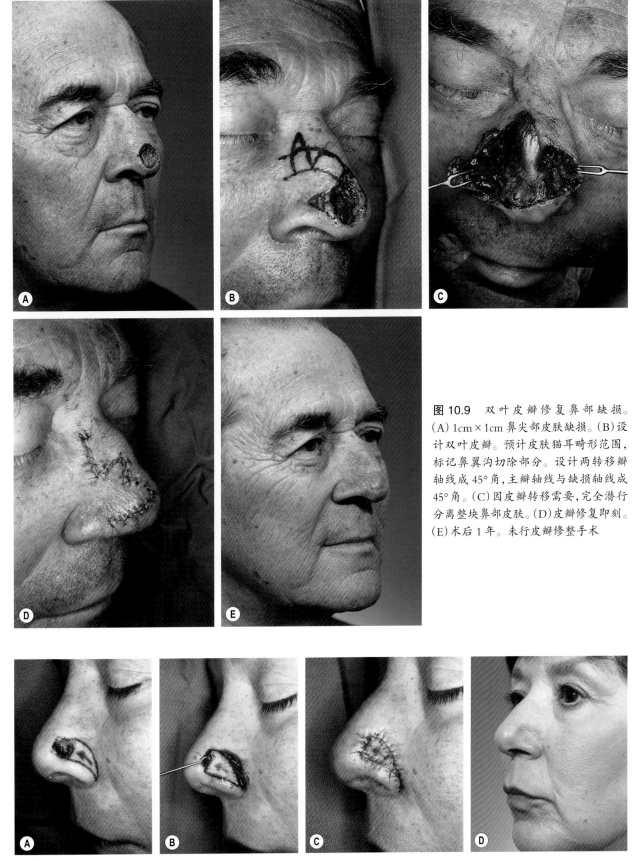

图 10.9　双叶皮瓣修复鼻部缺损。(A) 1cm×1cm 鼻尖部皮肤缺损。(B)设计双叶皮瓣。预计皮肤猫耳畸形范围,标记鼻翼沟切除部分。设计两转移瓣轴线成 45°角,主瓣轴线与缺损轴线成 45°角。(C)因皮瓣转移需要,完全潜行分离整块鼻部皮肤。(D)皮瓣修复即刻。(E)术后 1 年。未行皮瓣修整手术

图 10.10　(A) 0.8cm×0.7cm 鼻翼沟皮肤缺损。设计 V-Y 岛状皮下带蒂推进皮瓣。(B)在鼻肌上切开并推进皮瓣。(C)皮瓣修复即刻。(D)术后 4 个月

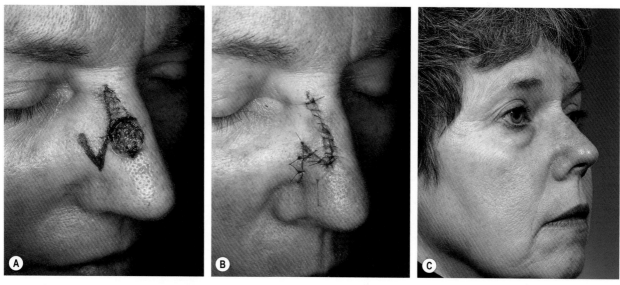

图 10.11 （A）1cm×0.8cm 鼻背部皮肤缺损。术中设计修复皮瓣。预计皮肤猫耳畸形范围（水平线标记）。（B）转移皮瓣。（C）术后 6 个月。未行皮瓣修整手术

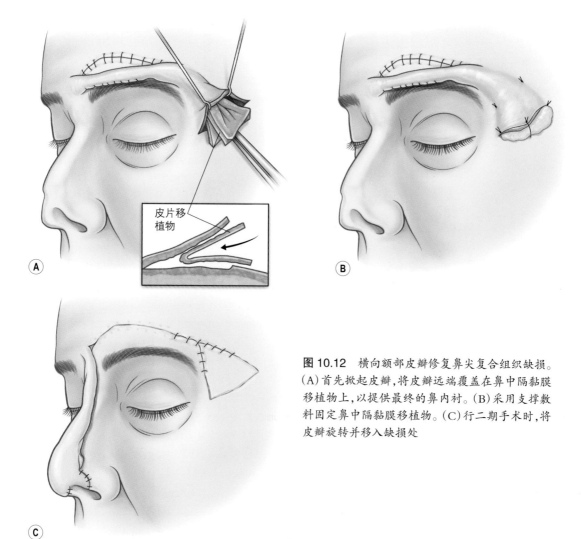

图 10.12 横向额部皮瓣修复鼻尖复合组织缺损。（A）首先掀起皮瓣，将皮瓣远端覆盖在鼻中隔黏膜移植物上，以提供最终的鼻内衬。（B）采用支撑敷料固定鼻中隔黏膜移植物。（C）行二期手术时，将皮瓣旋转并移入缺损处

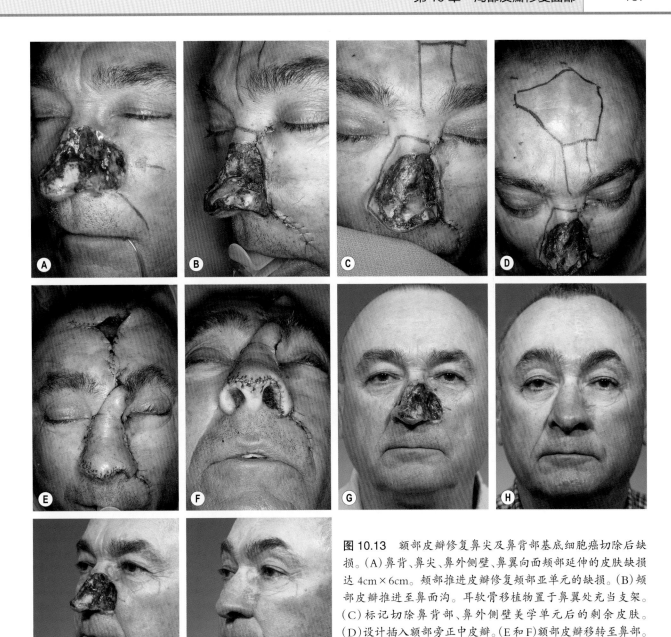

图 10.13　额部皮瓣修复鼻尖及鼻背部基底细胞癌切除后缺损。(A)鼻背、鼻尖、鼻外侧壁、鼻翼向面颊部延伸的皮肤缺损达 4cm×6cm。颊部推进皮瓣修复颊部亚单元的缺损。(B)颊部皮瓣推进至鼻面沟。耳软骨移植物置于鼻翼处充当支架。(C)标记切除鼻背部、鼻外侧壁美学单元后的剩余皮肤。(D)设计插入额部旁正中皮瓣。(E 和 F)额部皮瓣移转至鼻部。供区部分留待二次手术。(G~J)术前和术后 1 年 4 个月。期间行皮瓣修整术

上眼睑部分缺损

- 上眼睑重建难度更大,因为眼睑对眼睛的保护作用至关重要。
- 对于外科医生而言,最好坐在手术台的头侧,把上眼睑当成下眼睑分析,并使用与修复下睑相同的方法,根据所需的形状和大小进行上睑的修复。
- 任何重建的失败(尤其是垂直方向的重建)都可能导致结膜炎和/或视力损害。没有足够的上眼睑,眼睛就会有暴露、瘢痕和失明的风险。经验对于眼睑手术至关重要。

推进皮瓣

- 对于上眼睑的三角形缺损(如肿瘤切除后),从外眦水平切开,然后离断外眦韧带上缘。在上穹窿结膜做一切口,该

方法可解决小缺损的闭合问题。

- 和下眼睑一样,准确缝合并重新定位灰线、眼睫毛和结膜边缘交界处至关重要。

睑交叉瓣(Abbé 瓣)(图 10.14)

- 通过使用与唇部 Abbé 皮瓣相同的原理,上睑缺损可以采用类似的方法重建。
- 眼睑内有边缘血管,可从下眼睑取全层 V 瓣(缺损易于闭合),将其向上旋转,分层缝合于上眼睑。
- 关闭下眼睑的缺损时要求创缘无张力下直接对合。
- 如未能实现上述效果,可在外眦做一个小切口,分离外眦肌腱的下角。
- 如效果仍不理想,可从眼角向颞部皮肤做一横向切口(必要时行 Z 成形术),将足以实现无张力闭合。

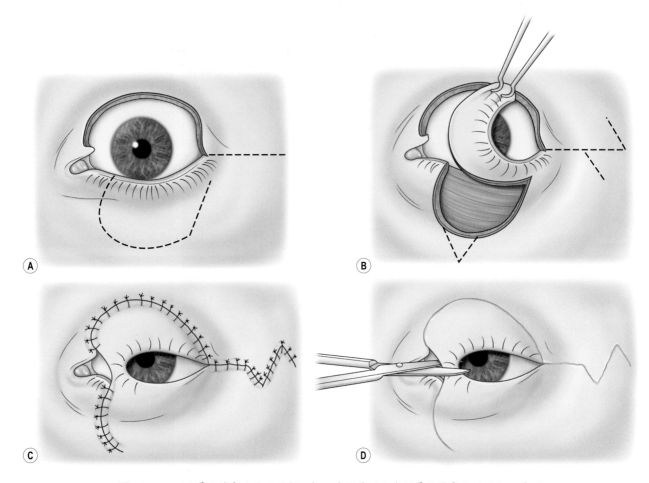

图 10.14　下睑易位修复全上睑缺损。(A~D)设计下睑皮瓣易位修复上睑缺损示意图

游离移植

- 对于较大的缺损,可以进行全层眼睑替代物游离移植(复合组织移植)。
- 如果部分结膜和结膜下组织仍保留,则可如上一节所述,采用复合组织移植物作为全层眼睑替代物。
- 可从下眼睑获取全层移植物,去除结膜组织后的部分足够修复全层缺损。剩下的全层皮肤部分将足以使移植物存活;然而,这需要精细的重建技术。下眼睑缺损的关闭方法如前所述。

上睑大面积全层缺损

- 如果使用下眼睑去修复较大的上眼睑缺损,还将对明显的下眼睑缺损进行修复。
- 来自下眼睑的,以睑缘血管为蒂的全层组织可向上转移。
- 随着下眼睑部分组织向上翻转,将颊部的全层皮肤向内侧推进,并根据需要移植鼻中隔。
- 根据转移皮瓣的血运情况,皮瓣的蒂部需保留 2~3 周。
- 上眼睑修复到位后,通常需要进行微调。外眦一般需要重排,偶尔需要重新排列到下睑边缘或调整下睑高度。
- 眼球健全时,可在额部预制一个眼睑。设计一个与眼睑大小相同的腔隙,并植入黏膜移植物。重建完成后,黏膜移植物被转移至血管蒂上替代眼睑,血管蒂在 3 周时断开。

这样可以保护眼睛,但其活动度极小,除非保留部分有功能的眼轮匝肌。

下睑全层缺损

- 下睑缺损是由于肿瘤、创伤或下睑组织被用于修复上睑(见图 10.14)。全下睑重建的主要目的是美观。
- 下眼睑的重建可以采用颊部旋转皮瓣,内衬采用口腔黏膜,或更佳的选择是保留完整软骨膜的鼻中隔软骨。有时也可以采用额部皮瓣。

内眦缺损

- 一般而言,额部皮瓣是一种可靠且合理良好的重建方法。这些皮瓣必须衬有黏膜;然而,因为固有的皮瓣硬度,所以不需要额外支撑。修复内眦区的皮瓣设计必须足够大,这一点非常重要,否则会导致溢泪。

面颊部

- 面颊部是皮肤肿瘤的好发部位。所有类型的皮瓣均可应用于此——旋转、推进、易位、岛状,根据各种变化需求,通常适用于每种类型的重建。有时,对于特别大面积的缺损,可能需要游离皮瓣移植修复。

- 在重建面颊部时,需要考虑的最重要特征是肤色。
- 虽然人们通常认为面颊部是一个独立的美学单元,但对脸颊的重建经常会影响到邻近的美学单元。
- 在可能的情况下,局部组织是重建颊部的首选,因为它提供了质地相似、颜色相似、特征相同(如真皮附属器和毛发生长)的组织。
- 当局部组织不足而又有时间进行分阶段重建时,可以选择采用组织扩张法。
- 只有在周围局部组织不足的情况下,才可使用远位组织修复面颊部。
- 老年患者由于皮肤较松弛,通常面颊部较小的创面可以转变成椭圆形并直接闭合。
- 重要的是要意识到松弛皮肤的张力线,并尽量让所有的瘢痕与张力线保持平行。

面颊部旋转皮瓣

- 由于颊部面积相对较大,设计的旋转皮瓣可大可小,取决于待重建的缺损部位、形状和大小(图 10.15 和图 10.16)。
- 面颊部皮瓣可以在创面前方或后方:
  - 颌部可动员的皮肤组织较多,如将皮瓣设计于后方,则赘余的皮肤可以向上覆盖面部。
  - 如将皮瓣设计在前方,可动员颈部皮肤向上转移至面部。
- 将切口向下延伸到胸部,可增加皮瓣旋转的弧度。这结合了反向切开,使皮瓣得以更好地移动,并促进继发性缺损的闭合。
- 面颊部的旋转推进皮瓣可能会引起睑外翻的并发症。
- 为避免外翻和下睑牵拉,应使用骨膜缝合线或使用 Mitek 固定器将颊部皮瓣悬吊于眶骨上。
- 女性患者必须注意避免长毛发的皮肤从鬓角烧伤区推进到面颊上。为防止这样的情况出现,可将切口设计在鬓角周围(见图 10.15)。

推进皮瓣

- 推进皮瓣可用于面颊部任何位置。与旋转皮瓣一样,推进皮瓣同样可以设计任何大小。最好的方法是利用面部自

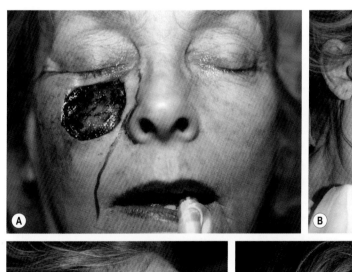
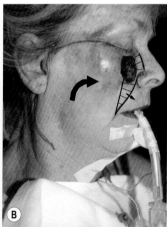
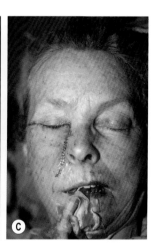
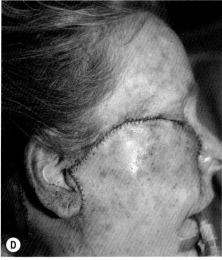
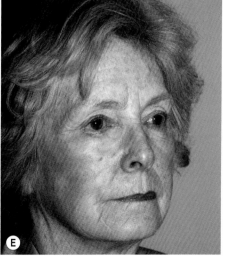

图 10.15　颊部旋转皮瓣。(A)4cm×3cm 颊内侧缺损。设计用于修复的皮瓣。皮瓣切口位于下睑缘。标记鼻面沟和鼻唇沟。去除缺损、鼻面沟和鼻唇沟之间的皮肤,以定位皮瓣推进达到的美学界。(B)皮瓣切口延伸至耳前皱褶和耳后颅耳沟处。水平线标记鼻唇沟处预计皮肤猫耳畸形部分。(C 和 D)皮瓣转移至受区。注意外眦水平的切口线。皮瓣内侧缘位于鼻面沟和鼻唇沟处。(E)术后眼睑位置正常,瘢痕隐蔽

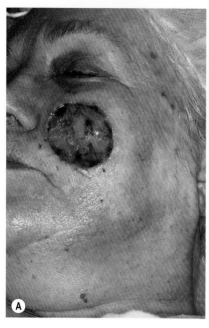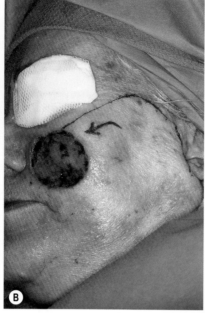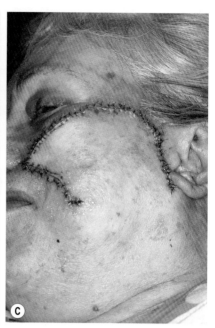

图 10.16 颊部旋转皮瓣修复颊部缺损。(A) 颊内侧 3cm×3cm 皮肤缺损。(B) 设计用于修复的旋转皮瓣。(C) 皮瓣转移至受区。皮肤猫耳畸形切除后平行于鼻唇沟。(Courtesy of Shaun R. Baker, MD.)

然纹理,即使与缺损处有偏离,结果仍然会更自然、更美观(图 10.17)。

- 运用推进皮瓣闭合正方形缺损时,需将 Burow 三角产生的赘余皮肤切除。
- 出现面颊和鼻部的复合缺损时,需要复合重建。用全厚皮片移植法修复鼻部表面,并使用切除 Burow 三角的推进皮瓣法来修复面颊部(图 10.18)。

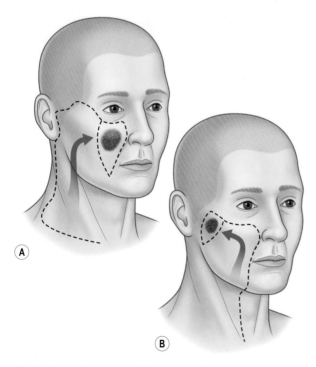

图 10.17 (A) 以内侧为蒂部的颊部旋转皮瓣。(B) 以外侧为蒂部的颊部旋转皮瓣

易位皮瓣

- 在皮瓣基底部保持完整的情况下,易位皮瓣从附近区域抬起并移向缺损创面,最终将其闭合。需要从几何学角度设计皮瓣。
- 菱形皮瓣就是一个理想的例子。
- 以菱形设计切除病变。
- 在重建之前,必须先确定供瓣区域。首先用拇指与食指夹捏赘余的皮肤,并且确定该处与缺损处成 120° 夹角。
- 皮瓣可从皮肤最松弛的部位选择。
- 当皮瓣与缺损吻合时,供瓣区明显缩小并直接闭合(见图 10.1)。

邻指皮瓣

- 邻指皮瓣类似于去除角的菱形皮瓣,该皮瓣通常较长、较窄。由于美学效果不理想,不建议将其应用于面部重建。

岛状皮瓣

- 此技术可用于推进或易位,但必须小心,因为它容易形成枕垫。
- 岛状皮瓣趋向设计成圆形或三角形。
- 虽然三角形岛状皮瓣不易形成枕垫,能更好地保持真皮的完整性,但并非总是如此。
- 这种皮瓣的优点在于它是一期手术,可能比传统皮瓣更灵活。
- 如果操作不慎,岛状皮瓣可能会比标准的带蒂皮瓣更容易出现血运障碍。这种情况多因为术中牵拉或扭转血管蒂部,或由于皮下隧道过窄而压缩了血管蒂,影响皮瓣的存活(见图 10.10)。

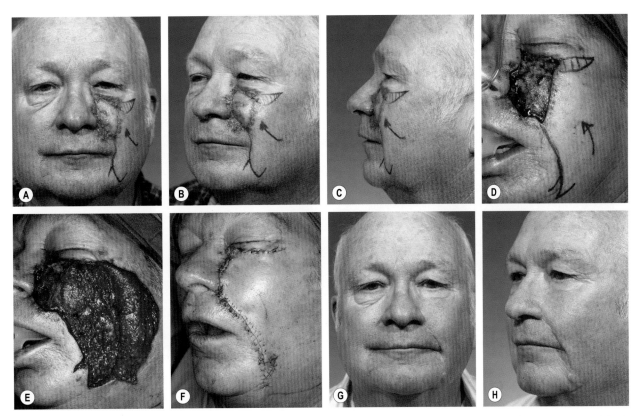

图 10.18　(A~C)颊内侧原位黑色素瘤;5cm×3cm 大小,采用方格技术标记,确保边缘无肿瘤。(D~F)设计用于切除修复病变切除后缺损的轴型推进皮瓣。垂直线标记预计皮肤猫耳畸形部分。于皮瓣基底部设计 Z 成形术,用以平衡 Burow 三角。(G 和 H)切除黑色素瘤,皮瓣修复术后。(Courtesy of Shaun R. Baker MD.)

颏下动脉皮瓣(图 10.19)

- 颏下皮瓣的优点包括相似的皮肤颜色和质地,以及下颌下方的瘢痕较为隐蔽。
- 基于面动脉的颏下分支,此皮瓣可以很容易通过隧道进入面颊。
- 须记住,在男性中,该皮瓣位于下颌部有毛发的位置。
- 该皮瓣对于小到中等大小的缺损是极佳的选择。
- 增加皮瓣旋转弧度的方法有两种:
  - 将面动脉头侧向颏下分离,可以将面动脉向起始血管颈外动脉剥离,从而血管蒂可额外获得几厘米,且顺行血流方向。
  - 分离颏下动脉尾侧的面动脉,可使皮瓣抬高并逆向灌注,这足以维持皮瓣。

游离组织移植

- 通常用于局部组织不足的大面积缺损,或用于不仅只有软组织需要重建的情况。
- 皮瓣的选择往往取决于缺损的特点和复合组织的需要。

肩胛和肩胛旁皮瓣

- 肩胛和肩胛旁皮瓣的皮肤面积足够大,可以封闭最大面积的面颊部缺损,同时直接闭合供体缺损。

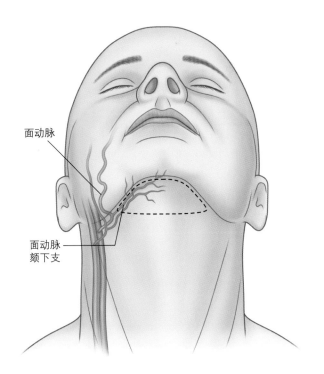

图 10.19　颏下皮瓣血供示意图。注意皮瓣回流的单独静脉

面动脉

面动脉
颏下支

- 根据缺损的大小,在出现洞穿性缺损的情况下,皮瓣可以自身折叠,同时提供衬里和表面。或者,肩胛和肩胛旁皮瓣可以分别在旋肩胛动脉的横支和降支上切取,可分别提供内衬和覆盖。
- 肩胛骨也可一并被获取,这可以有效地重建面颊的骨骼轮廓。

股前外侧皮瓣

- 股前外侧皮瓣可替代肩胛 / 肩胛旁皮瓣。
- 对于肤色较浅者,该皮瓣颜色匹配效果相对不足。
- 根据需要切取皮瓣的薄厚,可带筋膜,也可不带筋膜。

其他皮瓣

- 前臂桡侧皮瓣
- 腹直肌肌皮瓣

唇部

- 上唇和下唇必须分开考虑,因为重建的方法并不同时适用于两个位置(图 10.20)。

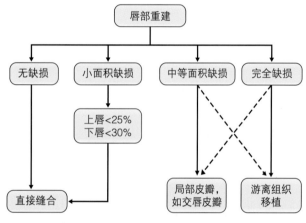

图 10.20   唇部重建方法规则

- 唇部重建的目标:
  - 保留功能。
  - 重建口轮匝肌。
  - 逐层关闭。
  - 准确对合唇红。
  - 保证上唇与下唇之间的关系。
  - 优化外观(图 10.21)。
- 鉴于它们在功能和美学上的重要性,必须充分掌握唇部的解剖结构(图 10.22 和表 10.3)。

技术要点

- 尽可能利用周围局部组织。
- 小面积缺损可以直接缝合。

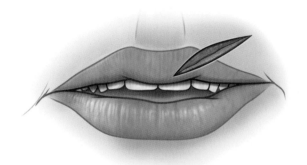

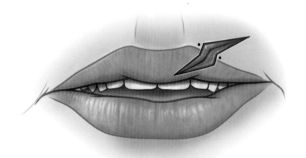

图 10.21   在切口处设计一条垂直线来消除线性瘢痕,使红唇的边界可以更精确地对齐(点标记处),从而达到更精确的闭合。由此产生的瘢痕不会呈线性,出现挛缩的可能性较低

表 10.3   唇部重要解剖结构

上、下唇血供	上唇动脉与下唇动脉(来自面动脉)
感觉神经支配	三叉神经的上颌与下颌分支(脑神经 V)
重要肌肉解剖	
口轮匝肌	抿嘴、噘嘴
颧大肌	牵拉唇部向上,受面神经颊支支配(脑神经 Ⅶ)
提口角肌	牵拉口角向上,受面神经颊支支配(脑神经 Ⅶ)
降口角肌	降低口角,受面神经下颌支支配(脑神经 Ⅶ)
颈阔肌	牵拉唇部向下,受面神经下颌支支配(脑神经 Ⅶ)
口角轴	提上肌和降肌纤维相交并牢固附着于真皮上血管纤维组织,约 1cm 厚。口角轴位于口角纹外约 1.5cm,对于口角纹活动时的外形有显著影响。口角轴被破坏将导致唇部在运动或休息状态下外形异常

- 局部皮瓣是修复中型缺损的最好方法。
- 全唇或次全唇缺损最好用游离组织重建(图 10.23)。

手术技术

楔形切除术(图 10.23 和图 10.24)

- 可切除并直接修复高达 25% 的上唇。
- 可切除并直接修复高达 30% 的下唇。
- 为确保功能的修复,对合肌肉时需小心。

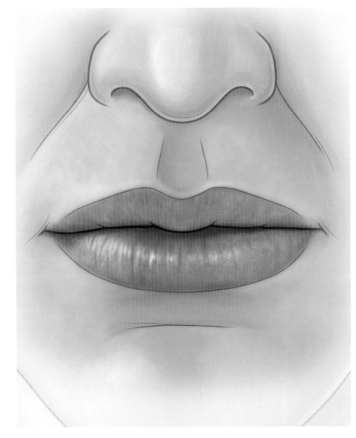

图10.22　唇部美学标志。上唇的曲线呈弓状，被称为丘比特弓。上唇中央凹处为人中，两侧被人中嵴包围。上唇外侧的内侧界是人中嵴，上界是鼻前庭和鼻翼基底部，外界为鼻唇沟。颏部折痕将下唇与颏部美学单位分开

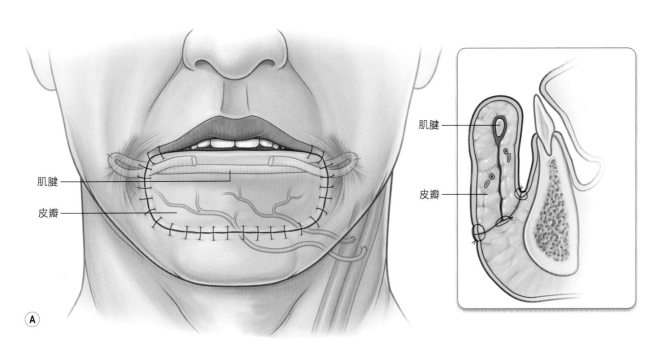

肌腱

皮瓣

肌腱

皮瓣

Ⓐ

图 10.23　（A）掌／桡侧前臂皮瓣下唇重建示意图，掌肌腱穿织在残留的口轮匝肌中

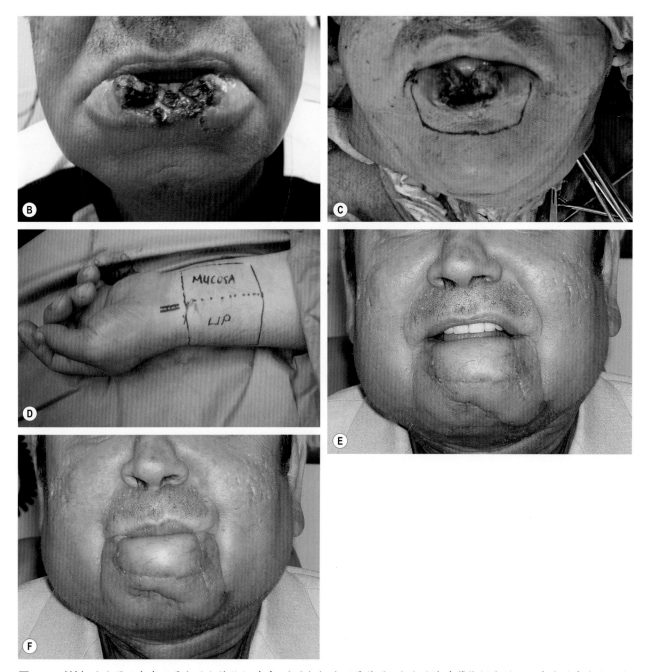

图 10.23(续) （B）图示患者下唇大面积鳞状细胞癌。（C）拟切除下唇范围。（D）设计前臂桡侧皮瓣。注意皮瓣中皮肤和黏膜分段的不同尺寸。（E）术后外观。（F）注意患者可以收缩嘴唇，口腔功能良好

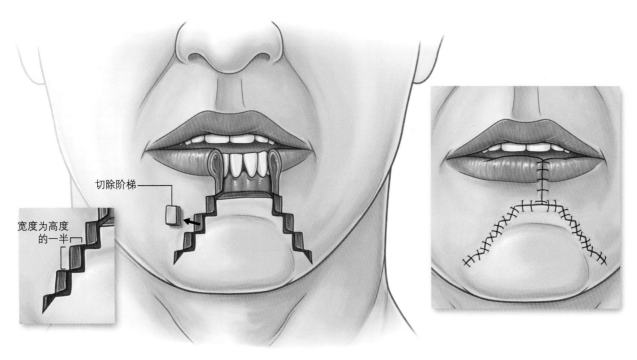

切除阶梯

宽度为高度的一半

图 10.24　阶梯式皮瓣重建示意图。注意切除阶梯后,皮瓣可进一步前移。瘢痕仍位于颏皱褶上方

- 对于较大的楔形可以考虑 W 形切除,以保持瘢痕高于颏部折痕。

交唇皮瓣:Abbé(图 10.25)和 Estlander 皮瓣(图 10.26)

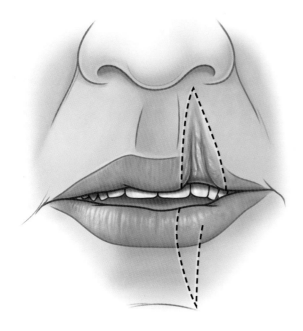

图 10.25　从下唇交换至上唇的 Abbé 瓣示意图。Abbé 瓣的宽度是缺损宽度的一半,而皮瓣的高度与缺损的高度相同。设计皮瓣蒂部位于正对缺损的中央,皮瓣旋转后,蒂部正好达到缺损的内侧末端

- 皮瓣的宽度应为缺损宽度的一半。
- 皮瓣的高度应与缺损的高度相等。
- Abbé 瓣的蒂部应该位于缺损中点。
- 14~21 天后断蒂。

大面积、复合或全唇缺损

- 通常需要大面积局部皮瓣,如 Karapandzic、Gillies(图 10.27)、Fujimori 瓣(图 10.28)或游离组织移植。

耳部

- 耳部最常需要切除和重建的部分是耳轮和耳甲腔。

耳轮缺损

- 通常可以切除耳轮病变,并通过全层切开至耳垂的方法来推进耳轮。该方法不会出现残余的缺损(图 10.29)。
- 如果担心皮瓣尖端的血运,或者缺损较大,则切开后部皮肤,并将耳轮包含在内。
- 皮瓣基底部越大的皮瓣,血供更好,更有希望存活。它不会导致耳部任何畸形。
- 在某些情况下,皮瓣上缘和下缘可相互联合利用。
- 较大的缺损可通过耳后皮瓣更好地重建(图 10.30)。
- 将皮瓣抬高并缝合到缺损的前缘。
- 3 周后,在耳后区域切开皮瓣,并向上分离,以便提供给耳轮更多的松弛组织。

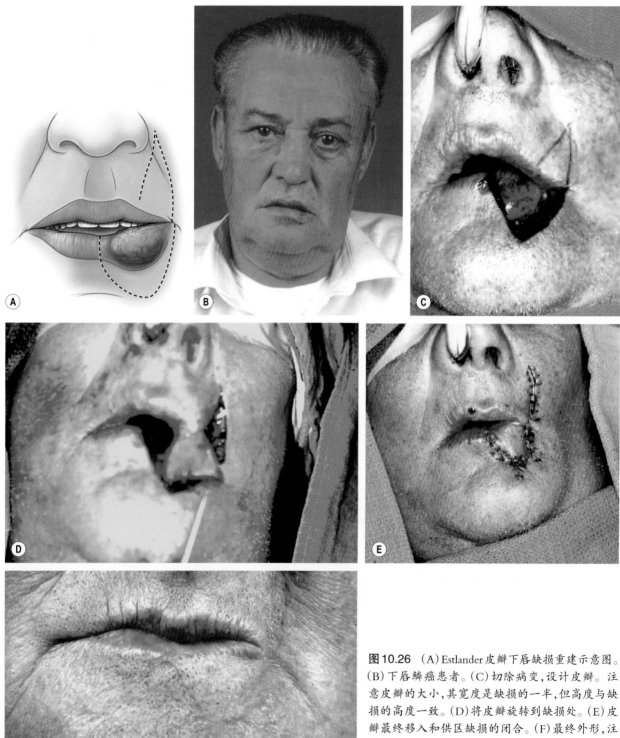

图10.26 （A）Estlander皮瓣下唇缺损重建示意图。（B）下唇鳞癌患者。（C）切除病变，设计皮瓣。注意皮瓣的大小，其宽度是缺损的一半，但高度与缺损的高度一致。（D）将皮瓣旋转到缺损处。（E）皮瓣最终移入和供区缺损的闭合。（F）最终外形，注意接合处轻微变钝

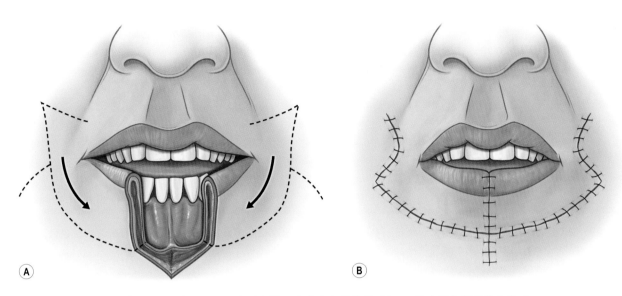

图 10.27　图示 Gillies 扇形皮瓣。注意在上唇做释放切口，使皮瓣能够旋转和推进

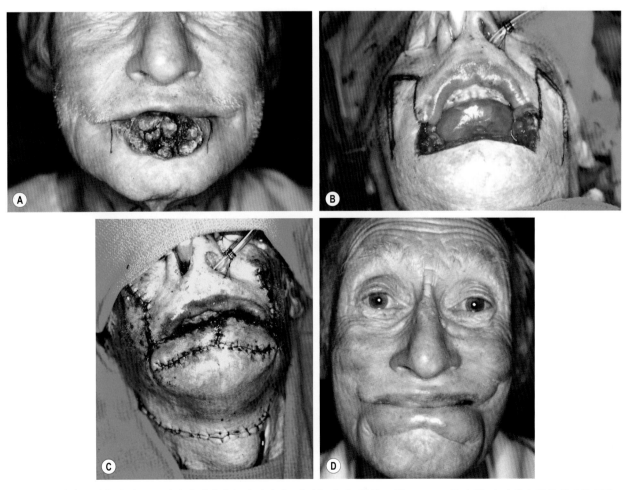

图 10.28　(A)下唇较大鳞状细胞癌需要完全切除的患者。(B)切除后，设计双侧 Fujimori 门皮瓣。(C)将皮瓣旋转至缺损处，闭合继发性缺损。(D)术后外观显示下面部明显畸形

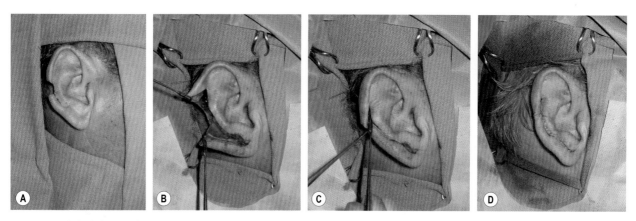

图 10.29　(A)基底细胞癌切除术后螺旋状缺损。(B)以耳后皮肤为基底提起螺旋皮瓣。(C)剥离皮瓣使其向前推进,直至可以无张力闭合。(D)创面关闭后的最终外观。(Courtesy of Dr. David Mathes.)

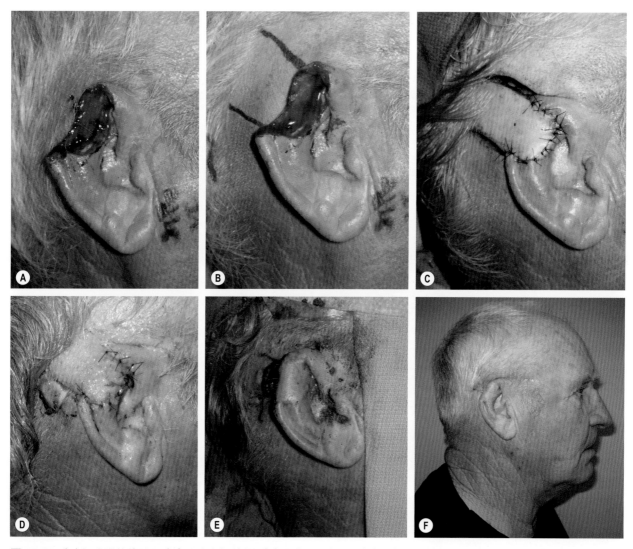

图 10.30　(A)切除耳轮鳞状细胞癌后的缺损创面。(B)设计耳后皮瓣。(C)掀起皮瓣并插入缺损处。(D)断蒂前图示。(E)断蒂后图示。修复供区缺损最容易的方法是移植来自缺损下方的全厚皮片,供皮区直接闭合。(F)最终外观。(Courtesy of Dr. David Mathes.)

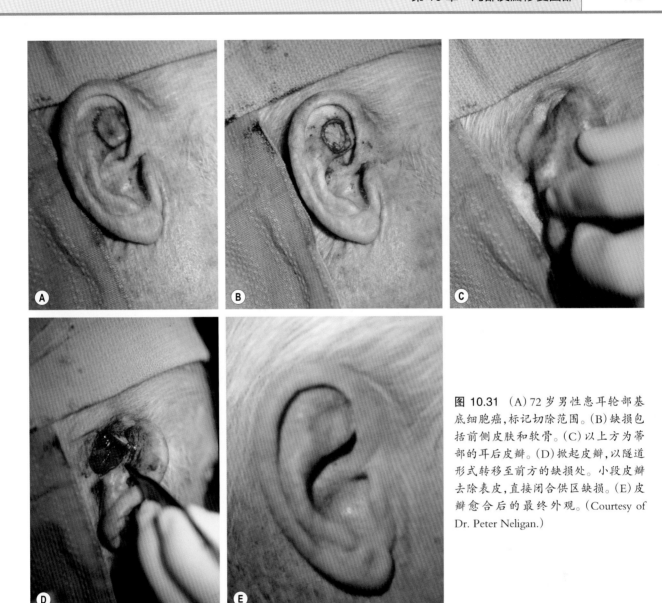

图 10.31 （A）72 岁男性患耳轮部基底细胞癌，标记切除范围。（B）缺损包括前侧皮肤和软骨。（C）以上方为蒂部的耳后皮瓣。（D）掀起皮瓣，以隧道形式转移至前方的缺损处。小段皮瓣去除表皮，直接闭合供区缺损。（E）皮瓣愈合后的最终外观。（Courtesy of Dr. Peter Neligan.）

- 必要时修剪、原位缝合。深层缝合有助于更好地塑形。

耳甲

- 如耳甲部有明显的病变组织，则需要进行修复。
- 为了实现修复，需将病灶和耳甲软骨一并切除。将耳部向前牵拉，设计一个位于乳突沟的中心垂直蒂的耳后皮瓣。
- 抬高乳突沟前侧、后侧的皮肤，向上、向下分离皮下组织，使皮瓣可以旋转至耳甲缺损处。
- 耳后岛状皮瓣的后缘与缺损的后缘缝合，耳后岛状皮瓣的前缘与缺损的前缘缝合。耳后的缺损可直接封闭（图10.31）。
- 对于较大面积的耳部脱套伤，采用颞筋膜瓣来覆盖缺损。然后在皮瓣上行全厚皮片移植。
- 这是一种罕见的损伤，但这项技术也可用于先天性小耳畸形的重建。

延伸阅读

Abbé R. A new plastic operation for the relief of deformity due to double harelip. *Plast Reconstr Surg*. 1968;42(5):481–483.

Cordeiro PG, Santamaria E. Primary reconstruction of complex midfacial defects with combined lip-switch procedures and free flaps. *Plast Reconstr Surg*. 1999;103(7):1850–1856.
Free flaps are generally the preferred method for reconstructing large defects of the midface, orbit, and maxilla that include the lip and oral commissure; commissuroplasty is traditionally performed at a second stage. Functional results of the oral sphincter using this reconstructive approach are, however, limited. This article presents a new approach to the reconstruction of massive defects of the lip and midface using a free flap in combination with a lip-switch flap. This was used in 10 patients. One-third to one-half of the upper lip was excised in seven patients, one-third of the lower lip was excised in one patient, and both the upper and lower lips were excised (one-third each) in two patients. All patients had maxillectomies, with or without mandibulectomies, in addition to full-thickness resections of the cheek. A switch flap from the opposite lip was used for reconstruction of the oral commissure and oral sphincter, and a rectus abdominis myocutaneous flap with two or three skin islands was used for reconstruction of the through-and-through defect in the midface. Free flap survival was 100%. All patients had good to excellent oral competence, and they were discharged without feeding tubes.

Curran AJ, Neligan P, Gullane PJ. Submental artery island flap.

Laryngoscope. 1997;107(11):1545–1549.

This paper describes the anatomy of the submental artery perforator flap. The artery is a branch of the facial artery. The perforators run alongside the anterior belly of digastric, which is harvested with the flap. Two cases are presented of lower face reconstruction using the submental flap.

Hofer SO, Posch NA, Smit X. The facial artery perforator flap for reconstruction of perioral defects. *Plast Reconstr Surg.* 2005;115(4): 996–1003.

The concept of the facial artery perforator flap is discussed in a study of five clinical cases. The article concludes that this is a versatile flap due to a large arc of rotation and an aesthetically pleasing donor site. It is an ideal flap for one-stage reconstruction without secondary revisions.

Jackson IT. Use of tongue flaps to resurface lip defects and close palatal fistulae in children. *Plast Reconstr Surg.* 1972;49:537–541.

This paper describes the technique of using an anterior tongue flap to reconstruct the vermilion, as well as more extensive lip defects. It also describes the use of the tongue flap for repair of palatal fistulae. In dentate patients, it is particularly important to ensure that precautions are taken to prevent the patient from biting the flap.

Jackson IT. *Local Flaps in Head and Neck Reconstruction.* 2nd ed. St Louis: Quality Medical; 2007.

Jeng SF, Kuo YR, Wei FC, et al. Total lower lip reconstruction with a composite radial forearm palmaris longus tendon flap: a clinical series. *Plast Reconstr Surg.* 2004;113(1):19–23.

Large, full-thickness lip defects after head and neck surgery continue to be a challenge for reconstructive surgeons. The reconstructive aims are to restore the oral lining, the external cheek, oral competence, and function (i.e., articulation, speech, and mastication). These authors' refinement of the composite radial forearm–palmaris longus free flap technique meets these criteria and allows a functional reconstruction of extensive lip and cheek defects in one stage. A composite radial forearm flap, including the palmaris longus tendon, was designed. The skin flap for the reconstruction of the intraoral lining and the skin defect was folded over the palmaris longus tendon. Both ends of the vascularized tendon were laid through the bilateral modiolus and anchored with adequate tension to the intact orbicularis muscle of the upper lip. This procedure was used in 12 patients.

Karapandzic M. Reconstruction of lip defects by local arterial flaps.

Br J Plast Surg. 1974;27:93–97.

In this classic paper, Dr. Karapandzic describes the procedure which allows for preservation of the neurovascular bundles of the orbicularis oris in order to reconstruct defects of the lips. This classic description focuses on reconstruction of lower lip defects.

Keskin M, Kelly CP, Yavuzer R, et al. External filling ports in tissue expansion: confirming their safety and convenience. *Plast Reconstr Surg.* 2006;117(5):1543–1551.

Kroll SS. Staged sequential flap reconstruction for large lower lip defects. *Plast Reconstr Surg.* 1991;88(4):620–627.

Langstein H, Robb G. Lip and perioral reconstruction. *Clin Plast Surg.* 2005;32:431–445.

Limberg AA. The planning of local plastic operations on the body surface: theory and practice. In: Wolfe SA, eds. *Planirovanie Mestnoplasticheskikh Operatsiina Poverkhnosti Tela, 1906.* Lexington MA: Collamore Press; 1984.

McGregor IA. Eyelid reconstruction following subtotal resection of the upper or lower lid. *Br J Plast Surg.* 1973;26:346–354.

McGregor JC, Soutar DS. A critical assessment of the bilobed flap. *Br J Plast Surg.* 1981;34:197–205.

Mustardé JC. Eyelid repairs with costochondral grafts. *Plast Reconstr Surg.* 1962;30:267–272.

Neligan PC. Strategies in lip reconstruction. *Clin Plast Surg.* 2009;36(3): 477–485.

Injury or surgical trauma can result in significant alterations of normal lip appearance and function that can profoundly impact the patient's self-image and quality of life. Neuromuscular injury can lead to asymmetry at rest and during facial animation, and distressing functional disabilities are common. Loss of labial competence may interfere with the ability to articulate, whistle, suck, kiss, and contain salivary secretions. For smaller defects, reconstruction can be very effective. Reconstructing an aesthetically pleasing and functional lip is more difficult with larger defects.

Shestak KC, Roth AG, Jones NF, et al. The cervicopectoral rotation flap – a valuable technique for facial reconstruction. *Br J Plast Surg.* 1993;46(5):375–377.

Webster J. Crescentic peri-alar cheek excision for upper lip flap advancement with a short history of upper lip repair. *Plast Reconstr Surg.* 1955;16:434–464.

第11章

唇裂修复

本章内容选自 Neligan、Rodriguez 和 Losse 主编的 Plastic Surgery 第 4 版第 3 分卷《小儿整形外科》：第 21.2 章 "旋转推进唇成形术"，章节作者为 Philip Kuo-Ting Chen、Jeremiah Un Chang See 和 M. Samuel Noordhoff；第 22 章 "双侧唇裂修复术"，章节作者为 John B. Mulliken。

概要

单侧唇裂修复

修复原则

- 术前鼻 - 牙槽骨塑形。
- 手术技巧的改进：
  - 采用 Mohler 旋转切口。
  - 利用黏膜瓣重建鼻基底，并修复梨状孔黏膜缺损。
  - 采用推进皮瓣时，不做鼻翼缘切口，仅在鼻翼和鼻孔基底切迹做切口。
  - 术中应将鼻基底适度向健侧牵拉移位，使之与健侧对称。
  - 通过转移黏膜瓣矫正全部鼻腔缺损，重建鼻孔基底。
  - 通过游离口轮匝肌和重新缝合重建人中嵴。
  - 将推进皮瓣固定于鼻中隔，以确保术后唇弓位于上唇中央。
  - 用外侧三角形红唇瓣修复红唇中央缺损。
  - 利用患侧倒 U 形切口连同健侧鼻翼缘切口，一期完成半开放式鼻整形术。
  - 将纤维脂肪组织与其所附着的鼻外侧软骨相剥离，同时应避免组织损伤。
  - 将患侧鼻外侧软骨上提，与健侧鼻外侧软骨以及皮肤固定于过度矫正位置。
  - 通过贯穿缝合技术重建鼻翼沟。
- 术后使用硅胶鼻模填塞，可以将鼻翼保持于过度矫正位置。

双侧唇裂修复

- 患有双侧唇裂的儿童不应因初次手术的错误理念和不良手术技术而遭受痛苦。鼻唇同步修复手术的原则如下：
  - 保持双侧对称性
  - 确保初次手术肌肉连续性
  - 合理设计人中大小和形状
  - 应用健侧唇组织重建唇珠
  - 复位 / 固定外侧软骨，重塑鼻尖和鼻小柱。

- 基于这些原则的技术是任何受过良好训练，并从事唇腭裂专科治疗的外科医生所必须掌握的。似乎只有人中嵴和人中凹的构建超出了外科医生的技术范围。
- 术前对前颌骨进行正畸治疗是初次手术同步缝合腭裂的必要步骤。外科医生必须在三维方向上修复双侧唇裂及矫正鼻畸形的同时能够预测到四维方向上的变化。常用在双侧完全性唇裂的修复技术需要根据少数变异类型做出调整，如 Binderoid 综合征（上颌骨发育不良综合征）、继发腭完整的完全唇裂、对称性不完全唇裂和非对称性完全 / 不完全唇裂。
- 手术效果可以通过术前、术后连续摄影和记录返修率来评估。直接人体测量是定量鼻唇外观变化的 "金标准"，但这需要培训和经验。术中人体测量用来记录基准尺寸并随儿童成长不断重复。二维摄影测量适用于某些线性和角度测量，但比例要正确。计算机三维摄影测量是一种全新的定量鼻唇外观的方法。这种方法既准确又可靠，将来可能应用于医疗机构内部和不同医疗机构之间进行比较研究。

简介

- 多学科综合治疗唇裂对于获得满意的治疗效果必不可少，包括外科医生、口腔正畸医生、语言病理学家、儿童牙医、耳鼻咽喉科医生、社会工作者、心理医生以及一名摄影师。
- 本文介绍的治疗技巧是长庚颅颌面中心诸位同仁在 30 年来治疗中国患者的过程中所获得的，并经过了不同种族的多中心试验。通过术前处理、改进手术技巧、术后处理等多种手段，治疗效果可获得提升。
- 人们通常认为，单纯性腭裂与合并或不合并腭裂的单侧唇裂具有不同的遗传特征。
- 这一结论有流行病学和胚胎发育学证据支持，引发唇 / 腭裂与单纯性腭裂的孕龄时段是不同的（分别为 3~7 周和 5~12 周）。
- 长期以来，人们一直认为，基因遗传因素和表观遗传因素对于口面裂的发生扮演同样重要的角色，不同种族、地理位置、社会经济状况的人群中，口面裂的发生率不同，这为上述观点提供了佐证。
- 白种人新生唇 / 腭裂的发病率约为 1/1 000（表 11.1），单纯性腭裂的发病率约为 0.5/1 000。

表 11.1　不同种族唇 / 腭裂发病率

种族	每 1 000 名新生儿发病数
印第安人	3.6
日本裔	2.1
华裔	1.7
白种人	1.0
非洲裔	0.3

　　Data from Wyszynski DF, Beaty TH, Maestri NE. Genetics of nonsyndromic oral clefts revisited. *Cleft Palate Craniofac J.* 1996; 33: 406-417. Vieira AR, Orioli IM. Candidate genes for nonsyndromic cleft lip and palate. *ASDC J Dent Child.* 2001; 68: 229, 272-279.

- 虽然有 250 种以上的临床综合征可以合并唇 / 腭裂，但绝大多数病例为单纯性畸形，即非综合征性唇 / 腭裂。
- 根据 Rollnick 和 Pruzansky 依据其所在医院做的单中心大型回顾性研究，唇 / 腭裂患儿合并其他畸形的概率为 35%，而单纯腭裂患儿约为 54%。
- 唇 / 腭裂的性别分布并不均衡，男性多于女性，而单纯性腭裂则恰恰相反。
- 唇 / 腭裂左侧发病较右侧常见。
- 最常见的一个问题：一对父母生出一个唇腭裂孩子的风险有多大？
  - 一对没有唇 / 腭裂的夫妇，如果生出了一个唇 / 腭裂患儿，他们的下一个孩子患唇 / 腭裂的风险为 4%；如已经生出了两个唇 / 腭裂患儿，这一风险上升至 9%。
  - 如果夫妇中一方为唇 / 腭裂患者，他们生出一个唇 / 腭裂患儿的风险为 4%；如果夫妇双方均为唇 / 腭裂患者，且已经生了一个唇 / 腭裂患儿，他们的下一个孩子患唇 / 腭裂的风险为 17%。
  - 随着与唇 / 腭裂患者亲缘关系代数的增加，其后代再次发生唇 / 腭裂的风险依次降低，第一代、第二代、第三代分别为 4%、0.74% 和 0.3%。
  - 唇 / 腭裂患者后代再发风险随疾病严重程度增加而增加。

术前注意事项

- 唇裂的产前 B 超诊断通常在孕龄 16~20 周后。
- 产前三维 B 超检查使唇裂成像更清晰，有助于产前沟通，因为患儿父母可更早观察到患儿面部情况。
- 唇裂的产前诊断一旦确立，就应进行其他系统性疾病的

遗传诊断和评估。
- 唇裂新生患儿应及时做儿科评估。患儿父母应获得有关喂养、后续治疗和护理的相关信息。
- 术前鼻 - 牙槽骨塑形始于出生后 2 周甚至更早，具体时间取决于术者的偏好。
- 鼻 - 牙槽骨塑形过程通常需 3~4 个月。
- 多种不同治疗方案可用于唇裂畸形的手术矫正（图 11.1 和图 11.2），但总体时间安排如下：

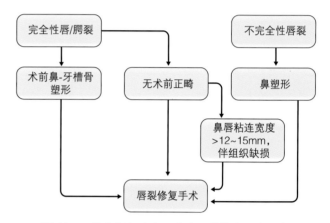

图 11.1　长庚颅颌面中心的唇腭裂整体治疗方案

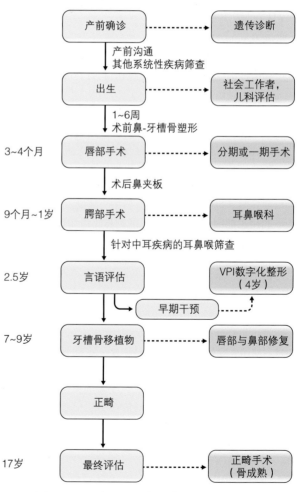

图 11.2　长庚颅颌面中心单侧唇裂治疗规则

- 鼻 - 牙槽塑形
  - 通常在患儿出生后 2 周内开始使用
- 患儿在 3 个月龄左右进行唇修复手术:
  - 如术前鼻 - 牙槽骨塑形有效,缩窄了牙槽骨间隙,改善了鼻畸形,应在 3~5 个月龄实施唇裂修复手术。
  - 如不具备术前正畸的条件,或 3 个月龄以上患儿,应采用同期完成鼻畸形的唇裂修复手术,因为术前正畸往往在 3 个月龄以后无效。
  - 如裂隙宽大(>12~15mm),且伴有相关组织缺损,则应先在 3 个月龄左右实施鼻唇粘连术,继而在 9 个月龄左右实施唇裂修复手术。
- 如患儿伴有腭裂,应于 9~12 个月龄完成腭裂修复术。
- 牙槽骨植骨的时机与中切牙和尖牙的萌出相关,通常在 7~11 岁由正畸医生决定。依据言语评估和鼻咽镜检查结果,腭咽闭合功能不全应尽早干预。
- 鼻畸形的二次矫正和正颌手术,可推迟至面部发育完成以后再进行。
- 双侧腭裂有 3 种主要解剖学类型(图 11.3):
  - 双侧对称完全性唇裂(50%);
  - 双侧对称不完全性唇裂(25%);
  - 双侧不对称(完全性 / 不完全性)唇裂(25%)。
- 腭裂的严重程度通常与唇裂的严重程度相对应。
- 轻微型唇裂在正常的唇弓上方延伸 3~5mm,即 50% 或低于 50% 的正常唇部皮肤高度。
- 其他特征包括唇裂的内侧缺少唇红、出现皮肤凹陷和肌肉凹陷、内侧结节发育不良、轻微鼻部畸形。
- 微型唇裂表现为红唇 - 皮肤交界处有缺口,唇弓高度小于正常的 3mm。
- 其他特征与轻微型唇裂相似,只是程度较轻。鼻部畸形包括鼻孔基底凹陷、轻微塌落的鼻翼缘以及鼻基底 1~2mm 的侧向位移(通常旋转不良)。
- 极微型唇裂包括红唇 - 皮肤交界处的断裂,且唇弓未抬高。
- 通常游离的黏膜边缘有缺口。与唇鼻畸形类似,肌肉凹陷(显著低于鼻槛)的程度不一。
- 对双侧不对称唇裂对侧情况的进一步分类很重要,因为

红唇 - 皮肤交界处的断裂程度决定了手术策略。
- 若对侧有不完全性唇裂(包括轻微型),则需同时进行双侧鼻唇修复。
- 对侧微型或极微型后裂的修复可推迟至另一侧唇裂闭合后再进行。
- 需要将 3 个上颌骨区段对齐,为同步双侧鼻唇修复做好骨骼准备。前颌骨的复位可最大限度地减轻幼儿期快速成长过程中发生的鼻唇畸形。
- 前颌骨后移和靠拢后,可依据比例设计人中皮瓣,鼻尖软骨也可复位,同时闭合牙槽嵴裂,这样可稳定上颌弓,并治疗口鼻瘘。
- 目前有两种颌面矫形策略,即被动和主动策略。被动策略通过被动塑形板,主动策略主要依托 Latham 装置(图 11.4)。

解剖 / 技术要点

- 外科医生最关心的是鼻基底内侧的组织量、外侧唇的垂直高度、外侧唇的水平长度以及鼻小柱到上颌骨的长度。
- 鼻小柱基底中心点到唇弓顶点之间的差异是唇弓水平的关键。
- 垂直长度比水平长度在美学层面更为重要。
- 因此,医生很少牺牲垂直长度来修复水平长度的鼻小柱和鼻基底。

患侧唇弓下方的红唇较健侧存在明显不足(图 11.5)。
- 红唇重建不当可导致红唇游离缘畸形,用直线法缝合红唇时比较常见。
- 解决办法是将患侧人中嵴基底内侧红唇插入唇弓下方。
- 利用旋转推进式行单侧唇裂修复术的关键原则如下:
  - 采用 Mohler 旋转切口。
  - 利用黏膜瓣重建鼻基底,并修复梨状孔黏膜缺损。
  - 采用推进皮瓣时,不做鼻翼缘切口,仅在鼻翼和鼻孔基底切迹做切口。
  - 术中应将鼻基底适度向健侧牵拉移位,使之与健侧对称。

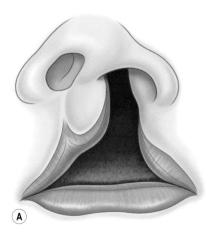
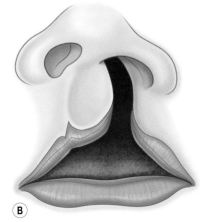
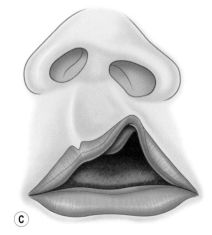

图 11.3　对侧唇腭裂程度较轻的双侧不对称唇腭裂的病例。(A)左侧完全性裂,右侧为轻微型裂。(B)左侧完全性裂,右侧为微型裂。(C)左侧不完全性裂,右侧极微型裂

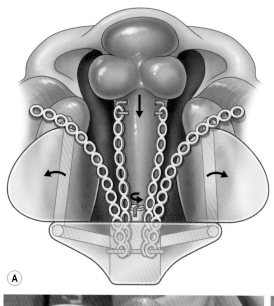

图 11.4 （A）Latham 装置;(B)安装前;(C)颌面矫形术后 6 周

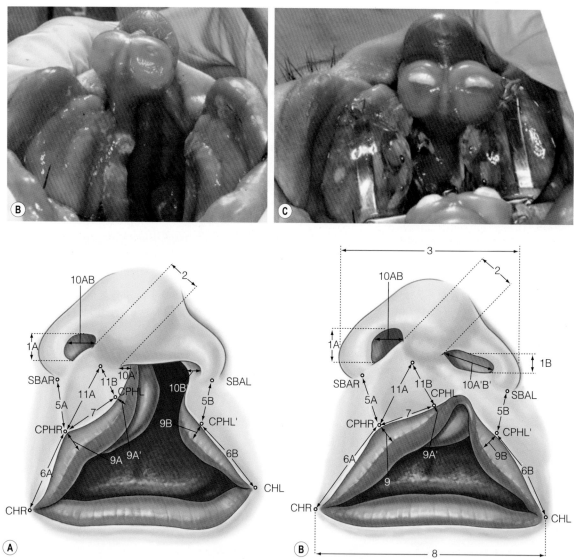

图 11.5 （A）单侧完全性唇裂的测量标记。CHR,右侧口角;CHL,左侧口角;左侧与右侧水平长度;左侧与右侧垂直长度;CPHL,患侧唇弓中央;CPHL',患侧人中嵴;CPHR,健侧人中嵴;SBAR,右侧鼻基底;SBAL,左侧鼻基底。（B）不完全唇裂的类似标记。(From Noordhoff MS,Chen YR,Chen KT,et al. The surgical technique for the complete unilateral cleft lip-nasal deformity. *Plast Reconstr Surg.* 1995;2:167-174.)

- 通过转移黏膜瓣矫正全部鼻腔缺损,重建鼻孔基底。
- 通过游离口轮匝肌和重新缝合重建人中嵴。
- 将推进皮瓣固定于鼻中隔,以确保术后唇弓位于上唇中央。
- 用外侧三角形红唇瓣修复红唇中央缺损。
- 术中行半开放式鼻整形术,患侧为倒 U 形切口,健侧为鼻翼缘切口。
- 通过无创操作游离下外侧软骨表面的纤维脂肪组织。
- 将患侧鼻外侧软骨上提,与健侧鼻外侧软骨以及皮肤固定于过度矫正位置。
- 通过贯穿缝合技术重建鼻翼沟。

- 根据文献研究和对术后畸形观察归纳出的双侧唇裂修复的原则如下:
  - 保持鼻唇沟对称。即使是唇鼻两侧最细微的差别也会随着生长而变得更加明显。对称性是双侧唇裂相对于单侧唇裂的一个优势,必须予以保持。
  - 确保肌肉的连续性。完整的口部环形结构是正常唇功能的基础,消除了侧凸,并最大限度地减少了随后的中间扭曲和两极间扩大。
  - 设计大小、形状合适的人中嵴。人中容易被拉长和加宽,尤其是在鼻小柱 - 唇交界处。
  - 使用外侧红唇重建唇珠。没有白色的唇珠,残留的红唇缺乏色素,无法长到原本的形态。
  - 放置塌陷 / 张开的下外侧软骨,并在鼻尖和小柱中对赘余软组织进行塑形。这些操作对于建立正常鼻尖突度和鼻小柱长度 / 宽度很有必要。

手术技术

▶ 单侧唇裂(视频 11.1 和视频 11.2)

牙槽骨塑形:外用胶带粘连术

- 外用胶带粘连术(非手术唇粘连术)是最简单的上颌骨塑形和牙槽骨对合技术。
- 用一条微孔胶带置于裂隙两侧,借以使上唇对合。
- 胶带的作用是模拟唇粘连术,同时调整两端上颌骨位置,使之排列接近正常。

鼻 - 牙槽骨塑形

- Liou 法采用一个塑形球,附着于作为支架的牙护板,连同用于上唇的外用胶带一起对鼻翼进行塑形。
- 该装置可用牙科黏合剂固定于腭骨。
- 胶带的拉力和塑形球所受的反作用力合在一起将牙槽骨塑形至正常位置。
- 鼻塑形和牙槽骨塑形同时进行,约需 3 个月。
- 新的装置带有一个弹簧。
- Grayson 法将鼻塑形安排在牙槽骨塑形之后,避免鼻软骨过度拉伸。

- 所用装置由一块可佩戴于上颌牙弓(牙槽嵴)的丙烯酸或树脂板、一个丙烯酸支撑臂或扣带和一个鼻支撑物所组成。
- 此法应始于出生后 2 周以内,每隔 1~2 周进行仔细随访,全程 3~6 个月。

旋转推进法修复完全性唇裂

- 手术时使用卡尺进行定点和测量:
  - 唇弓与红唇在表皮上的点(白唇缘)。
  - 红唇与黏膜连接线(红线)。
  - 这清楚地定义了红唇,也有助于识别患侧唇弓下的红唇缺陷。
  - 鼻翼与鼻基底连接处(见图 11.5)。
  - 患侧鼻小柱基底难以识别。
  - 它位于白唇缘改变方向的地方,以及红唇变宽处,通常在红线和白唇缘交汇点的 3~4mm 侧面。

内侧切口

- 在上述解剖标记定点之后,Mohler 旋转切口线应描画为曲线,始于患侧唇弓中央,向上至鼻小柱基底,并向健侧转折,止于健侧人中嵴的鼻唇交界处(图 11.6)。

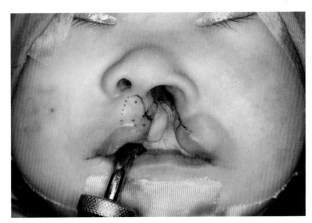

图 11.6　术前标记:健侧人中嵴、上唇、患侧唇弓中央、患侧人中嵴和左侧口角等标记点已在图 11.5 中描述。标记 C 瓣和 C 瓣黏膜。上唇虚线即红线,为红唇与黏膜的交界线。上唇切口线自患侧唇弓中央点开始,于前颌骨表面皮肤边缘,沿鼻中隔软骨表面黏膜和鼻小柱皮肤的交界线向上延伸至鼻小柱外侧。患侧人中嵴基底同样被标记为患侧人中嵴,Mohler 旋转切口线亦被标记,在患侧人中嵴标记点上方设计一个小三角形白唇缘(white skin roll,WSR)瓣

- 此旋转切口的高度应等于健侧人中嵴的高度。
- 回切的角度取决于鼻小柱的宽度。
- 如鼻小柱较宽,则回切角度可适当加大。
- 切口线与唇缘相交于患侧唇弓中央点,应与白线呈直角,以便于其后上唇的修复。
- 切口完成后,肌肉应于皮下适当剥离 2~3mm(图 11.7)。
- 健侧肌肉剥离应达鼻孔基底,以便于游离插入鼻小柱基底的移位的肌肉组织。

术中牵拉上唇游离缘,以判定旋转是否足量,即唇弓两侧是

否保持水平(图11.8)。

■ 即便旋转不足,切口也应避免越过健侧人中嵴,因为其可导致唇高过长。如旋转后,唇弓不能保持水平,则在肌肉重建完成之前,不应采取任何措施。

■ C瓣切口起自患侧唇弓中央点,沿皮肤、黏膜交界线延伸至前颌骨表面皮肤的最外侧点(图11.9)。

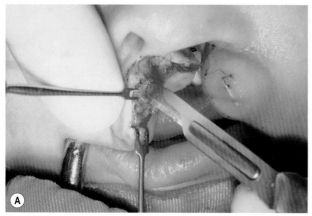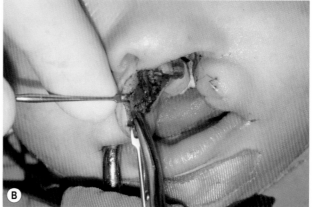

图11.7 (A)用刀片沿皮肤边缘切开肌肉。(B)用剪刀进行肌肉分离。鼻小柱基底和鼻基底下方的异常肌肉插入被释放

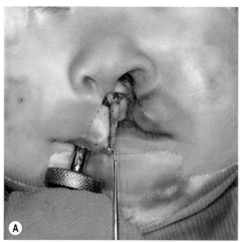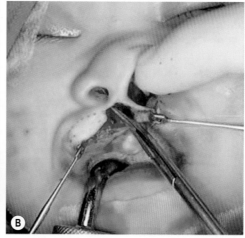

图11.8 (A)牵拉上唇游离缘,有助于判断旋转是否足量。(B)旋转皮瓣下方的肌肉解剖应达到健侧鼻基底

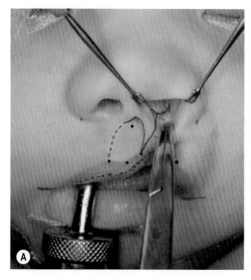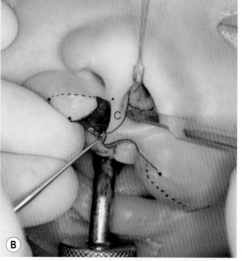

图11.9 (A)C瓣与鼻基底的切口线。(B)在鼻基底皮肤与黏膜交界处作横向切口,在梨状区和上颌骨前保留足够的组织

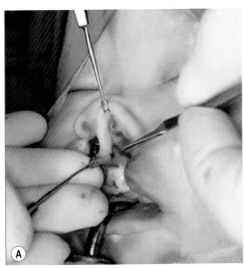
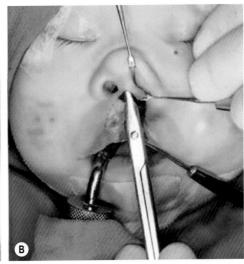

图 11.10　(A)C 瓣切口线。(B)用钝头剪刀游离患侧下外侧软骨脚板

- 然后向上方沿鼻小柱皮肤和鼻中隔黏膜交界线延伸约 5mm,甚至更长(图 11.10)。
- 用钝头剪刀分离患侧下外侧软骨内侧脚(图 11.10)。
- 为充分游离 C 瓣,以及将向下移位的下外侧软骨内侧脚重新复位创造条件。
- C 瓣尖端(患侧唇弓中央点)向内侧旋转,填充于 Mohler 切口在鼻小柱基底形成的缺损(图 11.11)。
- 标记 L 瓣,应以前颌骨为基底,切口沿上唇游离缘延伸至红线和白线汇合处,将患侧红唇保留在外。
- 自患侧人中嵴点开始,沿唇部游离缘做皮肤切口线,并设计白唇缘小三角瓣(见图 11.6)。
- 白唇缘瓣的宽度应等于患侧人中嵴点上方的白唇缘的宽度。
- 白唇缘长度仅 1~2mm。
- 切口继续沿梨状孔处皮肤、黏膜交界线向上延伸至下鼻甲下缘,并转向内侧,从而形成一下鼻甲瓣(见图 11.11)。
- 下鼻甲切口起自梨状孔边缘,转向内侧,于其上下缘各延伸 1.5cm,与横切口汇合。
- 下鼻甲瓣以前庭皮肤为蒂,逆向掀起。
- L 瓣和 T 瓣被掀起以后,应将下外侧软骨自上颌骨和上外侧软骨游离,以便于充分游离下外侧软骨和患侧上唇。
- 即便是宽大的唇裂,上唇和软骨的游离也无须在上颌骨表面做广泛剥离即可轻松完成(见图 11.11)。
- 裂唇黏膜切开后,游离约 2mm,广泛剥离易导致瘢痕形成,因此应予避免。
- 口轮匝肌肌束杂乱无章,且含真皮组织成分插入。使用钝头鼻剪刀沿鼻基底至患侧人中嵴基点连线的皮肤缘剥离口轮匝肌外缘肌肉。
- 于真皮下层次向上继续剥离鼻基底和周缘。
- 其目的是游离鼻旁肌的异常插入纤维,包括鼻肌的水平纤维、降鼻中隔肌和鼻翼上唇提肌。
- 肌肉剥离以内眦动脉为界,剥离范围应止于内眦动脉外侧,以确保绝大部分鼻基底的异常插入肌肉纤维得到

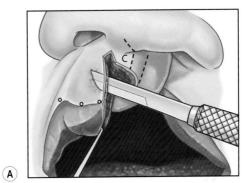

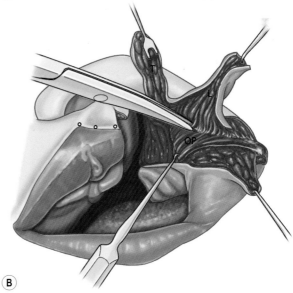

图 11.11　(A)按 Mohler 法切开后,邻近患侧唇弓中央点的 C 最尖端向内侧旋转,用于修复鼻小柱基底缺损。(B)以上颌骨为蒂的下鼻甲瓣(T)和黏膜瓣(L)已通过广泛剥离被掀起。T 瓣和 L 瓣应预先标记。L 瓣以上颌骨为蒂部,延伸至红线与白线汇合点,保留此点和患侧人中嵴点之间的红唇,用于修复唇弓下方患侧的红唇缺损。OP,口轮匝肌外缘肌肉

充分游离。

- 将上述肌肉与其表面皮肤剥离,以便使彼此栓系、捆扎的肌肉纤维得到舒展,可有效延长患侧上唇。
- 同时,皮肤也可得到延展,从而使上唇垂直高度得到延长(见图 11.7)。
- 沿上唇游离缘切开,掀起口轮匝肌缘瓣,使之包含口轮匝肌外缘肌肉纤维、患侧唇弓中央点内侧红唇及其后方的黏膜。
- 口轮匝肌缘瓣的蒂部位于患侧人中嵴点下方,切取口轮匝肌缘瓣时,应使此处所包含的肌肉体积与健侧人中嵴点处相匹配。
- 刀面应保持垂直而勿偏斜(图 11.12)。

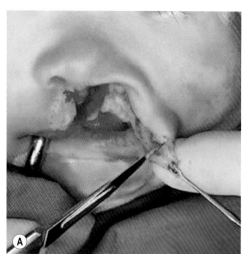

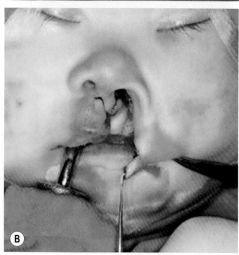

图 11.12 (A 和 B)起自患侧人中嵴点至下鼻甲基底的皮肤切口以及患侧口轮匝肌缘瓣(OM)的掀起。口轮匝肌缘瓣的蒂部位于患侧人中嵴点下方,切取口轮匝肌缘瓣时,应使此处所包含的肌肉体积与健侧人中嵴点处相匹配

- 使用可吸收缝线将下外侧软骨向上复位,并与上外侧软骨固定(图 11.13)。
- 以前庭皮肤为蒂的 T 瓣旋转 90° 后,用以修复梨状孔周缘缺损,其上边与梨状孔边缘缝合。
- T 瓣在修复黏膜缺损的同时,还可使下外侧软骨的复位不

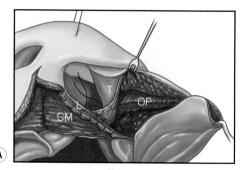

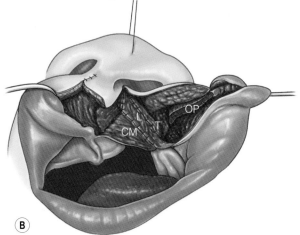

图 11.13 (A)将下外侧软骨自其与上颌骨的纤维连接以及上外侧软骨相游离,无需在上颌骨表面做剥离。将下外侧软骨通过牵引缝合向上复位,并与上外侧软骨固定于上提后的位置。下鼻甲瓣旋转至梨状孔区域,鼻小柱后面的 L 瓣用于修复鼻孔基底,C 瓣黏膜转向外侧与上颌骨缝合。(B)前庭皮肤上提,鼻翼向内侧旋转,从而完成鼻孔基底的修复。此方法提供了完美的黏膜覆盖,避免了需二期愈合的裸露创面以及因此而导致的瘢痕挛缩。CM,C 瓣黏膜;OP,口轮匝肌外缘肌肉

受牵制。

- L 瓣在鼻小柱后面向内侧旋转,并与鼻小柱后面先前所做的软骨切口缝合。
- T 瓣下边与 L 瓣上边通过 5-0 可吸收缝线间断缝合。
- C 瓣黏膜向外侧旋转置于 L 瓣下方。
- C 瓣附着于上颌骨,并与 L 瓣下边缝合。
- 这可为鼻孔基底和鼻孔侧壁提供黏膜覆盖,从而避免裸露创面及张力牵拉。
- 将前庭皮肤连同鼻翼跨过黏膜桥上提至先前所做鼻小柱后方切口的最高点。
- 前庭皮瓣上边与桥连的 T 瓣和 L 瓣通过 5-0 可吸收线间断缝合。
- 这样可为鼻孔基底提供可靠的双层组织修复,从而有效地矫正该部位的组织缺损。
- 前庭皮肤应尽量上提,以求使患侧鼻孔宽度达到轻微过度矫正。
- 同时还可使鼻翼尽可能地向上和向内侧旋转,以求使其处于较健侧轻度过度矫正位置。

- 鼻孔基底的复位和封闭应在肌肉重建完成以后(见图 11.13)。
- 使用 5-0 聚对二氧已酮线进行肌肉缝合。
- 应预先于两侧肌肉中心点置牵引缝合相对应的患侧唇弓中央点和患侧人中嵴两点,并作为牵引线向下牵拉至唇弓水平。
- 这样能确保每一针肌肉缝合都能置于正确位置。
- 接下来,第一针应穿过鼻中隔尾端和患侧推进瓣肌肉尖端(即异常插入患侧鼻基底上方和外侧的部分),并以褥式缝合固定于鼻中隔。
- 此固定缝合有助于将裂唇移向内侧,使唇弓处于上唇中央。
- 缝合肌肉时,应将患侧肌肉重叠于健侧肌肉之上,以便增加肌肉厚度,从而模拟人中嵴。
- 红唇 OM 瓣处的肌肉也应采用褥式缝合,从而避免此处术后出现凹陷畸形(图 11.14)。
- 在张力牵拉口轮匝肌缘瓣的同时,于口轮匝肌缘上标记和切取红唇三角瓣。
- 使用 11 号刀片,沿标记线切开,以确保切口位置精确。
- 红唇瓣切开后,沿健侧唇弓下方的红线或稍上方切开,从而造成豁口,以便于肌肉缝合后患侧红唇瓣插入其间。
- 红唇瓣的宽度应足以弥补健侧红唇缺损,其尖端不应超过正常唇珠所在位置(图 11.15)。

缝合

- 首先将患侧唇弓中央和患侧人中嵴两点用 7-0 可吸收缝线缝合。
- 切除上述两点下方多余黏膜,使两侧切口缘相契合。
- 勿使缝合后的上唇游离缘遗留多余组织,这样外侧红唇三角瓣即可顺畅自然地插入唇弓下方的内侧红唇切口(图 11.16)。
- 以 7-0 可吸收线连续缝合红唇切口。

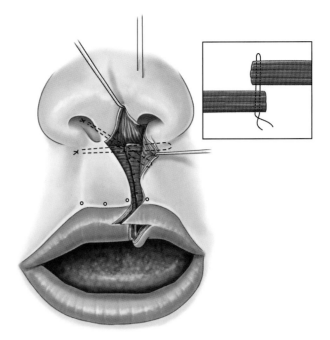

图 11.14　口轮匝肌外缘肌肉缝合(以及鼻中隔固定缝合)。插图:将外侧肌肉重叠于内侧之上,借以重建患侧人中嵴

- 颊黏膜经适度切除后间断缝合。
- 颊黏膜上端与 C 瓣黏膜缝合,以桥连两侧齿槽嵴裂隙。
- 该方法可实现完整的、无张力的黏膜闭合。
- C 瓣尖端(即前颌骨表面皮肤的最外侧点)应向外侧转移。由于此前在形成外侧推进瓣时,没有采用外侧水平方向皮肤切口,从而使术者此刻可以更好地设想如何通过恰当的切口设计消除鼻翼周缘切口。
- 如患侧鼻基底和唇峰仍然位置偏高,可在患侧鼻基底内做一切口。
- 如果在肌肉重建后,双侧鼻基底已呈水平,切口应保持鼻基底位置。

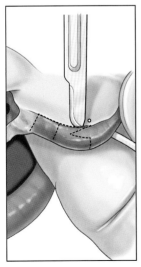 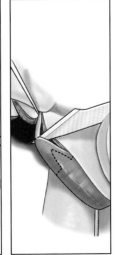 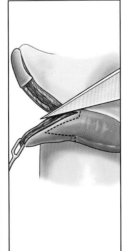 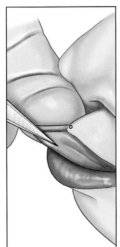 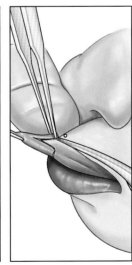

图 11.15　在张力牵拉口轮匝肌缘瓣的同时,于口轮匝肌缘瓣上标记和切取红唇三角瓣。红唇瓣的宽度应足以弥补健侧红唇缺损,其尖端不应超过正常唇珠所在位置

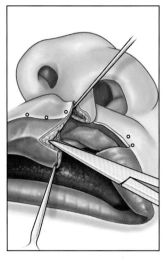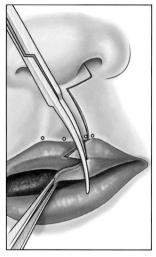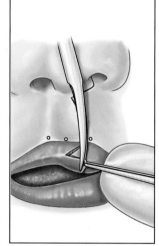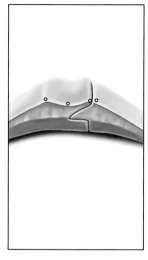

图 11.16　沿唇弓下方的红线将健侧红唇向内侧切开，以便于患侧红唇瓣插入其间。仔细剪除两侧上唇的多余组织

- 推进瓣尖端应与 C 瓣和旋转瓣交界的最外端缝合。
- 位于旋转瓣外侧的切口线，正好模拟患侧人中嵴。
- 必要时，可切除鼻孔基底多余皮肤，同时妥善保留鼻槛外形。
- 用 5-0 可吸收线缝合鼻孔基底，7-0 可吸收线缝合上唇皮肤（图 11.17）。
- 小三角瓣外侧白唇缘应直接缝合至内侧上唇，以重建白唇缘的凸起外形。
- 如内侧白唇缘凸起不足，可紧贴患侧唇弓中央点上方做一小水平切口，这样外侧白唇缘瓣即可插入内侧上唇，从而增加患侧唇弓中央点上方白唇缘的突度。
- 在手术最终完成前，进行各种必要的微调非常重要，患侧唇弓必须旋转充分。

- 如唇弓提起高度略微偏高，可使用小型拉钩对唇弓施加张力，并于白唇缘上方做一横向切口，使唇弓下降至水平位。
- 自外侧上唇皮肤切取一大小匹配的小三角瓣，宽 1~2mm，插入白唇缘切开后形成的缺损，并以 7-0 可吸收线缝合固定（图 11.18）。
- 此三角瓣由于将白唇缘上方的皮肤拉紧，从而有助于使上唇适度上翘。

唇裂鼻畸形的修复

- 大多数外科医生会通过半开放入路鼻整形术游离鼻尖与下外侧软骨上的表面纤维脂肪组织，复位下外侧软骨。
- 用锐剪剥离下外侧软骨，以松解鼻尖与下外侧软骨的纤

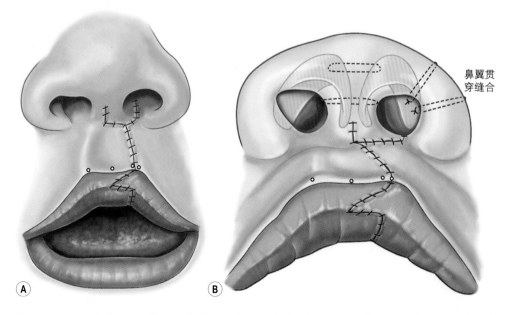

鼻翼贯
穿缝合

图 11.17　（A）采用 Mohler 切口延长鼻小柱，伤口全部缝合完毕。注意患侧人中嵴的位置。（B）采用 5-0 单股可吸收线行鼻翼贯穿缝合，用于牵拉下外侧软骨。其中一针置于前庭皮肤，其余各针应穿过下外侧软骨前缘、鼻面沟，近鼻翼缘处折返，于鼻腔内打结。由此形成的皮肤凹陷将在 1~2 周内消失

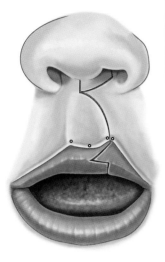
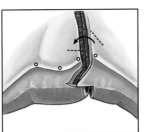
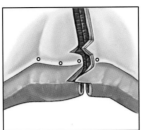

图 11.18　图示侧裂唇弓旋转不足以及由此导致的患侧唇峰高耸。于患侧唇弓中央点上方做一水平切口,使唇弓下降至水平位,自外侧上唇皮肤切取一大小匹配的小三角瓣,插入水平切开后形成的缺损,从而矫正上述畸形

维脂肪组织。

- 患侧剥离范围应超过下外侧软骨尾端的凹槽,并矫正这一凹槽。
- 对双侧下外侧软骨用 5-0 聚对二氧环己酮线进行褥式缝合,从而使患侧下外侧软骨旋向内侧。
- 缝线穿过患侧下外侧软骨位置应更偏向外侧,以便过度矫正。贯穿缝合内侧脚,从而使两侧下外侧软骨获得进一步的支撑。
- 确保双侧鼻翼对称的最重要步骤是游离附着异常的鼻旁肌。
- 修复鼻基底时,患侧鼻基底被拉向内侧,其宽度会进一步接近健侧。
- 肌肉缝合后,鼻面沟将进一步加深。
- 患侧鼻基底的动员将加重患侧鼻前庭蹼状畸形。鼻翼贯穿缝合技术旨在解决上述问题,并可使鼻面沟轮廓清晰。
- 通常需要进行两处缝合:
  - 下方缝合用于关闭无效腔并矫正鼻前庭蹼状畸形。
  - 上方缝合应穿过下外侧软骨前缘,用于支撑下外侧软骨。
  - 由此形成的皮肤凹陷将在术后 2 周内消失(见图 11.17)。

术中微调

- 术中及时采取各种必要的微调才能达到满意的结果,这一过程才是唇裂手术的愉悦和挑战之所在。每一例手术都不尽相同,总是需要及时做出各种微调。

旋转推进法修复不完全性唇裂

- 某些不完全性唇裂非常难以修复。
- 其旋转切口的设计和肌肉的剥离应与适用于完全性唇裂的 Mohler 法类似。C 瓣的掀起也与完全性唇裂类似。推

进瓣切口应沿裂缘同样设计一白唇缘瓣(图 11.19)。

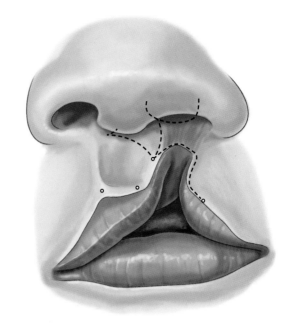

图 11.19　不完全唇裂切口线的标记,切口线应沿皮肤游离缘

- 剥离肌肉的方法和范围与完全性唇裂手术类似,如肌肉剥离不充分,可能遗留某些移位止于鼻翼的肌肉纤维,并导致鼻基底向下外侧移位,造成继发畸形。口轮匝肌缘瓣的掀起与完全性唇裂类似。
- 将鼻中隔、梨状孔局部组织翻转后彼此缝合,从而使患侧鼻孔基底高度与健侧鼻孔相匹配。
- 肌肉重建方法与完全性唇裂相同,通过与鼻中隔固定缝合,确保唇弓位于上唇中央。通过肌肉折叠褥式缝合重建人中嵴。
- 鼻畸形矫正法与完全性唇裂相同,在健侧鼻孔采用鼻翼缘切口,患侧为倒 U 形切口。软骨剥离、复位、鼻翼缘贯穿缝合均与完全性唇裂相同。

轻微唇裂

- 因其畸形程度轻微,轻微唇裂的手术方法在文献中受到的关注较少。
- 曾有人试图消除传统的旋转推进或直线修复技术所带来的外部瘢痕。
- 作者仍倾向于采用与用于修复不完全性唇裂的方法相类似的改良旋转推进法唇裂修复术。

双侧唇裂(视频 11.3)

- 本小节将介绍双侧唇裂和鼻部畸形修复术的技术细节,然后介绍针对双侧唇裂其他形式的手术方法。
- 依据手术进行的顺序,先是唇部,然后是鼻部,随后再回到唇部,最后对鼻部进行整理。
- 手术顺序可能有所调整,但除非医生有足够的经验,否则

不建议进行调整。

双侧完全性唇腭裂

标记

- 用标准的人体测量缩略词标记解剖学部位,与处理单侧唇裂的方式相同。
- 用双球拉钩将鼻孔向上推,先标记人中皮瓣。
- 其大小由患儿的年龄而定(通常为 5~6 个月),而不是依据种族而定。
  - 人中皮瓣(sn-ls)的长度为 6~7mm(6~12 个月的男婴为 11.4mm ± 1.3mm),通常与前唇皮肤的长度一致。
  - 若前唇过长,则应当缩短人中皮瓣的长度。
  - 在鼻小柱和唇交接处(cphs-cphs),人中皮瓣的宽度为 2mm,而唇弓两个突起(唇峰)间(cphi-cphi)的距离为 3.5~4mm(6~12 个月的男婴为 6.7mm ± 1.0mm)。
  - 人中皮瓣的边缘应稍下凹,以对应发育后唇弓的变化。
- 同时标记出两侧的皮瓣,这些皮瓣将去表皮化,并位于侧唇皮瓣之下,模仿人中嵴提起。
- 将唇峰小心地在外侧唇以及白线(唇红皮肤交界处)上方标出。
- 在鼻基底和外侧唇的交界处画出曲线(图 11.20)。

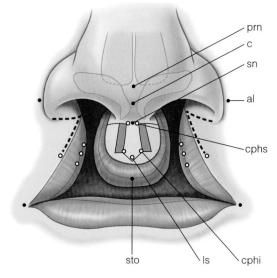

图 11.20　双侧唇裂与鼻部畸形同步修复标记。圆圈表示标记点。人体测量点:鼻根、鼻尖点(prn)、鼻小柱最高点(c)、鼻下点(sn)、鼻翼(al)、上人中嵴(cphs)、下人中嵴(cphi)、上唇(ls)和两唇中点(sto)

唇部剥离

- 首先将所有唇部线用浅色标记。人中两侧的皮瓣去表皮化,去除多余的前唇皮肤,将人中皮瓣抬高至前鼻脊(包括皮下组织)。
- 切除侧面白线 - 唇红 - 黏膜皮瓣。切口要短于标记的唇峰的距离 2~3mm。将外侧唇与鼻基底分离。沿着前庭皮

肤黏膜交界处下部的切口,将基底皮瓣与梨状连接分离。
- 黏膜切口一直沿着牙龈唇沟延伸到前磨牙区。
- 利用肌肉层上的双钩,外侧唇在骨膜上平面与上颌骨广泛分离。
- 当分离延伸至颧骨突起部时,非惯用手的食指保持在眶下缘保护眼球(图 11.21)。

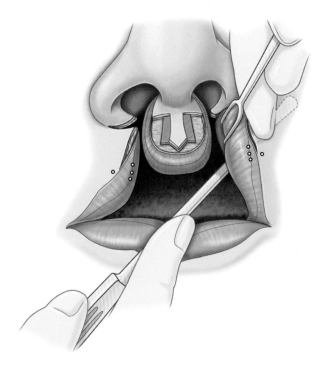

图 11.21　在骨膜下平面将外侧唇与上颌骨分离,并延伸至颧骨突起部

- 肌肉和皮肤闭合时,外侧唇的广泛松解是减小张力的重要步骤。
- 在皮肤下和黏膜下平面分离口轮匝肌束,分离距离为 1cm,或根据需要稍大于 1cm(图 11.22)。

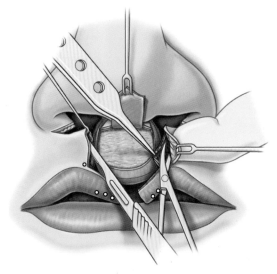

图 11.22　在皮下和黏膜下平面分离口轮匝肌束

牙槽骨闭合

- 外侧鼻黏膜皮瓣从下鼻甲骨下方松解,内侧鼻黏膜皮瓣从前颌骨上抬,同时关闭鼻孔基底。
- 在每一侧延伸前颌骨黏膜切口,在较小牙骨段的牙龈处做垂直切口。
- 鼻基底的皮瓣靠内侧前移,其内边缘与重建的鼻孔基底的前端缝合。
- 从前颌骨黏膜切下一薄片唇红,余下的黏膜边缘固定在前颌骨骨膜上部,重建中央牙龈唇沟的后侧(图 11.23)。

唇闭合

- 唇沟闭合时,外侧唇的前移很重要。
- 在唇沟切口的远端做一个切口,当利用双钩将唇瓣靠中部移动时,逐个闭合唇沟。
- 前移的外侧唇黏膜成为中央牙龈唇沟的前壁。轮匝肌束并列放置(尾对尾),上部对下部,并用二氧六环酮(PDS)线固定。

- 肌肉闭合结束前,用二氧六环酮线穿过鼻翼降肌起始处的上颌骨骨膜,不打结。
- 用聚丙烯线将最上方的肌肉悬在前鼻脊的骨膜上(图 11.24A)。
- 内结节的重建由铬化线缝合开始,缝合位置为标记的唇峰外侧向内 3mm,在中线位置将白线 - 黏膜皮瓣固定(图 11.24B)。
- 从每个皮瓣上去除多余的唇红黏膜,将皮瓣准确对齐,形成中缝。
- 鼻部切开并固定外侧软骨。
- 通过两侧的缘切口可看到展开的下外侧软骨("半开放"入路)。
- 将纤维脂肪组织从软骨的前端和软骨中间分离。
- 上述过程中,用棉头敷贴器抬高黏膜底面。
- 沿鼻中隔背侧继续分离,暴露上外侧软骨(图 11.25)。
- 直视下,用 5-0 聚对二氧环己酮线在上外侧软骨之间进行水平褥式缝合,不打结。
- 穿过每一个上外侧软骨中进行褥式缝合,然后穿过同侧

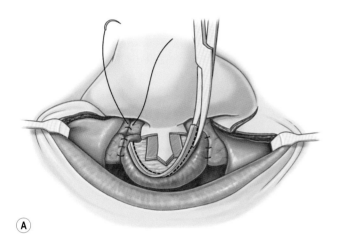

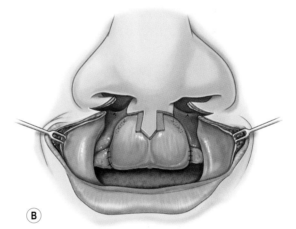

图 11.23 (A)完成牙龈骨膜成形术后,修剪多余的前上颌红唇。(B)剩余的前上颌黏膜缝合形成牙龈前沟后壁的骨膜

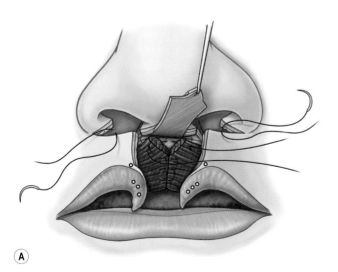

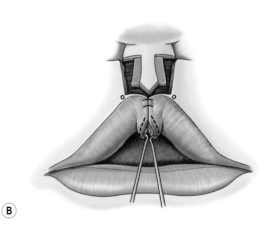

图 11.24 (A)将口轮匝肌并列放置,上部对下部;上部的缝合线穿过前鼻脊的骨膜;(B)修建外侧白线 - 唇红 - 黏膜皮瓣,重建正中结节及唇弓

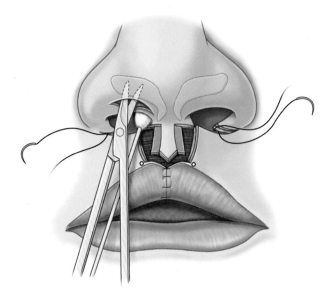

图 11.25 通过边缘切口暴露的下外侧软骨。棉头敷贴器将鼻孔抬起,暴露上外侧软骨

外侧脚。

- 通常可以进行二次缝合,将外侧脚悬在上外侧软骨上。
- 在上外侧软骨下使用鼻内棉头敷贴器将鼻孔支起,从而方便缝合线的穿过和打结(图 11.26)。
- 鼻小柱基底每一侧的 C 瓣修剪到 3~5mm 长(图 11.27A)。
- 鼻基底向中移动,在鼻内旋转,与 C 瓣进行边对端缝合。
- 接下来,修剪鼻基底皮瓣的尖端,以完全闭合鼻槛。
- 穿过每个鼻基底的真皮,放置聚丙烯 Cinch 缝合线,从人中皮瓣底部穿过并打结,以缩小鼻翼宽度(al-al)至 25mm(6~12 个月的正常男婴应为 26mm ± 1.4mm)。
- 之前穿入上颌骨骨膜的缝合线穿过肌层,插入鼻基底(在 Cinch 缝合线之上),穿过鼻基底(在 Cinch 缝合线之上)并打结。这些缝合线模拟了鼻翼降肌,并形成鼻槛的形状;防

止微笑时鼻翼的抬起:减少了术后鼻腔变宽。(图 11.27B)

最后整理

- 人中窝成形似乎超出了外科医生的能力范围,但仍值得一试。
- 一种方法是将人中皮瓣下方 1/3 与轮匝肌层缝合。
- 人中皮瓣的尖端插入唇弓的柄。
- 外侧唇皮瓣的前端在与人中皮瓣并列放置前无须修剪。
- 人中峰的模拟需要少部分额外的外侧唇组织,然后进行皮肤和皮下间断缝合。
- 应修剪唇皮瓣的夹头边缘,以对应鼻槛的位置和形状(图 11.28)。
- 唇皮瓣在鼻槛的缝合应为外侧对内侧。
- 下外侧软骨复位后,左三角和鼻小柱上部显然还有赘余的穹隆皮肤。
- 将赘余的皮肤从原切口前缘以新月形切下,并沿着鼻小柱的每一侧向下延伸(图 11.28)。
- 切除后可使鼻尖变窄,使鼻小柱中部锥化,鼻孔变长。
- 上外侧软骨的并列放置将强化外侧前庭的多余内衬。
- 对软骨间交际处的皮肤侧进行透镜状切除,可使外侧前庭峰变平(图 11.28 插图)。
- 术后立即进行鼻唇人体测量,并记入患儿的病历(图 11.29)。
- 重建的鼻小柱通常为 5~6mm(5 个月的正常男婴为 4.7mm ± 0.8mm)。
- 测量后,用一块 0.25 英寸(约 0.64cm)的三溴酚铋纱布包裹 19 号硅胶管,并在每个鼻孔内插入 1cm。
- 48 小时后移除这些开孔的"支架"。
- 太长的鼻孔夹板很难保持,有可能伤害鼻槛,可不必佩戴。

双侧完全性唇腭裂的后期表现

- 应考虑截骨术和后移,而不是在前突的前颌骨尝试唇裂口闭合。

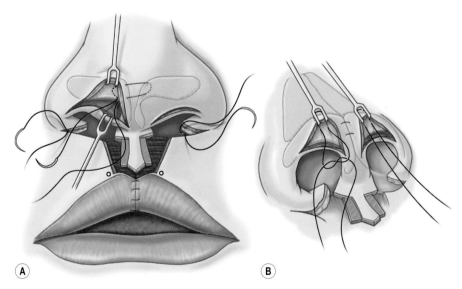

图 11.26 复位、错位展开的下外侧软骨:(A)用穹隆间褥式缝合并列(上外侧软骨)。(B)通过软骨间褥式缝合实现同侧上外侧软骨的悬置

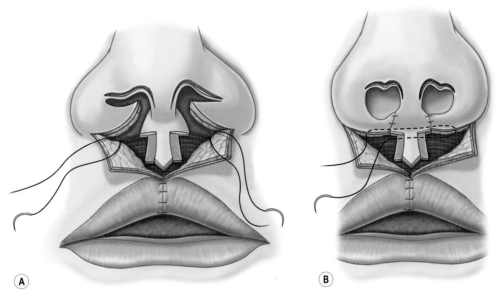

图 11.27　(A)缩短并修剪鼻小柱皮瓣和鼻基底。鼻基底的上颌骨骨膜下进行双侧缝合,这些缝合线在肌肉闭合前放置。(B)鼻基底的皮瓣在鼻内旋转,并与 C 形皮瓣缝合(端对边)。用 Cinch 缝合缩小鼻翼宽度。右侧上颌骨骨膜与鼻基底的缝合线已打结,注意外侧鼻槛的形状(凹陷)

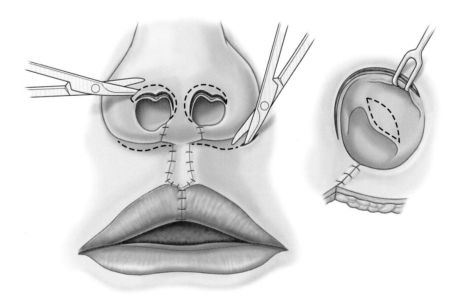

图 11.28　切除多余的穹窿皮肤和伸入鼻小柱的内衬,剪切形状为新月形。将外侧唇的上缘依形状切除,以适应鼻基底和鼻的曲线。外侧前庭网的透镜状切除

- 有两种替代治疗方法:①前颌骨后移和鼻唇修复;②前颌骨后移和腭成形术。
- 第二种治疗手段,即前颌骨后移、牙龈骨膜成形术和腭成形术,较为安全。
- 建议接近 1 岁或年龄更大的患儿接受这样的手术,因为语言发育是第一要务。
- 可在上颌骨发育较为成熟后再进行双侧鼻唇修复。

双侧不完全性唇裂

- 1/4 的双侧唇裂为不完全性,且大部分是对称的。

- 在所有双侧唇腭裂变体中,这一种是最容易修复的。
- 手术设计和实施与双侧完全性腭裂一致,包括基于鼻唇发育变化预测的调整。
- 技术方面需强调两点。
- 正中唇珠重建:
- 通常结节的重建应通过外侧白线 - 唇红黏膜皮瓣。但对于不严重的双侧腭裂(<50% 的唇部皮肤高度)以及中央白线明显的病例,可将唇前唇红 - 黏膜作为中间段。
- 需考虑鼻小柱高度:
- 若鼻小柱长度正常,且下外侧软骨的位置基本正常,则无需移动软骨或对鼻尖塑形(图 11.30;表 11.2)。

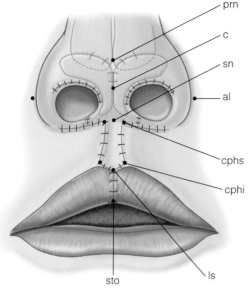

图 11.29　双侧完全性唇裂／鼻修复术后。Prn,鼻尖点;c,鼻小柱最高点;sn,鼻下点;al,鼻翼;cphs,上人中嵴;cphi,下人中嵴;ls,上唇;sto,两唇中点

表 11.2　术中人体测量:快速生长的特征部分比正常年龄／性别匹配的值更小,而缓慢生长的部分比正常年龄／性别匹配的值更大

术中测量值	患儿(6 个月龄)	正常(6~12 个月龄)
鼻高度	20.0[a]	27.0 ± 1.7
鼻翼宽度	24.5	26.5 ± 1.4
鼻尖前突	12.3	9.1 ± 1.2
鼻小柱长度	6.0[a]	4.3 ± 0.9
人中上部宽度	2.0	无数据
唇弓宽度	5.0[a]	6.7 ± 1.0
人中高度	7.0[a]	11.4 ± 1.3
总唇高	14.5	15.8 ± 1.5
正中唇珠	7.0[a]	4.4 ± 1.0

正常值表达为"均数 ± 标准差"。

[a] 表示数值超出标准差范围。

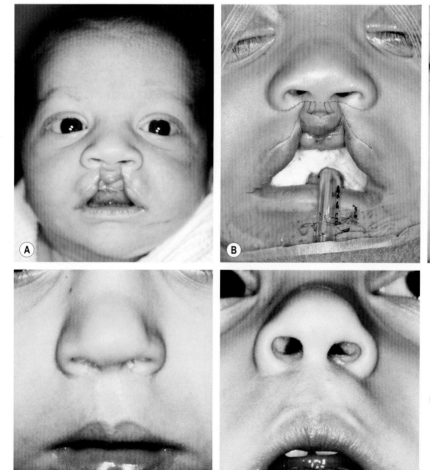

图 11.30　(A)双侧对称不完全性唇裂。(B)6 个月时同步闭合的标记。(C)鼻唇修复后。(D 和 E)1 岁半时外观

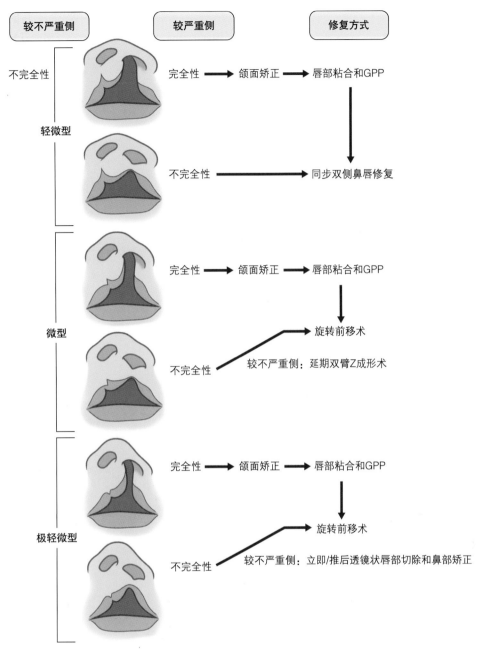

图 11.31 双侧不对称（完全性／不完全性）唇裂，对侧完全性唇裂或较不严重唇裂的矫正步骤。GPP，牙龈骨膜成形术。（Modified from Yuzuriha et al. 2008.）

双侧不对称（完全性／不完全性唇裂）

- 对称性是双侧唇部修复的第一原则，不对称唇裂的手术计划和实施必须严格遵守这一原则。
- 图 11.31 为不对称双侧唇裂修复术时机确定和方法选择的步骤。

术后注意事项

- 应采用软奶头、流量好的奶瓶喂奶。

- 一旦患儿试图进食，即应喂奶。
- 医生应指导父母进行缝线护理和保持鼻孔清洁。
- 抗生素软膏经常涂抹在缝合线上，术口清洗后，防止其干燥或结痂。
- 许多医疗中心会在手术后用硅胶鼻塑形器对下外侧软骨进行塑形，在愈合期内用于支撑及防止鼻部挛缩狭窄。
- 如果使用塑形器，父母被要求尽可能全天帮患儿佩戴，为期 6 个月至 1 年。
- 鼻 - 牙槽骨塑形器的成功使用更多地取决于父母的合作而不是患儿的服从。
- 双侧唇裂修复术后，Mulliken 医生使用 Logan 弓将唇弓粘贴在面颊上，以便保持唇部的修复效果，并在术后 24 小时在伤口上固定冰盐水海绵。

- 术后 5~6 天在面罩和吹气法诱导的全身麻醉下拆除皮下缝合线。

- 修剪 0.5 英尺（约 15.24cm）的免缝胶带（3M Health Care, St. Paul, Minnesota），放置于唇部伤口上。

- 胶带的使用时间为 6 周，并定时更换。

- 术口充分愈合后，父母需学习并负责按摩，以加速瘢痕成熟，并被告知使用防晒霜的重要性（图 11.32；表 11.3）。

并发症与结果

- 唇裂修复的目标是保持嘴唇的对称和平衡。患儿和父母的满意度在很大程度上取决于社会心理适应。

- 并发症包括嘴唇不对称、感染、开裂和增生性瘢痕。

- 唇弓缺损的大小和不规则的唇红颜色都十分常见。

- 与单侧完全性唇裂相比，对称性是双侧完全性唇裂的一个主要优点。

- 随着患儿成长，在其学龄前，任何鼻唇不对称的闭合和进一步扭曲会变得越来越明显。

表 11.3　术后即刻人体测量资料显示，与正常值相比，快速生长的特征部分矫正不足，缓慢生长的特征部分矫正过度

术中测量值	患儿（7 个月龄）	正常（6~12 个月龄）
鼻高度	20.0[a]	26.9 ± 1.6
鼻翼宽度	24.5	25.4 ± 1.5
鼻尖前突	10.5	9.7 ± 0.8
鼻小柱长度	6.0[a]	4.7 ± 0.8
人中上部宽度	1.5	无数据
唇弓宽度	4.5[a]	6.5 ± 1.1
人中高度	5.5[a]	10.7 ± 1.1
总唇高	11.2[a]	16.0 ± 0.8
正中唇珠	6.2	5.3 ± 1.4

正常值表达为"均数 ± 标准差"。

[a] 表示数值超出标准差范围。

- 在一项对 50 名连续非综合型唇腭裂儿童（中位年龄 5.4 岁）的研究中，双侧完全性唇腭裂 / 腭裂患儿的返修率为 33%，而双侧完全性唇腭裂 / 牙槽裂 / 继发性腭裂患儿的返修率为 12%。

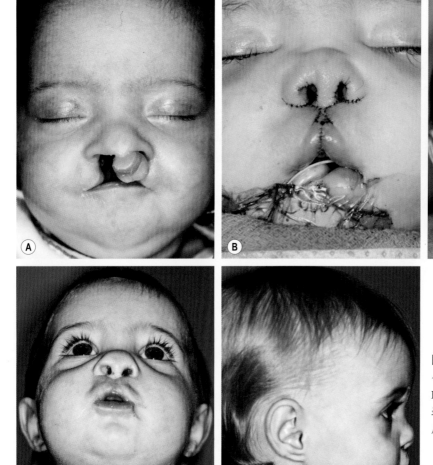

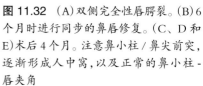

图 11.32　（A）双侧完全性唇腭裂。（B）6 个月时进行同步的鼻唇修复。（C、D 和 E）术后 4 个月。注意鼻小柱 / 鼻尖前突，逐渐形成人中窝，以及正常的鼻小柱 - 唇夹角

- 最常见的唇部返修手术是对脱垂的前龈唇黏膜的再悬吊。这一问题已通过修剪唇前红唇和将剩余的黏膜固定在上颌前骨膜上而被减至最低。

延伸阅读

Barillas I, Dec W, Warren SM, et al. Nasoalveolar molding improves long-term nasal symmetry in complete unilateral cleft lip-cleft palate patients. *Plast Reconstr Surg.* 2009;123(3):1002–1006.
This paper demonstrated that the lower lateral and septal cartilages are more symmetrical in patients with nasoalveolar molding compared with the surgery-alone patients. Furthermore, the improved symmetry can be maintained at 9 years of age.

Cutting CB, Grayson BH, Brecht L, et al. Presurgical columellar elongation and primary retrograde nasal reconstruction in one-stage bilateral cleft lip and nose repair. *Plast Reconstr Surg.* 1998;101:630–639.
The article describes the prototype of a nasoalveolar molding appliance in preparation for synchronous nasolabial repair by Cutting's technique. The authors underscore that expansion of nasal lining is as important as stretching columellar skin. The principle of primary positioning the lower lateral cartilages is applied as described in this chapter; however, the technique differs.

Farkas LG, ed. *Anthropometry of the Head and Face.* 2nd ed. New York: Raven Press; 1994.

Grayson BH, Garfinkle JS. Nasoalveolar molding and columellar elongation in preparation for primary repair of unilateral and bilateral cleft lip and palate. In: Losee JE, eds. *Comprehensive Cleft Care.* New York: McGraw Hill; 2009:701–720.

Lee CT, Garfinkle JS, Warren SM, et al. Nasoalveolar molding improves appearance of children with bilateral cleft lip-cleft palate. *Plast Reconstr Surg.* 2008;122:1131–1137.
This study provides further proof of the principle of primary nasal correction. Photogrammetry was used to document columellar length in patients with bilateral cleft lip/palate who had nasal repair by the two-stage forked-flap method versus primary nasal correction after nasoalveolar molding; both groups were compared to age-matched controls. Measurements to age 3 years showed nearly normal columellar length in the primary repair group without need for further nasal procedures, whereas secondary operations were recommended for all children who had forked-flap columellar lengthening.

Liou EJ, Subramanian M, Chen PKT, et al. The progressive changes of nasal symmetry and growth after nasoalveolar molding: a three-year follow-up study. *Plast Reconstr Surg.* 2004;114(4):858–864.
This paper revealed that in patients with unilateral complete cleft lips, the nasal asymmetry was significantly improved after nasoalveolar molding and was further improved after primary cheiloplasty. However, after surgery, the nasal asymmetry significantly relapsed in the first year postoperatively and then remained stable and well afterward. The authors recommend (1) narrowing down the alveolar cleft as well as possible by nasoalveolar molding, (2) overcorrecting the nasal vertical dimension surgically, and (3) maintaining the surgical results using a nasal conformer.

Lo L-J, Wong F-H, Mardini S, et al. Assessment of bilateral cleft lip nose deformity: a comparison of results as judged by cleft surgeons and laypersons. *Plast Reconstr Surg.* 2002;110:733–741.

Millard DR Jr, ed. *The Unilateral Deformity. Cleft Craft: The Evolution of Its Surgery.* Vol. I. Boston: Little, Brown; 1976.

Millard DR Jr. *Cleft Craft: The Evolution of Its Surgery.* Vol. II. Boston: Little, Brown; 1977.
One definition of a "classic" is a great book that is often cited but seldom read. In his conversational style of writing, Millard recounts the history of bilateral cleft lip repair as if he were an observer. The novice may find the organization of the book a little difficult to follow. Nevertheless, reading Millard's text is analogous to watching a master surgeon in the operating room. The more experienced the visitor, the more gained by the experience.

Mohler L. Unilateral cleft lip repair. *Plast Reconstr Surg.* 1995;2:193–199.
This paper introduced a modification of the original rotation advancement technique by changing the direction of the rotation incision to the "mirror-image of the noncleft side philtral column" that resulted in a more natural-looking lip.

Morris HL, ed. *Multidisciplinary Management of Cleft Lip and Palate.* Philadelphia: WB Saunders; 1990:18–26.

Mulliken JB, Martinez-Perez D. The principle of rotation advancement for repair of unilateral complete cleft lip and nasal deformity: technical variations and analysis of results. *Plast Reconstr Surg.* 1999;104:1247–1260.

Mulliken JB, Burvin R, Farkas LG. Repair of bilateral complete cleft lip: intraoperative nasolabial anthropometry. *Plast Reconstr Surg.* 2001;107:307–314.

Mulliken JB, Wu JK, Padwa BL. Repair of bilateral cleft lip: review, revisions, and reflections. *J Craniofac Surg.* 2003;14:609–620.

Mulliken JB, Burvin R, Padwa BL. Binderoid complete cleft lip/palate. *Plast Reconstr Surg.* 2003;111:1000–1010.
The authors define a rare subset of patients who have complete cleft lip/palate, nasolabiomaxillary underdevelopment, and orbital hypertelorism. One-half of the patients have a bilateral complete deformity, characterized by a diminutive single-toothed premaxilla. Necessary modifications in primary repair and in secondary correction of the hypoplastic soft tissue and skeletal elements are described.

Noordhoff MS, Huang CS, Wu J. Multidisciplinary management of cleft lip and palate in Taiwan. In: Mathes ST, eds. *Plastic Surgery.* Vol. 4. Philadelphia: WB Saunders; 2006. In: Bardach J, Noordhoff MS, Chen PK. Unilateral cheiloplasty.

Salyer KE, Genecov E, Genecov D. Unilateral cleft lip-nose repair: a 33-year experience. *J Craniofac Surg.* 2003;14(4):549–558.
A 33-year experience in over 750 patients with a proven method of repair for primary unilateral cleft lip-nose is presented in this paper. Approximately 35% of them needed a minor revision in preschool age, and most of them received an aesthetic rhinoplasty after growth was completed. This long-term experience showed that with primary nasal reconstruction, self-esteem was enhanced in cleft patients.

Wong JY, Oh AK, Ohta E, et al. Validity and reliability of craniofacial anthropometric measurements of 3D digital photogrammetric images. *Cleft Palate Craniofac J.* 2008;45:232–239.

Yeow VK, Chen PKT, Chen YR, et al. The use of nasal splints in the primary management of unilateral cleft nasal deformity. *Plast Reconstr Surg.* 1999;103(5):1347–1354.
This paper shows that postoperative nasal splinting in the primary management of the unilateral cleft nasal deformity serves to preserve and maintain the corrected position of the nose after primary lip and nasal correction, resulting in a significantly improved aesthetic result. The authors recommend that all patients undergoing primary correction of complete unilateral cleft deformity use the nasal retainer postoperatively for a period of at least 6 months.

Yuzuriha S, Oh AK, Mulliken JB. Asymmetrical bilateral cleft lip: complete or incomplete and contralateral lesser defect (minor-form, microform, or mini-microform). *Plast Reconstr Surg.* 2008;122:1494–1504.
This paper focuses on a subgroup of asymmetrical bilateral clefts that present with a lesser-form variant that is contralateral to a complete or incomplete cleft lip. The lesser forms are defined based on extent of disruption at the vermilion–cutaneous junction: minor form, microform, and mini-microform. These designations determine the methods of repair and correlate with frequency and types of revisions that are usually necessary.

第12章

腭　裂

本章内容选自 Neligan，Rodriguez 和 Losse 主编的 *Plastic Surgery* 第 4 版第 3 分卷《小儿整形外科》第 23 章"腭裂"，章节作者为 Jason H. Pomerantz 和 William Y. Hoffman。

概述

- 腭裂修复的首要目标是恢复正常的语言能力，第二目标是尽量减少上颌发育的影响。
- 在 1 岁内（最好是 9~10 个月）进行腭裂修复比大年龄修复效果更好。
- 腭裂患者的腭帆提肌呈纵向走向。将其复位至横向后方的形态对于成功恢复其正常功能至关重要。
- 腭裂患者的咽鼓管功能异常源于腭帆张肌位置异常；对于每一位腭裂患者，都应利用鼓膜置管术进行治疗。

简介

- 额鼻、上颌突融合失败会导致原发腭裂，原发腭包括唇、牙槽突以及切牙孔前端的硬腭。
- 这会导致前颌骨和侧上颌骨之间的单侧或双侧出现裂隙。
- 由于外侧腭突从垂直方向旋转到水平方向后再融合，所以其融合的时间晚于原发腭，大约在怀孕 7~8 周。
- 融合从前向后进行，这有助于了解继发腭裂产生的多种形式。
- 腭帆提肌和其他咽部肌来源于第四鳃弓，由第 X 对脑神经（迷走神经）支配。唯一的例外是腭帆张肌，它来自第一鳃弓，受第 V 对脑神经（三叉神经）支配。
- 在腭裂患者中，分泌性中耳炎的发生率高达 96%~100%。
- 根据听力图评估结果，腭裂患者纯音听力损失的发生率为 20%~30%。
- 学界一直认为，关闭腭部裂隙可降低永久性听力损失的风险。

术前注意事项

黏膜下腭裂

- 黏膜下腭裂的结构是腭部黏膜保持连续性，但黏膜下的腭帆提肌在中线处不连续且纵向，与显性腭裂的肌肉解剖结构相似（图 12.1）。

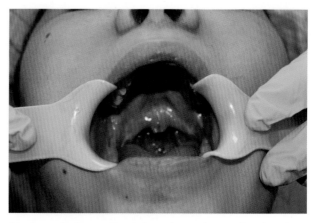

图 12.1　黏膜下腭裂 - 悬雍垂裂和腭中央变薄。在后鼻棘而不是硬腭后方上可触及一缺口

- Calnan 经典三联征对黏膜下腭裂具有诊断意义：
  - 中线清晰区（透明带）。
  - 悬雍垂分叉。
  - 硬腭后部的可触裂隙。
  - 腭帆提肌肉组织收缩时，可发现明显的中线肌肉分离（见图 12.1）。
- 黏膜下腭裂的临床重要性很难评估；黏膜下腭裂患者在婴幼儿时期通常很难被诊断。

- 据报道,45%~55% 的孤立性黏膜下腭裂患者有语音、浆液性中耳炎或听力损失的症状。
- 然而,由于相当数量的黏膜下腭裂患者不会发展成腭咽闭合不全,因此确诊为黏膜下腭裂的婴儿无须行常规修复。
- 应对这些患者进行密切监控、持续的言语评估和听力测试。
- 腭咽闭合不全和黏膜下腭裂的患者需要接受全面的评估,包括言语评估和内镜检查。
- 即使临床检查没有发现异常,大多数患者(>90%)在手术时仍会被发现存在解剖异常。
- 黏膜下腭裂的矫正手术技术主要集中在腭帆提肌的解剖学矫正上。
- 尽管咽瓣和括约肌咽成形术被认为是主要的治疗手段,但大多数外科医生主要关注对腭帆提肌位置异常的矫正。

Pierre Robin 序列征

- Pierre Robin 描述了小颌畸形、舌下垂和呼吸窘迫的三联征。
- 60%~90% 的 Pierre Robin 序列征患者伴有腭裂。
- Pierre Robin 序列征婴儿的相关异常的发生率增加,尤其是心脏和肾脏问题。
- 患有 Pierre Robin 序列征的新生儿可因舌头向后错位而出现严重的呼吸和进食困难。
- 初步治疗包括将儿童置于俯卧位,用洗胃管将舌头向前推。
- 鼻导管也用于同样的目的,据报道成功率为 80%~90%。
- 如果上述保守措施失败,可对气道进行手术治疗。
- 舌唇粘连术可作为气管切开的替代方法,且通常都有效。
- 最近,下颌骨牵引术已用于新生儿,成功避免了气管切开术。
- Pierre Robin 序列征儿童的腭成形术必须根据儿童的发育情况而定,特别是下颌骨的发育,因为腭的闭合缩小了有效的呼吸区域,并可能导致呼吸窘迫。
  - 如果下颌骨在出生第一年就达到正常大小,则在 1 岁前进行腭裂修复仍安全。
  - 对于少数接受了气管切开术的患者,应在拔管前修复腭裂。
  - 在某医疗机构,腭成形术后气道缩窄的风险达 25%,急诊气管切开或重插管率为 11%。

综合征

- 据报道,不伴有唇裂的腭裂伴随综合征发病率高达 50%,而唇腭裂患者伴随综合征的发病率约为 30%。
- Van der Woude 综合征与干扰素调节因子 6(interferon regulatory factor 6,IRF6)基因突变相关;这是一种常染色体显性遗传综合征,与下唇窦道("唇窝")相关,具伴随不同的外显率,包括唇裂和腭裂。
- 软腭 - 心 - 面(velo-cardio-facial)综合征与 22q 染色体缺失相关,可通过荧光免疫杂交检测。患儿有典型的"鸟样"面部特征,软腭功能障碍,发育迟缓,并伴有心脏病。
- 染色体 22q 缺失还可能造成 DiGeorge 综合征,伴 B 细胞和免疫功能异常。
- 严重发育迟缓和预期寿命短的婴儿应推迟手术干预,或仅在特殊情况下行腭成形术。
- 严重畸形儿童通常出现神经肌肉发育延迟,因此腭裂修复可能造成气道的变化,导致上气道阻塞。

发育

- 腭裂新生儿和正常新生儿出生时的平均体重一样,但腭裂患儿在幼儿早期的增重缓慢。
- 腭裂修复后,与 4 岁的正常儿童相比,发育恢复到正常水平。
- 口面裂儿童的病情稳定,至少在 6 岁前可保持正常发育,与正常儿童相比没有明显的身高和体重差异。
- 然而,在儿童后期,腭裂患儿的体重和身高与正常对照相比下降。

喂食与吞咽

- 进食分为两个步骤:产生吸力(口内负压)和吞咽。
- 为了产生口内负压,软腭在后方将咽部闭合;唇将前方向闭合,舌离开腭部,同时打开下颌骨,以增加封闭系统内的口内容积,从而产生负压。
- 如果不能关闭鼻咽或唇,或者与舌接触的腭不完整,则无法产生负压。
- 腭裂婴儿的口咽部和鼻咽部的相通导致舌无法通过与腭接触形成密闭,从而无法产生负压,导致吸吮和母乳喂养均无法完成。
- 吞咽需要舌头和咽的相互作用,协调的吞咽依靠神经肌肉控制和舌头与咽有节奏的收缩。
- 唇腭裂患儿一般不会有吞咽困难,除非同时存在舌或咽的神经肌肉异常。
- 当腭部存在裂隙时,食物可反流至鼻腔。
- 鼻反流对鼻黏膜有刺激性,容易引起鼻窦炎和溃疡。
- 大龄儿童中腭瘘造成的食物向鼻腔持续反流,对社交影响严重。
- 大多数腭裂婴儿都无法进行母乳喂养。无法母乳喂养的婴儿有多种喂养选择,可采取其他喂养方式,包括使用奶嘴、将奶嘴做十字切、使用较长的柔软奶嘴将液体直接放到舌头后部,或使用特殊液体流动的奶瓶。
- 以上方法均可使用,根据个人喜好和宝宝的接受情况来选择即可。
- 其他需要注意的问题包括在喂食期间头部抬高,并控制进食时间和进食量。
- 患儿体重的增加和骨骼的发育证明了喂养策略的正确

性。当腭裂通过手术成功闭合时,便不再需要特殊的喂养方法。

言语功能

■ 腭裂修复术的主要目标是恢复正常语言功能。
■ 尽管腭裂会带来进食困难,但患者仍会健康成长,然而,如果不修复腭裂,就无法实现正常的语言功能。
■ 分隔口咽腔和鼻咽腔的能力对正常言语的产生至关重要。
■ 在发音时,腭上抬形成口咽部的正压的动作主要由腭帆提肌完成(图 12.2)。
■ 语言功能涉及多个环节,腭裂患者的语言功能发育受多个因素的影响。
■ 除了腭组织本身的重要性外,语言发育还可能受到运动或神经发育迟缓(常见于综合征)、听力和环境刺激的影响。
■ 腭咽闭合功能不全的患者存在鼻音过重的语音,以及由于无法从口腔引导气流而常出现声音嘶哑。
■ 如果无法在解剖学或功能上达到腭咽功能完全闭合,则会产生错误的代偿性发音机制。

■ 这些是错误的语音模式,干扰了整体言语清晰度,包括声门塞音和咽部擦音。
■ 腭裂修复术中获取最佳语音效果的两个关键因素是手术方法和手术时机。
■ 大多数学者都认同,在婴儿开始语言习得时修复腭裂能获得最佳的言语效果,对于发育正常的儿童通常为12个月。
■ 尽管缺乏确凿的证据支持更早期的腭裂修复,但越来越多的学者支持在9~10个月左右进行腭裂修复能获得正常的语言发育。
■ 出于改善喂养的目的,部分外科医生建议更早修复腭裂(6个月或更小);然而,尚缺乏大型队列研究的长期结果。

上颌发育

■ 腭成形术会对上颌发育造成不良影响。
■ 接受腭裂修复后,很多儿童表现出典型的上颌骨横向缺损,当恒牙萌出后,需接受上颌骨扩大术。
■ 也存在矢状位的生长缺陷,约35%~40%的患儿出现前牙反咬;在某些研究中,多达15%~20%的腭裂患儿需要接受 Le Fort Ⅰ型上颌骨前移术。

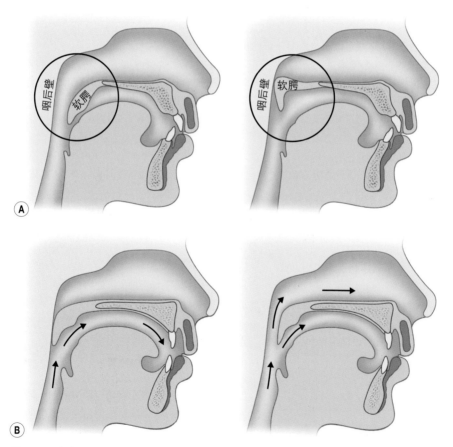

图 12.2 (A)侧面测颅 X 线照片中的软腭在静止时(左)或发音时与咽后壁接触(右)。(B)箭头显示正常发音时的气流(左),软腭与咽后部接触,将气流引导并从口腔流出。如果软腭太短或动作不足(右),则气流可能从鼻腔漏出,造成咽闭合不全(velopharyngeal insufficiency,VPI)

- 环向剥离，同时松解腭大血管后面的骨膜。
- 松解鼻组织：一些作者建议用鼻中隔瓣或颊黏膜提供鼻腔侧的内衬（图 12.7）。
- 软腭的修复可通过裂缘的修复和腭帆提肌的横向重建来解决。

■ 优点：延长腭的长度，使腭帆提肌放置到更有利的位置。

■ 缺点：
- 前部及鼻腔侧留下大面积的裸露创面；随着挛缩的发生，延长的长度被抵消。
- 口腔黏膜缺损的挛缩导致前端上颌骨宽度损失。
- 上颌弓变平
- 前侧的闭合仅依靠单层的鼻黏膜，与其他技术相比，腭

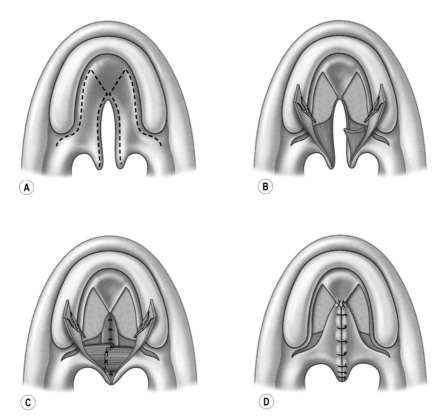

图 12.6　后推法。（A）前端 "W" 形的切口设计。（B）双侧腭血管黏骨膜瓣推进。将腭帆提肌从硬腭的后缘分离出来。（C）跨过软腭中线处修复肌肉。（D）Y 形闭合增加了长度，但也在两侧留下了较大的裸露创面

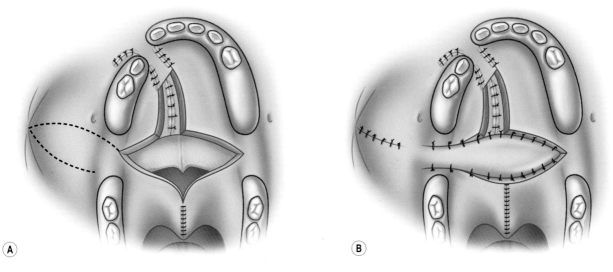

图 12.7　（A）颊黏膜瓣。Kaplan 主张使用颊黏膜瓣来延伸鼻腔黏膜。（B）皮瓣转移到鼻表面。某些情况下，双边皮瓣可与口腔表面的第二皮瓣一起使用

瘘发生率更高。

两瓣腭裂成形术

- Bardach 和 Salyer 最初描述了仅在裂隙边缘游离黏骨膜瓣的技术,认为裂口弓本身可以提供闭合所需的长度。
- 更广泛的双瓣腭成形术是基于 Langenbeck 技术的改良,将松弛的切口沿着牙槽边缘延伸到裂隙边缘。
- 皮瓣的设计完全依赖于腭血管的循环血供。
- 在完全性单侧裂中,来自大(内侧)段的皮瓣可以跨过裂隙,在牙槽缘后直接闭合。
- 该方法可防止硬腭前部瘘管的发生。
- 在经典的两瓣修复技术中,软腭以直线的方式闭合。
- 软腭内腭帆成形术是闭合术的重要组成部分(图 12.8)。

犁骨瓣

- 完全性腭裂鼻黏膜前端修复的术语目前还比较混乱。
- 最初犁骨瓣被描述为位于下部,在隔上方做一个切口,皮瓣向下翻转,以在口侧实现单侧闭合。
- 很多患者由于犁骨 - 前颌骨缝合造成的上颌骨后缩以及腭瘘的发病率较高,于是转为前端双层闭合。
- 接受上犁骨瓣手术的患者却未出现相似问题。

- 它包括:
  - 从裂隙边缘附近的鼻中隔翻转黏膜。
  - 剥离的量足够覆盖另一侧的鼻黏膜。
  - 对于双侧腭裂患者,需要沿鼻中隔的中线切口,两个皮瓣在各自方向翻转。
  - 硬腭黏膜双层封闭,腭瘘发生率低,对上颌发育影响较小。

反向双 Z 成形术(Furlow 法)

- Furlow 在 20 世纪 80 年代首次介绍了新的腭裂修复方法,将 Z 成形术原理应用于腭裂修复。
- 在软腭的口腔和鼻腔表面进行两个方向相反的 Z 成形术。
- 对于两个 Z 瓣,中央臂均为裂缘,后部皮瓣设计包含腭帆提肌。
- Furlow 建议口侧皮瓣位于右利手医生的左侧,因为从鼻黏膜分离腭帆提肌是剥离过程中难度最大的环节(图 12.9)。
- 这项技术可在分隔鼻腔和口腔的同时实现腭帆提肌吊的重建。
- 主要问题可能出现在宽大腭裂中,因为 Z 成形术的瓣膜需要跨过的距离太长。
- 或者做松弛切口,以使皮瓣能充分前进。

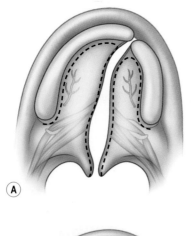

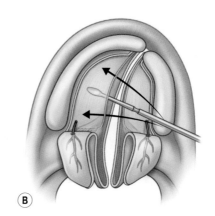

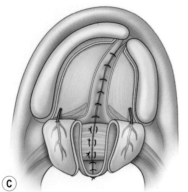

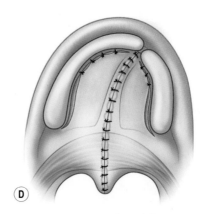

图 12.8　两瓣腭裂修复术。(A)切口类似于 Langenbeck 修补术,但在牙槽嵴后方裂口边缘汇合。(B)两侧均作黏骨膜瓣,保留腭大血管。(C)从硬腭的后边缘游离腭帆提肌,跨过中线缝合。(D)最终闭合。通常可以关闭大部分的侧切口,并尽量减少裸露创面

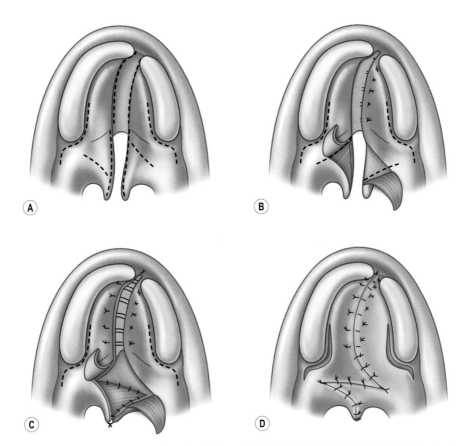

图 12.9 Furlow 反向双 Z 成形术。(A)口腔皮瓣的设计显示为左侧的后位皮瓣。如有必要,松弛切口可继续延伸至齿槽后方的裂隙边缘,与硬腭闭合的双瓣腭裂成形术(图12.7)类似。(B)左侧口腔皮瓣与提肌一起上抬,右侧皮瓣位于肌肉上方。口侧使用相反的方法。犁骨瓣在前端闭合鼻黏膜。(C)将鼻皮瓣移位,闭合前端的口腔黏膜。(D)口腔皮瓣转位后的最终形态

- 另一种选择是沿着软腭的侧缘延长松弛切口,以闭合口腔侧,并使用异体脱细胞真皮基质修复鼻缺损。
- 第三种选择是在宽大腭裂中使用直线闭合,Z 成形术作为二次手术来解决语言功能问题。

二期腭裂修复

- 腭裂修复术后上颌发育的问题导致部分外科医生提倡采用分期方式完成腭裂修复,第一期修复软腭,第二期修复硬腭。
- 一般方案:患儿 4~6 个月时,在修复唇裂的同时修复软腭。
- 患儿 4~5 岁时修复硬腭。
- 也有学者建议更早进行硬腭修复,通常在 18~24 个月。
- 这种方法的理论是,两次手术之间硬腭裂隙变窄,需要的剥离量较少,从而对上颌发育发育的影响较小。

术后注意事项

- 术后低氧血症并不少见,但一般在 24~48 小时后就会消失。
- 拔管后立即在舌体用牵引缝合,可避免使用口腔内装置维持气道。
- 一些机构常规使用鼻腔喇叭来改善通气。
- 持续的脉搏血氧饱和度监测和减少麻醉药品的使用,有助于避免发生严重后果。
- 15mg/kg 对乙酰氨基酚与 10mg/kg 布洛芬交替使用,通常能充分缓解疼痛。
- 使用张口器进行手术超过 2 小时的患儿应密切观察至少48 小时,注意舌体肿胀的发生。
- 即使在重症监护病房,也必须密切观察 Pierre Robin 序列患儿和任何其他可能影响呼吸的综合征患儿。
- 手术创面可能会渗血 12~24 小时。
- 若手术时长小于 90~120 分钟,则可减少出血,因为麻醉苏醒期间,肾上腺素还在起作用。
- 在手术结束时,对硬腭修复施加轻微压力通常也能控制出血。
- 作者发现,在颈部后部使用冰袋能有效减少术后出血。
- 术后 10~14 天流质饮食,以防止颗粒物沉积在手术创面区域。

- 患儿家长必须学会在镇痛给药后 30 分钟左右进行定时喂食。
- 可使用臂夹板防止患儿将手指或其他异物放入口内。

并发症与结果

- 由于腭瘘的存在，即使软腭功能正常，也可造成鼻腔液体反流和持续性鼻漏气。
- 使用 Furlow 修补术可显著减少与 V-Y 后推或 von Langenbeck 技术相关的腭瘘发生率，然而，腭裂宽度是重要的考虑因素。
- 腭裂修复的首要目标是恢复正常的语言功能。
  - 在实施肌肉修复的大多数研究中，大约 85%~90% 的病例能获得良好的语言功能。
  - 由于各种原因，综合征患者的结果总体较差，但仍有 50%~60% 的患者可获得良好的语言功能。
- 正常的上颌骨发育是腭裂手术的第二目标。
  - 避免硬腭出现大面积的裸露创面将有利于上颌骨的远期生长，减少瘢痕组织也会产生有利影响。
  - 需要额外手术的腭瘘也会增加瘢痕组织，通常会影响上颌骨的发育。
  - 在非综合征的腭裂患者中，需要接受上颌骨前移术的患者比例为 10%~40%。
  - 综合征患者上颌骨发育不全的发生率较高，这很可能是由基因决定的。

延伸阅读

Bardach J. The influence of cleft lip repair on facial growth. *Cleft Palate J*. 1990;27:76–78.

Chen PK-T, Wu J, Hung KF, et al. Surgical correction of sub-mucous cleft palate with Furlow palatoplasty. *Plast Reconstr Surg*. 1996;97:1136–1146.
Sleep apnea is a recognized adverse outcome of pharyngeal flaps performed for velopharyngeal insufficiency (VPI). This report demonstrates that Furlow palatoplasty is a reliable alternative to pharyngeal flaps for the correction of VPI in the context of submucous cleft palate.

Cutting C, Rosenbaum J, Rovati L. The technique of muscle repair in the soft palate. *Oper Tech Plast Reconstr Surg*. 1995;2:215–222.

Denny AD, Talisman R, Hanson PR, et al. Mandibular distraction osteogenesis in very young patients to correct airway obstruction. *Plast Reconstr Surg*. 2001;108:302–311.
This clinical series correlates airway measurements before and after distraction with functional outcomes. The authors conclude that distraction improves tongue base position such that airway space is effectively increased.

Emory RE Jr, Clay RP, Bite U, et al. Fistula formation and repair after palatal closure: an institutional perspective. *Plast Reconstr Surg*. 1997;99:1535–1538.
The authors report an 11.5% post-palatoplasty fistula rate. Local flaps are advocated to repair these lesions.

Furlow LT Jr. Cleft palate repair by double opposing Z-plasty. *Plast Reconstr Surg*. 1986;78:724.
Furlow describes his palatoplasty in the context of a 22-patient case series. Optimistic speech outcomes are reported.

Huang MH, Lee ST, Rajendran K. A fresh cadaveric study of the paratubal muscles: implications for eustachian tube function in cleft palate. *Plast Reconstr Surg*. 1997;100:833–842.
Cadaveric dissections were performed to clarify possible ramifications of palatal clefting on eustachian tube function. Functional hypotheses are drawn from morphological findings.

Kaplan EN. The occult submucous cleft palate. *Cleft Palate J*. 1975;12:356–368.

Robin P. Glossoptosis due to atresia and hypotrophy of the mandible. *Am J Dis Child*. 1934;48:541–547.

Rohrich RJ, Byrd HS. Optimal timing of cleft palate closure. Speech, facial growth, and hearing considerations. *Clin Plast Surg*. 1990;17:27–36.

第 **13** 章

下 肢 重 建

本章内容选自 Neligan 和 Song 主编的 *Plastic Surgery* 第 4 版第 4 分卷《下肢、躯干与烧伤》第 5 章"重建手术：下肢创面修复"，章节作者为 Joon Pio Hong。

概要

- 下肢重建手术的理念已经由"分期治疗"演进为"提供功能和美观并重的最优解决方案"。
- 本章涵盖经典手术方案，其遵循的治疗原则已逐渐转变，目前提倡一期到位的"电梯"模式。
- 需特别注意下肢重建的临床复杂性，例如存在糖尿病和慢性感染，需要一并克服。
- 最后，本章对穿支皮瓣、多个皮瓣的组合使用和超显微外科技术的介绍将有助于拓宽设计思路、提供多样的技术选择。

简介

- 严重创伤、肿瘤切除和慢性感染后的下肢重建，涉及骨骼、肌肉、血管、神经和皮肤等众多结构，因此极具挑战性。
- 近年来，下肢治疗不断进展，新技术和新方法大量涌现，保肢概率显著增加。
- 如果不能保肢，后续治疗目标是最大限度地保留残肢的功能长度和良好的软组织覆盖，以利于承接假肢，恢复功能性步态。
- 保肢治疗是一个漫长而复杂的过程。在生理和心理康复过程中，患者的教育水平、能动性、依从性以及家属支持起着至关重要的作用。
- 人们过去认为，早期截肢和安装假肢有快速恢复和治疗费用低的优势。不过，最近有报告提出了不同的观点。
- 下肢评估项目（Lower Extremity Assessment Project，LEAP）研究显示，治疗两年后，随访结果未见显著差异。

术前注意事项

- 下肢外科重建的首要目标是恢复或维持功能。
- 尽管残肢严重程度评分、预测性挽救指数和保肢指数等评估能辅助治疗团队的截肢决策，但不能作为唯一标准。是否需要截肢，必须根据每个患者的具体情况作出决定。
- 无论是急性还是慢性下肢创伤，评估创面和软组织重建的可行性，都需要首先评估血管状态。
- 如果临床和诊断检查显示灌注不足，重建的价值很低，需视个体情况决定是否截肢。
- 在处理创伤（尤其是急性创伤）的过程中，永远不要随意丢弃离断或撕脱的组织，除非存在严重污染或血管结构缺失。
- 脱套或截肢部位的皮肤可以"回收"，作为永久性植皮的生物敷料。
- 利用损伤区远端的软组织作为皮瓣蒂或游离皮瓣，可以保留腿的长度。
- 截肢部位的骨组织可以贮存备用，也可以用作组织瓣重建腿部。
- 如创面评估结果显示血供良好、骨结构稳定且创面相对清洁，便可以考虑软组织覆盖。
- "重建阶梯"的概念是指采取从简单到复杂的阶梯式治疗步骤，以达到充分闭合创面的目的（图 13.1A）。
- 身处现代重建外科的时代，尽管创面闭合依然受到重视，在医学教育中仍然广为流行，但治疗目标绝不应该仅限于此，而是应该形态和功能并重。因此，采用相对简单的重建方案，未必能获得最佳疗效。尤其在下肢修复中，软组织覆盖不足将导致并发症，如额外的软组织丢失、骨髓炎、功能丧失、医疗费用增加，甚至截肢。
- 与按部就班的"重建阶梯"不同，"重建电梯"需要创造性

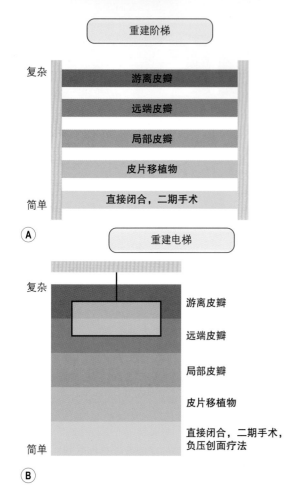

图 13.1　与按部就班的"重建阶梯"（A）不同，"重建电梯"（B）需要创造性思维和多项指标综合考量，以达到最佳的形态和功能。这种思维方式并非弱化阶梯式修复重建的概念，而是将其作为创面修复的一层阶梯，定位于许多先进的修复手术方式和修复技术无效时使用。基于"电梯"原则的重建，应根据最佳功能和外观的治疗目标来选择具体方法

思维和多项指标综合考量，以达到最佳的形态和功能（图 13.1B）。

- 基于"电梯"原则的重建，应根据最佳功能和外观的治疗目标，来选择具体方法。
- 下肢创面的初步评估包括目视和手动检查，并根据神经、血管和骨骼的评估结果来制定重建计划。
- 一旦决定下肢重建，必须首先评估术前的血管状况。
- 通过触诊脉搏和观察皮肤颜色、毛细血管回流和四肢肿胀情况，可以作出初步评估。多普勒检查可以提供更为详细的信息。
- 如果体格检查和多普勒检查显示血管状态不确定或怀疑有慢性血管疾病，可以考虑术前动脉造影检查（computer tomographic angiography，CTA）。
- CTA 可以获得受区和供区皮瓣的血管信息，用于制定手术方案和实施步骤，且不存在腹股沟动脉穿刺并发症的风险。
- 必须特别关注不可逆的神经损伤。

- 腓神经损伤会导致足下垂和足背感觉丧失，因此，可能需要终身夹板固定或肌腱转移手术。
- 胫神经功能完全丧失会导致跖屈功能丧失，是重建手术的绝对禁忌证。
- 足底感觉丧失可能会造成毁灭性结果，并有碍重建的需要，但这并非绝对禁忌证。
- 图 13.2 列出了下肢软组织重建的治疗规则。

解剖 / 技术要点

皮片移植物与替代物

- 自体皮片移植物被广泛用于临床。
- 在创面无法一期闭合或怀疑张力过大的情况下，断层皮片常可用于一线治疗。
- 如果肢体有复杂创面、骨外露和 / 或无血管床、感染创面，以及有无效腔和血管床凝血不良等情况，应避免植皮。
- 皮肤替代物可以是一种天然存在的或合成的生物工程产品，能用于临时、半永久性或永久性地替代皮肤。
- 暂时性表皮替代物能有效修复表浅到中等表皮深度的创面。
- 产品举例：EZ Derm and MediSkin（Brennen，Medical-LLC，St Paul，MN）和 Biobrane（UDL Laboratories Inc，Rockford，IL）。
- 治疗较深的创面时，真皮替代物最为重要。
- 产品举例：同种异体移植物；异体皮移植物 Alloderm（Life Cell Corporation，Woodlands，TX）、Integra（Integra Life Sciences，Plainsboro，NJ）和 Apligraf（Organogenesis Inc，Canton，MA）。

不同部位的治疗方式（局部皮瓣）

大腿

- 大腿可以分为 3 区：大腿近端、大腿中端和大腿远端（髌上膝关节）。
- 大腿近端的内侧区存在多种重要结构，并且有可能形成无效腔，因此，修复尤其具有挑战性。
- 可供选择的下肢局部肌瓣或肌皮瓣包括：
  - 以旋股外侧动脉为血管蒂的皮瓣，如阔筋膜张肌、股外侧肌和股直肌肌瓣；
  - 以腹壁下动脉为蒂的垂直腹直肌肌瓣或肌皮瓣；
  - 以旋股内侧动脉为蒂的股薄肌肌瓣或肌皮瓣，肌肉容量可能不足，但如果无效腔不大，也是很好的选择。
- 目前，随着对穿支和穿支组织瓣认识的深入，几乎任一穿支均可选用为皮瓣的血供来源，经旋转后，用于覆盖缺损。
- 创面复杂、无法利用局部皮瓣修复，是游离组织移植的适应证。

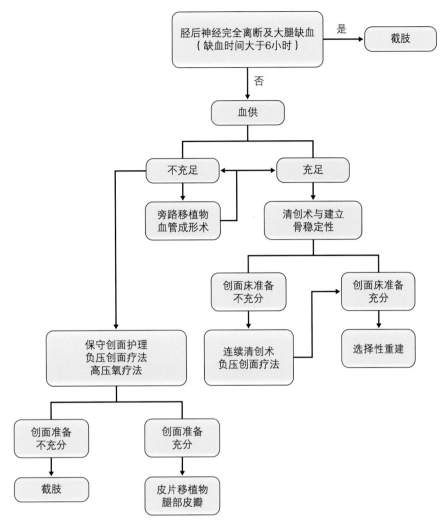

图 13.2　下肢软组织重建治疗规则

- 由于股骨有厚的软组织层包裹,如果创面位于大腿中端,很少需要游离组织移植。一般而言,利用皮片移植或局部皮瓣,就能完全达到重建目的。如有可能,可以利用以旋股外侧动脉或旋股内侧动脉为蒂的局部肌瓣或肌皮瓣。
- 任何一个穿支都可以作为皮瓣的血供来源,并旋转以覆盖缺损。
- 如果患者接受过广泛切除范围或有其他特殊情况(如术后放射治疗),需考虑游离组织转移覆盖。
- 由于前述大腿局部肌瓣或肌皮瓣的旋转程度有限,如果创面位于大腿远端(膝关节的髁上),修复可能会相当困难。
- 来自小腿的带蒂腓肠肌内侧肌瓣或肌皮瓣,可以拉伸到这一区域,用于创面修复。
- 修复广泛或复杂的缺损,可能需要利用游离组织移植或以穿支为蒂旋转或推进皮瓣。

小腿

- 传统做法是根据缺损位置的远近来制定下肢重建计划。

- 分3区进行修复:腓肠肌肌皮瓣用于小腿近端 1/3 的缺损,比目鱼肌肌皮瓣用于小腿中端 1/3 的缺损,游离皮瓣用于小腿远端 1/3 的缺损。
- 类似于“重建阶梯”的理念,上述传统方式确实有用。不过,外科医生必须根据创面的具体情况来制订个性化的初始方案,以最大限度地确保手术成功和避免并发症。

显微血管游离组织移植

- 常用于软组织覆盖的组织瓣包括背阔肌、腹直肌和股薄肌等肌瓣或肌皮瓣。
- 以单个或多个穿支为血管蒂的穿支皮瓣,如大腿前外侧皮瓣或胸背动脉穿支皮瓣,已可用于临床。
- 无论选择哪种游离皮瓣用于下肢重建,都必须遵循同样的指导原则:
  - 在损伤区域之外吻合血管;
  - 动脉行端侧吻合,静脉行端侧或端端吻合;
  - 先重建软组织,再恢复骨骼支撑。

一期截肢

- 绝对适应证包括成人胫后神经完全离断和热缺血时间大于6小时的挤压伤。
- 相对适应证包括严重的多发伤、严重的同侧足部创伤,以及预计需延长疗程以获得软组织覆盖和胫骨重建。
- 如果不可能保肢,应尝试尽可能保留肢体的长度。
- 应尽全力挽救膝关节的功能,因为膝下截肢会保留更好的行走功能,术后活动能力要比膝上截肢者高出2~3倍。
- 膝下截肢的能量消耗要少得多,因此,患者术后每天可以步行很长的距离,从而保持了良好的生活质量。
- 理想的截肢位点在膝下超过6cm,但胫骨的长度应该尽可能多地保留。
- 如果软组织量充足,可以先闭合残端;如果局部组织量不足,则应该通过显微手术,尽可能保留残肢的长度。
- 如果截肢远端有组织可用,可以剔除皮下组织,形成的皮瓣用于覆盖创面。
- 也可以使用其他组织瓣,如肌瓣、肌皮瓣、筋膜皮瓣和穿支皮瓣。
- 肌瓣可能愈合缓慢,且有随着肌肉萎缩体积变小的趋势,而皮瓣术后的轮廓和感觉可能更佳。

清创术

- 首先,使用外固定或内固定装置,建立骨的稳定性。
- 如果有明显的骨缺损或骨血管断流,通常首选外固定,以便于后期的软组织修复操作。
- 清创时必须去除失活的软组织和骨组织,直至有新鲜出血为止。
- 在软组织修复之前,可能需要多次清创,以充分准备创面床。
- 在最终的重建步骤之前,可以借助负压辅助闭合技术来优化创面床,最大限度地减少敷料更换次数。

重建时机

- 无论污染和损伤程度如何,只要患者的全身情况和创面状况允许,就没有必要推迟创面覆盖。
- 早期积极清创和软组织覆盖已经成为共识。
- 理想状态下,创面应在受伤后5~6天内的急性期得到覆盖。
- Godina 的研究结果进一步表明,在伤后72小时内彻底清创和覆盖的效果最佳,仅有0.75%的皮瓣坏死率,1.5%的概率发生感染,需6.8个月达到骨连结。
- 学界一般认为,早期干预可以将细菌定植和感染增加导致并发症的风险降至最低。
- 通常在伤后5~7天的急性期完成覆盖,以降低感染风险,增加皮瓣成活和促进骨折愈合,从而取得良好的预后。

受区血管的选择

- 创伤所致的下肢创面中,有不少都因高能量损伤,出现相当大范围的"损伤区"。
- 学界已经了解,血栓形成区的范围超出了肉眼可见的范围。未能认识到该区的真实范围,是显微外科吻合口失败的主要原因。
- Isenberg 和 Sherman 的研究结果显示,受区血管的临床表征(血管壁的柔韧度和血管横断端的出血质量)比血管到创面的距离更重要。
- 基于上述发现,选择受区血管时,血管本身的质量是最重要的考量因素之一。

特别注意事项

骨髓炎

- 骨髓炎通常继发于严重的小腿开放性骨折,伴有大量污染或失活的软组织和骨组织。清创不充分或创面延迟覆盖会增加骨髓炎的风险;早期清创仍然是预防的关键。
- 为达到控制感染和恢复功能的目的,慢性骨髓炎的治疗原则是清创,包括完全切除受累的骨组织,利用血供丰富的组织瓣覆盖,以及抗生素的短程治疗。
- 尽管在皮瓣类型的选择方面存在争议,但实验结果表明,与筋膜皮瓣相比,利用肌瓣修复创面,能增加血流量和抗生素传输、氧分压、吞噬活性,减少细菌数量。
- 临床上,彻底清创和清除无效腔是治疗骨髓炎最重要的步骤,而皮瓣类型的选择似乎不太重要。
  - 骨缺损可以通过带血管蒂的骨瓣移植、二期植骨、骨牵引延长或这些技术的组合来治疗。
  - 并非所有慢性骨髓炎都能救治。与截肢的适应证一样,如果判断骨髓炎后神经损伤过重,腿部就不该救治。

糖尿病

- 合并糖尿病的患者需要额外关注从慢性肾功能衰竭、营养到血糖控制等一系列问题,最好能组建一个多学科团队,共同管理。
- 患者经常会出现慢性细菌定植、骨髓炎、复杂创面、骨畸形、局部创面缺血和血管疾病。
- 如果糖尿病患者需要接受肢体重建手术,必须评估血管状况以确保成功。
- 任何血管问题都必须首先解决并纠正。如果不能纠正,外科医生可能会面临很高的失败风险。
- 术前必须消除糖尿病创面存在的潜在风险,评估手术成功的可能性以及修复术后长期的运动功能(图13.3)。
- 较大的复合型糖尿病创面必须予以积极清创(包括坏死的骨组织),并覆盖以血管化良好的组织。

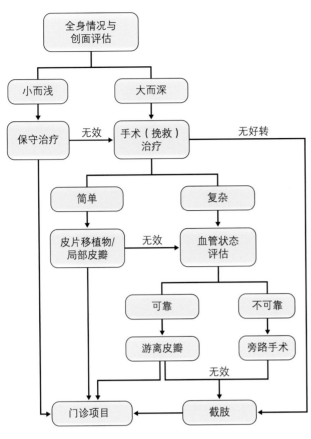

图 13.3 糖尿病足治疗规则

肿瘤切除后创面覆盖

- 与任何重建手术一样,肿瘤切除后重建的目的是保留功能并改善外观到可接受的程度,以维持生活质量。
- 此外,覆盖组织必须能够承受放射治疗和 / 或化疗的辅助治疗,并且能够有助于对疾病实现长期的局部控制。
- 植皮始终是一种选择,特别是对于无法用皮瓣覆盖的大面积缺损。
- 如果打算对创面放疗,或是创面位于关节和高频摩擦区,应避免植皮,选择耐用的皮瓣进行重建。
- 术前放射治疗应予以特别考虑,因为放疗后肿瘤周围的皮肤会有纤维化和缺血反应,导致局部覆盖受限。
- 根据不同的位置、大小、深度、辅助治疗、功能和美容外观,可以选择各种网膜瓣、肌瓣加植皮、肌皮瓣和穿支皮瓣用于重建(图 13.4)。

假体外露

- 传统的假体外露处理方法包括灌洗、清创、抗生素治疗和可能的假体移除。
- 假体位置、感染(细菌类型和感染持续时间)、假体外露时间和假体松动等因素均应被视为能否成功处理假体外露的重要预后指标。
- 如果临床观察显示假体稳定,暴露时间少于 2 周,感染得到控制,并且假体的位置有利于形成牢固的骨性连接,可能会增加使用外科软组织覆盖以挽救假体的概率。
- 人造血管移植物暴露可能会引发危及生命和肢体的并发症。因此,应该及早清创、覆盖肌瓣,以挽救移植物。
- 在充分覆盖暴露的腹股沟人造血管方面,股薄肌、缝匠肌和阔筋膜张肌等局部肌瓣非常有用。
- 如果缺损范围较广且位置较低,可考虑采用垂直腹直肌肌皮瓣。

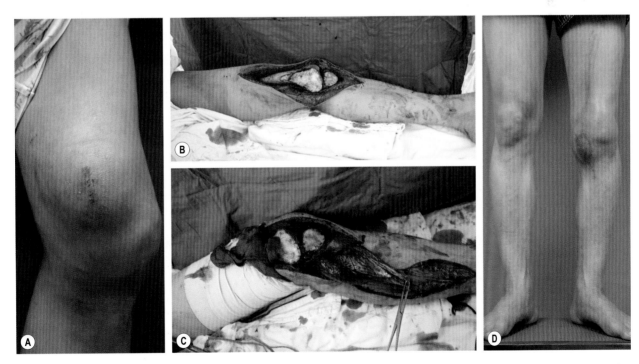

图 13.4 (A)一位患者膝关节区域出现软组织肉瘤。(B 和 C)实施包括骨在内的广泛切除后,提起一半腓肠肌覆盖膝关节。(D)长期效果显示膝关节轮廓良好,功能与外观可接受

软组织扩张术

- 组织扩张术在下肢的应用不如在身体的其他部位(如乳房和头皮)那样成功。
- 利用扩张皮肤行下肢重建的潜在优势包括能改善轮廓、获得类似组织用于覆盖,以及提升美学效果。
- 然而,在下肢使用扩张器,往往伴有高感染率和假体挤压。
- 该技术可以作为保留手段,用于处理不稳定的软组织或中等大小的瘢痕。
- 扩张器应置入下肢筋膜表面的皮下腔穴,必须避免在踝部和足部使用。
- 与纵向推进相比,横向扩张的失败率更低。
- 为避免创面裂开、神经失用和脂肪坏死,扩张速度应该缓慢,在疼痛出现之前,或是测得扩张器内压力超过40mmHg之前,应停止扩张。
- 联合软组织扩张的皮瓣预制技术可能会在下肢的选择性重建中起到一定作用。

手术技巧

肌瓣 / 肌皮瓣

阔筋膜张肌

- 阔筋膜张肌是一块小、薄、短的肌肉,从阔面部的髂胫束延伸到膝关节外侧,有很长的筋膜。
- 该肌肉起始于髂前上棘外侧唇前 5~8cm,紧贴缝匠肌后方,插入髂胫束。
- 它能使髋关节外展、内侧旋转和屈曲,起到收紧阔筋膜和髂胫束的作用。不过,它被去除后,对上述功能影响不大。
- 它具有扁平的形状、充分的长度和可靠的 I 型循环模式(主要的血管蒂是旋股外侧动脉和伴行静脉的升支)。因此,既可以用作带蒂皮瓣,完成局部和区域覆盖,也可以结合皮肤和髂骨,形成游离复合组织单元,有效用于多种重建方案。
- 运动神经支配来源于臀上神经,它穿行于臀中肌和臀大肌之间的深面。感觉神经支配来源于T12,它支配上部的皮肤分区;而股外侧皮神经(L2-3)支配下部的皮肤。
- 以位于髂前上棘下 8~10cm 处的优势蒂为旋转点,前弧可到达腹部、腹股沟和会阴,后弧可到达大转子、坐骨、会阴和骶骨(图 13.5)。
- 皮瓣也可以采用 V-Y 推进的设计,向上覆盖转子部位的创面。
- 肌瓣可以携带覆盖在肌肉和阔筋膜上的皮肤,作为一个整体单位来利用,扩张后的覆盖范围可达膝上 10cm。
- 首先,对主要的体表标志进行标记:髂前上棘、股骨外侧髁和耻骨结节。
- 自髂前上棘沿大腿直行至膝关节上方 10~12cm 处作一道

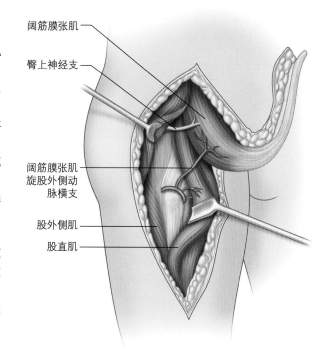

图 13.5　提起阔筋膜张肌肌瓣。以位于髂前上棘下 8~10cm 处的优势蒂为旋转点,前弧可到达腹部、腹股沟和会阴,后弧可到达大转子、坐骨、会阴和骶骨

连线,为皮瓣的前缘。第一道线后 12~15cm 处的平行线直下大腿,绕向前方,越过外侧上髁区,与第一道线在膝上 10~12cm 处的同一点会合。
- 皮岛可以根据需求和它到受区缺损的距离,在这个长条范围内设计。
- 从皮瓣的远端边缘切开,切口穿过阔筋膜深入至阔筋膜和髂胫束。
- 在髂前棘下约 10cm,沿着所画的线找蒂部。
- 如果取复合组织用于重建,必须对皮瓣进行修整。

股直肌

- 股直肌位于大腿前方的中部浅层,在髂骨和髌骨之间走行。
- 它是股四头肌伸肌群的中心肌肉,在膝盖处起着伸腿的作用。
- 肌肉从起点发出两条肌腱,一条来自髂前下棘,另一条来自髋臼,止于髌骨。
- 从功能角度,它是大腿屈肌和腿部伸肌,对于维持负重膝盖的稳定性起着重要作用,因此被认为不可伸展。
- 其循环类型为 II 型(主要血管蒂为股外周动脉降支,次级血管蒂为同一血管的升支及股上腺肌支),供养范围覆盖下腹部、腹股沟、会阴和坐骨。
- 运动神经来自股神经,肌支进入优势血管蒂附近。
- 上述运动神经支配模式,加上足够的肌瓣大小,使其可被用作功能性肌瓣(图 13.6)。
- 股前中间皮神经(L2-3)支配感觉。皮肤穿支最可靠的范

图中标注:阔筋膜张肌、臀上神经支、阔筋膜张肌旋股外侧动脉横支、股外侧肌、股直肌

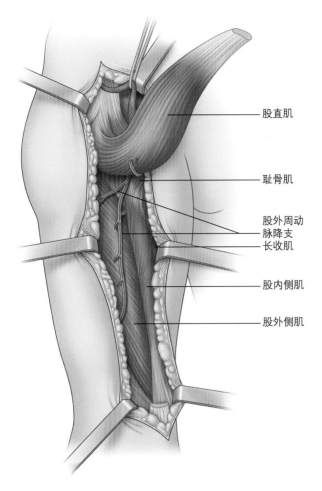

图 13.6 提起股直肌。股直肌循环类型为Ⅱ型(主要血管蒂为股外周动脉降支,次级血管蒂为同一血管的升支及股上动脉肌支),供养范围覆盖下腹部、腹股沟、会阴和坐骨

图中标注:股直肌、耻骨肌、股外周动脉降支、长收肌、股内侧肌、股外侧肌

围在肌肉前中 2/3、12cm × 20cm 的中央带内。

- 纵向切口从髂前上棘下方 3cm 到髌骨上缘正上方。
- 股前肌收缩时,股内侧肌的外侧缘和股外侧肌的内侧缘可以变得明显,伴皮肤凹陷。
- 在凹陷下方、髌骨上方,可以很容易找到股直肌肌腱。
- 皮岛应该设计在大腿中 1/3,因为大部分穿支都位于该区域。
- 在皮岛远端沿轴线切开,可以找到股直肌,将它与股内侧肌和股外侧肌分离。
- 沿圆周方向往下切开皮岛至肌肉的筋膜。
- 按照从远到近、从内到外的次序掀起股直肌,以便在内侧沿着肌肉的底面来识别和保护血管蒂和神经。
- 优势血管蒂在耻骨联合下方进入后内侧肌,入肌点位于距耻骨联合 7~10cm 的可变范围。应注意保留从股神经发出,支配邻近部位股外侧肌和阔筋膜张肌的运动支。
- 修复供区时,应小心地将股内侧肌和外侧肌的肌腱筋膜一起缝到髌骨上方,以维持膝关节的完全伸展。

股二头肌

- 股二头肌位于大腿中、外侧的后部,体积大,血管化良好,

能用于覆盖坐骨压疮。
- 肌肉有两个头,长头起于坐骨结节,短头起于股骨粗隆线,两者均止于腓骨头。
- 长头能伸展臀部;两个头在膝部负责曲腿,因此不能扩张。
- 其循环类型为Ⅱ型[长头的主要血管蒂和次要血管蒂分别来自股深动脉的第一穿支和第二穿支,短头的主要血管蒂和次要血管蒂分别来自深动脉的第二(或第三)穿支和膝上外侧动脉]。肌瓣可以绕优势血管蒂翻转,覆盖坐骨区。
- 长头的运动神经支配来自坐骨神经的胫骨部,短头来自坐骨神经的腓骨部。股后皮神经(S1-3)支配感觉。
- 可以携带整个大腿后方的皮肤,作为一个肌肉皮肤单元,以 V-Y 方式掀起和推进。
- 沿着臀线标记皮瓣的上缘,皮瓣尖端可达腘窝上方。
- 肌瓣的血管蒂相对较短,因此不适合大范围旋转,但是肌瓣很容易沿股骨向骨盆方向滑动。
- 也可以保留大腿内侧皮肤,不予切割,以利于皮瓣的旋转推进。
- 游离出皮岛之后,向远端分出肌腱。沿肌瓣的深面,从大腿远端向坐骨方向解剖,将其从股骨和内侧的内收肌群中游离出来,直至活动度足够,肌瓣能很方便地填充缺损。
- 皮瓣转移、缝合固定时,患者需处于折刀位、曲髋,以防止皮瓣裂开。

股薄肌

- 股薄肌位于大腿内侧,在耻骨和膝关节内侧之间走行。它薄而扁平,前部走行于内收长肌和缝匠肌之间,后部走行于长收肌和半膜肌之间。
- 它起于耻骨联合,止于胫骨内侧髁。
- 股薄肌的功能是内收大腿,但可以通过长收肌和大收肌代偿。
- 其循环类型为Ⅱ型(主要血管蒂是股动脉内侧环的终末支,一个或两个次级血管蒂来自股上动脉的分支),能够供养腹部、坐骨、腹股沟和会阴部的肌瓣或肌皮瓣(图 13.7)。
- 运动神经支配来自闭孔神经的前支,在股薄肌内侧的深面、紧邻优势血管蒂的下方入肌。
- 基于运动神经支配的特点,股薄肌皮瓣能够用于面神经和上肢的功能重建。
- 感觉神经来自股前皮神经(L2-3),支配大腿前内侧的感觉。
- 基于股薄肌的皮瓣通常为纵向,中间段位于肌肉近端 1/3,大部分肌皮穿支都分布于此。
- 也可以选用近端的横行皮瓣。由于大腿内侧存在较多脂肪,该皮瓣适用于乳房再造。
- 耻骨联合和股骨内侧髁是主要的体表标记点。
- 肌瓣扩张后的覆盖范围可达大腿内侧全长,近端平均宽约 6cm,向远端逐渐变细,至远端 1/3 处时,宽约 2~3cm。
- 尽管宽度可能很窄,肌肉却可以呈扇形展开,从而能够覆

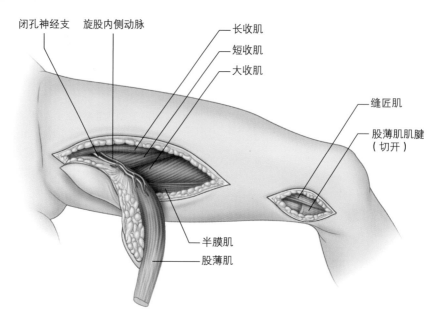

闭孔神经支　旋股内侧动脉　长收肌　短收肌　大收肌　缝匠肌　股薄肌肌腱（切开）　半膜肌　股薄肌

图13.7　提起股薄肌肌瓣。股薄肌循环类型为Ⅱ型（主要血管蒂是股动脉内侧环的终末支，一个或两个次级血管蒂来自股上动脉的分支），能够供养腹部、坐骨、腹股沟和会阴部的肌瓣或肌皮瓣

盖较大的缺陷。

- 当患者处于截石位、膝关节轻微伸展时，能够看到和摸到股薄肌，肌肉所在位置往往比预先估计的更靠后。
- 标记从耻骨联合到膝关节内侧髁的连线，在线后2~3cm处切开，以掀起肌肉。
- 肌肉位于长收肌的后方。
- 设计皮瓣时，边界应设计在大腿内侧的近端。
- 通常，沿远端切口切开后，在隐静脉的后方，很容易找到股薄肌肌腱和缝匠肌的远端。
- 在股薄肌后面，可以找到半膜肌和半腱肌的肌腱附着点。
- 牵开肌腱，可以使肌肉的近端轮廓变得明显，有助于准确定位。
- 大腿内侧组织容易移动，因此，肌肉表面的皮肤定位不容易做到准确。这一步骤能降低皮瓣掀起的失误率，所以很重要。
- 然后，在近端沿皮瓣的前、后缘解剖出约半段长度的肌肉；在远端先分出肌腱，再掀起肌肉。
- 掀起皮瓣的中部和远端1/3，识别并结扎股浅动脉发出的一或两个小穿支。
- 牵开长收肌，在耻骨联合下方约10cm处，暴露走行于大收肌深面的主要血管蒂。

比目鱼肌

- 比目鱼肌位于腓肠肌深面，是一块非常宽、大的双羽状肌。
- 肌肉有内侧和外侧两个肌腹，在远端1/2被中线部位的肌内隔膜隔开。
- 外侧腹起于腓骨头后面和腓骨体后面，内侧腹起于胫骨内侧缘中1/3。
- 比目鱼肌的两个腹部都通过跟腱止于跟骨。
- 它的功能是辅助足底屈曲。比目鱼肌可以扩张，前提是至少腓肠肌有一个头保持完整，保有功能。
- 其循环类型为Ⅱ型（主要血管蒂来自腘动脉、胫后动脉和腓动脉，次要血管蒂来自胫后动脉和腓动脉，分别供应远端、内侧和外侧腹部），可以供养小腿的中1/3和下1/3（图13.8A）。
- 运动神经支配来源于胫后神经和腘神经。
- 在分离出次要血管蒂和掀起肌肉远端2/3之后，近端比目鱼肌的旋转弧足够长，肌瓣能够覆盖胫骨中段1/3。
- 半比目鱼肌瓣以牺牲覆盖范围的方式，加大旋转弧，保留肌肉部分功能。
- 内侧逆行半比目鱼肌瓣的旋转轴，是胫后动脉远端最上方的小穿支，位于踝上约7cm。
- 外侧逆行半比目鱼肌瓣由腓骨发出的小穿支提供微量血供，旋转弧较短。
- 肌肉的下半部分能以次级节段血管为蒂逆性转位，覆盖小腿远端1/3。
- 胫骨内侧缘是内侧暴露的体表标志，而腓骨本身是外侧暴露的体表标志。
- 在胫骨内侧缘内侧2cm处或沿腓骨外侧画一条线。
- 识别和保留皮神经血管结构，打开后筋膜室。
- 在上方通常很容易找到比目鱼肌和腓肠肌之间的平面，但是，需要用解剖刀锐性分离肌腱，保留腓肠肌插入跟腱的腱性部分。
- 掀起近端血管蒂供养的皮瓣时，需在深部平面分出远端穿支，在远端分离肌腱。

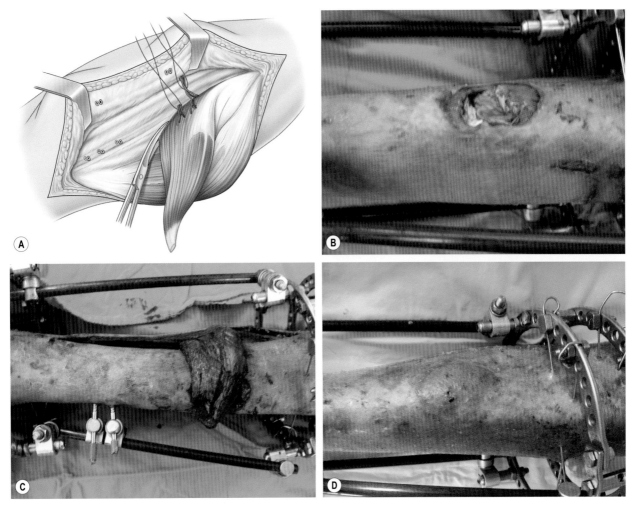

图 13.8　提起比目鱼肌肌瓣。(A)其循环类型为Ⅱ型(主要血管蒂来自腘动脉、胫后动脉和腓动脉,次要血管蒂来自胫后动脉和腓动脉,分别供应远端、内侧和外侧腹部),可以供养小腿的中 1/3 和下 1/3。(B~D)一位胫骨中 1/3 慢性骨髓炎患者接受半比目鱼肌肌瓣重建术

- 供应比目鱼肌两侧肌腹的主要血管蒂通常位于肌肉的上 1/3。
- 识别和解剖中线肌嵴,有助于形成半比目鱼肌瓣(图 13.8B~D)。

腓肠肌

- 腓肠肌是小腿后部最表浅的肌肉,有内侧和外侧两个头,构成腘窝的远端边界。
- 每个头都可以作为一个基于其自身血管蒂的独立肌肉或肌肉皮肤单位。
- 内侧头起于股骨内髁,外侧头起于股骨外髁,两个头均通过跟腱与跟骨相连。
- 腓肠肌的作用是跖屈,如果比目鱼肌完好,腓肠肌的一个或两个头都可以扩张。
- 其循环类型为Ⅰ型(内侧肌由腓肠内侧动脉供应,外侧肌由腓肠外侧动脉供应),血供可靠,能供养胫骨上 1/3、大腿髌上段和膝关节区域(图 13.9)。
- 运动神经支配来源于胫神经的分支。

- 内侧头上方皮肤的感觉来自隐神经,外侧头上方外侧和远端皮肤的感觉来自腓肠神经。
- 完全掀起肌瓣后,内侧头的旋转弧可达大腿下部、膝盖和胫骨上 1/3。
- 分离肌肉的起始处,可使旋转弧延长 5~8cm,长达膝关节上部。
- 可以掀起外侧,覆盖髌骨上区、膝盖和胫骨近端 1/3。
- 肌肉可以随起点处的分离而进一步延伸。由于两个头在中缝处存在血管吻合网,都可以往下旋转,到达小腿中 1/3。
- 设计穿支血管蒂皮瓣时,内侧头可形成 10cm×15cm 大小的皮瓣,外侧头可形成 8cm×12cm 大小的皮瓣。
- 在距胫骨内侧缘内侧 2cm 处或沿着小腿后方正中画一条线。
- 如果仅使用肌瓣,沿中线后方切开,就能很好地暴露肌肉的两个头。
- 掀起肌瓣时,要注意保护神经血管结构,尤其是相对表浅的隐神经和腓肠神经。

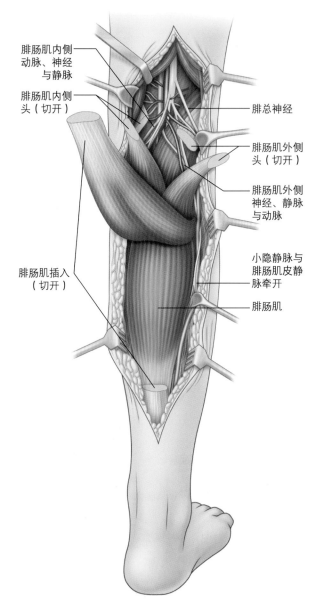

腓肠肌内侧动脉、神经与静脉

腓肠肌内侧头（切开）

腓肠肌插入（切开）

腓总神经

腓肠肌外侧头（切开）

腓肠肌外侧神经、静脉与动脉

小隐静脉与腓肠肌皮静脉牵开

腓肠肌

图 13.9 腓肠肌肌瓣提起。其循环类型为 I 型（内侧肌由腓肠内侧动脉供应，外侧肌由腓肠外侧动脉供应），能供养胫骨上 1/3、大腿髌上段和膝关节区域

- 在近端 1/3 处，内侧头的内侧表面很容易与比目鱼肌分离。
- 从腓肠肌的内侧缘开始解剖，在腓肠肌下方和比目鱼肌上方，可以很容易就看到跖肌。
- 找到中线处的肌缝，通过手指剥离，将腓肠肌近端和远端与位于其下方的比目鱼肌分离。
- 锐性分离肌肉和肌腱的中缝。
- 在肌肉的远端，将较厚的肌腱层从残余跟腱上锐性剥离。
- 处理肌肉的起点，可以增加肌瓣的游离程度。
- 如果在小腿近端的外侧做隧道，必须注意不要伤及腓深神经。

筋膜皮瓣 / 穿支皮瓣

- 穿支皮瓣是一种以肌皮穿支为血管蒂的皮瓣，术中可以

直接暴露和解剖周围的肌肉组织，以获取足够长度的血管蒂。
- 这种皮瓣可以基于任何穿支，从身体的任何部位选取，形成"自由式游离皮瓣"。
- 这种皮瓣虽然非常有用，但是能覆盖的范围有限。
- Koshima 等的进一步研究表明，在筋膜上方掀起穿支皮瓣及其蒂部，能将供区损伤降到最低。
- 血管直径小于 1mm 时，难以吻合。因此，这一技术被称为超显微外科。
- Hong 和 Koshima 还拓展了显微外科的学科范围，开启了将穿支作为受区血管的可能性，并引入了"自由式重建"的概念。
- 由于肌间隔皮瓣和穿支皮瓣的基本技术差不多，必要时可以放在一起讨论。

腹股沟 / 旋髂浅穿支皮瓣

- 腹股沟皮瓣可以从股动脉和髂后棘之间游离。
- 旋髂浅动脉及其伴行静脉构成主要血管蒂（图 13.10）。
- 蒂部很短，长度不超过 3cm。
- Koshima 认为，与腹股沟皮瓣不同，旋髂浅穿支（superficial circumflex iliac perforator，SCIP）皮瓣仅由旋髂浅血管系统的一个穿支提供营养（图 13.11）。
- 从 T12 发出感觉神经支配远离蒂部的皮瓣外侧缘，因此，该皮瓣不能用作感觉皮瓣。
- 皮瓣的长轴围绕平行于腹股沟韧带、在其下方 3cm 的平行线，皮瓣宽度 6~10cm。
- 该皮瓣可以用作游离皮瓣或带蒂皮瓣。
- 用作带蒂皮瓣时，剥离应从外向内、从远到近推进。
- 先在阔筋膜浅面掀起皮瓣，当缝匠肌暴露之后，在筋膜和肌肉之间分离。
- 找到口径合适的穿支血管之后，就可以在筋膜表面掀起穿支皮瓣，用于带蒂或游离移植。
- 腹股沟皮瓣属于肌间隔皮瓣，能提供大量皮肤和软组织，在组织量不宜过多的部位可能需要修薄。
- 供区部位耐受性好，隐蔽性好，但是皮肤较白，有毛发生长，这些都限制了皮瓣的使用，特别是在头颈部重建方面。

股内侧 / 前内侧穿支与股薄肌穿支皮瓣

- 股内侧皮瓣位于大腿中部：该筋膜皮瓣的主要血供来源于股三角顶端发出的股浅动静脉分支——前肌间隔皮动静脉（图 13.12）。
- 覆盖范围可达腹部、腹股沟和会阴。
- 大隐静脉可以随皮瓣一同掀起，以改善静脉引流。
- 感觉神经支配来自大腿内侧前皮神经（L2-3）。
- 当皮瓣位置更靠近大腿前面，它被称为股前内侧皮瓣，血供来源是从缝匠肌外侧缘出来的旋股外侧动脉分支。
- 次要血管蒂含有缝匠肌和股薄肌的肌皮穿支血管。
- 当皮瓣向近端转移至腹股沟时，可以看到股深血管或者旋股内侧血管发出的一个股薄肌穿支。

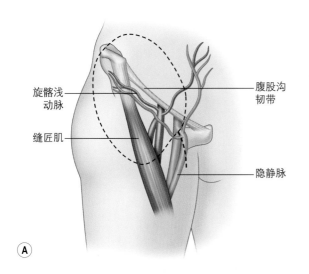

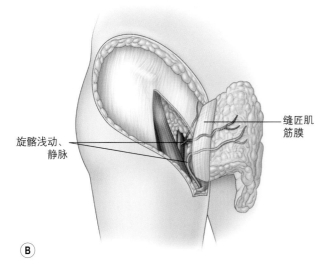

图 13.10　腹股沟皮瓣提起。旋髂浅动脉(A)及其伴行静脉(B)构成主要血管蒂

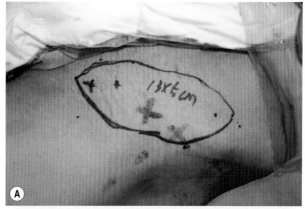

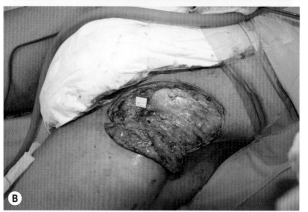

图 13.11　旋髂浅穿支皮瓣(A)仅由旋髂浅血管系统的一个穿支提供营养。一个穿支足以供养腹股沟区域的一大片皮肤(B)

- 上述所有皮瓣均可以形成穿支皮瓣,被分别命名为股内侧穿支皮瓣、股前内侧穿支皮瓣和股薄肌穿支(旋股内侧动脉穿支)皮瓣。
- 股内侧肌间隔皮瓣的主要血管蒂通常位于腹股沟韧带下方约 6~8cm 处的股三角顶端,内侧与内收长肌交界,外侧与缝匠肌交界。
- 切开皮瓣的近端,可以找到位于股三角顶端的血管。然后切开皮瓣的其余部分,将它从筋膜下层掀起。

股外侧 / 股深穿支皮瓣

- 股外侧皮瓣位于大转子与膝关节之间的大腿外侧,以股深动脉的三支穿支血管为蒂(图 13.13)。
- 第一穿支位于臀大肌附着点的正下方,以该穿支为蒂的皮瓣可以覆盖到大转子和坐骨区。
- 第三穿支从股外侧肌和股二头肌之间发出,中途转到在股骨大转子和外侧髁之间。以第二或第三穿支为蒂时,

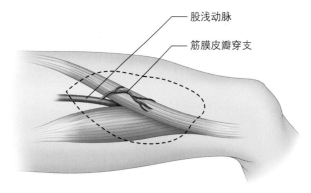

图 13.12　大腿内侧的股内侧皮瓣。该筋膜皮瓣的主要血供来源于股三角顶端发出的股浅动静脉分支——前肌间隔皮动静脉

由于血管蒂比较长,皮瓣可用作显微血管移植。
- 皮瓣的感觉由大腿外侧皮神经(L2-3)支配。

股前外侧穿支皮瓣(视频 13.1)

- 股前外侧穿支皮瓣是应用最广泛的穿支皮瓣之一。
- 皮瓣的血供来源于肌间隔皮穿支或肌皮穿支。
- 沿着股外侧肌和股直肌之间的肌间隔区,可以发现大量穿支。

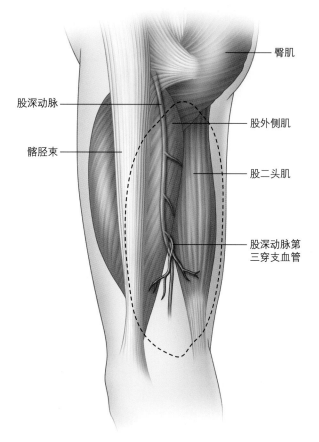

图 13.13　股外侧皮瓣位于大转子与膝关节之间的大腿外侧,以股深动脉的三支穿支血管为蒂

- 这些穿支通常先汇入旋股外侧动脉的降支,然后在皮瓣的近端汇入股深动脉,最后汇入旋股外侧动脉(图 13.14)。
- 沿着穿支追踪,可以获取较长和较宽的血管蒂。
- 股前外侧区的神经支配来自股外侧皮神经(L2-3)。
- 常用穿支通常位于髂前上棘与髌骨上外侧缘连线的中点。
- 在这条线的中点附近,用多普勒血流探测仪可以识别穿支。
- 根据作者的临床经验,大约 90% 的穿支位于此中点周围直径 3cm 以内。
- 将穿支血管设计在皮瓣范围以内,然后从内侧缘掀起皮瓣。
- 单支穿支供应的皮瓣大小可达 35cm × 25cm。
- 切口深达深筋膜,在筋膜下分离,直至股直肌和股外侧肌之间的肌间隔处。
- 目前,随着对穿支皮瓣解剖认识的深入,可以很容易从筋膜上掀起仅携带一小段筋膜袖的皮瓣。
- 此时,探查旋股外侧动脉降支,以及皮瓣的穿支。
- 获取的皮瓣可以仅含皮肤穿支,也可以作为肌皮瓣与股外侧肌联合切取。
- 除了在穿支进入皮瓣的部位,皮瓣可以修薄到 3~4mm 厚(图 13.15)。
- 注意保留在旋股外侧动脉降支内侧走行的股神经运动支。
- 要形成带感觉的皮瓣,皮瓣内应包含股外侧皮神经的一

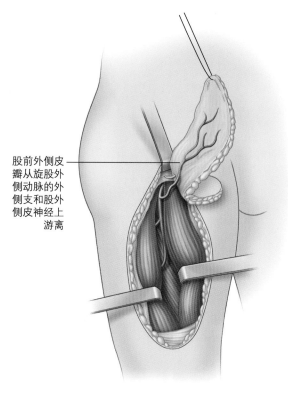

图 13.14　股前外侧皮瓣。沿着股外侧肌和股直肌之间的肌间隔区,可以发现大量穿支。这些穿支通常先汇入旋股外侧动脉的降支,然后在皮瓣的近端汇入股深动脉,最后汇入旋股外侧动脉

个分支。供区皮肤松弛,可以直接关闭。

腓肠肌肌皮瓣

- 腓肠肌肌皮瓣位于腘窝和小腿中段之间,在腓肠肌两个头的中缝表面。
- 该皮瓣是小腿最长的筋膜皮瓣之一,以小腿中段上部的直接皮动脉(腓肠动脉分支)为蒂,向远端延伸至跟腱。
- 小隐静脉提供静脉引流。
- 它可以覆盖膝盖、腘窝和大腿上 1/3 的缺损。
- 逆行皮瓣以远端腓动脉与腓肠内侧神经营养血管网为蒂,可以修复通常难以处理的小腿下方、踝关节和足跟部位的缺损(图 13.16)。
- 该皮瓣由腓肠内侧神经(S1-2)支配。
- 在深筋膜下和腓肠肌上方平面,从远端到近端掀起皮瓣。
- 在远端将腓肠神经和小隐静脉分离,两者随皮瓣一同掀起。
- 在腘窝内直视下保护蒂部,并继续剥离蒂部,使之达到游离移植的长度要求。
- 皮瓣用于游离组织移植时,由于伴行静脉的口径较小,应仔细解剖并保留近端的浅静脉,以备吻合。

胸背动脉穿支(thoracodorsal artery perforator,TAP)皮瓣

- 血供区域位于背阔肌表面。

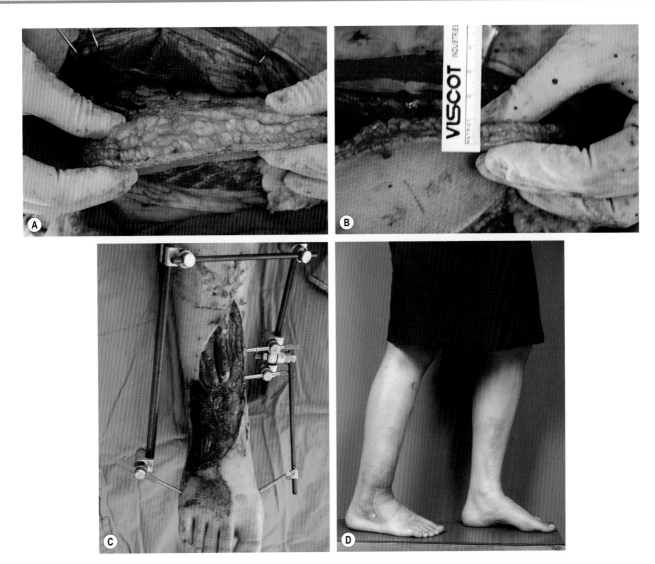

图 13.15 （A 和 B）股前外侧的深层脂肪部分可切除,使皮瓣变薄且可折叠。（C 和 D）该患者踝关节区域有软组织缺损,接受无切除重建术后,塑形效果极佳

- 主要穿支沿胸背动脉降支走行,或从其侧支穿出。
- 最近端穿支的皮下穿出点位于肌肉外侧缘后方 2cm 或 3cm、腋窝后皱襞下方 8cm 处。
- 患者取侧卧位,上臂外展 90°,肘部弯曲 90°。
- 触诊和标记背阔肌的外侧缘。
- 可以用多普勒血流探测仪识别皮瓣的潜在穿支。
- 一旦穿支被识别出来,就可以根据穿支设计皮瓣。
- 虽然已有大型皮瓣的报道,但为了安全起见,血供应该控制在小于 255cm² 的范围,否则皮瓣会出现部分坏死。
- 以背阔肌的前缘为参照,切开皮瓣的前内缘。
- 在脂肪和覆盖肌肉的深筋膜之间剥离。
- 这一平面全是疏松组织,很容易解剖。
- 在解剖穿支时,应特别注意近端,因为很容易遗漏直接动脉或前缘附近的穿支。
- 找到合适的穿支之后,可以根据缺损和蒂部的情况来设计皮瓣。
- 穿支血管可以游离,也可以携带肌袖向下剥离至主要血管蒂。

- 蒂部总长度取决于穿支的位置和蒂部在肌内的走行,可达 14~18cm（图 13.17）。

复合皮瓣

- 复合皮瓣能实现多种组织成分的同期转移。
- 这些组织成分可以分别进行调整,然后组合成合适的三维复合体,一同转移,以实现理想的一期重建。
- 根据 Hallock 的分类,复合皮瓣可以分为单一血供来源的皮瓣和多重血供来源的皮瓣（图 13.18）。
- 单一血供来源的复合皮瓣所包含的多种组织成分均由同一血管供养,因此,相互之间有依存的部分。
- 多重血供来源的复合皮瓣包括联体皮瓣和嵌合皮瓣。
- 联体皮瓣由多个生理上相互连接的皮瓣组合而成,但每个皮瓣仍保持着各自独立的血供。
- 嵌合皮瓣由多个血供不相干、部位不相邻的皮瓣组合而成,各供养血管共用起始血管的情况除外（图 13.19）。

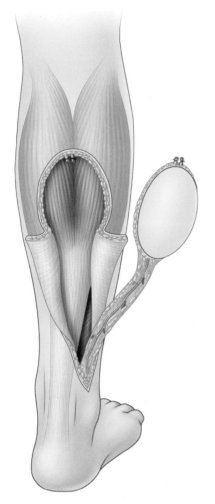

图 13.16　腓肠肌肌皮瓣。该皮瓣位于腘窝和小腿中段之间，在腓肠肌两个头的中缝表面。它是小腿最长的筋膜皮瓣之一，以小腿中段上部的直接皮动脉（腓肠动脉分支）为蒂，向远端延伸至跟腱

超显微外科

- 超显微外科技术是指直径小于 0.8mm 血管的显微外科吻合术。
- 尽管这项技术在淋巴静脉分流治疗淋巴水肿方面经常被报道，在特定适应证的软组织重建方面也有零星报道，但就下肢重建而言，这还是一个相对较新的理念。
- 超显微外科技术在下肢软组织重建领域的其中一项应用便是穿支 - 穿支吻合术。
- 如穿支动脉搏动明显，则其可以成功作为受体血管供应相当大的一块皮瓣。
- 这项技术拓宽了受区血管蒂的可选来源。
- 利用穿支 - 穿支吻合术，只需切取血管蒂的一小段，从而节省了皮瓣掀起的时间，并将主要血管蒂损伤的风险降至最低。另一个优点在于，可以利用同侧循环，无需对主要血管的血流造成明显影响，就能将皮瓣存活率控制在可接受的范围。

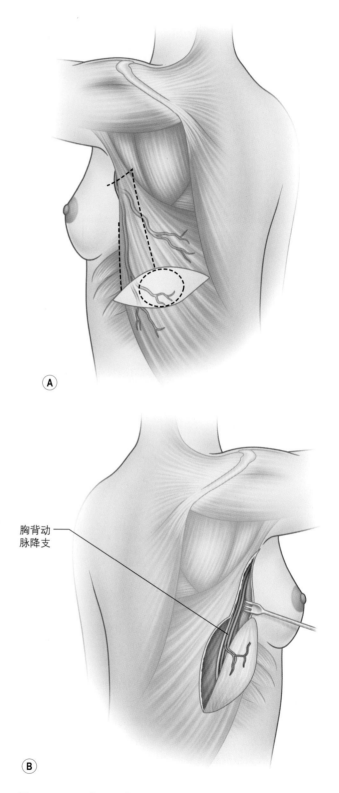

图 13.17　胸背动脉穿支皮瓣。主要穿支沿胸背动脉降支走行，或从其侧支穿出（B）。最近端穿支的皮下穿出点位于肌肉外侧缘后方 2cm 或 3cm、腋窝后皱襞下方 8cm 处（A）

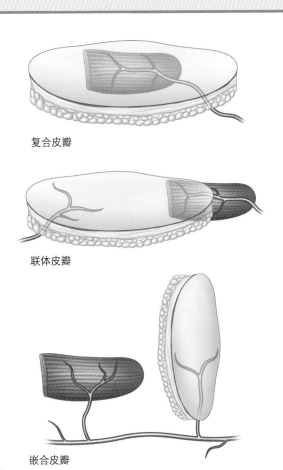

复合皮瓣

联体皮瓣

嵌合皮瓣

图 13.18　复合皮瓣分类

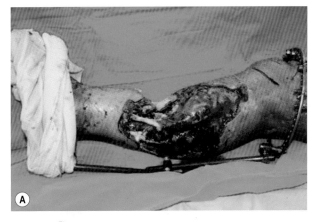

A

股薄肌

股外侧肌

旋股外侧动脉
降支

大腿前外侧穿支皮瓣

B

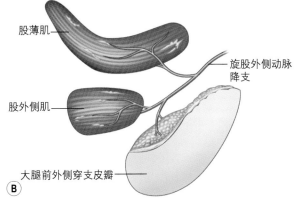

术后注意事项

- 术后应密切监测患者的整体情况和皮瓣情况。
- 术后 24 小时内监测皮瓣(尤其是游离皮瓣)非常有必要,因为血栓大多在这个阶段形成。
- 同样重要的是,监测血流动力学和肺功能,因为充足的水合和氧供是皮瓣成活的关键。
- 覆盖关节处的皮瓣需要制动,因为关节的伸展或弯曲,都可能会增加蒂部的张力。
- 目前尚无理想的皮瓣监测方法,但组织氧含量、置入式多普勒装置、激光多普勒血流仪、荧光染料注射等新技术都可以作为监测的"金标准",辅助临床判断。
- 一旦发现蒂部受损,应立即进行再次探查。
- 尚无临床综述总结出任何一种可以增加皮瓣存活率的药物,但大多数显微外科医生都会采用某种形式的血栓预防措施,如肝素、右旋糖酐和阿司匹林,单独或与其他药物联用。
- 在常规用药中,应谨慎使用右旋糖酐,因为它可能会引起过敏反应和肺水肿。
- 当蒂部重排或再次吻合之后,血流无法立即得到重建。此时,可以使用尿激酶等溶栓剂。
- 水蛭在皮瓣危象的术后护理中具有重要作用。水蛭可以

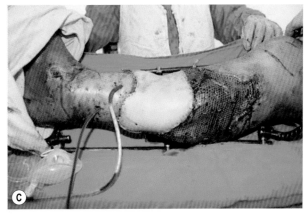

C

图 13.19　嵌合皮瓣由多个血供不相干、部位不相邻的皮瓣组合而成,各供养血管共用起始血管的情况除外。图例为利用嵌合皮瓣进行的复杂下肢重建。旋股外侧动脉降支的起始血管供养股外侧肌和股前外侧穿支皮瓣。股薄肌通过起始血管的分支实现连接

直接吸出血液,缓解皮瓣栓塞,也可以发挥间接作用,即通过注入一种被称为水蛭素的唾液成分,抑制血小板聚集和凝血级联反应,从而在它脱落之后,血液还能持续渗出,缓解栓塞。

- 有时,皮瓣危象在静脉血流再次探查术后仍不见改善,但使用水蛭 5~7 天,皮瓣就能得到挽救。
- 骨移植通常在软组织修复后 6 周进行,在这段时期内,移植组织可以建立血运,从而获得定植,并可以使创面处于无菌状态。

- 根据骨缺损的长度,可以选择自体松质骨移植或带血管蒂骨移植。
- 游离骨移植是 6cm 以上骨缺损的可选治疗方法。

并发症与结果

- 下肢重建术的并发症包括皮瓣坏死、感染、裂开以及创伤相关并发症、创面复发和截肢。
- 为了使下肢肌腱的运动功能达到最佳,可能需要二期肌腱松解术。
- 直接在肌腱上方的肉芽组织上植皮会增加肌腱粘连的风险;利用皮瓣覆盖更为可靠。
- 患者康复后经常出现瘢痕、凹陷、皮瓣臃肿和供区并发症。
- 虽然无法做到完全修复,但应该设定一个合理的手术终点,并尽量减少瘢痕和改善轮廓。
- 通过手术切除或吸脂可以改善皮瓣的轮廓,还可以通过脂肪移植来抬高凹陷的瘢痕。
- 利用 Z 成形术或组织扩张技术,对瘢痕进行修整,能够减轻瘢痕。这不仅能改善生理缺陷,还能改善心理问题。

延伸阅读

Bosse MJ, MacKenzie EJ, Kellam JF, et al. An analysis of outcomes of reconstruction or amputation after leg-threatening injuries. *N Engl J Med.* 2002;347(24):1924–1931.
The authors from Carolinas Medical Center performed a multicenter, prospective, observational study of 569 patients with severe leg trauma, and evaluated the sickness impact profile, a multidimensional self-reported health status to determine the long-term outcomes after amputation or limb reconstruction. They report that at 2 years, there was no significant difference in scores for the sickness impact profile between the amputation and reconstruction groups. They advise patients with limbs at high risk for amputation may undergo reconstruction and will have results in 2 years equivalent to those of amputation.

Chen KT, Mardini S, Chuang DC, et al. Timing of presentation of the first signs of vascular compromise dictates the salvage outcome of free flap transfers. *Plast Reconstr Surg.* 2007;120(1):187–195.

Chung KC, Saddawi-Konefka D, Haase SC, et al. A cost-utility analysis of amputation versus salvage for Gustilo type IIIB and IIIC open tibial fractures. *Plast Reconstr Surg.* 2009;124(6):1965–1973.
The authors from the University of Michigan Health System evaluated the cost following amputation and salvage using the data presented in a study from the Lower Extremity Assessment Project. The authors extracted relevant data on projected lifetime costs and analyzed them to include discounting and sensitivity analysis by considering patient age. They report amputation is more expensive than salvage, independently of varied ongoing prosthesis needs, discount rate, and patient age at presentation. Moreover, amputation yields fewer quality-adjusted life-years than salvage. Salvage is deemed the dominant, cost-saving strategy.

Godina M. Early microsurgical reconstruction of complex trauma of the extremities. *Plast Reconstr Surg.* 1986;78(3):285–292.

Gottlieb LJ, Krieger LM. From the reconstructive ladder to the reconstructive elevator. *Plast Reconstr Surg.* 1994;93(7):1503–1504.

Hong JP. The use of supermicrosurgery in lower extremity reconstruction: the next step in evolution. *Plast Reconstr Surg.* 2009;123(1):230–235.

Kindsfater K, Jonassen EA. Osteomyelitis in grade II and III open tibia fractures with late debridement. *J Orthop Trauma.* 1995;9(2):121–127.

Lange RH. Limb reconstruction versus amputation decision making in massive lower extremity trauma. *Clin Orthop Relat Res.* 1989;243:92–99.
This study from the University of Wisconsin describes the absolute and relative indications for primary amputation of limbs with open tibial fractures. Absolute indications include anatomically complete disruption of the posterior tibial nerve in adults and crush injuries with warm ischemia time greater than 6 h. Relative indications include serious associated polytrauma, severe ipsilateral foot trauma, and anticipated protracted course to obtain soft tissue coverage and tibial reconstruction. However, he states that individual patient variables, specific extremity injury characteristics, and associated injuries must all be weighed before a decision can be reached, and further prospective studies are necessary before a well-defined protocol for primary amputation can be properly developed.

Ong YS, Levin LS. Lower limb salvage in trauma. *Plast Reconstr Surg.* 2010;125(2):582–588.
The authors from the Duke University Medical Center review the approach to lower limb salvage. They state that the primary goal of limb salvage is to restore or maintain function based on proper patient selection, timely reconstruction, and choosing the best procedure, which should be individualized for each patient. Aggressive debridement and skeletal stabilization, followed by early reconstruction, are the current standard of practice and give better results than the more traditional approach of repeated debridements and delayed flap cover. For reconstruction, they state that free tissue transfer remains the best choice for large defects, but local fasciocutaneous flaps are a reasonable alternative for smaller defects and cases in which free flaps are deemed not suitable.

Wei FC, Celik N. Perforator flap entity. *Clin Plast Surg.* 2003;30(3):325–329.
The authors from the Chang Gun Memorial Hospital state that the perforator flap is not a new concept in microsurgery, but there is still confusion and that studies about the differences between these flaps and the conventional flaps, including donor site morbidity and long-term follow-ups, are increasing in literature. Better accuracy in reconstruction, including the use of only cutaneous tissue, minimization of the morbidity, and preserving the same survival rate in free flaps are reassurances to microsurgeons to perform perforator flaps. They believe that in the near future, with refinements in the techniques and instruments, perforator flaps will be the first choice flap.

第 14 章

胸部重建

本章内容选自 Neligan 和 Song 主编的 *Plastic Surgery* 第 4 版第 4 分卷《下肢、躯干与烧伤》第 10 章"胸部重建",章节作者为 David H. Song 和 Michelle C. Roughton。

概要

- 想要在胸壁获得良好的刚性支撑,可以使用网状补片、脱细胞真皮基质或自体材料(如阔筋膜张肌)。其中,使用异体网状补片最容易发生感染。
- 可利用局部肌瓣来获得软组织覆盖。
- 胸膜炎的有效治疗手段包括清创术、必要时的胸骨固定,以及软组织覆盖。
- 胸大肌是修复胸骨和前胸壁缺损的主要肌肉。
- 背阔肌体积较大,可以覆盖到胸廓内的缺损。对于接受过胸廓切开术的患者,要特别谨慎,因为其背阔肌可能已被剥离。
- 前锯肌比背阔肌体积小,但也能用于侧胸壁缺损的功能性覆盖,修复某些胸廓内的缺损。
- 对于胸骨和前胸壁的缺损,特别是在下 2/3 段,腹直肌是极佳的选择。而且,它还可以填充纵隔内的间隙。
- 大网膜能够覆盖胸壁所有部位的缺损。它最大的优点是蒂部长,并且经解剖出血管弓之后,能进一步延展。不过,大网膜必须通过开腹手术才能获取。

简介

- 胸壁缺损的常见病因是肿瘤切除、胸骨深面切口感染、慢性脓胸、放射性骨坏死(osteoradionecrosis,ORN)和外伤。
- 在接受过正中胸骨切开术的患者中,纵隔炎的发生率为 0.25%。
- 据既往历史统计,这些患者的死亡率接近 50%。
- 根据 Pairolero 和 Arnold 的描述,胸骨切口感染可分为 3 类(表 14.1)。
  - I 型:术后前几天便出现创面,创面通常无菌。
  - II 型:感染发生于术后最初几周。

表 14.1　胸骨切口感染的分类

I 型	II 型	III 型
发生于术后前几天	发生于术后最初几周	出现在术后几个月到几年
浆液血性引流液	脓性引流液	慢性引流窦道
不存在蜂窝织炎	存在蜂窝织炎	局限性蜂窝织炎
纵隔柔软,顺应性好	纵隔化脓	纵隔炎罕见
不存在骨髓炎和肋软骨炎	骨髓炎多见,肋软骨炎罕见	骨髓炎、肋软骨炎或异物始终存留
培养物通常为阴性	培养物为阳性	培养物为阳性

- 与急性胸骨深面切口感染一致,包括胸骨裂开、创面细菌培养物阳性和蜂窝织炎。
- III 型:感染发生于术后几个月到几年。
- 表现为慢性切口感染,罕有形成真正的纵隔炎。
- 感染常局限于胸骨及表面的上覆皮肤,这可能与骨坏死或持续存在的异物有关。
- 尽管上述感染的致病机制各有细微不同,但是处理时都需要彻底清创,并尽可能利用相似的组织来替代。
- 从根本而言,为了保护内部脏器、维持呼吸力学以及支撑上臂和肩部,必须修复胸壁。
- 胸壁重建可以简单概括为重塑骨性支撑和恢复软组织覆盖。
- 重塑骨性支撑是为了预防反常胸壁运动。这一异常多出现于缺损直径超过 5cm 的情况。
- 一般而言,这相当于手术切除超过两根肋骨时形成的缺损(表 14.2)。
- 由于肩胛骨的覆盖和支撑,后胸壁能耐受的缺损面积可达前、侧胸壁的两倍。
- 据传闻,如果患者接受过放疗,胸壁顺应性降低,就能耐

表 14.2   胸壁分区

前面	双侧腋前线之间的区域
侧面	腋前线与腋后线之间的区域
后面	双侧腋后线与脊柱之间的区域

受更大范围的切除,无需骨骼置换,因为他们的内脏已经整体纤维化。

■ 可供选择的骨支撑材料包括各种补片产品,如聚四氟乙烯(PTFE)、聚丙烯、聚对苯二甲酸乙二酯(Mersilene)/甲基丙烯酸甲酯和脱细胞真皮基质(图 14.1)。此外,还有将阔筋膜张肌用于补片移植和皮瓣重建的报道。

■ 胸部缺损很少能一期闭合,因此,胸壁重建几乎都会用到某种形式的软组织覆盖。重建的目的包括在保持胸廓内完整性的前提下闭合创面、恢复美学轮廓和最大限度地减少供区畸形。

■ 获取带或不带表面皮肤的局部肌肉,是重建造成损伤的首要问题。这些肌肉包括胸大肌、背阔肌、前锯肌和腹直肌。重建也可能用到大网膜。

■ 在胸廓切术中,切开胸廓后通常会剥离同侧的背阔肌。因此,如果参与多团队合作的手术,外科医生之间最好能提前沟通,以缩减常规分离的操作。保留肌肉的胸廓切开术保留了背阔肌和前锯肌,还能提供充足的胸廓内入路空间(图 14.2)。

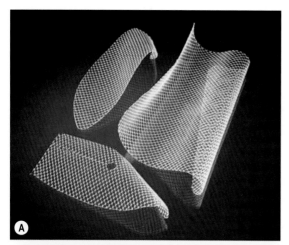

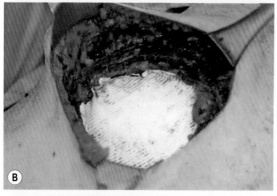

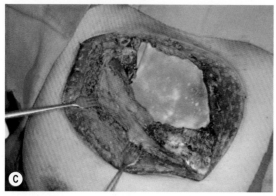

图 14.1   可置入补片材料,分别为聚丙烯(A)、聚四氟乙烯(B)和脱细胞真皮基质(C)

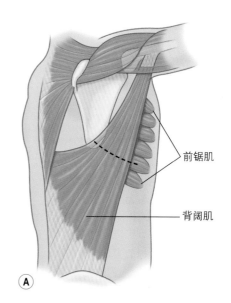

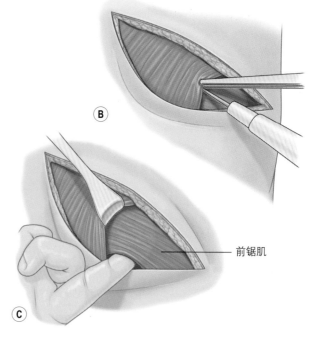

图 14.2   保留肌肉的开胸手术:识别背阔肌(A)的外侧缘(B)并钝性率开(C),以便保留背阔肌。

术前注意事项

- 多学科协作对于胸部重建的重要性不可低估。患者无论是否有恶性肿瘤、感染、外伤,通常都同时罹患心肺功能不全、糖尿病、肥胖、营养不良和全身状况恶化。
- 获得性胸壁畸形常见于医源性损伤,通常伴有心脏或胸外科手术、切口感染、纵隔炎、放射性骨坏死、难治性积脓和支气管胸膜瘘,有必要通过胸壁重建来修复。
- 外科医生如果能利用下述常用皮瓣,并遵循彻底清创和骨骼固定的临床准则,通常就能胜任各种缺损的重建。有关胸壁重建的常见问题将在下文讨论。
- 术后并发纵隔炎的术前危险因素包括:高龄患者、慢性阻塞性肺疾病、吸烟、终末期肾病、糖尿病、长期使用糖皮质激素或免疫抑制剂、病态肥胖(包括乳房大而重)、长时间呼吸机支持(>24 小时)、合并感染和再次手术。其他因素包括:正中胸骨切开术、骨质疏松症、使用左侧或右侧胸廓内动脉(left/right internal mammary artery,LIMA/RIMA)、长时间心肺旁路转流(>2 小时)与横向胸骨骨折。
- 脓胸定义为壁胸膜与脏胸膜之间的深部间隙感染。
- 胸腔不同于人体的其他部位,没有弹性,不可压缩。因此,深部间隙的感染(如脓胸)不可能通过封闭无效腔或者填充胸腔来治愈。
- 由于辅助放疗越来越普遍用于乳腺癌和肺癌的治疗,肋骨的放射性骨坏死正在成为整形外科医生经常面临的问题。
- 胸壁放射性骨坏死的处理包括手术切除和重建。
- 再次强调,根据传统经验,当胸壁切除超过 2 根肋骨时,需要骨性支撑。
- 放射性损伤也会影响胸壁覆盖的软组织,造成色素沉着,柔韧度下降,甚至形成溃疡。因此,推荐选用局部肌皮瓣进行修复。

手术技巧

纵隔炎 / 胸骨切口感染

- 如果组织培养物阳性,即组织内微生物计量 $>10^5/cm^3$,即表明出现胸骨深部切口感染,而不是早期胸骨裂开,鼓励早期清创,建议尽快处理。
- 彻底清创包括:
  - 去除胸骨钢丝和体外异物(如不必要的起搏器导线和胸部导管)(图 14.3)。
  - 清除坏死和 / 或脓性组织,直至剩余组织外观健康,且有出血。
  - 无须彻底切除胸骨。如果骨组织仍有活性,则应尝试保留胸骨。骨组织的活性可以通过观察骨髓出血和皮质骨的硬脆程度进行判断。局部抗菌药(如磺胺嘧啶

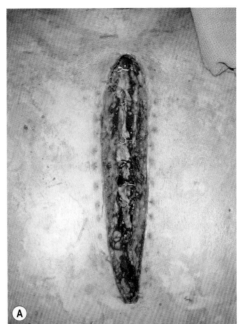

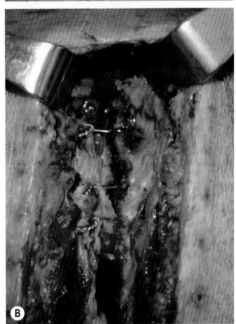

图 14.3　彻底清创需要去除坏死组织(A)和异物(B)

银盐和磺胺米隆乳膏)可用于获得和维持创面的细菌学控制。

- 创面负压治疗(如 V.A.C™)可以增加创面血流,促进肉芽组织生成,从而减少无效腔。
- 已有研究表明,采用创面负压治疗,可以将从手术清创至胸骨创面完全闭合的时间从 8.5 天缩短至 6.2 天,患者人均所需皮瓣数量也从 1.5 块减至 0.9 块。
- 目前,很多医疗机构都将创面负压疗法作为治疗纵隔炎的标准方法。
- 胸骨固定或保留残余胸骨对骨愈合非常重要。这样做可以预防前胸壁的反常运动,减轻胸壁疼痛和 / 或胸骨摩擦或咔嗒音(图 14.4)。

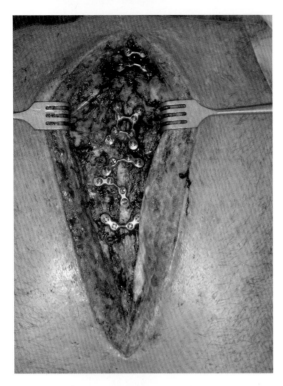

图 14.4　胸骨的良好固定对于维持胸骨完整性至关重要

- 胸骨裂开发生于术后早期,与Ⅰ型胸骨切口感染出现的时间一致。继发于钢丝关闭后的力学异常,而非感染。
- 如果切口无菌,外科医生应立即将胸骨固定牢靠。
- 一旦固定牢靠,就开始关闭软组织创面。
- 如果创面累及胸骨的上 2/3 段,很容易获取胸大肌推进或翻转皮瓣来修复,这已经成为创面闭合的首选治疗方法(图 14.5)。
- 如果同侧胸廓内动脉已经用于冠状动脉旁路移植术,再切取翻转皮瓣时就要非常谨慎。
- 如果胸骨下极缺少软组织覆盖,胸肌瓣可能不够用,因为它的旋转弧长度有限。此时,腹直肌瓣可能更加适用。
- 尽管第 8 肋间动脉的左侧或右侧胸廓内动脉已被使用,它的小血管仍可用作血管蒂。
- 如果由于既往手术的原因,无法利用腹直肌瓣,可以考虑用带蒂大网膜瓣覆盖胸骨。
- 最后,如果网膜已被切除,或患者之前已做过多次腹部手术,可以使用背阔肌肌皮瓣。

常用于重建的皮瓣

胸大肌

- 胸大肌覆盖于前胸壁的上部,是胸壁重建的主要肌肉,尤其是在胸骨和前胸缺损时。
- 它的主要功能是内旋和内收上臂。另外,该肌肉为女性乳房"托底",如果缺失,如 Poland 综合征,可能需要重建以改善外观(图 14.6)。

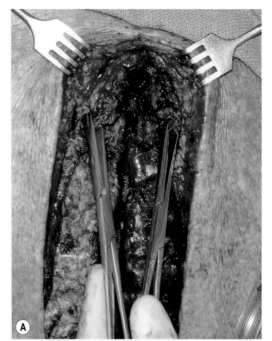

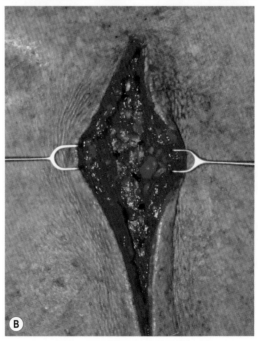

图 14.5　双蒂胸大肌推进瓣。组织钳夹住胸大肌(A)。在中线将肌肉缝在一起(B)。

- 胸大肌起自胸骨和锁骨,止于肱骨上内侧的二头肌沟。
- 优势血管蒂来源于胸肩峰动脉的主干,在锁骨中外 1/3 交界处进入下方肌肉的深面。
- 节段性血供来源于胸廓内动脉(internal thoracic artery,IMA)穿支。
- 以胸肩峰动脉血供为基础,很容易形成岛状或推进皮瓣,用于覆盖胸骨和前胸壁的缺损。
- 将胸大肌自插入处剥离,也有助于将其推进至已经妥善清创的纵隔创面。

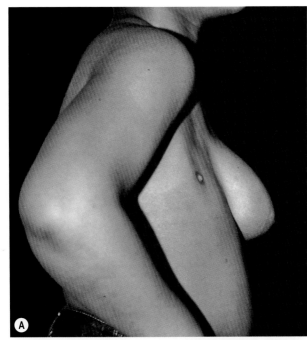

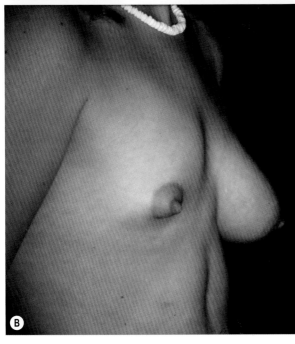

图 14.6　胸大肌位于女性乳房的深面。如出现胸大肌缺失（A），如 Poland 综合征，可能需要重建以改善外观（B）

- 胸大肌还能以胸廓内动脉穿支为蒂翻转，用于覆盖胸骨、纵隔和前胸壁缺损。
- 翻转皮瓣之前，必须检查并确认乳内血管及其穿支完好。这一点在胸骨切开术后出现纵隔炎的情况下尤为重要。
- 乳内血管可能会缺失，因为冠状动脉旁路移植术需要乳内血管，左侧较右侧更常使用，在胸骨切开术后的大范围清创中也容易受损。
- 胸大肌也可以植入胸内，但是必须部分切除第 2~4 肋（图 14.7）。

- 获取肌瓣时可以带或不带皮岛。
- 供区畸形包括瘢痕和腋前襞缺失，影响美观。

背阔肌

- 背阔肌覆盖在中下背部，是一块大而扁平的肌肉，很容易转移至胸廓内充填腔隙，常用于胸壁重建，特别是覆盖组织需要较大体积和活动度的情况。背阔肌的作用是使上臂内收、外展和内旋。
- 背阔肌起自胸腰筋膜和后髂嵴，止于肱骨上部结节间沟，向上附于肩胛骨。在肩胛处剥离肌肉时，必须格外小心前锯肌，避免将两块肌肉同时取下。
- 优势血供来源于胸背动脉。它在距腋后襞 5cm 处进入肌肉深面。
- 节段性血供来自肋间后动脉和腰动脉。
- 以胸背血管为蒂，肌肉很容易转移到同侧胸壁的后外方，用于修复累及前胸壁、胸骨和纵隔的缺损。
- 也可以基于腰动脉穿支设计翻转瓣，以越过中线覆盖对侧背部的缺损。
- 术后的供区并发症包括肩关节功能障碍、无力、疼痛及瘢痕。
- 肌肉转位会使腋后襞变钝或消失，导致某些不对称（图 14.8 和图 14.9）。
- 由于血清肿较常见，供区必须注意进行适当的引流。褥式或渐进性减张缝合可以减缓血清肿的形成。

前锯肌

- 前锯肌位于前外侧胸壁的深层，是一块薄而宽的多翼肌肉。
- 其主要功能是稳定肩胛骨，还有在做挥拳等动作时，使肩胛骨贴着胸壁向前移动。
- 该肌肉起自第 1~8 肋或第 1~9 肋，止于肩胛骨腹内侧。
- 血供主要来源于胸外侧动脉和胸背动脉。
- 剥离胸外侧动脉蒂可以延长肌瓣后段的旋转弧，剥离胸背动脉蒂可以延长肌瓣前段的旋转弧。
- 肌瓣可达前正中线或后正中线。但是，由于它更常用于胸廓内覆盖，因此同样需要切除肋骨。
- 保留肌肉与深面肋骨间的连接，可以获取骨肌皮瓣。
- 供区的并发症为翼状肩胛，可以通过分段切取肌肉并保留上方的 5 或 6 个指状突起来避免（图 14.10）。

腹直肌

- 腹直肌参与构成内侧腹壁，是一块长而扁平的肌肉。
- 其主要功能是屈曲躯干。
- 该肌肉起自耻骨，止于肋缘，可用于修复胸骨和前胸壁缺损，也可用于填充纵隔间隙。
- 供养腹直肌的两支主要血管是腹壁上、下动脉。
- 即使在既往手术中已经切取过包含胸廓内动脉的血管蒂，也仍能依靠它的次要血管蒂（第 8 肋间动脉）供血，形成可用的组织瓣。
- 剥离出血管蒂之后，肌肉可以覆盖纵隔和前胸壁的缺损。

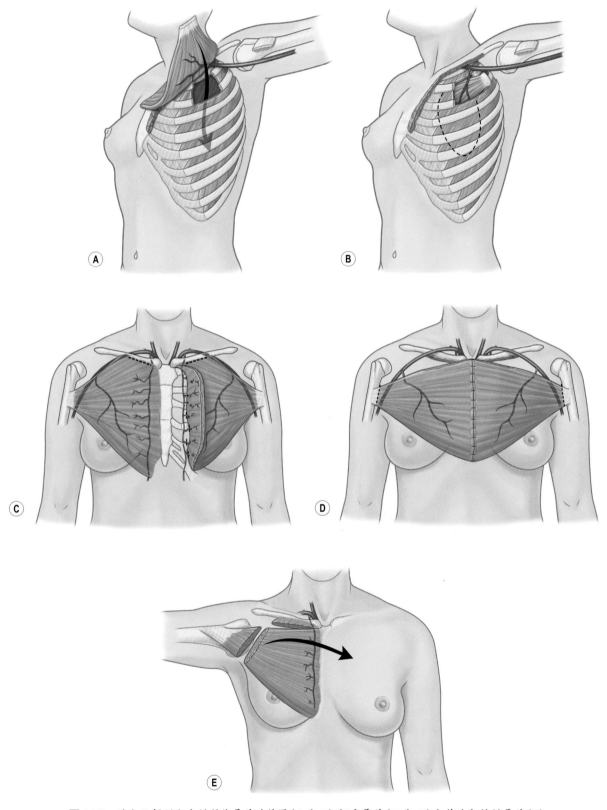

图14.7 胸大肌解剖和皮瓣所能覆盖的范围(A和B);标准覆盖(C和D)和作为翻转瓣覆盖(E)

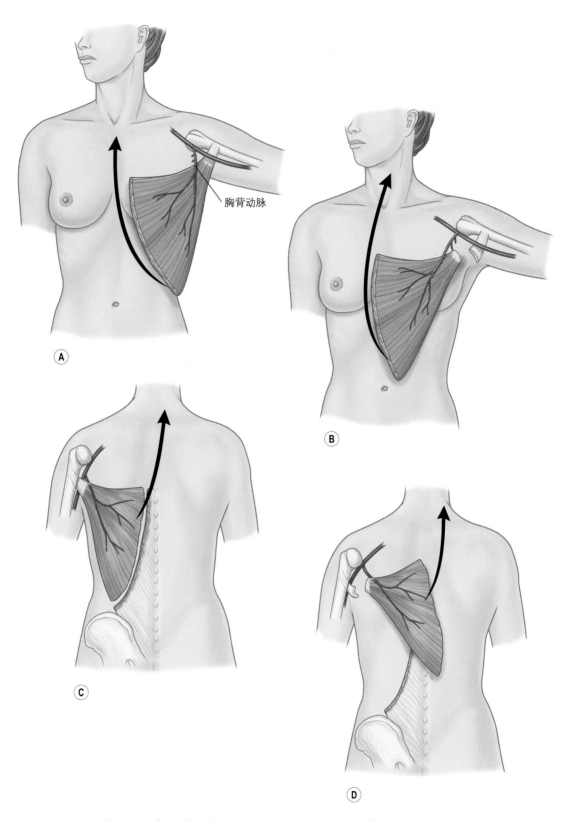

胸背动脉

图 14.8　背阔肌解剖和标准旋转弧：正面（A 和 B）和背面（C 和 D）

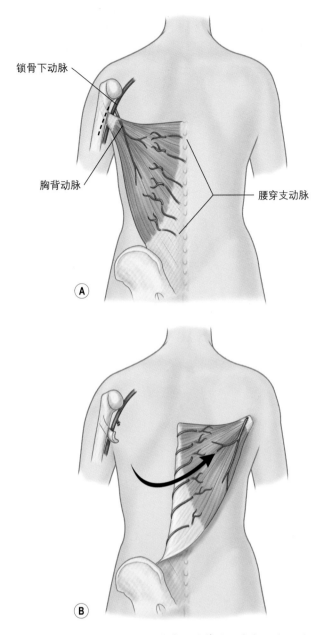

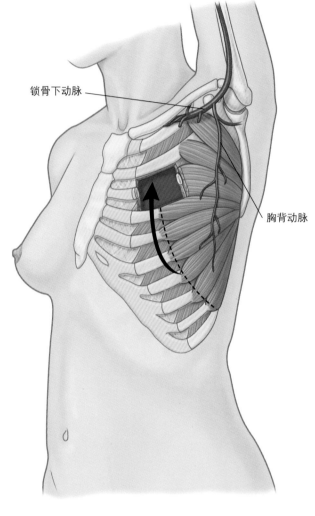

图 14.10　前锯肌解剖及旋转弧

图 14.9　背阔肌翻转皮瓣。胸背动脉蒂结扎(A),肌肉以胸腰穿支为蒂进行翻转(B)。可以提供对侧后胸壁的组织覆盖

- 如果一并切取附着的筋膜,会有导致疝的风险。此时,有必要用补片加强腹壁。对于既往有腹壁切口的患者,处理应非常谨慎,因为皮肤穿支和肌肉内血供可能已经遭到破坏(图 14.11)。

腹外斜肌

- 腹外斜肌宽而扁平,起于第 8 肋外下缘,止于髂嵴和腹白线。
- 其主要功能是维持腹壁的强度。
- 利用腹外斜肌翻转皮瓣,很容易就能修复前下胸壁的缺损。获取皮瓣时,可以完整保留上覆皮肤/软组织。
- 其血供类型为Ⅳ型,由下肋间血管在腋中线的节段性穿支供血。

- 由于组织获取的过程可能会影响供区,导致并发症,腹外斜肌常作为次选方案,用于无法使用背阔肌的情况(图 14.12)。

大网膜

- 大网膜由内脏脂肪和血管组成。起自胃大弯,同时附于横结肠。
- 用网膜瓣覆盖纵隔及前、中、后胸壁的损伤,操作较容易。
- 有左、右网膜动脉两个主要血管蒂。
- 该瓣的最大优势在于蒂的长度,能随内部弓形结构的游离而延长。
- 皮瓣可以转移至胸壁表面、穿过横膈膜或越过肋缘到达纵隔。
- 在理想状态下,可以通过右横膈十字切口转移,因为肝脏作为切口下的支持结构,避免膈疝形成。
- 从右侧转移皮瓣时,无须绕过心脏。
- 转移网膜时必须当心。由于它所含的实质组织很少,在穿过横膈膜的过程中,很容易撕脱。
- 网膜转移时的保护措施之一是将网膜置于肠袋内。可以

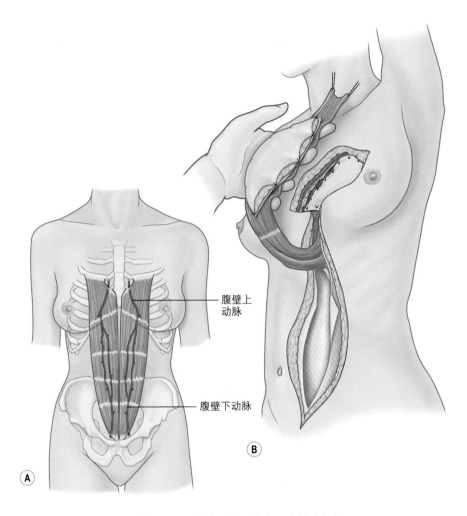

腹壁上
动脉

腹壁下动脉

图 14.11 腹直肌解剖（A）及旋转弧（B）

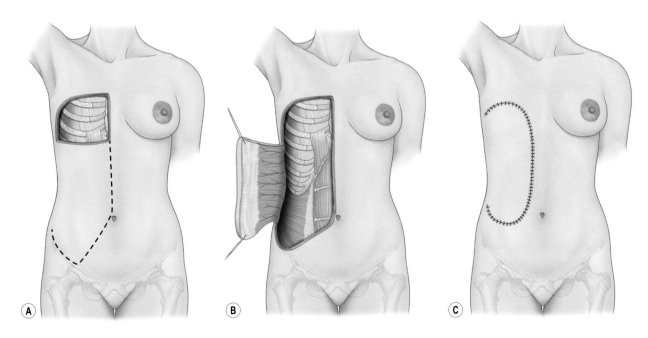

图 14.12 腹外斜肌肌瓣

将空肠袋从纵隔拉到膈膜切口处,然后从肝左叶上方进入腹腔。此时可以将网膜轻轻灌入肠袋,从而在转移过程中,让肠袋而非网膜来承受张力。

- 再次提醒,既往接受过开腹手术的患者,网膜可能已在腹内形成明显粘连,或已在前次手术中被切除(图 14.13~ 图 14.15)。

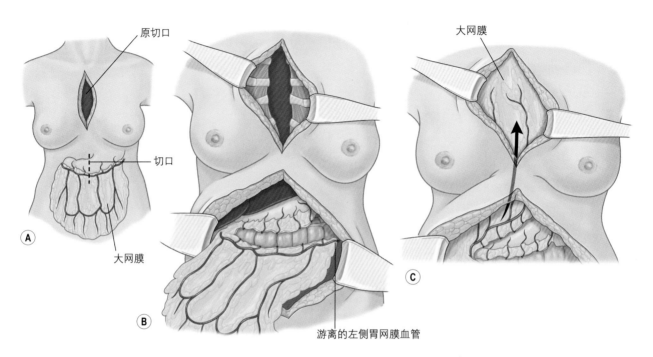

图 14.13　大网膜解剖(A),血管蒂(B)和旋转弧(C)

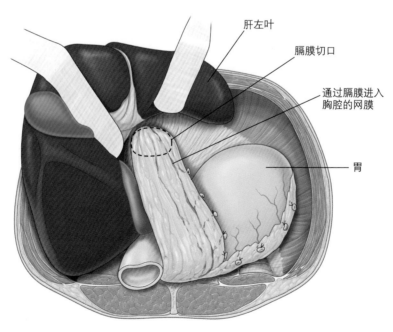

图 14.14　网膜在肝左叶下方通过膈膜的十字形切口

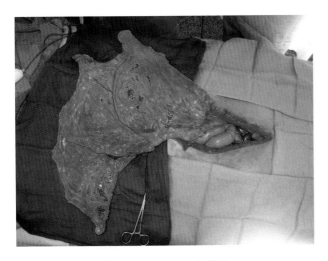

图 14.15　网膜的旋转弧

术后护理

- 与大多数重建手术一样,胸壁重建术后数日内,患者需要限制活动。尤其是接受胸骨重建的患者,必须限制上肢活动,避免上举或伸手够物和/或手臂上举超过头部,以免增加术区的张力。
- 如有合适的适应证,需监测皮瓣的状态。
- 患者术后有可能需要在重症或急诊监护病房内留观,监测肺功能。

并发症与结果

- 在过去 30 年间,胸壁重建已经取得了巨大成功。
- 失败病例通常由感染控制不足或残留肿瘤负荷所致。
- 无论出现上述哪种情况,都需要扩大切除,另选皮瓣覆盖。
- 胸壁骨性重建有个不幸的并发症,即异体补片或内置固定器的感染。
- 此时,需去除感染的假体/固定器。
- 去除补片后,有可能需要使用脱细胞真皮基质、自体筋膜或对侧肋骨。

- 接受过胸骨清创和肌瓣重建的患者中,至少有一半抱怨持续的胸、肩部疼痛。
- 上述患者中,有 43% 主诉胸骨不稳定。这可能是因为胸骨残缘相互毗邻,刺激到了肋间神经。
- 既往调查和客观测量发现,胸骨切除和肌瓣重建(常见肌瓣如胸大肌、背阔肌和腹直肌)后,胸壁的强度多少都有所下降。
- 有研究发现,与胸骨切除术后平稳愈合的同龄人相比,患者同样能够完成日常活动和恢复术前活动状态。两组人群之间并不存在差异。
- 测量发现,胸骨切除、胸大肌瓣重建手术前后的肺功能几乎没有变化。
- 当被问及胸骨骨髓炎清创和重建术后的一般状况时,83% 的患者表示生活质量在胸壁重建术后有所改善。
- 据报道,肌瓣转移修复手术已取得非常成功的疗效。Arnold 和 Pairolero 的回顾性研究显示,73% 的严重胸内感染患者(n=100)术后感染得以治愈和预防。
- 有连枷胸的患者使用肋骨钢板,可以减轻呼吸机依赖、缩短 ICU 住院时间和降低肺炎的发病率。

延伸阅读

Arnold PG, Pairolero PC. Intrathoracic muscle flaps. An account of their use in the management of 100 consecutive patients. *Ann Surg.* 1990;211(6):656–660.
The authors detail a 73% success rate with treatment and prevention of intrathoracic infection following muscle transposition into the chest of high-risk patients.

Deschamps C, et al. Early and long-term results of prosthetic chest wall reconstruction. *J Thorac Cardiovasc Surg.* 1999;117(3):588–592.
The authors review their experience with nearly 200 patients requiring chest wall reconstruction over 15 years. Mesh is utilized (polypropylene and polytetrafluoroethylene) for skeletal support, and over half of the patients required muscle transposition for soft tissue coverage. Wound healing was complete for 95% of patients, although 24% experienced local cancer recurrence.

Dickie SR, Dorafshar AH, Song DH. Definitive closure of the infected median sternotomy wound: a treatment algorithm utilizing vacuum-assisted closure followed by rigid plate fixation. *Ann Plast Surg.* 2006;56(6):680–685.
This paper contains a treatment algorithm for mediastinitis emphasizing debridement, the use of subatmospheric pressure, rigid fixation, and soft tissue coverage.

Mathes SJ, Nahai F. *Reconstructive Surgery. Principles, Anatomy, and Technique.* Edinburgh: Churchill Livingstone; 1997.
This textbook detailing nearly all commonly used flaps in plastic surgery continues to be an excellent reference for relevant anatomy, flap selection, and arc of rotation.

Song DH, Lohman RF, Renucci JD, et al. Primary sternal plating in high-risk patients prevents mediastinitis. *Eur J Cardiothorac Surg.* 2004;26:367–372.
This is a case-controlled study of prophylactic sternal plating in high risk patients. The group who were plated experienced no mediastinitis, while 14.8% of the control group, closed with wire, developed mediastinitis.

第 15 章

背部重建

本章内容选自 Neligan 和 Song 主编的 *Plastic Surgery* 第 4 版第 4 分卷《下肢、躯干与烧伤》第 11 章"背部软组织重建",章节作者为 Gregory A. Dumanian 和 Vinay Rawlani。

概要

- 背部软组织重建常面临创面大、解剖结构的节段性和变异、放射治疗史、涉及内固定器和术后特殊体位等因素,是一项充满挑战的任务。
- 很多情况下,治疗需要外科同行间的有效协作。
- 很多情况并不为整形外科医生所熟悉,而且也不会出现在身体其他部位,例如充满脑脊液(cerebrospinal fluid,CSF)的假性脑脊髓膜膨出。
- 本章旨在为治疗背部创面中可能面临的疑难问题提供实用的解决方案。

简介

- 背部占全身体表总面积的 18%,但在过去的整形外科教科书中,这一区域常被忽略。然而,随着脊柱固定器和术式的发展,以及继发的创面相关并发症的出现,背部创面闭合技术也与之相应地得到了发展。
- 脊柱外科医生注意到肌皮瓣能有效修复开放性脊柱创面,因此在脊柱外科手术中常预防性地应用肌皮瓣来闭合创面。本章将介绍的背部创面处理技巧同样适用于常规的脊柱外科手术,而不仅仅用于并发症的处理。
- 术前很难精确地评估哪些患者需要行预防性背部软组织重建。
  - 患者如有内固定器感染、术区软组织硬化、背部手术史、超过 6 个椎体的重建、脑脊液漏和局部放射治疗史等任一症状,都可以考虑行背部软组织重建。
  - 作者所在的医疗中心仅对存在感染、因软组织缺损或手术史导致脊柱中线肌肉分离、放疗导致局部软组织硬化或脑脊液漏的患者行预防性背部软组织重建术。

- 对出现在内固定器置入术后 6 个月的慢性内固定器外露,处理方式不同于早期外露。经验表明,慢性内固定器外露的创面修复更困难。
- 如患者出现局部渗液,触诊可扪及内固定器,则表明已经有内固定器感染。而内固定器相关积液和囊肿则表示有慢性感染。
- 这些感染可能持续数月或数年,既不产生脓性坏死,也不会引起患者全身不适,无疑和病原微生物(如表皮葡萄球菌)的毒力较低相关。
- 清创、引流和软组织覆盖外露的内固定器等处理可能在早期有效,但最终仍会再次外露。在大多数情况下,外露的内固定器最终都会被取出。
- 关于是否需要取出所有内固定器,或只是取出部分内固定器(如大螺钉)并进行创面软组织修复的问题,决策通常在术中进行。
  - 当内固定器外露并伴有渗液时,必须取出内固定器。
  - 被骨组织包裹的、良好融合的内固定器可以保留。
  - 当所有内固定器都被移除后,并不一定需要行皮瓣移植来修复创面。
  - 治疗结果取决于脊柱结构的稳定性,而不是软组织的完整性。
  - 紧靠软组织下方留置引流,完全治愈的可能性极高。在这种情况下抗生素不需要延长用药周期。

术前注意事项

背部正中创面

- 当一位脊柱外科医生探询对脊柱正中创面采用新的引流方法时,治疗的考量过程应是系统和全面的。全面回顾手术细节、溯源病史和体格检查很关键。

- 完整的病史应包括手术细节、术区表现、内固定器是否可见和/或可触及、术后并发症史和/或脑脊液漏相关的硬脑膜损伤、复查影像学检查明确内固定器的位置、与创面或引流管的关系。
- 术者还需评估患者是否有合并症、是否存在潜在的影响创面愈合的因素，包括营养不良史、糖尿病、肥胖、是否存在无效腔需处理和/或局部放疗史。
- 对患者进行全面检查，记录创面的情况，通常表现为引流液持续渗出，创面边缘组织坏死常见于脊柱内固定器周围深层积液，因术后脊柱结构重建出现新的压痛点。
- 临床症状的发病时间也很关键。
- 脊柱手术后4~6周内（即术后早期）的持续引流，通常通过再次手术和软组织重建都能成功治愈，保留内固定器。
- 然而，当仅采取小范围清创或单纯静脉抗生素治疗处理持续引流的症状时，结果通常是几个月后感染再次出现，那时治疗将更加困难。
- 慢性内固定器感染被定义为内固定器置入术后超过6个月出现的、与内固定器相关的细菌感染。在这种情况下，如果不取出内固定器，整形外科手术通常也无力回天。
- 简单的胸部X线检查可进一步明确内固定器存在与否及其位置。另外，脊柱平片可以显示手术区域的长度、退行性脊柱疾病以及融合的存在或缺失。
- CT扫描和磁共振有助于发现积液、假性脑脊髓膜膨出和软组织感染。
- 一个关键的问题是积液位于闭合的背部肌肉深面还是浅面。如果积液或血肿位于肌肉组织深面，则更有可能出现深部内固定器感染。

背部非正中创面

- 背部正中创面多与压疮或脊柱手术相关，侧背部创面则存在多种病因，因此需要更多样的解决方案。
- 与身体其他部分相似，侧背部创面多由胸腔或后腹膜手术的创面愈合不良、坏死性感染或肿瘤切除后软组织缺损所致。
- 对于这类患者，由于不存在内固定器、深部创面或脑脊液漏等情况，可进行常规处理。
- 这类创面通常都是表浅的，通过植皮即可修复。
- 当需要皮瓣覆盖骨骼和假体材料时，可利用覆盖于脊柱中线部位的肌肉组织，由于蒂部位于外侧，因此更易转移到侧背部。
- 外侧组织活动度好于正中组织，更易用于邻近组织转移。
- 与正中部位相比，侧背部存在更多粗大血管（如腋动脉），更便于实施游离皮瓣重建。

技术要点

不同区域的皮瓣选择

颈部

- 颈脊术区通常采用前入路而不是后入路术式。
- 颈椎前创面不常见，其出现可能与食管损伤相关。颈椎后的创面更常见。
- 对不涉及脊柱的软组织缺损，可依据创面的大小和位置，采用植皮或邻近组织的转移来修复。对于压疮，应倾向于保守治疗，缓解压力。当转移瘤压迫脊髓可行椎板切除术，并常规行创面放疗。
- 对于椎板切除术或肿瘤切除术后接受放疗的患者，可采用斜方肌带蒂皮瓣修复创面。

胸部

- 对不涉及脊柱的软组织缺损，依据创面的大小和位置，采用植皮或邻近组织的转移来修复。
- 对这类软组织缺损，有时可采用肩胛和肩胛旁皮瓣修复，供区需垂直于创面的长轴以便关闭切口。
- 基于棘突旁穿支血管的背阔肌肌皮瓣是修复放射性创面的理想组织，可提供足够的肌肉组织填充创面，并保留了放射损伤后硬化的竖脊肌。背阔肌肌皮瓣携带邻近背部中线的皮肤组织，可根据需要灵活制备。
- 对于胸背部脊柱手术和内固定置入术后的创面，最佳治疗方案是竖脊肌肌皮瓣。如果两侧竖脊肌可无张力闭合，就无需进一步动员背阔肌肌皮瓣作"双保险"。
- 对比较少见的、极深的创面，可采用带蒂的网膜瓣填充缺损，帮助创面愈合。这种情况下通常还需要采用竖脊肌肌皮瓣或者背阔肌肌皮瓣辅助，以闭合创面。

腰部

- 上腰部创面是竖脊肌肌皮瓣的最佳适应证。存在于背部脊柱前凸区的竖脊肌是此区域最大的肌肉，可保护背部免受压力。外侧穿支进入肌肉时最容易识别。此区域唯一的困难是通常需要处理很厚的皮下组织。
- 其他皮瓣也可用于腰椎区域，如背阔肌翻转皮瓣可以到达此区域，但存在一定难度。从下腰椎区剥离背阔肌肌皮瓣向内侧推进转移可为脊柱提供较厚的覆盖，供区可通过植皮修复。将大网膜松解后也可以到达此区域。
- 腰椎下部最好使用臀上动脉组织瓣。
- 臀肌肌瓣常与竖脊肌肌皮瓣联合覆盖较长的腰部和腰骶部缺损。

腰骶部

- 在骶骨和脊柱下方之间的凹陷区域最好使用臀上动脉组

织瓣。该区域竖脊肌较薄,且需从外侧转移至此区域,因此限制了其使用。

- 也可应用大网膜瓣,但需要在术中变换体位并行肠切除。腰部也可以选择随意型皮瓣或穿支皮瓣修复,但由于腰部皮肤较厚,位置改变后剪切力较大,很难移入并固定在一个区域。背阔肌肌瓣可以转移到这个区域,但对于很多大创面,背阔肌肌瓣不能完全填充整个腔隙。
- 为治疗肿瘤而行全骶骨切除的患者,如果在骶骨切除时保留了臀上和/臀下动脉,可使用双侧臀肌肌皮瓣。对于这类患者,整形外科团队可以转移骶骨浅面的臀大肌,暴露肌肉蒂和骶结节韧带。然后由脊柱外科医生进行肿瘤切除。中线处臀肌闭合类似压疮的治疗,必要时可用V-Y推进皮瓣来完成。
- 对于侵犯骶部的低位直肠肿瘤,使用腹壁下动脉为基础的皮瓣经腹转移是可行的。
  - 斜行腹直肌肌皮瓣,使用斜向外放射状的脐周穿支皮岛且仅使用下方腹直肌,可以很容易将非放疗区的皮肤转移至腰骶部区域。
  - 垂直腹直肌肌皮瓣是另一个用于创面闭合的常见设计,但是需要获取更多肌肉。
  - 这些腹肌肌皮瓣需要转移至邻近骶骨处,然后闭合腹部。骶骨切除术后可以通过后入路将该皮瓣复位至腹部。

- 对于大多数腰骶部缺损的患者,大转子附近的组织可以与臀上动脉相延续的血管一同剥离,用于软组织覆盖(图15.1)。
  - 这可以被单纯用作穿支皮瓣,也可以在(去表皮的)皮岛下方带一条臀肌。
  - 皮瓣通常被旋转180°,越过硬脊膜转移。再次强调,这个不同于臀上动脉穿支皮瓣的设计可用于骶骨压疮。

侧背部创面

- 侧背部的软组织重建有某些特殊的特点。
- 在胸部区域,如果胸廓完整,则大多数创面可通过局部创面护理、背阔肌肌瓣、肩胛/肩胛旁组织瓣、前锯肌肌瓣或来自腋前线区组织的穿支皮瓣向后转移闭合。
- 如果涉及肋骨,则需要决定是否重构胸膜线。大多数权威推荐重建3根以上肋骨时使用假体补片,之后用软组织覆盖补片。但当肋骨缺损位于肩胛骨下方时,由于肩胛骨可用于保护和掩盖缺损,因此可耐受大范围肋骨切除。
- 成人侧腰区通常被脊柱前凸的外形保护,唯一需要重建的结构是腹壁后侧。所有其他外伤创面均可通过局部创面护理、植皮或背阔肌转移闭合。

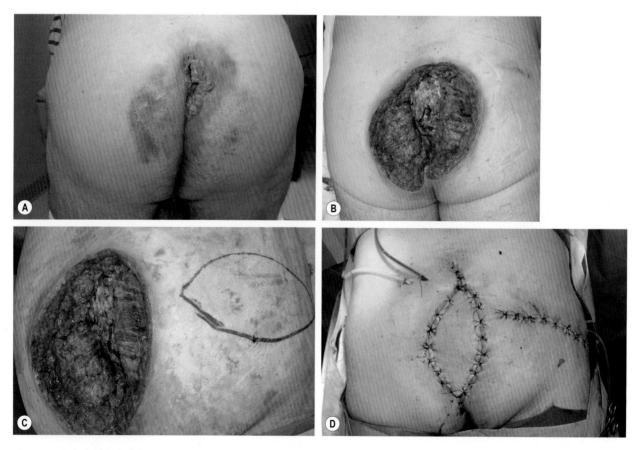

图 15.1 (A)非卧床患者慢性绒毛囊肿中出现大的 Marjolin 溃疡。(B)肿瘤切除术后。(C)设计臀上动脉穿支皮瓣。皮瓣的长轴垂直于创面的长轴以便于闭合切口。切除肿瘤并确认切缘阴性后再关闭切口。(D)将皮瓣移入创面

手术技术

局部创面护理

- 对于表浅的、无固定器外露的相对无痛创面,通过敷料行创面局部护理可以实现创面愈合,是风险相对较小的方法。
- 正中切口渗液常伴有切口下广泛的窦道和空腔。通常可在门诊局部浸润麻醉后,用手指将切口撑开,开放窦道,充分引流。
- 无潜在腔隙的碟状创面的愈合速度通常比口小腔大的鱼缸状创面快,因此常常需要沿原切口线打开,开放深部腔隙。
- 所有坏死组织都应清除。所有不可吸收的缝线(如编制涤纶线)都应清除。
- 患者通常并不了解创面的真实大小,因此必须为手术部位开放隧道后的状况做好心理准备。
- 可应用单纯盐水浸湿的敷料,一天两次冲洗来清洁创面。也可用负压敷料,但负压管有时很难放置于背部支撑装置下方。
- 待创面肉芽形成后,或如果创面疼痛,可根据创面大小延期原位缝合,或植皮修复创面。

手术清创

- 对于置入内固定器的脊柱手术后患者,如果存在持续引流,应考虑手术清创,进入手术室清创前应进行严格评估。
- 再次手术清创的适应证包括原因不明的发热和影像学检查证实存在积液。
- 在手术室,决策是治疗患者术后背部创面的关键一步。
- 当患者有不明原因或脓性引流液时,需要彻底地切开引流。
- 切口全长都要打开,充分暴露化脓组织并引流积液。
- 已缝合的竖脊肌切口也需打开,以便取样行微生物培养和探查有无血肿液化。
- 在清创术前,术者需要明确在之前的脊柱手术中是否行椎板切除术,以免在切开和引流中损伤脊髓和脊髓膜。
- 充分显露后,术者需要评估切口内组织的活力。
- 如仅有皮下组织内非脓性良性积液、且无脓性分泌物深入肌肉组织,则充分引流后关闭切口或负压封闭引流后二期关闭切口。
- 如发现脓性及深部积液,则需要进一步处理。
- 如果脓性分泌物严重阻碍了创面重新愈合,则需要清除所有无活性组织,进行灌洗并开放创面,以便于局部护理。
- 另一种选择是应用负压敷料,但通常需要返回手术室进行更换。

- 经判断可以重新关闭的深层创面要行彻底清创并留置引流。包括手术切除瘢痕组织,尽可能显露有搏动性出血的有活力的组织。
- 创面边缘的搏动性出血与不良愈合有关,如足远端截肢。
- 假囊性组织应切除,因为这也代表存在瘢痕。僵硬坚韧的组织顺应性差,应予以去除,直到触感柔软。
- 一个两难的问题在于是否需要去除内固定器及骨移植物。
- 固定良好的内固定器在感染早期应保持原位。这样做既稳定了创面,有助于愈合,又避免了去除内固定器和之后的更换内固定器手术。
- 经临床及影像学证实,在置入术后 6~8 周内,内固定器与组织融合良好。
- 由于缺少权威研究,似乎有理由去除未融合或易移位的移植物,但如果把移植物留在原位,移植物迟早会与局部组织附着融合。
- 在脊柱创面的治疗中,应评估三维空腔并尽可能将其转换为二维创面。
- 突出的内固定器应更换为突度较低的内固定器。
- 脊柱畸形未完全矫正的患者应进行矫正,重建出更好的生理曲线。
- 腔隙越深,则需要越大的组织瓣转移以封闭无效腔,而不仅仅是简单将组织瓣向中线推移。这就需要更宽大的软组织瓣(如大网膜瓣)来充分填充缺损。

皮瓣闭合

原则

- 重建的第一步是及时清创。
- 第二步是对所有僵硬的和瘢痕性组织彻底清创以达到局部创面控制。
- 最后,重建应做到"最高最低",即为患者选择成功率最高和并发症发生率最低的手术。
- 常见的问题包括是否存在椎体融合以及所涉及的椎体节段。
- 内固定椎体融合完成后,竖脊肌的功能便不再必要,可完全用于重建。椎间融合器可用于预防术后活动,所以当竖脊肌再次转移至中线时更容易保留固定。
- 对于未行椎体融合术的患者,当脊柱的屈伸修复完成时仍需要竖脊肌肌肉系统的功能。对这类患者使用皮瓣转移消灭无效腔的方法比竖脊肌边对边关闭效果更好,后者可能在背屈时裂开。
- 局部创面护理通常能满足竖脊肌浅面浅表创面问题的需要。

关闭脊柱创面可能选择的组织瓣

竖脊肌肌瓣

- 竖脊肌也叫椎旁肌,在脊柱椎体融合术后已经不再有使脊柱屈伸的功能,可动员使用。

- 此瓣适用范围从上颈区到下腰区，但不能充分覆盖枕脊椎体融合区，对腰骶软组织覆盖也不充分。
- 做过侧入路脊柱术的患者再用此瓣就必须小心，因为此肌肉可能已经横断。
- 首先，剥离胸腰筋膜浅层皮瓣（图 15.2）。

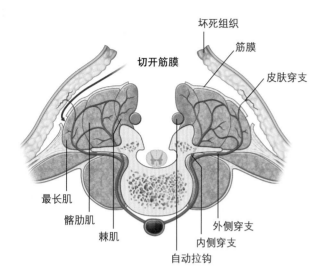

图 15.2　腰椎区域的横截面。剥离皮瓣以暴露胸腰段的筋膜至竖脊肌侧方蒂部区域。切开胸腰段筋膜，使肌肉能够向内侧转移

- 必须保留背阔肌和斜方肌与皮肤和皮瓣的附着。
- 腰椎区下方肌肉大而圆，最易剥离，上方肌肉最薄并逐渐与斜方肌深面附着，剥离最困难。
- 竖脊肌具有突出的外形，上方起始部为圆形，然后下降中逐渐变为扁平并向外侧走行（自颈至胸、腰区）。
- 在肌肉沟槽中，分段血管进入最长肌和髂肋肌外侧和深面。这些血管继续延续变得更加表浅，行至皮肤和胸腰区的背阔肌。
- 剥离皮瓣时，应识别和保留皮肤的穿支和背部感觉神经，以保持皮肤的血供和感觉。
- 切开胸腰筋膜时就像剥离双蒂瓣，可以将竖脊肌和／或上覆皮肤向中线推进。
- 在这个层次剥离非常轻松，也没出血，但肌肉只能获得其潜能 30% 的活动度。
- 完全移动肌肉需要沿竖脊肌深面进行剥离（图 15.3）。
- 用牵开器再次牵开组织，剥离竖脊肌深面和内侧的附着，可进一步移动此肌肉，将其从脊柱横突外侧剥离。
- 有必要剥离内侧进入棘突旁肌肉的一排血管，但剥离前应证实进入肌肉的外侧血管足够维持血供。
- 内侧肌肉剥离是一种强有力的方法，可使棘突旁肌肉像手风琴一样向中线展开（图 15.4 和图 15.5）。
- 皮肤的内侧面、皮下组织和棘突旁肌要彻底清创。将肌肉一同置于中线（图 15.6），将其他多余的组织重叠成瓦状，有助于将软组织置入垂直方向内固定器之间的裂隙（图 15.7）。
- 竖脊肌闭合处深面和浅面都要留置引流，引流量极少时

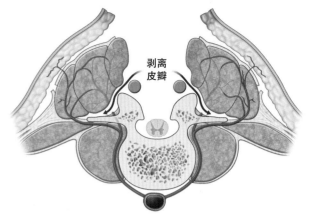

图 15.3　切断竖脊肌中部和深部与脊柱和横突的连接。外侧血供来源于肌肉深面

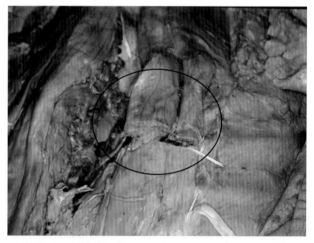

图 15.4　腰椎水平上的竖脊肌剥离

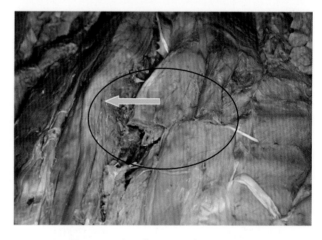

图 15.5　将竖脊肌剥离并向内侧移位

才可拔除。

- 如竖脊肌闭合良好，则不需要再用斜方肌或背阔肌肌瓣叠加覆盖。

背阔肌肌瓣或肌皮瓣

- 背阔肌肌瓣和肌皮瓣是被人熟知的组织瓣。在胸背蒂的

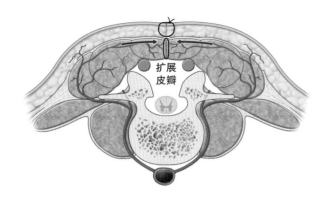

图 15.6　肌肉集中在中线附近。竖脊肌形态由圆形变为椭圆形,以展开

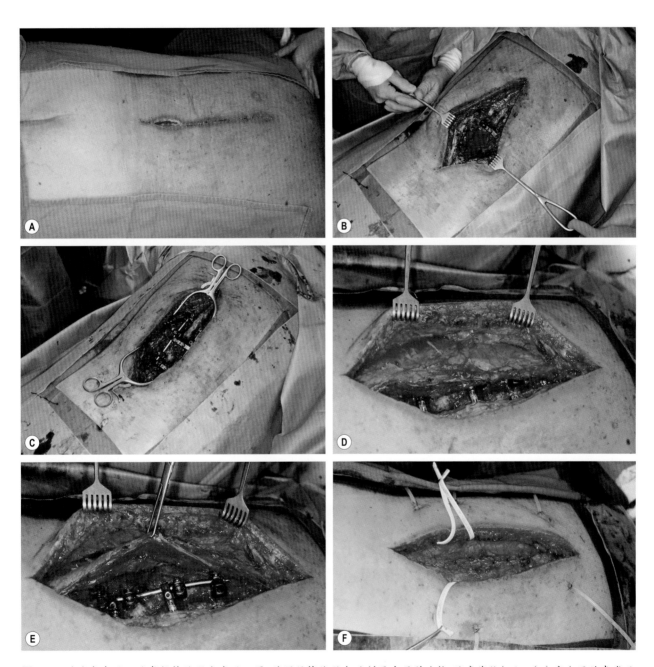

图 15.7　(A)患者后入路脊柱椎体融合术后 3 周,胸腰段椎体融合后创面出现引流物,注意线状红斑。(B)完全开放表浅及深部组织,暴露内固定器周围的感染性积液。可见交叉棒。(C)彻底清创,暴露了全部内固定器。内固定器似乎与骨紧密固定。(D)深层次切开胸腰段筋膜至竖脊肌外侧。一根较大神经穿过肌肉直达上覆皮肤。(E)深层次切开竖脊肌深部至外侧穿支水平。(F)竖脊肌在中线处闭合

基础上肌肉可向上转移至肩胛骨顶部水平。以同样供应棘突旁肌的较小穿支为基础,背阔肌可到达下腰区。

- 背阔肌的一个优势是可以封闭无效腔,因此可用于未行椎体融合或更多外侧缺损的患者。
- 此肌肉能可靠地携带皮岛,常有助于组织瓣的转移。
- 已经采用胸廓切开术切口的患者需谨慎处理,因为背阔肌通常已离断。
- 背阔肌是很好的组织瓣供区,但仍是用于修复背部中线创面的第二选择。相比竖脊肌肌瓣,背阔肌肌瓣仅能覆盖 10~12cm 长度的脊柱创面,而竖脊肌肌瓣几乎可覆盖脊柱全长。
- 对于放疗后且未行椎体融合的背部正中创面,患者未行椎体融合术且竖脊肌在放射治疗区域内(图 15.8),背阔肌肌瓣是很好的选择。
- 应认真完成定位和蒂的设计。对于以胸背蒂为基础的肌皮瓣,皮肤的切口方向应垂直于中线的长轴。关闭供区切口的方向应垂直于脊柱,这样不会导致中线处脊柱创面的愈合存在困难。
- 另一个有助于肌皮瓣转移的设计是 V-Y 推进。皮肤供区在腋中线。剥离背阔肌肌皮瓣向内侧转移,旋转角度可大于 90°。必要时可重复剥离和进行二次转移。

斜方肌肌瓣
- 斜方肌肌瓣可用于高位颈部创面,因为棘突旁肌肉系统在这一水平的活动度和范围大小有限。
- 开始剥离时在与背阔肌交叉的位置识别斜方肌远端和下方的三角形,在此区域两条肌肉纤维方向交叉非常明显。
- 以肌肉表面覆盖的皮肤为蒂以辅助肌瓣的移入。皮肤蒂越靠近头侧、面积越大,肌瓣可靠性越高(图 15.9)。
- 保留斜方肌外侧缘上的肩胛背浅动脉也有助于皮瓣成活。
- 进一步向头侧和外侧剥离表面皮肤,将上背部皮肤与斜方肌剥离。主要血供来自颈横动脉,在中线外约 7~8cm,C7 棘突水平的深面进入肌肉。
- 随后进行深部剥离,剥离椎旁肌系统和菱形肌。

- 此时可看到主蒂,直视此血管,小心向肌肉的两侧分离。
- 需要判断肌瓣的活动度,如果完成创面覆盖需要更高的活动度,则需扩大外侧肌肉部分。切口越向上延伸,肩下垂的发病率越高,但肌肉的旋转弧度更大。
- 由于肩部供区并发症发病率相当高,未接受椎体融合的患者应用斜方肌肌瓣的适应证为接受过放疗的背部深层创面且竖脊肌也在放疗范围内。对于这类患者,不存在其他简单的覆盖方法。
- 由于斜方肌覆盖中线的长度很短,肌肉移入通常要旋转 90°。既可以选择双侧斜方肌肌瓣联合,也可选择斜方肌肌瓣和竖脊肌肌瓣联合,并应做好延长切口的准备。

臀上动脉组织瓣
- 臀上动脉组织瓣技术是所有脊柱软组织重建手术中最具挑战性的一项技术,也是一种十分必要且用途广泛的技术。
- 在骶骨上外侧面和髂后上棘之间做连线。
- 从此线中点向大转子画第二条线。
- 第二条线代表臀上动脉的走行,同时也是该组织瓣的长轴。
- 皮肤切口设计应包括臀上动脉穿支并向外侧大转子方向(图 15.10)。这是臀上动脉穿支支配的最外侧组织。这与用于闭合骶骨压疮的皮瓣设计方向不同,需在多普勒信号内侧获取额外的皮肤。
- 为改善组织的可靠性,可以在皮肤下沿穿支方向取一条臀肌。
- 切开皮肤上缘,剥离皮瓣直到可以看见来自臀上动脉的穿支进入皮肤。
- 剥离内侧臀肌有助于蒂部的剥离。
- 当蒂部全部可见时可切开剩余皮肤切口并将组织瓣完全剥离。
- 如果难以识别臀上动脉穿支,应增加随皮肤剥离的肌肉,或通过对另一侧臀部进行剥离再做决定。
- 在内侧,血管蒂要达到中线需要将组织瓣行 180° 翻转,而所有沿着蒂的肌肉都会对抗这一翻转。

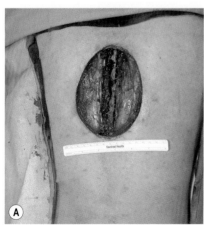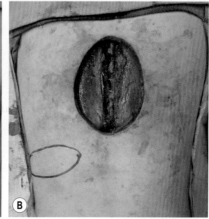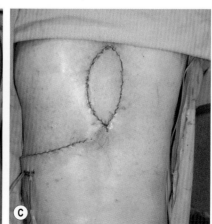

图 15.8 (A)26 岁男性患者在胸椎区域切除复发的硬纤维瘤。患者棘突暴露,无内固定器。(B)皮岛设计较缺损略窄,垂直于创面长轴设计。(C)最终移入肌皮瓣。肌皮瓣供区垂直于缺损长轴,因此供区的切取不会造成受区闭合困难

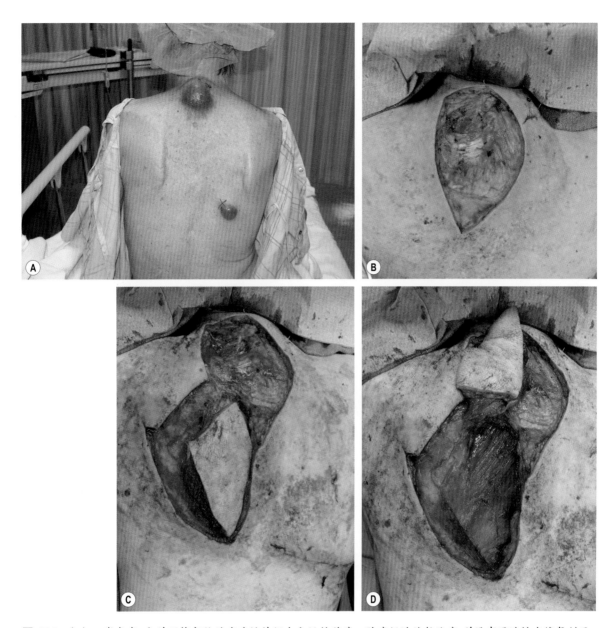

图 15.9 （A）60 岁患者,合并颈椎部位的疼痛性神经内分泌转移瘤。肿瘤经过放射治疗,并没有通过植皮修复创面。（B）肿瘤切除后的创面。（C）切开的斜方肌肌皮瓣。皮岛位于肌肉的下方。（D）斜方肌肌皮瓣经 180° 旋转移入。表浅的肩胛背动脉未包括于此皮瓣内,使得皮瓣轻度血流灌注不足。供区垂直于中线闭合

- 蒂部周围阻碍翻转的肌肉应予切断,组织瓣转移至腰骶部时应没有张力。
- 组织瓣去除表皮后能用于覆盖硬脊膜。
- 供区和受区深面留置引流后关闭。
- 两侧臀部相应区域都要做好准备,以防一侧蒂损伤。
- 术前臀肌无力的患者应选择更强壮的一侧。
- 对于明显肥胖和既往做过压疮手术的患者应格外谨慎。
- 在术后 10~14 天时必须使用减压床,可预防血管蒂从外侧向中线转移时受压。

大网膜
- 使用带蒂网膜瓣的主要适应证包括存在瘢痕、接受放疗、无法应用或已经选择过背部肌肉系统进行局部组织瓣转

移的患者,需要软组织覆盖胸腰段脊柱内固定器的患者可选择网膜移植(图 15.11)。
- 次要适应证包括极深的创面,如同时行前后入路内固定器置入均需覆盖的患者,或已经进入并暴露腹腔的患者。
- 使用带蒂网膜瓣的绝对禁忌证是腹腔恶性肿瘤病史和此前网膜已被切除者。
- 相对禁忌证包括病理性肥胖和之前腹部手术后存在腹腔内粘连。
- 网膜瓣覆盖的范围可从腰骶隐窝下方上至肩胛水平上方。
- 一般而言,脊柱后方的内固定器置入应在网膜瓣转移之前完成。可通过上正中切口(Kocher)进入腹腔,也可以

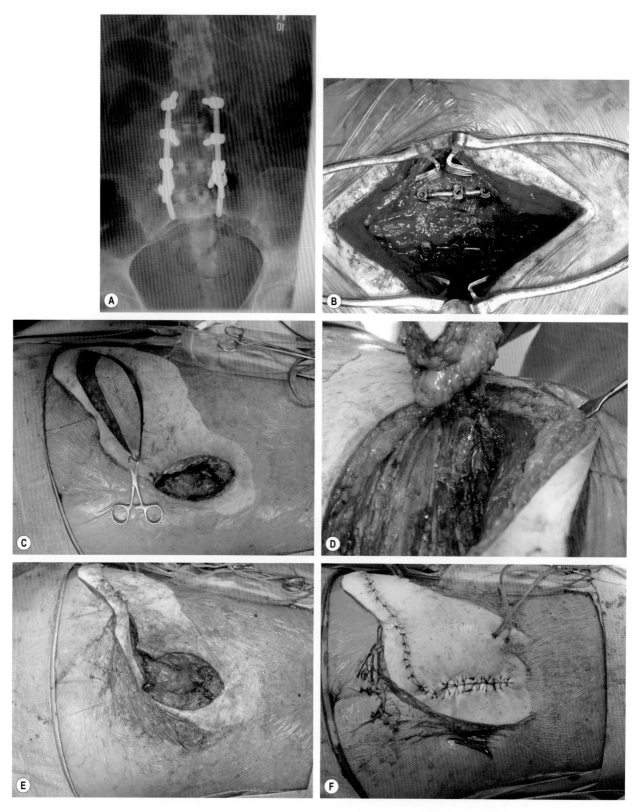

图 15.10 （A）脊柱椎体融合术后 3 周的 X 线平片，该患者切口出现引流物。（B）椎体融合部位清创后的术中所见。（C）左臀上动脉穿支（superior gluteal artery perforator，SGAP）皮瓣皮岛切开。图中标记为左臀上动脉穿支的多普勒信号。（D）臀上动脉穿支皮瓣的血管蒂。必须尽量切除蒂周围的肌肉，以允许皮瓣转移至中线。（E）皮肤蒂去表皮，转移至腰骶部凹陷处。（F）关闭切口

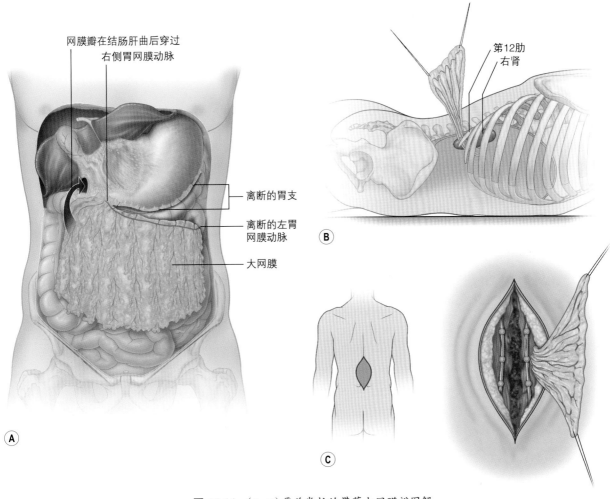

网膜瓣在结肠肝曲后穿过
右侧胃网膜动脉

离断的胃支

离断的左胃
网膜动脉

大网膜

第12肋
右肾

Ⓐ

Ⓑ

Ⓒ

图 15.11 （A~C）覆盖脊柱的带蒂大网膜瓣图解

选择右旁正中切口。

- 进入腹腔后识别网膜，首先进行的剥离是释放网膜和横结肠，使其能提出腹腔。牵引组织有助于显示网膜和横结肠间的结合平面。如果操作得当，可以将肝曲到脾曲的整段横结肠与网膜和胃剥离。
- 下一步需要决定组织瓣是以右侧胃网膜动脉还是左侧胃网膜动脉为蒂。
  - 右侧血管通常更粗大，当存在左侧背部创面时会考虑应用左侧胃网膜动脉。
- 通过分段结扎胃短血管使网膜与胃剥离。结扎位置不宜过远，以免缩短网膜瓣转移的距离。
- 应用经鼻胃管行胃肠减压，并应在胃内留置数天，以防止胃扩张造成胃大弯血管结扎处脱落。
- 在胃网膜血管与胃剥离后，可继续剥离至胃十二指肠动脉出现的区域（一个分支就在幽门下方离开肝动脉/腹腔丛，仍在横结肠系膜上方）。
- 不应将动静脉完全剥离，保留部分周围软组织可以在转移过程中预防血管损伤。
- 在蒂部可以通过缝合预防血管蒂张力过大和血栓形成。

- 网膜向脊柱的转移需要熟悉胃十二指肠动脉与结肠到腹膜后附着关系的解剖知识。
  - 最简单的方法是在网膜和脊柱间开辟通道，向中线转移结肠肝曲和右半结肠。这是一个无血管层，先前已经将网膜与结肠剥离使结肠的移动大大简化。切开外侧腹膜反折线（Toldt 白线），暴露后腹膜腔。
  - 随后将网膜瓣置于结肠后的结肠旁沟。右肾和肾前筋膜（Gerota 筋膜）向内侧转移，将网膜置于第 12 肋上方，可通过叩诊证实。以标准方式关闭腹部切口的患者换俯卧位重新消毒准备。
  - 将背阔肌和皮肤剥离后通过触诊确定第 12 肋。在棘突旁肌外侧切断第 12 肋，打开骨膜，可立即确认网膜瓣。
  - 如皮肤不足以覆盖网膜，可立即应用负压吸引敷料覆盖网膜瓣，并行延迟植皮修复。

邻近组织转移 / 穿支皮瓣

- 无明确血供的邻近组织转移和穿支皮瓣是重建背部软组织的两种可能的方法。
- 邻近组织转移（如 V-Y 推进皮瓣、转位皮瓣、旋转皮瓣）后背部厚的软组织会形成较大的猫耳畸形，供区常需要通过植皮覆盖。

- 而穿支皮瓣通常可以通过更灵活的方式转移,尤其适用于在髂腰区和肩胛区。但是睡觉、起床动作和体位改变对背部软组织的压力使得对精细脆弱的穿支皮瓣的保护变得困难。

腹外斜肌肌瓣

- 巨大的下外侧胸腰部创面可以用带蒂的腹外斜肌翻转皮瓣闭合。
- 存在较大的放疗后创面的患者,残留软组织无法接受植皮或用于后腹壁的假体材料。
- 这些大而扁平的组织瓣可以帮助创面愈合或为植皮提供条件。
- 通过平行于皮瓣区的斜行切口,广泛剥离腹部皮肤,暴露肌肉,可以是单侧或双侧。与腹直肌前筋膜剥离类似,需

要将转移的肌肉组织离断。向腋后线方向将腹外斜肌与腹内斜肌剥离,到达节段性血管进入肌肉的位置。将肌肉翻转 180° 覆盖缺损处,随后进行植皮。如果进行单侧皮瓣转移,可能造成相应的腹部肌肉不平衡,导致腹壁外形异常。

组织扩张器

- 在某些情况下,应用扩张器进行背部软组织重建优于其他方法。儿科的这类病例多于成人,如先天性巨痣切除的创面修复。
- 组织扩张器的适应证是局部组织瘢痕、外侧移位的肌肉和需要脊柱内固定器(图 15.12)。
- 最大的扩张器需置于邻近覆盖的区域,扩张器的长轴应沿上下方向,以使扩张组织向内侧滑动时背部切口张力

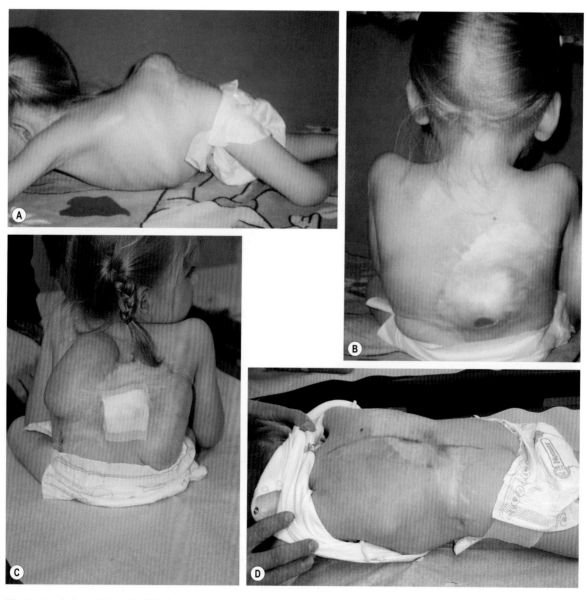

图 15.12 (A)一名先天性脊柱缺陷患儿的侧面。(B)之前的矫正手术所产生的瘢痕。对畸形顶端的压疮进行了良好的护理。(C)躯干后侧的双侧皮下组织扩张。(D)脊柱矫正后创面愈合,利用扩张组织推进皮瓣修复

最小。
- 切口应平行于扩张器的长轴,以减少瘢痕对扩张器的挤压。
- 注水壶应置于骨性隆起浅面,以便触及。

背部游离皮瓣覆盖

软组织
- 既往组织瓣转移造成的竖脊肌瘢痕或神经肌肉条件不良(如脊髓灰质炎),或缺损长于12cm并接受大范围放疗,局部皮瓣或网膜瓣不可用的患者,可选择游离皮瓣移植。
- 游离皮瓣覆盖脊柱的难点在于找到合适的供体血管。可选的血管包括臀上动脉和肋间血管。治疗躯干下部缺损时,可以将较长的大隐静脉移植物与股总动脉吻合,可同时提供皮瓣的供血与静脉回流;对于躯干上部缺损,可以选择较长的头静脉移植物与颈外动脉吻合。

骨
- 脊柱截骨术后椎体重建通常使用椎间融合器与骨移植,效果很好。
- 某些亚群的患者更适合用带血管蒂的游离骨瓣。这些患者能更快速地结合移植骨,有活力的骨细胞可以降低重建失败率和减少感染机会。
- 很难确切地定义哪些患者应该接受带血管蒂的游离骨瓣,非血管化自体骨移植和同种异体移植的成功率都很高。
- 椎体融合长度超过3个椎体、前次重建失败、有放射治疗史、皮肤食管瘘和活动性骨髓炎都是游离腓骨瓣移植的适应证。
- 在胸部区域,既可以端-端吻合节段性腰椎血管,也可以取隐静脉移植物与主动脉吻合。

临床特殊情况

脊柱术后食管瘘
- 少数经历颈椎棘突椎体融合的患者会发生食管损伤,导致渗出和椎体融合处污染。另一组患者会发展成颈椎棘突内固定器压迫进入食管,在食管镜下可以看到内固定器。
- 这些都取决于内固定器置入和食管瘘发生的时机。
  - 如果食管损伤发生在内固定器置入时,脊柱椎体融合就不会稳定,并且仍然需要内固定。
    - 即便没有脊柱问题,只单纯修补食管缺损也容易出问题,耳鼻喉科的标准治疗是引流积液让创面二期愈合。
    - 脊柱内固定器和颈部食管修补间软组织的改善很重要。来自颈部的局部皮瓣、胸肌肌瓣和游离大网膜瓣都是很薄的组织瓣,可以转移到该空间。大网膜可能是最适合用于处理污染组织,并符合所填充腔隙要求的。胸肌肌瓣应尽可能避免在胸部肌肉辅助呼吸的脊髓病变患者中使用。

- 内固定器压迫进入颈部食管的患者通常在颈部椎体融合后数月时被发现,此时通常需要取出内固定器。
  - 尽可能修补食管,软组织瓣的转移在去除内固定和骨融合已完成时会更容易。
  - 在颈椎椎体融合和顽固性瘘的情况下使用前臂桡侧皮瓣修复食管壁是可行的。

"脊髓松解术"或"脊柱脂肪瘤"
- 有些婴儿需要在婴儿期接受椎管闭合手术或切除大的"脊柱脂肪瘤"。术后脊髓开始附着于椎管,并随着发育和年龄增长,脊髓被显著拉伸。打开硬脊膜将粘连的脊髓从瘢痕中释放出来,常会使脊髓滑向头侧。
- 有些腰骶部凹陷处脂肪很厚的患者,术前吸脂效果很好。瘢痕较厚的患者,在脊柱探查前应用组织扩张器进行修复。其他假性脑脊膜膨出和需要脊髓二次探查的患者最好使用以臀上动脉为基础的软组织重建,描述见下文。

假性脑脊膜膨出修补和脑脊液漏
- 假性脑脊膜膨出包括脑脊液漏,通过硬脊膜进入背部软组织,也可以是脊髓的脑脊液漏通过引流或通过皮肤流出。前一种情况由于脊髓受到液体的压力导致运动感觉功能障碍,常需要治疗。后一种情况必须加以处理,以预防上行性脑膜炎。
- 通常情况下,硬脊膜上的孔洞必须修复或用补片修补。整形外科团队应负责改善软组织被覆,以促进硬脊膜重建愈合。
- 重要的辅助治疗是对脑脊液给皮瓣的压力进行临时或永久性减压,具体操作包括:
  - 患者术后一周平卧位,使用减压床。
  - 通常还包括由神经外科团队监测腰部或头部脑脊液,以保持重建时压力处于低水平。
  - 从长远看,假性脑脊膜膨出脑脊液压力可能比软组织重建的质量更重要。

术后护理

- 背部创面重建术后的护理包括两个要点:闭合负压引流和减压。
  - 创面基底与皮瓣之间的闭合负压引流量应保持在每天低于30ml。引流装置越多越好,大手术甚至需要6~8个引流管。
  - 术后配备减压床能使患者的皮瓣与床接触时不会对组织造成压力性损伤。据推测,创面直接压紧皮瓣会产生有益的效果,有助于创面愈合。

延伸阅读

Duffy FJ, Weprin BE, Swift DM. A new approach to closure of large lumbosacral myelomeningoceles: the superior gluteal artery perforator flap. *Plast Reconstr Surg.* 2004;114:1864–1868.
Dumanian GA, Ondra SL, Liu J, et al. Muscle flap salvage of spine wounds with soft tissue defects or infection. *Spine.* 2003;28:

1203–1211.
Long-term results of successful salvage of posterior hardware with soft tissue reconstruction of the back are presented.

Erdmann D, Meade RA, Lins RE, et al. Use of the microvascular free fibula transfer as a salvage reconstruction for failed anterior spine surgery due to chronic osteomyelitis. *Plast Reconstr Surg.* 2006;117:2438.

Garvey PB, Rhines LD, Dong W, et al. Immediate soft-tissue reconstruction for complex defects of the spine following surgery for spinal neoplasms. *Plast Reconstr Surg.* 2010;125:1460–1466.
Large series of prophylactic flaps from the MD Anderson group demonstrates improved outcomes.

Glass BS, Disa JJ, Mehrara BJ, et al. Reconstruction of extensive partial or total sacractomy defects with a transabdominal vertical rectus abdominis myocutaneous flap. *Ann Plast Surg.* 2006;56:526–530.

Lee MJ, Ondra SL, Mindea SA, et al. Indications and rationale for use of vascularized fibula bone flaps in cervical spine arthrodeses. *Plast Reconstr Surg.* 2005;116:1–7.

Mathes DW, Thornton JF, Rohrich RJ. Management of posterior trunk defects. *Plast Reconstr Surg.* 2006;118:73e–83e.

Mitra A, Mitra A, Harlin S. Treatment of massive thoracolumbar wounds and vertebral osteomyelitis following scoliosis surgery. *Plast Reconstr Surg.* 2004;113:206–213.

Nojima K, Brown SA, Acikel C, et al. Defining vascular supply and territory of thinned perforator flaps: Part II. Superior gluteal artery perforator flap. *Plast Reconstr Surg.* 2006;118:1338–1348.

O'Shaughnessy BA, Dumanian GA, Liu JC, et al. Pedicled omental flaps as an adjunct in complex spine surgery. *Spine.* 2007;32:3074–3080.
Small series illustrating the use of pedicled omental flaps in spine reconstruction surgery.

Said HK, O'Shaughnessy BA, Ondra SL, et al. Integrated titanium and vascular bone: a new approach for high risk thoracic spine reconstruction: P34. *Plast Reconstr Surg.* 2005;116:160–162.

Wilhelmi BJ, Snyder N, Colquhoun T, et al. Bipedicle paraspinous muscle flaps for spinal wound closure: an anatomic and clinical study. *Plast Reconstr Surg.* 2000;106:1305–1311.
This is an early description of paraspinous muscle flaps for repair of soft tissue defects after spine surgery. This paper illustrates the performance of superior gluteal artery flaps that can then be used for spine reconstruction.

第 **16** 章

腹壁重建

本章部分内容选自 Neligan 和 Song 主编的 *Plastic Surgery* 第 4 版第 4 分卷《下肢、躯干与烧伤》第 12 章"腹壁重建",章节作者为 Mark W. Clemens Ⅱ 和 Charles E. Butler。另有部分内容选自 Neligan 和 Song 主编的 *Plastic Surgery* 第 3 版第 4 分卷《下肢、躯干与烧伤》第 12 章"腹壁重建",章节作者为 Navin K. Singh、Marwan R. Khalifeh 和 Jonathan Bank。

概要

- 因开腹手术失败、肿瘤消融、先天性畸形和创伤导致的缺损是腹壁重建(abdominal wall reconstruction,AWR)最常见的适应证。
- 腹壁疝形成的原因可以是由遗传易感性导致的胶原蛋白合成受损,或者是机械应变作用以及易感危险因素(例如吸烟、糖尿病和肥胖)导致的获得性结构性胶原蛋白异常。
- 直接缝合修复腹壁疝的复发率远高于使用补片加强修复。
- 生物补片因其感染率、瘘管发生率及补片取出率均低于合成补片,因此在复杂的腹壁重建中更受医生们的青睐。
- 成功的手术技术需要筋膜完全的对合、在生理张力下放置补片、正确使用引流管以及褥式缝合减少皮下无效腔。
- 辅助重建技术包括对肌筋膜推进皮瓣、带蒂肌瓣以及游离皮瓣的结构性分离,对于腹壁大块缺损时筋膜的关闭以及软组织的覆盖具有重要意义。

简介

- 腹壁重建的主要目标是重新建立肌筋膜完整性,保护腹部脏器,提供持久的皮肤覆盖,以及将复发风险降至最低。
  - 疝气和腹壁缺损可以是无症状,也可以表现出症状,症状从轻微的外观影响到较大的腹壁损毁不等。
- 如疝囊颈较窄,肠管嵌顿和绞窄的风险更高,而疝囊颈较宽,虽然疝体看起来较大,肠管损伤的风险反而较低。
- 术后感染和修复失败的危险因素包括吸烟、糖尿病、慢性阻塞性肺疾病(chronic obstructive pulmonary disease,COPD)、冠状动脉疾病、营养不良 / 血清低白蛋白、免疫抑制、长期使用皮质类固醇、肥胖以及高龄。

- 有的疝气开始时呈现多个小型"瑞士奶酪"样缺损,当其中一个被修复后,未被修复的缺损就会扩大。
- 腹直肌分离并非真正的腹壁筋膜缺损,而是腹白线病理性的延展,病因可能是先天性的,但更常见的病因是产后。
- 从功能角度,腹直肌分离类似于动脉瘤,其中外膜(筋膜)和内膜(腹膜)完好无损,但肌肉层缺失(图 16.1)。
- 在腹壁重建技术中,对于无须进行腹肌紧缩或腹肌已无法进一步拉拢的病例,腹白线可以保持功能性分离状态,而不是成对腹直肌腱膜紧密交织的状态。
- 腹白线分离可能会随腹内压增加而扩大,甚至达到需要修复的程度。
- 这类修复无须进入腹膜内,只需做折叠缝合或叠瓦状缝合,将腹直肌拉回到中线位置(图 16.2)。

术前注意事项

- 疝气由一系列慢性疾病的累积所致,包括胶原蛋白性疾病、机械负荷过大、其他疾病的并发症、过时的手术技术,以及其他尚未被了解的因素。
- 治疗的成功取决于系统性的方法,包括全面了解上次修复失败的病因、危险因素、代谢状态、修复材料的生物学和生物力学、选用正确的手术技术(如开放式或腹腔镜)以及术后保持警惕。
- 通过体检作出诊断,由 CT 扫描确认。
- 当肌肉、筋膜和 / 或皮肤出现坏死、回缩,腹壁出现局部缺损时,腹腔内脏就会进入疝囊,形成腹壁疝。
- 患者不适合外科手术是腹壁重建的唯一绝对禁忌证。
- 合并腹水的腹壁疝患者极有可能治疗效果不佳,应先转诊至肝脏科医生治疗肝硬化或肝衰竭后再考虑疝气修复。
- 转移性疾病(肝、腹或远处转移)是相对禁忌证。

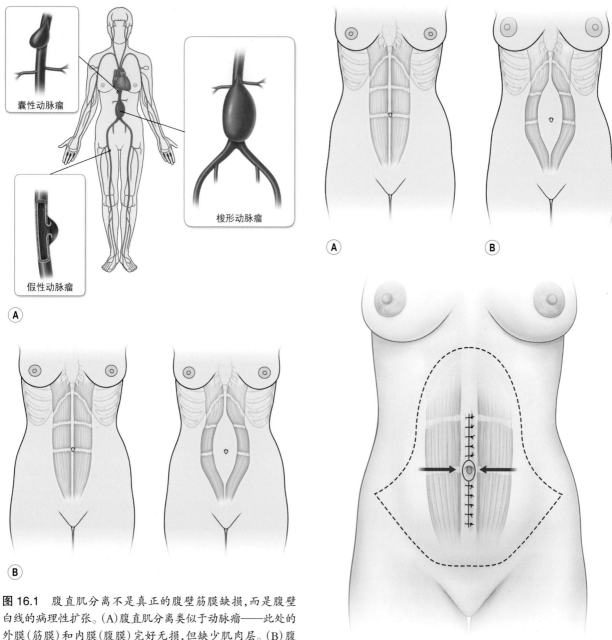

图 16.1　腹直肌分离不是真正的腹壁筋膜缺损,而是腹壁白线的病理性扩张。(A)腹直肌分离类似于动脉瘤——此处的外膜(筋膜)和内膜(腹膜)完好无损,但缺少肌肉层。(B)腹直肌分离会随着时间的延长而严重到需要修复。修复无需进入腹膜内部,方法是折叠缺陷部分的筋膜,使腹直肌重新回到中线位置

图 16.2　(A)双侧腹直肌的正常位置。(B)腹直肌分离。(C)示意图显示皮下潜行分离范围,将筋膜折叠后使腹直肌重回中线位置

- 术后患者可能会出现腹壁和/或供区的薄弱、急性或慢性疼痛、呼吸问题或慢性残疾。
- 许多支撑材料(合成补片,人源和非人源生物补片)可为腹壁修复提供帮助。术前外科医生应与患者一起详细讨论这些材料。
  - 腹壁疝气工作组(Ventral Hernia Working Group,VHWG)根据疝的严重程度建立了一个有助于将腹壁疝进行分类的分级系统(图 16.3)。根据 VHWG 的分级系统,Ⅲ级或Ⅳ级患者应考虑使用生物补片,而Ⅰ~Ⅱ级患者通常更适合使用合成补片。
  - 如果外科医生不喜欢生物或者合成补片,而希望使用

自体组织,可以取大腿阔筋膜(tensor fascia lata,TFL)进行移植和修复(图 16.4)。
- 获取阔筋膜需要沿一条或两条大腿的外侧做纵行切口。
- 切开皮肤和皮下组织后,就可以看到宽阔和坚韧的阔筋膜。
- 阔筋膜张肌的肌肉部分(在上部)无需被取出,需要取出的是宽阔的筋膜部分以及纵行的纤维部分。
- 膝盖上方应保留 5~10cm,防止取阔筋膜后膝关节外侧

1级 低风险	2级 合并其他疾病	3级 潜在感染	4级 感染
• 并发症风险低 • 无创面感染史	• 吸烟 • 肥胖 • 糖尿病 • 免疫抑制 • 慢性阻塞性肺疾病	• 创面感染史 • 瘘口存在 • 侵犯胃肠道	• 补片感染 • 感染性创面裂开

图 16.3 腹壁疝工作组的腹壁疝分级评分表。(From:Ventral Hernia Working Group,Breuing K,Butler CE,Ferzoco S,et al. Incisional ventral hernias:review of the literature and recommendations regarding the grading and technique of repair. Surgery. 2010;148(3):544-558,© Elsevier,2010.)

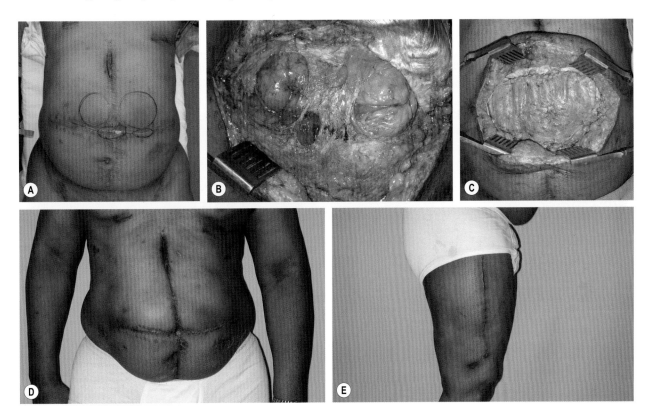

图 16.4 用阔筋膜移植物修复疝气。(A)具有多个筋膜缺损标记的术前影像。(B)术中缺损图像。(C) 20cm×15cm 筋膜移植物覆盖缺损。(D)腹部的术后照片。(E)供区

不稳定。因为阔筋膜是髂胫束的一部分,而髂胫束负责膝外侧的稳定性。
- 阔筋膜的获取面积可达 28cm×14cm。如有需要,可获取两侧阔筋膜缝合在一起使用。
- 通常供区留置引流管,建议为拄拐行走的患者提供物理治疗。

技术要点

- Halsted 的疝气修复原则在 100 年后仍然是正确的,且适用于现代疝气手术:

- 无菌技术
- 组织的无创伤处理
- 锐性解剖分离
- 仔细止血
- 使用非反应性缝合线
- 尽量减少异物使用
- 避免非生理性张力
- 消除无效腔
- 疝气修复的具体步骤是:①减少生物负荷,做好创面准备;②肌肉复位;③加强薄弱区域;④尽量减少异物使用;⑤控制无效腔以防止形成血清肿,血清肿会延迟再血管化(图 16.5)。

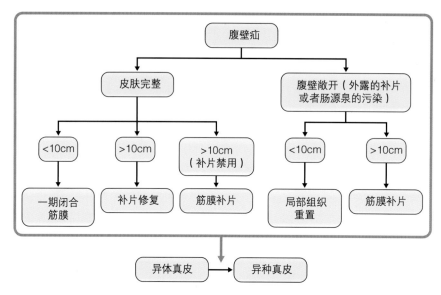

图 16.5 改良的腹壁重建规则。(After Disa JJ, Goldberg NH, Carlton JM, et al. Restoring abdominal wall integrity in contaminated tissue deficient wounds using autologous fascia grafts. *Plast Reconstr Surg.* 1998;101:979-986.) 随着生物补片 (如 AlloDerm 和 Strattice) 的使用日益广泛,筋膜的使用 (在许多情况下是合成补片) 被逐渐取代。生物补片增加了一期筋膜闭合的可能性

减少生物负荷

- 这是遵守手术原则的第一步。
- 创面应做机械清洗,必要时使用脉冲灌洗或锐性的肿瘤样清创切除。
- 创面准备应切除所有无活力组织,包括可能无血供的硬结和纤维化组织,以及任何之前遗留的异物和补片。
- 清创可能需要去除脐部,因为它通常附着在皮瓣之上,或在手术快结束时被发现没有血运。患者应该对此有思想准备,脐部可以在二期重建。
- 既往存在的瘘管可以通过如下方法进行控制:外科引流、经皮引流管和分流、外科冲洗和抗生素治疗现有感染或定植的微生物。
- 经过 24~72 小时的非手术治疗后,可安排手术修复关闭腹壁。在修复手术时,腹腔内任何发现和病理性状态 (如瘘管和肿瘤) 都应予以处理。

负压创面治疗

- 清创后如果创面仍不适合立即关闭,可通过局部使用抗菌药膏和敷料减少定植菌群数量。
- 创面严重感染或污染不适合通过生物负荷技术充分解决时,可以使用负压装置来处理创面。
- 负压创面治疗 (negative-pressure wound therapy, NPWT) 的工作原理:①压迫组织产生剪切力和缺氧,诱导血管生成/肉芽形成;②缺氧,释放一氧化氮,引起血管扩张;③减少第三空间液体;④根据 Bernoulli 定律,血管被压缩,血流

速度增加,导致静水压力降低,从而减少渗出;⑤血流速度加快,渗出液通过 Venturi 效应被"抽吸"回第二间隙;⑥机械性夹压创面。

手术技术

一期关闭缝合技术

- 小的腹壁缺损可以通过将缺损的边缘拉拢缝合而达到一期关闭。类似于产后修复腹壁时将分离的腹直肌折叠缝合,使其重新回到中线位置。
- 粗的缝合线,例如 1 号或 2 号单丝缝合线经常被使用。
- 也可以用慢吸收的缝合线,如 PDS (聚二噁烷酮) 或不可吸收的缝合线,例如尼龙或 Prolene (聚丙烯) 缝线。
- 快吸收缝合线,例如外科手术肠线或聚乳酸 910 Vicryl (薇乔) 缝线不适合该缝合技术。
- 编织缝线更容易成为感染灶。
- 永久缝线可保证更高的强度,但可能形成缝线肉芽肿或在较瘦的患者身上可触及或可见,可能需要后续取出。
- 连续缝合与间断缝合的优劣对比在学术界仍有争议。
  - 由于复发率高,一期关闭缝合不应单独用于大的腹壁疝或切口疝。

组织松解分离技术 (视频 16.1)

- 组织结构分离是动员双侧腹直肌形成双蒂的、神经化的肌筋膜皮瓣。

- 在 Ramirez 等的最初描述之后,其他作者也报告了使用这种技术的良好效果,并提供了改进和变化,包括保存脐周穿支的外侧最小切口入路或通过隧道利用微创的组织结构分离技术。
- 在该技术的原始描述中,皮肤和皮下组织广泛脱套到腋前线或腋中线(图 16.6)。
- 腹外斜肌移行为腱膜并附着在腹直肌前鞘腱膜被定义为半月线。
- 在该线外侧约 10~20mm 处,用剪刀或电刀进行筋膜切开,将腹外斜肌与腹直肌分离。
- 识别半月线的方法包括腹直肌触诊,电刀烧灼刺激也可用于检查肌纤维的方向(图 16.7)。
- 切开筋膜后,在其正下方进入腹外斜肌和腹内斜肌之间的一个无血管平面。
- 纤维的走向有助于确认是否进入正确的平面,因为腹外斜肌的纤维是从外上到内下,而腹内斜肌纤维走向和腹外斜肌互相垂直(图 16.8)。
- 源自肋间血管和神经的节段性神经血管束是在腹内斜肌深面,所以该解剖平面是安全而有优势的。

- 若在腹内斜肌下方分离时误伤神经,可能导致腹直肌节段性无力(图 16.9)。
- 腹膜内肠管对腹壁的粘连也应被视为一种"组成结构",必须被分离。
- 广泛的粘连松解能使内脏脱离腹壁的内表面,回到双侧结肠旁沟,是腹壁松动的重要步骤。
- 为获得更高的活动度,如有需要,可在疝气突出位置的筋膜游离缘外几毫米处从后方适当游离腹直肌鞘(图 16.10)。
- 这种后侧的松解并非总是必要的,它可为每侧提供额外的 2~3cm 的活动度。
- 它还能制造腹直肌后用于放补片或生物材料的空间,具体选择取决于医生本人。
- 如果有造口(结肠造口、回肠造口、输尿管造口)存在,进行造口侧组织结构分离时应该格外小心。
- 组织结构分离应产生肌筋膜皮瓣,其每侧移动度分别为上腹部 6cm,腰线水平 10cm,耻骨上区 5cm(图 16.11)。
- 带有缝合线的骨锚可用于将筋膜、补片或生物基质缝合到骨盆或肋骨上。

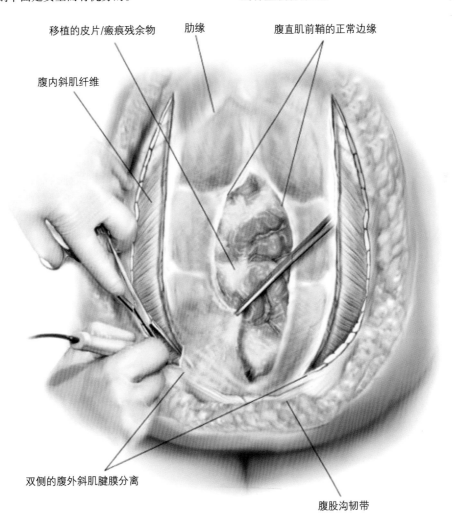

移植的皮片/瘢痕残余物　　肋缘　　腹直肌前鞘的正常边缘

腹内斜肌纤维

双侧的腹外斜肌腱膜分离

腹股沟韧带

图 16.6 开放的组织分离。皮下瓣从腹直肌前鞘上提起,露出腹外斜肌腱膜。腹外斜肌腱膜从腹股沟韧带下方松解至肋缘以上。这样在切开腹外斜肌腱膜后可以暴露腹内斜肌纤维。

(From: Rosen M. Atlas of Abdominal Wall Reconstruction, pp. 15-195. © Elsevier, 2012.)

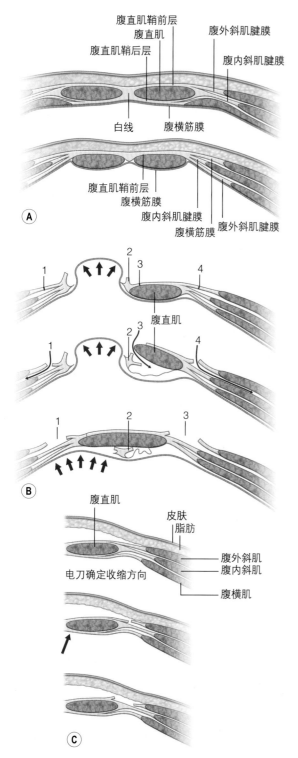

图16.7 (A)弓状线上方和下方的正常解剖结构。(B)组织松解方法的步骤:腹外斜肌移行为腱膜并附着在腹直肌前鞘腱膜被定义为半月线。在半月线10~20mm外侧,在任一侧(1,4)进行筋膜切开术,将腹外斜肌从腹直肌分离。电刀刺激也可以用来检查肌肉纤维的方向。进入无血管平面(在腹外斜肌和腹内斜肌之间)。正交方向的纤维有助于确认进入了正确的平面。应保护节段性神经血管束,其流向腹内斜肌深面。腹直肌和后鞘之间的平面可通过从白线旁切开而获得(2)以增加长度(3)。皮瓣边缘被缝合在一起。(C)横截面图显示腹外斜肌松解

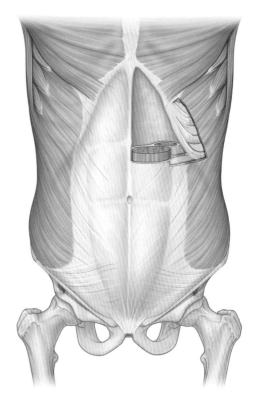

图16.8 半月线上方腹部肌肉和筋膜示意图。注意腹部斜肌群相交于正中线

- 如果没有或者不熟悉骨锚,则可以使用1mm的电钻穿过骨头做一个隧道,然后用缝线来固定。
- 大多数外科医生更倾向于用补片从后方而非前方进行加强,但尚无前瞻性研究证明在后方加强的方法更优越。
- 从后方加强的材料可以在腹膜内放置,保证与腹直肌前复合体至少有4cm重叠覆盖范围。在某些情况下,可能需要跨越一侧腹外斜肌到对侧腹外斜肌,以加强和固定整个手术区域。
- 从腹部向下进入腹膜,再到补片或生物材料,然后回到腹壁进行U形全厚缝合。
- 如有可能,用作支撑物的生物材料或补片应该适当绷紧,使移位的肌肉可以被动靠近中线。
- 在某些情况下,肌肉难以回复靠拢,这时补片或生物材料便充当"桥梁"作用。
- 如上所述,桥梁材料鼓起的风险更大,并且会成为无动力、无神经支配的部分腹壁。
- 放置后方的加强材料后,直肌后鞘和前鞘可分别用标准技术关闭(图16.12)。
- 也可在腹肌的后面、腹腔的表面放置支撑物。腹膜和腹直肌后鞘先行关闭,然后将补片或生物材料置于腹直肌鞘的边缘之间(Rives-Stoppa法)。
  - 这种直肠后技术的优点包括将强度层放置在靠近肌肉鞘和肌肉的位置,置入物不与肠管接触。
  - 缺点在于,由于没有广泛地重建腹壁,可能在腹直肌鞘外侧或者某个组织结构分离的位置发生疝气的复发。

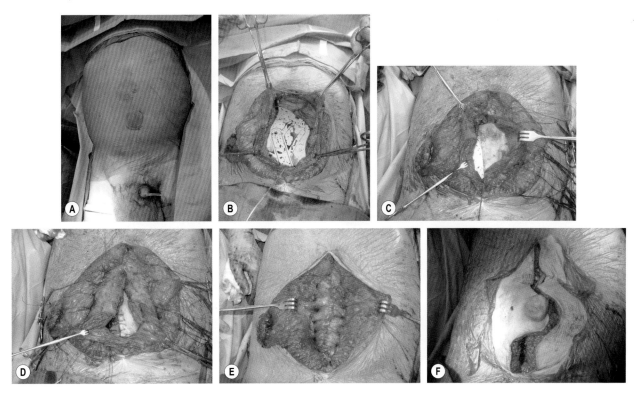

图16.9 组织分离后采用异种真皮材料 Strattice 作底部支撑材料。(A)术前照片——腹壁疝。(B)疝囊确认。(C)缝合一侧的 Strattice 材料。(D)U 形缝合线通过对侧。(E)在异种真皮 Strattice 之上缝合关闭筋膜层。(F)放置引流。

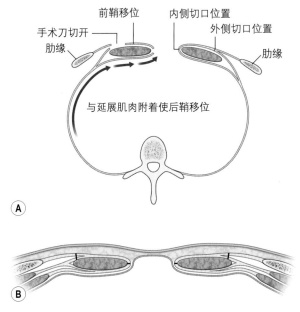

图16.10 (A)截面图显示内外侧切开,准备实施腹直肌后侧的组织松解分离,从肋缘下做分离松解可提供上腹部的额外长度。(B)上腹部切开平面。注意外侧切口贯穿腹直肌前鞘的两个组成成分

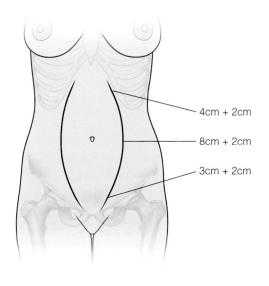

图16.11 根据 Shestak 等的研究,通过外斜肌和内斜肌至腋后线的成分分离,可获得在上、中和下腹部水平的最大单侧直肌复合体活动度。如果腹直肌与腹直肌后筋膜分离,则可获得额外 2cm 的推进

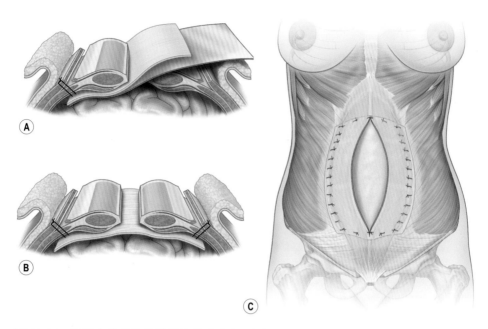

图 16.12 腹膜内放置修复材料修复腹壁疝。（A）假体放置的横截面图,最初固定在一侧。在组织松解分离后,会引入从后方加强的材料,并使用全层 U 形缝线将其固定到外侧肌群。（B）如有可能,使底衬绷紧,以使两个肌肉复合体到达中线。如果两侧肌肉无法在中线靠近,补片或生物材料将作为"桥梁"材料被放置。该方法通常会带来更大的膨出风险,并且这部分腹壁无法运动也无神经。放置底层加强材料后,可采用标准技术分别闭合腹直肌后鞘和腹直肌前鞘。（C）下层缝线定位的前面观

- 针对早先的组织分离技术的常见批评意见见认为,该方法需要广泛剥离皮瓣,容易导致皮肤边缘缺血和血清肿。
- Saulis 和 Dumanian 支持一种穿支保留技术,其中通过单独的小的外侧通道松解半月线。在肋缘下方切开大约两个手指宽度,使用带光源的拉钩或者一个长的电刀,沿着这些切口长度松解腹外斜肌,同时保留中线附近几厘米的软组织和筋膜穿支。Butler 也进行了类似的保留穿支的技术改进,利用进口的隧道进行前侧的松解(图 16.13)。

局部和远处自体组织修复

- 在某些情况下,可能会发生腹壁全层缺损,特别是在根治性肿瘤切除时。在这些情况下,外科医生通常会采用大腿或躯干的带蒂皮瓣进行复合组织重建,包括大腿前外侧(anterolateral thigh,ALT)皮瓣、阔筋膜张肌(tensor fasciae latae,TFL)肌皮瓣和腹直肌肌皮瓣(表 16.1)。
  - 大腿前外侧皮瓣的血供来源于旋股外侧动脉降支,皮瓣可以到达下腹部以提供复合组织的重建。
  - 带蒂阔筋膜张肌肌皮瓣的血供来源于旋股外侧动脉横支,皮瓣可以到达下腹并提供皮肤,皮下组织和筋膜的覆盖。
  - 游离阔筋膜张肌肌肉皮肤筋膜瓣也可通过吻合腹膜内血管进行移植,如胃网膜动脉。
  - 相比用于疝气修复,游离皮瓣更常用于肿瘤切除的修复。

组织扩张

- 一些患者不仅有筋膜缺损,而且还有皮肤和软组织缺损。
- 组织扩张器可置于皮下空间,位于筋膜表面,并在数周内进行序列扩张,以动员获取更多皮肤。
- 筋膜重建后,组织扩张器取出,皮瓣被切取,然后关闭供区,动员皮肤的黏弹性——蠕变和应力松弛(图 16.14)。
- 较少的情况下,筋膜本身可以通过将组织扩张器放置在腹内斜肌与腹外斜肌之间进行扩张。
- 皮下和筋膜间组织扩张器技术受到以下限制:扩张器不是在刚性平台上(如头皮内或在胸壁上进行乳房再造),扩张过程会沿阻力最小方向导致部分组织向外,部分组织向内扩张。

造口疝修补

- 造口疝是一个重大挑战,因为造口的产生实际是在腹壁上制造一个供肠管出口的缺损,这正是疝的定义。
- 随时间推移,筋膜力量减弱和筋膜缺损扩大是造口人群将要经历的可悲的自然过程。
- 修复方式包括用生物基质材料进行加强,因为合成物更容易在造口的环境中引起感染。
- 早期数据显示,预防性放置支撑材料联合 Sugarbaker 锁眼技术,或瓣阀技术和 / 或重新造口术可以防止迟发性疝的发生。

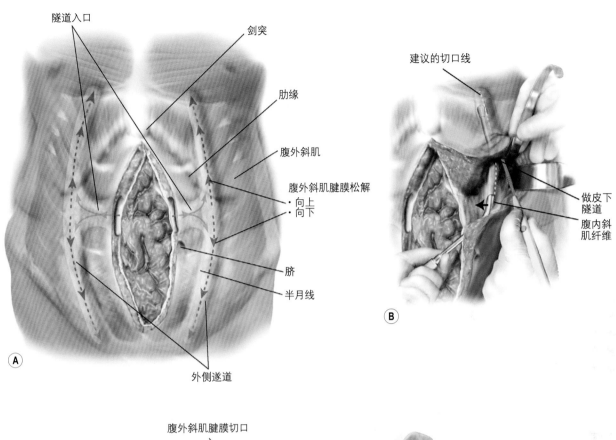

隧道入口

剑突

肋缘

腹外斜肌

腹外斜肌腱膜松解
· 向上
· 向下

脐

半月线

外侧遂道

建议的切口线

做皮下隧道

腹内斜肌纤维

腹外斜肌腱膜切口

腹外斜肌和腹内斜肌之间的分离间隙

腹直肌

完整的内侧与外侧组肌皮穿支

图 16.13　微创组织松解分离（minimally invasive component separation, MICS）技术。（A）通过中线到脐上外侧斜肌腱膜的一条小隧道进入斜肌腱膜。在背侧和腹侧各做一个垂直隧道，到达预定要松解分离的腹外斜肌腱膜的位置。脐周穿支和腹直肌前鞘上方的皮下组织不受影响。（B）然后从耻骨到肋缘上范围分离腹外斜肌腱膜。在上腹部，腹外斜肌腱膜在肋缘和肋缘上用电刀切开，达到游离松解的目的。（C）剪刀通常用于下方松解腹外斜肌腱膜。该方法保留了皮下组织（包括肌皮穿支）与腹直肌前鞘的连接附着。（From Rosen M. Atlas of Abdominal Wall Reconstruction, pp. 15-195. © Elsevier, 2012.）

表 16.1　在腹壁重建中使用的基于大腿和躯干的带蒂皮瓣

皮瓣	特点
大腿前外侧皮瓣	• 表面积大 • 供区并发症小 • 到达常覆盖可到达脐周区域，也有报道可到达肋缘 • 可向后到达同侧髂后上棘，向外侧到达对侧髂窝 • 同区域的筋膜皮瓣成活率不稳定
阔筋膜张肌肌皮瓣	• 皮岛面积大（15cm×40cm） • 皮肤可到达脐周区域，但远端皮肤坏死是使用阔筋膜张肌进行腹部重建的主要缺点 • 将股直肌及其周围筋膜加到阔筋膜张肌可覆盖较大的缺损，但是仍会导致皮肤坏死
股直肌肌皮瓣	• 血供来源于旋股外侧血管，可根据以下情况作为肌瓣，肌筋膜瓣或大腿联合皮瓣的一部分转移 • 提供大约 6cm 宽的长圆柱状肌肉，可支配 12cm×20cm 的皮岛
联合大腿皮瓣	• "次全大腿皮瓣"利用多功能的旋股外侧血管系统，可包括股直肌、阔筋膜张肌、股外侧肌和/或大腿前外侧瓣组织 • 双侧带蒂大腿总瓣几乎可以重建整个腹壁皮肤缺损 • 这些瓣的筋膜部分可用于修复筋膜缺损，但通常首选补片进行肌筋膜的重建，并用软组织皮瓣覆盖；大腿筋膜可沿纤维撕裂，不是非常可靠
腹直肌肌皮瓣	• 皮岛可设计为垂直或水平方向，作为扩大的腹壁下动脉皮瓣（基于脐周穿支的具有侧向皮肤延伸的肌皮瓣），或作为标志皮瓣（上腹部的皮肤延伸至乳房下皱襞和腋前线） • 对于位于腹壁外围的缺损很有用 • 对于大的腹壁缺损，当供区会增加原发灶缺损面积时，应避免使用
背阔肌肌皮瓣	• 瓣的旋转弧线可覆盖腹壁上外侧缺损 • 可用作肌瓣或肌皮瓣

（Adapted from Althubaiti G，Butler CE. Abdominal wall and chest wall reconstruction. *Plast Reconstr Surg.* 2014；133（5）：688e-701e.）

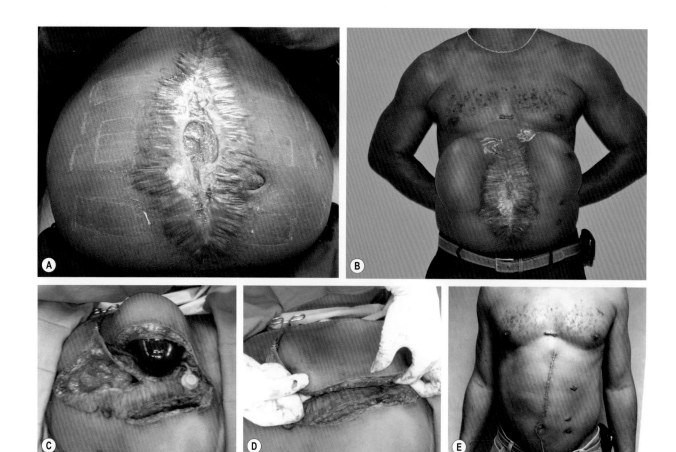

图 16.14　组织扩张。（A）腹部皮肤缺损愈合不佳的术前照片。（B）放置皮下组织扩张器后。（C）扩张器移除。（D）转移扩张的皮肤。（E）术后效果

腹壁移植

- 经历小肠或多器官移植的患者可能会遭受腹部损失,需要进行再造。
- 近年来,腹壁移植通常发生于和其他器官一起移植时。
- 腹壁下血管是最常用的蒂。
- 和所有移植的组织一样,移植的皮肤需要终身使用免疫抑制剂,因此在涉及其他移植的情况下,这种重建选择受到限制。

术后注意事项

- 预防深静脉血栓形成。建议至少使用序列性防血栓压力装置及早期下床活动。
- 在大多数情况下,血栓预防从化学性预防开始,包括术后使用肝素、低分子量肝素和 / 或香豆素类抗凝药。
- 在许多创伤中心或既往患有静脉血栓栓塞的患者可以使用腔静脉滤器(永久性和可逆性)。
- 手术当晚,患者保持气管插管,并在术后第一天在安静状态下再拔管。
- 剧烈的拔管可能会对气管产生非生理性冲击,并可能对腹壁的修复造成不良影响。
- 腹壁重建患者可能需要 ICU 护理和监测,以支持其体液需求,因为他们会在第三间隙内积存体液。
- 通过留置的膀胱压力传感器可监测腹腔间隔室综合征。
- 营养支持可以考虑全肠外营养(total parenteral nutrition,TPN)或早期肠内营养。通常肠道通气后再使用肠内营养。如果需要较长时间避免肠内营养,可以使用全肠外营养。
- 当前的最新数据明确表明,预防性静脉使用抗生素应在手术开始前 30~60 分钟使用,术中可能需要追加,具体取决于手术持续时间和抗生素的半衰期。
- 对于清洁手术的病例,一次术前预防剂量已足够,但是常见的使用模式是 24 小时抗生素预防。
- 对于复发性疝气修复,尤其是保留以前的合成补片时,不仅应视为预防,更应视为治疗的目的而使用更长时间(抗生素)。
- 非清洁的和污染的病例应按照治疗目的使用抗生素。
- 损伤胃肠道的病例应使用更广谱的覆盖厌氧菌以及革兰氏阴性细菌的抗生素。
- 由于吻合口或者污染区周围积液的可能,以及在各个分离层次血肿和血清肿的风险,在腹壁重建中必须使用引流。
- 腹带可提供压力,减少术后的间隙,也有助于提高舒适度,将血清肿的风险降至最低,并为深层筋膜修复提供支持。
- 但是,医生必须考虑到,对于大面积的筋膜皮瓣,腹带的压力可能会影响边缘组织灌注并导致组织梗死和缝合线区域缺血。

- 疼痛控制包括使用止痛药,镇痛泵和硬膜外麻醉。
- 一些中心报告了手术时对腹壁外侧肌肉群使用肉毒毒素的情况,包括腹外斜肌、腹内斜肌和腹横肌,以暂时性减弱这些肌肉的力量,减轻痉挛和疼痛,并减少了可能不利于创面愈合的破坏性的向外牵拉力量。
- 肉毒毒素可在术前一周使用,在手术时方可获得最大的效果。
- 肉毒毒素使用的禁忌证包括神经肌肉疾病,例如重症肌无力和 Guillain-Barré 综合征。
- 广泛的共识是,在术后恢复的前 6 周内只应进行极少量的活动。
- 对于风险高于平均水平的患者,禁止过度劳累的恢复期应延长至术后几个月。对于反复发作的疝气修复的患者,应终生限制体力活动。
- 从事繁重体力工作的患者可能需要被重新培训或分配到不同的职业。

并发症与结果

- 当前数据估算疝气复发率范围从 2% 到 54%,具体取决于修复手术的类型(补片修复为 2%~36%,缝线修复为 12%~54%)。
- 原发性腹壁疝缝线修复术复发率为 25%~52%。
- 先前腹壁疝的修复次数可以预测失败的相对风险。
- 在一项针对 10 000 人的研究中,患者术后 5 年复发率依次为:第一次再手术后为 23.8%,第二次 35.3%,第三次为 38.7%。
- 除了对供区并发症的考虑,其他并发症包括血肿、血清肿、感染、疼痛、胀气和腹壁无力。
- 可能会发生皮肤破裂导致的补片或生物材料外露。
- 应使用潮湿的敷料(如负压创面治疗)或表面抗菌剂(如磺胺嘧啶银),避免补片处于干燥状态。
- 肉芽肿的成因可能是使用生物或轻质补片,感染的可能性会增加。
- 患者也可返院,在手术室切除失活的皮肤边缘并在保持引流的情况下再次关闭创面。
- 如果在手术中使用合成补片,并出现周围组织感染,补片可能需要被移除。
- 某些大孔或轻质补片暴露可进行创面处理。
- 生物补片对感染和污染环境的适应性更强,但其并不能抵抗感染或污染。
- 所有手术都会引起炎症反应,该反应会引起腹腔内脏粘连到腹壁。
- 在腹壁重建期间,在大肠和腹壁之间插入网膜时应格外注意。
- 当无法获得足够的大网膜时,由透明质酸和羧甲基纤维素构成的生物膜可以用作阻碍黏附形成的屏障。
- 血清肿的处理包括反复无菌抽吸,或者将硬化剂(如聚维酮碘或四环素)注入到血清肿腔隙内,或留置经皮引流管。

- 难治的血清肿可能需要通过切除假包膜来消灭已形成的血清肿腔隙，并通过放置引流关闭新产生的腔隙。
- 对于需要手术干预的血清肿，其他技术（如缝线或纤维蛋白胶水）也应予以考虑。
- 腹壁重建的辅助手术包括瘢痕修复、改善轮廓、矫正分离、脐部重建和减轻疼痛。
- 如在腹壁重建时使用自体组织，则必须考虑供区的并发症发生率。

延伸阅读

Disa JJ, Goldberg NH, Carlton JM, et al. Restoring abdominal wall integrity in contaminated tissue deficient wounds using autologous fascia grafts. *Plast Reconstr Surg.* 1998;101:979–986.
After conducting animal studies, the authors present their experience with non-vascularized TFL autografts in a series of patients in whom prosthetic mesh was contraindicated or components separation impossible. Recurrence rates, local complications, and donor-site morbidity were within acceptable limits. Several patients underwent subsequent laparotomy for other purposes, at which point the transferred fascia was revascularized (concordant with the authors' previous findings in animal experiments). Maximal graft dimension was 28 (14 cm).

Dixon CF. Repair of incisional hernia. *Surg Gynecol Obstet.* 1929;48:700.

Gibson CL. Post-operative intestinal obstruction. *Ann Surg.* 1916;63:442–451.

Hershey FB, Butcher HR Jr. Repair of defects after partial resection of the abdominal wall. *Am J Surg.* 1964;107:586–590.

Luijendijk RW, Hop WC, Van Den Tol MP, et al. A comparison of suture repair with mesh repair for incisional hernia. *N Engl J Med.* 2000;343:392–398.
This landmark prospective multi-institutional European study evaluated 200 cases of primary hernia repair with repair reinforced with mesh. The investigators found that retrofascial preperitoneal repair with polypropylene mesh is superior to suture repair with regard to the recurrence of hernia, even in patients with small defects. However, even with this significant finding, recurrence rates remain high at 10-year follow-up (approximately 30%).

Ramirez OM, Ruas E, Dellon AL. "Components separation" method for closure of abdominal-wall defects: an anatomic and clinical study. *Plast Reconstr Surg.* 1990;86:519–526.
This seminal paper describes 10 cadaver dissections of the abdominal wall with the purpose of determining the amount of mobilization possible by dissecting each layer of the abdominal wall versus the entire complex as a block. The mobility achieved, allowing for functional transfer of abdominal wall components, negates the need for distant muscle flaps. This set the stage for later works by multiple authors and essentially defined today's standard of care for AWRs applicable in many cases.

Rohrich RJ, Lowe JB, Hackney FL, et al. An algorithm for abdominal wall reconstruction. *Plast Reconstr Surg.* 2000;105:202–216, quiz 217.
This continuing medical education article provides a good overview of abdominal wall anatomy and provides an additional perspective to the various techniques of reconstructing abdominal wall defects and offers a reconstructive algorithm for partial and complete defects, addressing location of the defect. Autologous tissue transfer sources are discussed (cutaneous, local, and distant flaps), with critique.

Saulis AS, Dumanian GA. Periumbilical rectus abdominis perforator preservation significantly reduces superficial wound complications in "separation of parts" hernia repairs. *Plast Reconstr Surg.* 2002;109:2275–2280, discussion 2281–2282.
Acknowledging the strengths of the "component separation" method, Saulis and Dumanian point out the weaknesses of the method, particularly regarding wound breakdown associated with the wide undermining that is part and parcel of the technique. By preserving the periumbilical rectus abdominis perforators, the authors have shown reduction in wound complications while enabling similar advancement distances and maintaining acceptable hernia recurrence rates.

第 17 章

隆 乳 术

本章部分内容选自 Neligan 和 Nahabedian 主编的 *Plastic Surgery* 第 4 版第 5 分卷《乳房》：第 4 章"隆乳术"，章节作者为 GM. Bradley Calobrace；第 12 章"乳房假体相关的间变性大细胞淋巴瘤"，章节作者为 Mark W. Clemens Ⅱ 和 Roberto N. Miranda。另有部分内容选自 Neligan 和 Grotting 主编的 *Plastic Surgery* 第 3 版第 5 分卷《乳房》第 2 章"隆乳术"，章节作者为 G. Patrick Maxwell 和 Allen Gabriel。

概要

- 隆乳术是最常见的美容手术之一。
- 医生需对患者进行术前评估，以决定使用何种手术方式，包括选择适当的假体、假体的置入层次（胸大肌下、筋膜下、乳腺下或双平面）、切口位置（乳房下皱襞、乳晕缘、腋窝或经脐切口）以及是否需要重建乳房下皱襞。
- 在过去的几年里假体的选择增加了很多，包括假体填充物（生理盐水或硅胶），假体表面性质（光面或毛面），假体形状（圆形或解剖型），假体尺寸（宽度、大小、突度）和假体的内聚力（第四或者第五代假体），及与之相关的假体形态稳定性和柔软度方面的差异。
- 乳房下皱襞的位置对于假体能否顺利置入腔隙十分重要。
- 手术方法、假体选择和手术技术均能影响并发症的发生率，包括假体移位和包膜挛缩。
- 在准备隆乳术时，术者必须了解每位患者的目标和期望，并洞悉其目标能否实现。

简介

- 腺体性小乳症可能是原发性的，也可能继发于相关部位的发育异常，受此影响的美国女性数量巨大。
- 发育性小乳症通常被认为是原发性乳腺发育不全，或者是胸廓发育不全（Poland 综合征）或其他胸壁畸形的后遗症。
- 萎缩性小乳症可能发生在产后，并可能因母乳喂养或体重显著下降而加重。
- 盐水假体填充量不足可能导致：
  - 由于假体表面的反复折叠或摩擦而导致较高的收缩率，因此并不推荐这种做法。
  - 乳房在某些位置出现褶皱或波纹。

- 生理盐水过度填充的假体可能导致假体呈现球形，且假体边缘呈扇形，关节样触感和硬度不自然。
- 第一代硅胶假体（Cronin-Gerow 假体）：
  - 用涤纶小垫进行塑形，外壳由较厚的、光滑的硅胶由两片包膜在边缘密封后制成，内容物为中等黏度的硅胶。
  - 包膜挛缩率高。
- 第二代硅胶假体：
  - 圆形，无涤纶小垫，由更薄的无缝外壳组成，内容物为低黏度的硅胶，触摸时更具自然手感。
  - 小分子硅胶会扩散或流动到假体周围的腔隙中。
- 第三代硅胶假体：
  - 开发于 20 世纪 80 年代，致力于提升外壳的强度和完整度，目的是减少假体渗漏，降低假体破裂的概率。尽管渗漏率降低到接近零，但美国食品药品管理局仍在 1992 年要求其暂时退出美国市场。
  - 第四代硅胶假体：
  - 为重新进入市场而制造。
  - 有更多的表面纹理和形态。
- 第五代硅胶假体：
  - 符合解剖形状，可提供各种容积，低、中、全高与低凸、中凸、高凸等各种组合。
  - 外形自然、解剖型假体为毛面，能防止旋转和变形。
  - 最近，毛面假体及其与一种病程缓慢的间变性大细胞淋巴瘤（breast implant-associated anaplastic large cell lymphoma，BIA-ALCL）之间的关系得到了越来越多的关注。

术前注意事项

- 建议 35 岁以上的患者或任何年龄有明显乳腺癌危险因素的患者进行术前乳房 X 线摄影。

■ 理想的乳房应该是乳头乳晕复合体位于乳房隆起最突出部分的中心(图17.1)。

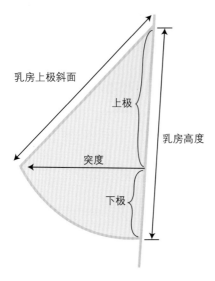

乳房上极斜面

上极

乳房高度

突度

下极

图17.1　美观的乳房形态包括几个测量参数。隆乳术后的乳房形态取决于乳房特性、被覆软组织的顺应性、乳房实质的质地、体积与硬度,以及乳房假体的大小、体积与性质之间的动态关系。美观的乳房形态可以通过认真的术前设计与精密的手术操作得以实现

■ 体检应包括观察和记录:
  ● 胸壁畸形或脊柱弯曲。
  ● 对称性。
  ● 披覆软组织的容量和顺应性。
  ● 触诊乳房和腋窝的所有象限,以排除任何明显的肿块或可疑淋巴结。
  ● 软组织夹捏试验:一般而言,夹捏试验结果小于2cm的患者通常需要进行胸大肌下假体置入(图17.2~图17.4)。

■ 必须对乳房下皱襞、乳头乳晕复合体和胸骨上切迹作为关键标志来进行特殊测量(图17.5)。测量内容包括:
  ● 乳房宽度、乳房高度、乳头乳晕复合体到乳房下皱襞的距离、胸骨上切迹到乳头乳晕复合体的距离、两乳房之间的距离。

解剖/技术要点

■ 乳房下皱襞切口能够很好地暴露术区,无论假体放置于乳腺下或胸大肌下,都可以完全暴露剥离腔隙,有助于将各种假体置于精确位置。

■ 盐水假体置入需要较小的切口(<3cm),而硅胶假体置入需要长达5.0cm的切口。

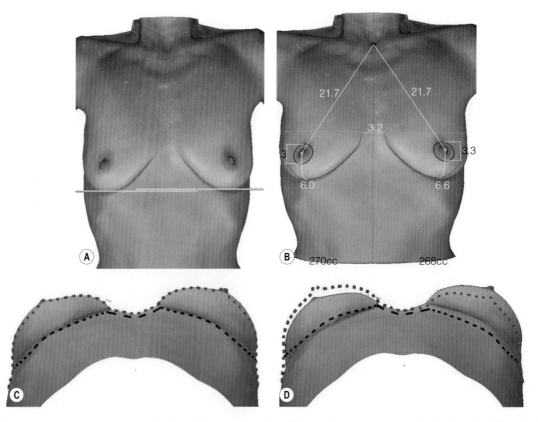

图17.2　硬组织不对称示例。(A)患者正位照。(B)在正位照基础上,通过自动生物空间测量技术获得精确数据。(C)俯视患者胸部。红线标记被覆软组织轮廓,蓝线标记胸壁。(D)带有软组织和胸壁轮廓叠加在一起的患者胸部俯视图,通过镜像技术发现了胸壁轮廓的不对称。尽管两侧乳房的体积是一样的,但呈现的立体效果是不同的。

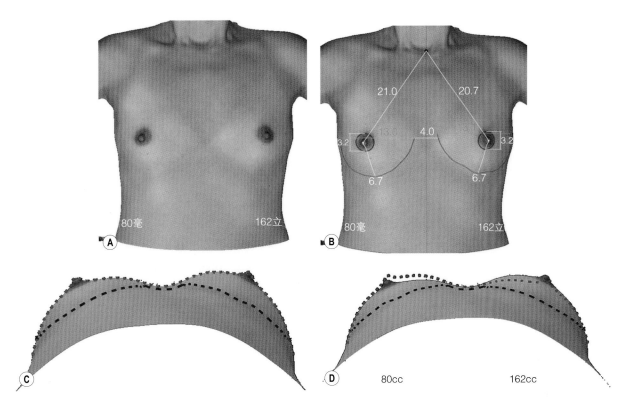

图 17.3 软组织不对称实例。(A)患者正位照。(B)在正位照基础上,通过自动生物空间测量技术获得精确数据。(C)患者胸部俯视图。红线标记被覆软组织,蓝线标记胸壁。(D)患者胸部俯视图,通过镜像技术识别软组织不对称,并叠加标记软组织与胸壁轮廓

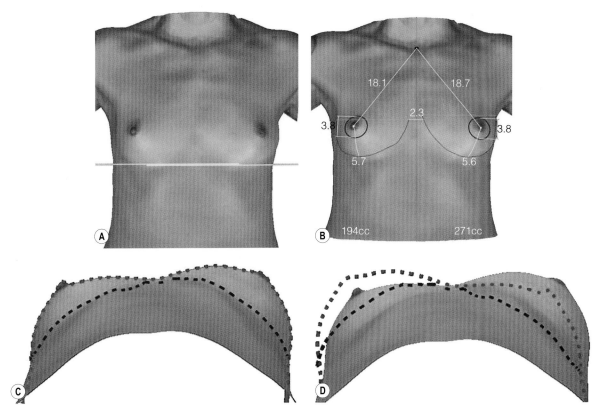

图 17.4 软、硬组织均不对称示例。(A)患者正位照。(B)通过自动生物空间测量技术获得精确数据。(C 和 D)患者胸部俯视图

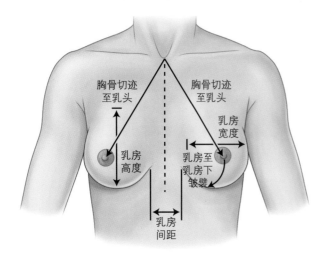

图 17.5　隆乳术前测量值，包括胸骨切迹至乳头距离（SSN-N）、乳头至乳房下皱襞距离（N-IMF）、乳房基底宽度（BW）、乳房高度（BH）和乳房间距（IMD）

- 为了让术后瘢痕不明显，避免后续瘢痕增宽，切口的位置应选在预期的乳房下皱襞处，而不是现有的下皱襞处。下皱襞牵拉试验确认。检查时，医生抓住患者乳房并自下而上旋转，以判断乳房下皱襞附着部位下部范围（图17.6）。
- 乳晕缘切口的位置应该选在乳晕与皮肤交界的部位，通常乳晕颜色较浅的患者切口愈合后瘢痕不明显。
- 其缺点包括手术区域的暴露有限、乳腺导管的横断（常有葡萄球菌聚集）、乳头感觉受损的风险增加和乳晕表面形成瘢痕。
- 不应用于乳晕直径<40mm的患者，而且不适宜置入体积较大或黏度较高的硅胶假体。

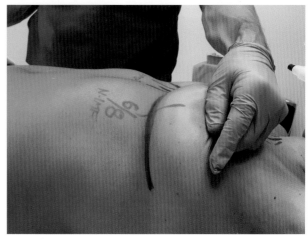

图 17.6　判断术前下皱襞真实位置的最佳方法是抓住患者乳房并自下而上旋转，以判断乳房下皱襞附着部下方的范围

- 腋窝切口入路隆乳术可进行钝性剥离，也可借助内镜进行剥离。
- 缺点包括无法处理乳腺组织，二次修整手术时需要在乳丘上增加切口，以及难以精确置入假体。
- 经脐切口隆乳术非常明显的优点是切口远离术区且隐蔽。
  - 只能选择盐水假体。
  - 远处入路的止血可能比较困难。

腔隙位置

- 假体置入乳腺下／筋膜下还是胸大肌下，取决于假体的选择（内容物和质地）和组织的厚度（图17.7）。

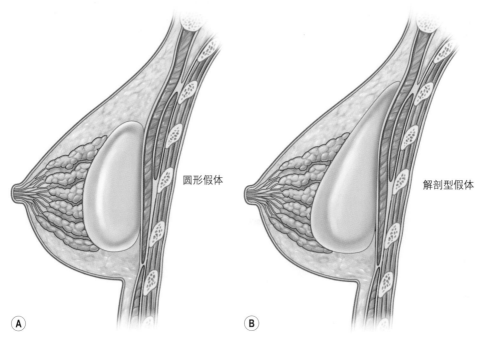

图 17.7　（A，B）如果有充足的软组织覆盖，应选择乳腺下或筋膜下间隙置入假体。如果乳房软组织明显不足，宜选择胸大肌下间隙置入假体

- 如果患者的皮肤夹捏试验结果 >2cm,可以将假体安全地置于筋膜下平面。
- 与光面硅胶假体相比,毛面假体是筋膜下置入的首选假体,因为其包膜挛缩风险较低。
- 当选择胸大肌下平面时,通常将乳房下皱襞上方的胸大肌的起点部离断,以获得更饱满的乳房下极并维持乳房下皱襞的自然形态(图 17.8)。这种将假体的上半部置于胸大肌下,而下半部分位于乳腺下的方法,被称为"双平面"技术。
  - 无论选择哪个腔隙,在标记过程中都必须准确识别容纳所选假体所需的腔隙大小。这将提供一个将假体维

持在预定位置的腔隙,并将术后假体移位的风险降到最低。

假体选择

- 乳房的基底宽度和患者的胸廓大小有关,而且与整体体型成比例。隆乳术医生应重视乳房各维度的测量指标,以保持正常的解剖标志,如位于腋前线的乳房外侧缘和乳房间距(IMD)。
- 通常情况下,外科医生应该选择一个比术前乳房基底宽度稍小的假体。

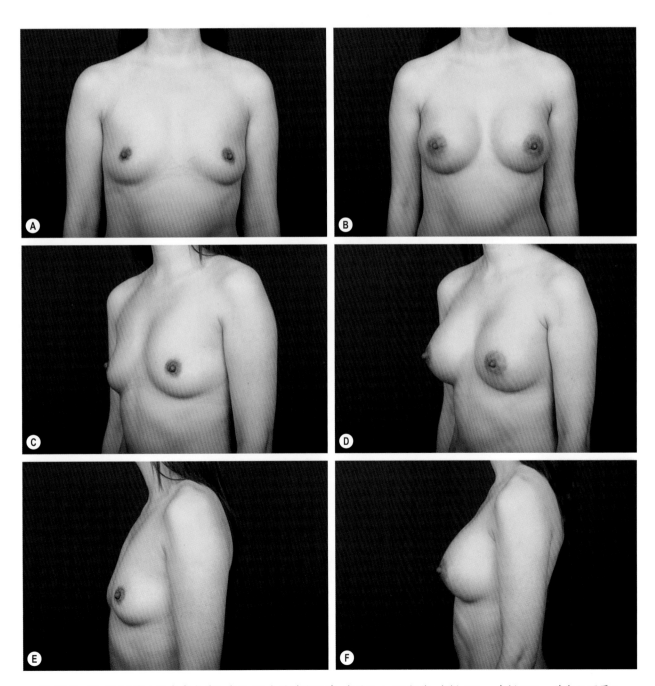

图 17.8 (A~F)36 岁女性患者术前和术后 12 个月对比照片,应用 Style 20 假体:右侧 400cc,左侧 400cc,胸大肌下置入

- 毛面和光面假体之间的选择主要从最小化包膜挛缩的发生出发：对于胸大肌后腔隙，两种假体都可以使用，且结果相当。当该假体被放置在乳腺后腔隙中时，应优先选择毛面假体以最小化包膜挛缩的发生（图 17.9）。

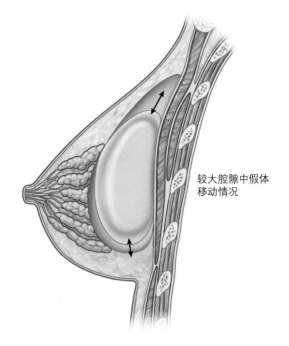

较大腔隙中假体移动情况

图 17.9　大腔隙可用于光面假体，从而使组织得以重新覆盖，并促进假体的移动，以最大程度减少包膜挛缩，这与毛面假体（包括解剖型假体）不同，在毛面假体中，精确的腔隙等于或稍大于假体基底宽度及高度，以便维持假体的位置

- 典型的圆形假体凸度最大处位于圆盘的中央，凸度向周围逐渐减小。解剖型假体有一个较平坦的上极，它的大多数体积和凸度集中在下极（图 17.10）。
- 在基底宽度与高度相同的情况下，应用解剖型假体能够获得相对平坦的乳房上极和丰满的乳房下极（图 17.11）。如果患者乳房基底宽度相对较窄，但希望得到较大的乳房，最适合应用解剖型假体。

手术技术

乳房下皱襞切口

- 切口应该在新的乳房下皱襞的位置，应在术前确定并标记。通常切口设计在乳房中线外侧，瘢痕将隐藏在新的乳房下皱襞最深部。
- 沿术前标记切开皮肤，沿 Scarpa 筋膜层使用电刀继续剥离。
- 如果假体置于筋膜下平面，则在胸肌筋膜与胸大肌外膜间继续剥离。
- 如果应用光面假体，剥离腔隙应稍大，允许假体有一定的活动度。
- 对于解剖型假体，剥离腔隙大小应与假体大小相一致。
- 应注意保护外侧肋间皮下神经，尤其是第四肋间皮神经，以防止损伤乳头乳晕复合体的感觉功能。
- 如果选择胸大肌下间隙，应从外侧开始切开，以便确定胸大肌的外缘。将胸大肌的边缘用手术钳提起，可以更容易地进入胸肌筋膜下平面。
- 在乳房下皱襞水平，从外侧向内侧将胸大肌的起始部分剥离，并继续向内侧剥离至胸骨边缘。
- 应该用与假体大小相同的假体型号模拟器评估剥离腔隙的大小和术后乳房形态。
- 将假体型号模拟器置入适当位置后，将患者调整为坐位，进行全方位评估。任何不对称或未剥离的区域都应该被标记，将患者重新置于仰卧位。
- 当置入腔隙剥离完成，充分止血后应用含抗生素的生理盐水灌注到腔隙中，并通过无接触技术将假体谨慎地置入剥离腔隙。
- 将患者再次调整为坐位，再次观察并评估手术后效果，逐层缝合剥离腔隙。

乳晕缘切口

- 切口沿乳晕与乳房皮肤的交界处走行，界限为 3 点和 9 点位置。
- 切开后，用一对相对的小而锋利的拉钩将切口边缘直接从胸壁上抬起。
- 使用电刀在腺体间剥离至胸肌筋膜。进一步的组织剥离与乳房下皱襞切口操作相似。
- 如果乳房下极缩窄（管状乳房畸形），可以通过放射状剥离重塑下极腺体组织，保证假体上方有适当的软组织覆盖，从而实现纠正畸形的目的。
- 关闭切口时必须将乳腺组织精确复位，应用可吸收线分层缝合，以防止乳头乳晕复合体变形。

腋窝切口（视频 17.1 和视频 17.2）

- 该术式可应用 Montgomery 剥离器对假体腔隙进行钝性剥离，也可借助内镜在直视下操作。
- 在患者手臂完全内收状态下定位和标记腋窝的前界，切口线不应超过这条标志线。然后手臂外展 45°，确定一条最明显的腋下皱褶。任何的皱褶都可作为切口位置，最佳位置是在腋窝的高点处。使用盐水充注假体时，切口大小在 2.5~3.5cm 之间。硅胶假体则需要更长的切口。
- 切开皮肤后，用小的拉钩提起切口内侧皮肤。沿皮下剥离至胸大肌外侧缘，避免损伤肋间神经。
- 可以在胸大肌的外缘看到胸肌筋膜，如果假体放置于筋膜下平面，则在胸肌筋膜深面进行剥离；如果放置于胸大肌下间隙，则在胸大肌深面进行剥离。
- 在内镜辅助隆乳术中，内镜腋窝入路进入术区，术者可以在直视下看到胸大肌下间隙，这使术者得以在直视下用

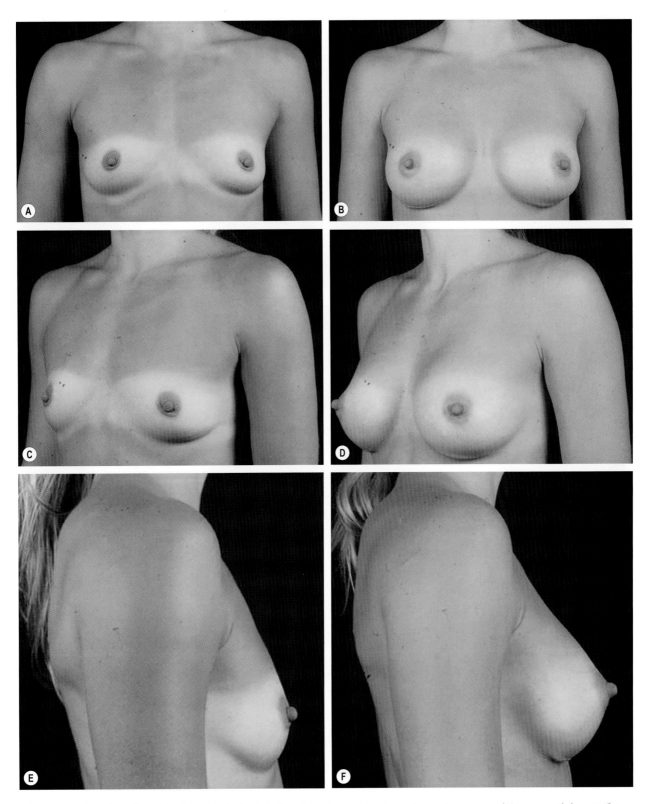

图17.10 （A~F）29岁女性患者术前和术后12个月对比照片,应用 CPG 332 假体:右侧 350cc,左侧 350cc,胸大肌下置入

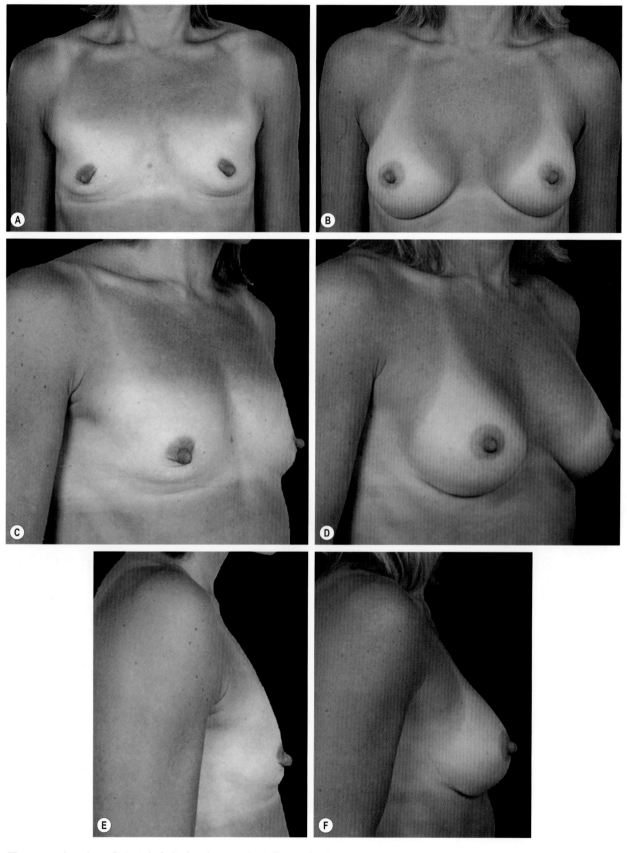

图 17.11（A~F）33 岁女性患者术前和术后 12 个月对比照片，应用 Style 410MM 假体：右侧 280cc，左侧 245cc，胸大肌下置入

电刀剥离松解胸大肌起始部。

- 其余步骤遵循上述步骤。关闭切口时,使用单股可吸收缝线分层缝合胸大肌切口。

经脐切口

- 虽然术前标记与经乳房下皱襞置入路相似,但在患者仰卧位时需作连接脐部到乳晕内侧缘的额外标记线。
- 脐部切口大小要能容下示指。
- 将一个带有钝头剥离器的内置隧道管置入切口,自脐部沿标记线方向在腹直肌筋膜表面进行剥离。
- 用另一只手触摸内置隧道管的位置,在向前推进的过程中受力方向始终向上,以免误入腹腔和胸腔。
- 内置隧道管前行应超过肋缘。如果采用乳腺下间隙置入假体,在乳房下皱襞处,加在内置隧道管的力量应向上,以防止滑入胸大肌深面。剥离至乳头的头侧即停止。如果选择胸大肌下间隙置入假体,需要借助特殊仪器进入筋膜平面的外侧,用于胸大肌下间隙的定位。
- 随后,移除剥离器,内置隧道管内放入内镜,以确定剥离腔隙位置是否正确。
- 将一个扩张器卷起并放入切口。将扩张器像"挤奶"一样用外力沿隧道挤向上方。可用盐水充注扩张器,使其达到假体体积的 150%。在充注期间,可以调整剥离的腔隙。
- 当扩张完成后从充注管放净扩张器的盐水,并将扩张器取出。将假体以同样的方法放置到合适的位置并充注。
- 用可吸收线逐层缝合切口,应用腹带加压包扎,促进腹部皮下隧道的闭合。

术后注意事项

- 如果置入的是光面假体,建议在此时开始进行假体的活动性练习。
- 如果患者具有假体向上移位的风险,在术后早期可应用环状弹性带来保持持续向下的压力。
- 术后数天,患者通常可以继续工作,但 2~3 周内,不允许进行剧烈的运动。在术后 4~6 周、3 个月和 1 年各进行一次复查随访。

并发症与结果

- 隆乳术后乳头感觉障碍可能源于术中的牵拉、损伤或肋间外侧皮神经损伤。
- 术后假体周围组织积液在一周内可被周围软组织吸收,手术中应用抗生素溶液冲洗置入腔隙能降低其发生率。
- 隆乳术后早期或晚期的血肿都会产生不良影响,可引起疼痛、失血、乳房外形改变和包膜挛缩。
- 建议立即清除血肿。
- 术后伤口感染可表现为不同的严重程度,从较轻的乳房

皮肤蜂窝织炎到严重的化脓性假体周围间隙感染。表皮葡萄球菌是术后伤口感染的常见病原体。

- 如果发现感染征象,应早期足量应用抗生素,通常可以控制大多数感染。
- 如果感染持续存在或进一步恶化,应取出假体,通过引流促进伤口愈合,或在严重情况下通过二次手术来促进愈合。
- 当感染控制后,可以计划在 6~12 个月后进行复查,考虑二次隆乳术和瘢痕修复。
- Mondor 病是一种乳房的浅表血栓性静脉炎,在隆乳术后的发病率为 1%~2%。
- 通常会影响乳房下部的静脉,经常发生在乳房下皱襞切口手术后。
- 这是一种自限性疾病,经过数周热敷可以缓解。
- 临床上显著的假体周围包膜挛缩定义为由过度瘢痕形成导致的周围组织坚硬、变形和假体移位。
- 包膜挛缩的组织学检查发现了环形的线性纤维化,光面假体周围的包膜挛缩尤为严重。
- 1975 年,Baker 提出了隆乳术后包膜挛缩的临床分类系统(表 17.1)。

表 17.1　包膜挛缩可分为以下 4 个等级

级别	描述
I	乳房质地柔软,与未接受过手术的乳房相同
II	轻度包膜挛缩,与为接受过手术的乳房相比,质地欠柔软,可以触及假体,但看不出假体轮廓
III	中度包膜挛缩,乳房质地较坚硬,可以容易地触摸到假体,可能存在假体变形,能够看出假体轮廓
IV	重度包膜挛缩,乳房坚硬,伴有疼痛和触痛,外观明显变形。包膜厚度与触摸时的硬度并无明显的比例关系

- 包膜挛缩的危险因素:假体周围血肿、血清肿、硅胶渗漏;其他异物如手套粉末、棉纤维或灰尘;感染性病因(亚临床感染和生物膜)。
- 预防包膜挛缩的方法包括用抗生素溶液进行腔隙冲洗,尽量减少假体和皮肤边缘的接触,使用毛面假体,以及细致的止血和无菌处理(框 17.1)。

框 17.1　降低包膜挛缩发生率的方法

无接触技术
乳贴
使用三重抗生素溶液对置入腔隙进行冲洗
置入器
胸大肌下假体间隙
毛面假体
下皱襞切口
高黏度解剖型假体

- 治疗已形成的包膜挛缩通常需要手术干预。
- 非常厚的纤维包膜或含有肉芽肿的严重钙化包膜通常需

要将包膜进行部分或全部切除。

- 盐水假体的硅胶弹性外壳上的任何缺陷最终都会导致假体的渗漏。盐水充注材料从假体内渗出,可被周围组织吸收。
- 胸部磁共振是评估假体完整性的最新方法。
- 对于使用硅胶假体的患者,建议在接受隆乳术3年后进行首次磁共振检查,之后每2年进行一次成像检查。
- 相对于第二、三代硅胶假体,现代第四代硅胶假体具有更高的黏滞性,即使假体破裂,也不易渗入周围的组织。
  - 假体移位是现有大部分研究中第二常见的并发症。移

位包括了因下皱襞构建不善导致的向下移位(双泡畸形)、向下延伸畸形(下极下移)、外侧移位、内侧移位(贯通)和常见于假体下方乳腺组织萎缩的上方移位("史努比"畸形)。

- 在软组织支撑不足(上极皮肤夹捏厚度不足2cm)、软组织萎缩或下极变薄以及使用盐水假体的情况下,更容易出现假体褶皱。
- 可见假体褶皱或可触及假体的治疗方式包括将假体改放于胸大肌后位置、脂肪移植和/或植入脱细胞真皮

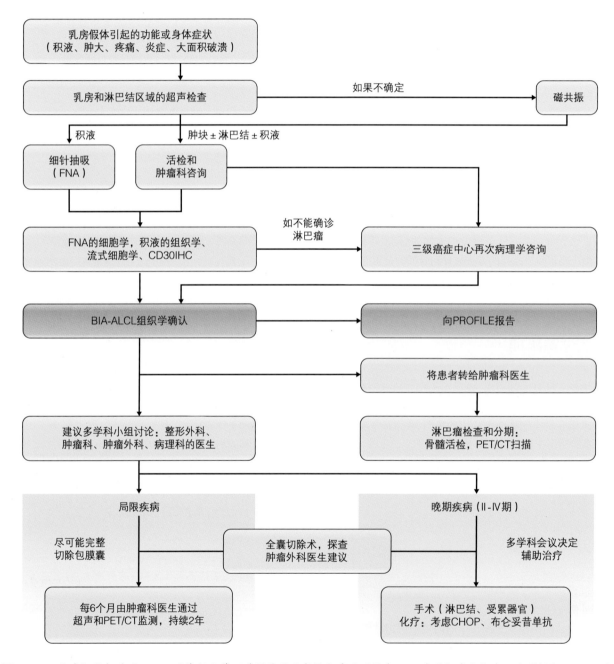

图 17.12 乳房假体相关的 ALCL 的诊断和管理遵循美国国家综合癌症网络(NCCN)的标准化指南。此图根据 NCCN 指南概述了延迟性血清肿患者的临床路径和乳房假体相关的 ALCL 的治疗。缩写含义:CHOP,环磷酰胺、羟基柔红霉素、长春新碱、泼尼松;IHC,免疫组织化学;PROFILE,乳房假体和 ALCL 病因学及流行病学的患者登记和统计(网址:www.thpf.org/PROFILE)。(From:Clemens MW,Butler CE. ASPS/PSF efforts on BIA-ALCL. Plastic Surgery News. 2015;26(7).)

基质。
- 由于胸肌收缩的变形力,胸大肌下置入会导致假体的出现动态畸形。
- 动态畸形的治疗方式包括更换假体置入腔隙至乳腺下/筋膜下层或双平面,视情况可以使用脱细胞真皮基质。

乳房假体相关的间变性大细胞淋巴瘤

- 无论是美容手术还是重建手术,在假体隆乳术前的知情同意过程中,术者都必须与患者讨论乳房假体相关的间变性大细胞淋巴瘤(BIA-ALCL)。
- 虽然罕见,但患者必须意识到这种疾病的存在,了解常见的症状,如乳房肿块或迟发性血清肿/积液,并在出现这些症状及时告知医生。
- 向国家数据库报告确诊病例并记录在案,如美国食品药品管理局和美国整形外科医师协会,这对于帮助研究人员了解这类罕见疾病的发病率非常重要,也能为进一步阐明乳房假体引起该疾病的具体机制的相关研究提供支持。
- 见图 17.12。
- 见框 17.2。

框 17.2　概要

- 乳房假体相关的间变性大细胞淋巴瘤是一种特殊类型 T 细胞淋巴瘤,见于因乳房再造或美容目的、接受了乳房假体置入的患者,常累及假体的包膜或积液。
- 2/3 的乳房假体相关的 ALCL 病例表现为迟发(>1 年)的假体周围积液,1/3 的病例表现为包膜肿块。1/8 的患者会出现淋巴结肿大。
- 最佳的筛查工具包括超声或正电子发射断层扫描(PET)/CT 引导的定向细针穿刺。在实施手术干预前应当明确诊断。
- 对疑似病例的组织、假体和渗出液样本应送 CD30 免疫组织化学病理检查,并结合临床病史以排除 ALCL。
- 确诊病例的手术治疗应包括取出双侧假体、完整切除包膜、以及彻底切除包括受累淋巴结在内的病变组织。
- 辅助疗法如化疗、胸壁放疗、抗 CD30 免疫治疗和干细胞移植对于晚期病例的作用正在研究中。

- 见框 17.3。

框 17.3　乳房假体相关的间变性大细胞淋巴瘤的诊断标准

1. 具有足够的肿瘤病理标本量以进行分析,包括在乳房假体周围或在乳房假体包膜内的积液。

2. 发现大的淋巴肿瘤细胞,具有丰富的细胞质和多形核。
3. 肿瘤通过免疫组织化学显示 CD30 的均匀表达,流式细胞术显示单克隆扩增的 T 细胞群体。
4. 间变性淋巴瘤激酶(anaplastic lymphoma kinase,ALK)蛋白阴性或染色体 2q23 的 ALK 基因易位。

延伸阅读

Adams WP Jr, Rios JL, Smith SJ. Enhancing patient outcomes in aesthetic and reconstructive breast surgery using triple antibiotic breast irrigation: six-year prospective clinical study. *Plast Reconstr Surg.* 2006;117(1):30–36.
The authors show the clinical importance of the use of triple-antibiotic breast irrigation. This study shows the lower incidence of capsular contracture compared with other published reports, and its clinical efficacy supports previously published in vitro studies. Application of triple antibiotic irrigation is recommended for all aesthetic and reconstructive breast procedures and is cost-effective.

Bengtson BP, Van Natta BW, Murphy DK, et al. Style 410 highly cohesive silicone breast implant core study results at 3 years. *Plast Reconstr Surg.* 2007;120(7 suppl 1):40S–48S.

Cunningham B. The Mentor study on contour profile gel silicone MemoryGel breast implants. *Plast Reconstr Surg.* 2007;120(7 suppl 1):33S–39S.

Cunningham B, McCue J. Safety and effectiveness of Mentor's MemoryGel implants at 6 years. *Aesthet Plast Surg.* 2009;33(3):440–444.
The authors update on the post-approval study for the Mentor Corporation. The study shows that Mentor MemoryGel silicone breast implants represent a safe and effective choice for women seeking breast augmentation or breast reconstruction following mastectomy.

Gabriel SE, O'Fallon WM, Kurland LT, et al. Risk of connective-tissue diseases and other disorders after breast implantation. *N Engl J Med.* 1994;330(24):1697–1702.
The authors conducted a population-based, retrospective study to examine the risk of a variety of connective tissue diseases and other disorders after breast implantation. No association between breast implants and the connective tissue diseases and other disorders that were studied was found.

Magnusson M, Hoglund P, Johansson K, et al. Pentoxifylline and vitamin E treatment for prevention of radiation-induced side-effects in women with breast cancer: a phase two, double-blind, placebo-controlled randomised clinical trial (Ptx-5). *Eur J Cancer.* 2009;45(14):2488–2495.

Nelson N. Institute of Medicine finds no link between breast implants and disease. *J Natl Cancer Inst.* 1999;91(14):1191.

Spear SL, Baker JL Jr. Classification of capsular contracture after prosthetic breast reconstruction. *Plast Reconstr Surg.* 1995;96(5):1119–1124.

Spear SL, Murphy DK, Slicton A, et al. Inamed silicone breast implant core study results at 6 years. *Plast Reconstr Surg.* 2007;120(7 suppl 1):8S–18S.
The authors update on the post-approval study for Allergun Corporation. The study demonstrates the safety and effectiveness of Natrelle (formerly Inamed) silicone-filled breast implants through 6 years, including a low rupture rate and high satisfaction rate.

Tebbetts JB. Dual plane breast augmentation: optimizing implant-soft-tissue relationships in a wide range of breast types. *Plast Reconstr Surg.* 2001;107(5):1255–1272.
This article describes specific indications and techniques for a dual-plane approach to breast augmentation. Indications, operative techniques, results, and complications for this series of patients are presented. Dual-plane augmentation mammaplasty adjusts implant and tissue relationships to ensure adequate soft tissue coverage while optimizing implant soft tissue dynamics to offer increased benefits and fewer trade-offs compared with a single pocket location in a wide range of breast types.

第 18 章

乳房上提固定术及隆乳联合乳房上提固定术

本章部分内容选自 Neligan 和 Nahabedian 主编的 *Plastic Surgery* 第 4 版第 5 分卷《乳房》第 6 章"乳房上提固定术的方法与技巧",章节作者为 Robert Cohen;第 7 章"隆乳术联合乳房上提固定术相关问题",章节作者为 Emily C. Hartman、Michelle A. Spring 和 W. Grant Stevens。另有部分内容选自 Neligan 和 Grotting 主编的 *Plastic Surgery* 第 3 版第 5 分卷《乳房》:第 1 章"乳房整形外科解剖",章节作者为 Jorge I. de la Torre 和 Michael R. Davis;第 7 章"乳房上提固定术",章节作者为 Kent K. Higdon 和 James C. Grotting。

概要

- 乳房上提固定术
  - 导致乳房下垂的因素有很多,可以是先天性的,也可以是由于衰老、体重变化或者妊娠等原因。
  - 乳房下垂患者通常都希望获得同样的结果——即年轻而美观的乳房,然而,由于乳房体积和组织质量的巨大差异,乳房上提固定术的最终结果却因人而异。因此,术前对期望值的管理至关重要。
  - 根据患者的需求,可以选择多种合适的手术方式,但通常都需要复位腺体组织和乳头乳晕复合体,以及处理多余的皮肤。
  - 根据瘢痕形状,乳房上提固定术包括乳晕缘、垂直(包括 J 或 L 形)和倒 T 瘢痕技术。乳腺蒂部可以从各个方向进行设计,并且不影响瘢痕形状。
  - 一些辅助技术操作,比如脂肪移植、少量组织切除或吸脂,以及网状补片的应用,可以进一步改善美学效果。
  - 乳房上提固定术可能会发生并发症,但通过仔细的选择患者、细致的术前计划和精湛的手术技巧可以最大限度地减少并发症。
- 隆乳联合乳房上提固定术
  - 由于多种手术目的中存在自相矛盾之处——不仅要增大乳房体积,改变乳房形态,同时又要减少乳房的被覆皮肤;因此,隆乳术联合乳房上提固定术是一项特别具有挑战性的手术。
  - 通过正确的术前设计、合适的技术方法和恰当的患者教育,无论是采用一期还是二期手术,隆乳术联合乳房上提固定术都可以取得良好的预期效果。
  - 患者的选择至关重要。本章讨论了隆乳术联合乳房上提固定术的适应证范围和病理学表现(例如大量减肥患者、缩窄性乳房或严重下垂)。
  - 本章详细讨论了一期和两二期手术方式的术前设计、手

术标记和操作技术,作者提供了循序渐进的操作方法。
  - 术后管理对于确保取得最佳效果至关重要。
  - 本章重点介绍一期和二期隆乳术联合乳房上提固定术的常见适应证和患者选择,安全有效的技术方法,联合手术的难点、术后护理以及可能的并发症、手术效果和二次修整手术。
  - 本章对文献综述的结果进行了审查。了解关键并发症的知识至关重要,能够在手术设计中防止其发生,在术后患者出现并发症之前提前预知。本章讨论了这些并发症的治疗方法。
  - 为矫正假体移位,乳房下皱襞不对称,修复瘢痕或乳头不对称,二次修复手术可能是必要的。

简介

- 乳房上提固定术是针对腺体组织进行重新塑形的手术,可视情况决定是否去除少量腺体组织以利于塑形,重点在于塑形;而乳房缩小成形术一定要缩小乳房的体积,重点在于缩小。
- 乳房上提固定术和乳房缩小成形术两者的不同之处在于患者是否确实表现出乳房肥大的症状。
- 乳房下垂的典型表现是乳腺实质组织不足,与其相关的皮肤被覆组织过多、松弛;而乳房肥大和巨乳症患者中乳房增生的主要表现是乳腺实质组织过多,但无皮肤赘余。
- 乳房下垂的病理生理学机制是组织扩张和衰老联合作用的结果,或者是先天畸形的原因。
- Regnault 于 1976 年描述了乳房下垂程度的分级标准,即根据乳头相对于乳房下皱襞的解剖学位置而定义(图 18.1)。
  - I 级下垂(轻度):乳头距离乳房下皱襞 1cm 以内,且位于乳房下极上方。
  - II 级下垂(中度):乳头距离乳房下皱襞 1~3cm 内,但仍位于乳房最低点上方。

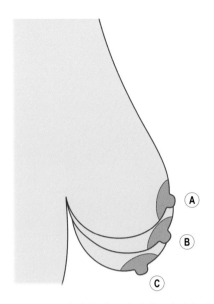

图 18.1　Regnault 所述的乳房下垂分类。(A) 轻度下垂:乳头处于乳房下皱襞水平或以上。(B) 中度下垂:乳头位于乳房下皱襞下方 1~3cm。(C) 重度下垂:乳头位于乳房下皱襞下方距离超过 3cm(Redrawn from Georgiade GS, Georgiade NG, Riefkohl R. Esthetic breast surgery: In: McCarthy JG, ed. *Plastic surgery*. Philadelphia: WB Saunders; 1991: 3839.)

- Ⅲ级下垂(重度):乳头与乳房下皱襞距离超过 3cm,并且位于乳房的最低处。
- Ⅳ级下垂(假性下垂):乳头的位置在乳房下皱襞上方,但大部分乳腺组织位于乳房下皱襞的下方,表现出下垂的外观。
- Brink 提出了 Regnault 分级法的补充意见,将乳房下垂的其他因素也考虑在内(如腺体组织分布不均),并可依据其分类进行对应的手术处理(表 18.1 和图 18.2)。

术前注意事项

- 可以向患者提出的最有帮助的问题之一是"你能用胸罩穿出你想要的乳房的效果吗?"
  - 如果答案是肯定的,则单纯的乳房上提固定术是可能最佳选择。
  - 如果答案是否定的,且患者依赖于填充物或者衬垫增加容量,则患者可能需要置入假体。
- 整形医生必须考虑皮肤的松弛程度、与腺体组织相关的皮肤赘余量、腺体组织分布不均的情况,以及乳头乳晕复合体预期上提的程度。
- 数据测量是诊断和治疗乳房下垂的关键内容,这些数据为改变乳房的形状提供了指导依据,而乳房形态一定是个性化的、基于整体协调基础上的,胸壁解剖结构、体态与患者的喜好也有所不同。重要的测量数据以及文献报告的统计学标准(图 18.3)包括:
  - 胸骨上切迹到乳头的距离:19~21cm。
  - 乳头到乳房下皱襞的距离:5~7cm。
  - 乳头到中线的距离:9~11cm。
  - 乳房基底直径。
  - 下垂程度:基于 Regnault 分级法。
- 大多数需要做乳房上提固定术的患者表现为 3 种典型的情况,通过分析与乳房腺体相关的皮肤组织的质量和数量以及腺体组织的解剖学分布通常可以指导术式的选择。
  - 确实可以从乳房上提固定术中获益的患者:乳房腺体容量正常,皮肤组织赘余程度为轻度到中度,皮肤质量较好。
  - 需要隆胸联合乳房上提固定术的患者:腺体组织容量过小,同时伴有乳房下垂。
  - 需要做乳房缩小成形术的患者:腺体组织过多并伴有下垂。
- 病史中任何乳房 / 乳房包块的变化,乳头乳晕的变化或分泌物的情况,乳房 X 线的改变,乳房手术史,妊娠及哺乳的情况,胸壁或乳房放射治疗的情况,乳腺癌的个人及家族史等情况必须仔细查明。
- 通常认为 35 岁以上的患者应有近期的乳房影像学资料,除非在乳房整形手术当年患者已经提供了影像学结果正常的文件。

表 18.1　各类乳房下垂的具体特征

	乳房下皱襞位置	乳腺实质位置	乳头乳晕位置	乳头到乳房下皱襞距离	锁骨到乳头距离	锁骨到乳房下皱襞距离
真性下垂	正常	旋转	低朝下	不变	延长	不变
腺体性下垂						
常见型	向下移动	向下移动	低朝前	延长	延长	延长
少见型	正常	向下移动	低于下皱襞	延长	正常到延长	不变
乳房实质分布异常	高	高,分布不均	正常朝向下	缩短	正常	缩短
假性下垂[a]	不确定,常低[a]	再下降	固定	延长	固定	不确定,常延长

[a] 假性下垂最常见于术前乳房下皱襞过低的腺体性下垂矫正后。

(From Brink RR. Management of true ptosis of the breast. *Plast Reconstr Surg*. 1993; 91: 657-662.)

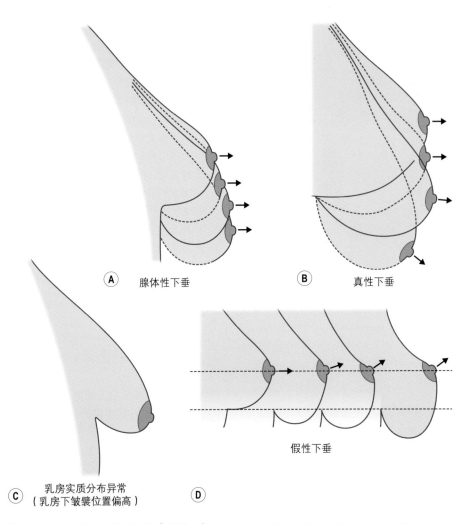

图 18.2 （A~D）不同类型的乳房下垂。（Redrawn after Brink RR. Management of true ptosis of the breast. *Plast Reconstr Surg.* 1993；91：657-662.）

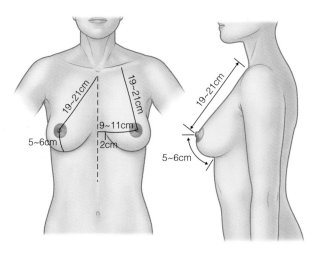

图 18.3 乳房尺寸的统计学标准

解剖 / 技术要点

- 熟悉乳房解剖学知识对于取得乳房上提固定术的最佳效果至关重要(图 18.4~ 图 18.11)。
- 乳房及乳头乳晕复合体的血供丰富,并有多重来源,包括胸廓内动脉的穿支、胸外侧动脉的穿支,以及肋间动脉的内侧和外侧穿支。
- 第 4 肋间神经的外侧皮支支配乳头的感觉,第 3 至第 5 肋间神经的前皮支及第 5 肋间神经的外侧皮支,同样也参与了乳头的感觉支配。
- Cooper 韧带起于胸大肌肌膜,穿过乳房实质,附着于乳房的真皮层(图 18.12)。由于衰老、体重的改变以及妊娠等原因,乳腺实质组织及 Cooper 韧带的完整性和乳腺包膜及其上覆皮肤都会发生一系列改变,使原先附着于胸壁正常组织结构内的乳房腺体组织在持续的重力作用下发生移位、下垂。
- 乳房上提固定术的技术通常以缩小皮肤时所形成瘢痕的形状来描述:如乳晕缘瘢痕法、垂直瘢痕法、L 形或 J 形瘢痕法和倒 T 形瘢痕法。

- 乳晕缘瘢痕法最适用于腺体组织容量充分、轻到中度的乳房下垂,切口设计方式可以从乳晕上缘新月形到甜甜圈形。
- 轻到中度下垂而腺体组织容量不足的患者可通过乳晕缘切口置入乳房假体来处理。
- 乳晕缘切口最大的优点是切口位于乳房皮肤和乳晕皮肤交界处,因此瘢痕不易察觉。
- 乳晕缘方法的缺点包括:
  - 乳头乳晕复合体向上移位的程度有限。
  - 瘢痕有变宽的可能。
  - 乳房突度减小的可能。
- 腺体组织容量充分、轻度下垂的小乳房应用乳晕缘瘢痕法可以取得较好的手术效果。
- 切除乳晕周围皮肤的同时,把乳头乳晕复合体提升到更美观的位置,随后完成乳晕缘切口乳房上提固定术。该

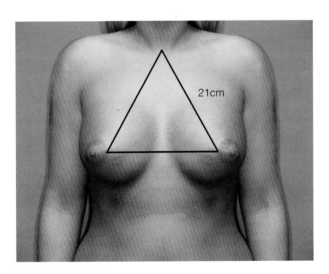

图 18.4　理想乳房的正位照,显示出乳房的对称性和突度

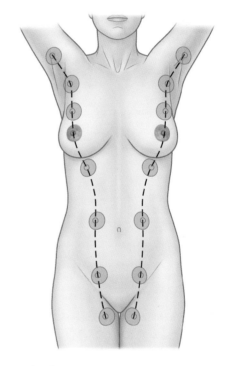

图 18.5　乳线。(Reproduced with permission from Standring S, ed. *Gray's anatomy*. 40th ed. London:Churchill Livingstone;2008.)

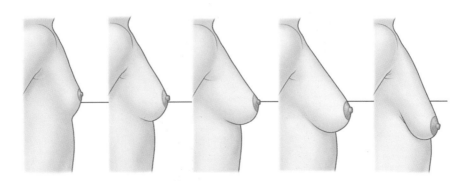

图 18.6　乳房发育阶段。青春期前后女性乳房发育和解构显示乳房形状和轮廓的变化。(Reproduced with permission from Standring S,ed. *Gray's anatomy*. 40th ed. London:Churchill Livingstone;2008.)

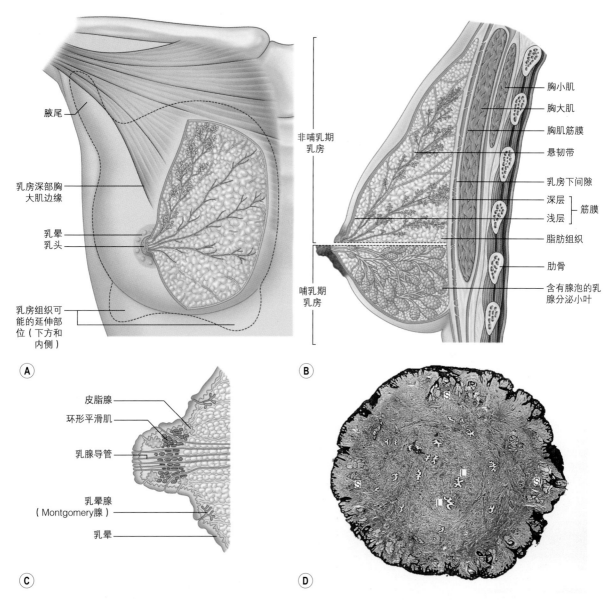

图 18.7　(A)乳房结构。(B)哺乳期乳房的变化。(C)乳头截面观。(D)乳头表面有一层分层的鳞状上皮；输乳管(L)数量约为 20 个。打开表面；皮脂腺(S)位于表皮深处。(A-C,Reproduced with permission from Standring S,ed. *Gray's anatomy*. 40th ed. London:Churchill Livingstone;2008;D,from Kerr JB. *Atlas of functional histology*. London:Mosby;1999, with permission from Dr JB Kerr,Monash University.)

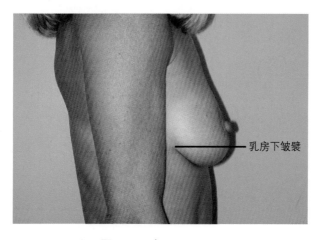

图 18.8　外侧假性下垂

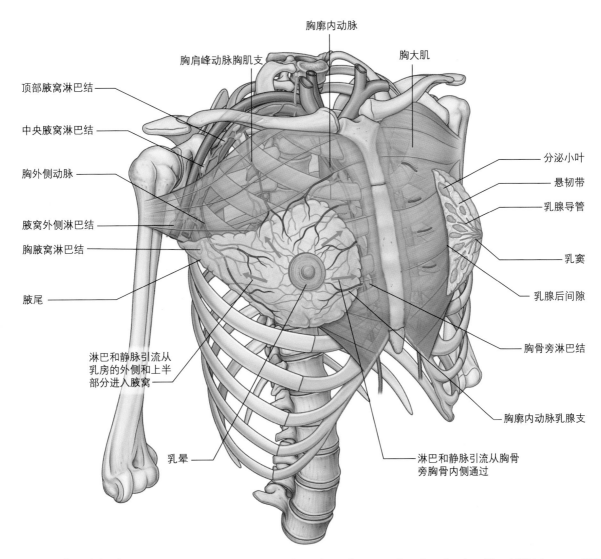

图 18.9　乳房的关系。(Reproduced with permission from Drake et al. *Gray's anatomy for students.* London: Churchill Livingstone; 2005.)

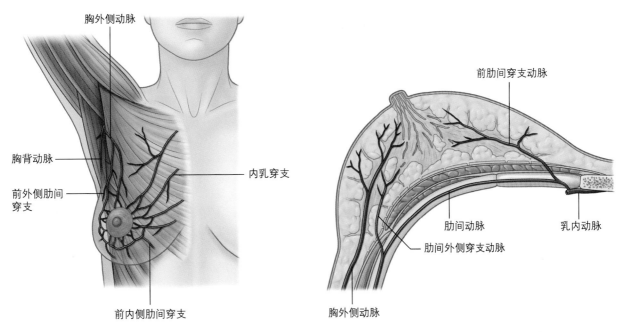

图 18.10　乳房的血液供应

图 18.11　乳房的血液供应: 横截面

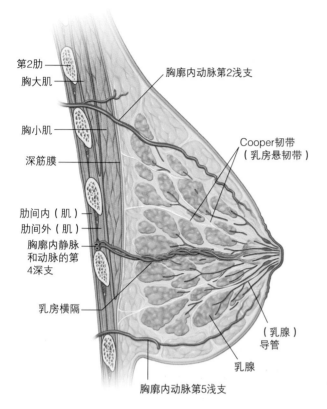

图 18.12　人体乳房剖面图（侧面）。图中清晰显示 Astley Cooper 描述的韧带，起自深部胸大肌，以及深层乳房筋膜，与胸大肌筋膜紧密相连，向前延伸浅出止于浅层乳房筋膜并嵌入真皮层。包裹于筋膜内的乳房实质会随着衰老、假体状态、体重变化和妊娠而发生变化。这类软组织的变化，又会导致乳房悬韧带、筋膜成分以及浅层皮肤和脂肪的整体性变化

方法提升的程度有限，通常在 1~2cm。

- 为限制乳晕缘切口乳房上提固定术相关的并发症，Spear 等设计了一系列规则供术者遵循。
  - 规则 1：外环直径 ≤ 原乳晕直径 +（原乳晕直径 – 内环直径）。所切除的乳晕外皮肤量应少于乳晕区皮肤切除量，这样做的目的在于避免新乳晕缝合处过大的皮肤张力，从而避免后续瘢痕变宽。从乳晕边缘到外环的距离应大致等于内环的直径。
  - 规则 2：外环直径 <2× 内环直径。设计的外环直径应小于内环直径的 2 倍，以最大程度减小内外环之间的差异，从而减小伤口闭合时的张力。
  - 规则 3：乳晕最终直径 =1/2（外径 + 内径）。这一规则有助于预测乳晕的最终大小，这对于两侧不对称的案例，以及没有做荷包缝合的患者尤其有帮助（图 18.13）。
- 随着乳房下垂程度增加，矫正下垂所需的切口长度也会增加；减少乳晕周围瘢痕的合理方法就是增加一条垂直瘢痕。
- Lassus 法及其他垂直法综合了乳房上提固定术的 4 条原则：
  - ①如有需要，中央楔形切除腺体组织以缩小乳房的体积；②以上部为蒂转移乳头乳晕复合体；③不做皮下广泛分离；④增加一条垂直瘢痕。

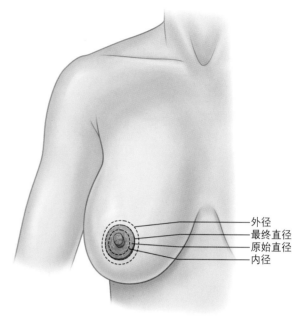

图 18.13　Spear 等描述的乳晕缘切口设计。（Modified from Michelow BJ，Nahai F. Mastopexy. In：Achauer BM，Erikson E，Guyuron B，et al.，eds. *Plastic surgery：indications，operations and outcomes*. Vol. 5. St Louis：Mosby；2000.）

- 垂直法乳房上提固定术最适用于皮肤弹性好的年轻女性、腺体组织致密而丰满的乳房和不伴有过度的肥大和下垂的乳房。
- 垂直法的优点：几乎不会发生皮肤、乳头乳晕及腺体组织的缺血坏死；最大限度保留了乳头乳晕的神经及血供；疗效持久；通常不需引流。
- 垂直法的缺点：有一条垂直可见的瘢痕，术后早期乳房形状不太理想，有时需要数月才能恢复；部分病人需要二期手术调整。
- 乳房上提固定术的优势与不足保持不变。然而，隆乳术的效果与风险必须要重新评估。
- 主要优势是假体的置入改善了被覆皮肤的填充。
- 假体的额外重量增加了缝合张力和切口裂开的风险，而假体置入的固有风险一样存在，如假体移位、渗漏、破裂、包膜挛缩，同时还存在使乳头乳晕复合体缺血的潜在风险。
- 通常情况下，相比于标准隆乳术，术者会选择基底直径较小、凸度较低的假体。
- 选择毛面假体可降低假体移位的可能，假体置于乳腺下间隙时尤其如此。如果乳房上极缺乏腺体（厚度 <3cm），作者倾向于选择将假体置于胸大肌下间隙。
- 倒 T 形瘢痕术式适用于中度至重度乳房下垂，皮肤赘余和乳腺组织量适中的女性。
- 优点：能够切除所有多余的皮肤，而且在手术台上就能够看到最终的乳房形态。在手术结束前能够进行精细塑形和对称性调整，以减少二次修整手术的概率。
- 缺点：增加切口长度，瘢痕明显；乳房塑形仅靠皮肤支持，没有乳腺组织重置来支撑新乳房的形状。缺乏内部的支

撑结构,在随后的数月或数年内,乳房下垂可能复发。

手术技巧

无需乳腺组织重塑的乳晕缘瘢痕乳房上提固定术

- 需要切除的皮肤量取决于乳头乳晕复合体的位置。
- 必须考虑到要将乳头乳晕复合体提升到适当的高度,以纠正乳房下垂。
- 术前,患者取坐位或站位标记出切除线。
- 通过测量胸骨切迹至两侧乳头的距离以及胸骨旁线到乳头距离以检查乳头乳晕的对称性。
- 需要保留的乳晕大小需在乳房拉伸时用乳晕标记器标出。
- 内外两环之间的皮肤用含 1:200 000 肾上腺素的 0.5% 利多卡因浸润,以利于去除表皮。
- 去除表皮后,真皮边缘可适当剥离。同时,外环切缘可以在腺体表面作短距离剥离,使游离的真皮边缘可以伸入皮下与腺体缝合。
- 用 4-0Gore-Tex 或者 Mersilene 缝线于外环的真皮深层做一荷包缝合,拉紧荷包线,当圆环收至近似乳晕大小时打结。
- 用 4-0 Monocryl(单乔)线或可吸收线作皮下连续缝合,最后用半埋水平褥式缝合法缝合皮肤。

Benelli 乳晕缘瘢痕乳房上提固定术

- Benelli 乳房上提固定术是环形切口乳房上提固定术的延伸和改良,使乳晕缘瘢痕技术可用于治疗乳房较大且下垂程度更重的患者。
- Benelli 乳房上提固定术的基本概念是将皮肤和腺体分为两个独立的部分进行处理。
- 术前标记:
  - 患者取直立位时,标记出胸骨中线及设计新乳房的经线。
  - 新的经线通常在原经线内侧,距中线约 6cm。
  - 新乳晕上缘标记 A 点,位于经线上、乳房下皱襞前投影线以上约 2cm。
  - 新乳晕下缘标记 B 点,在已经估计最终乳房体积以及皮肤回缩的基础上,在患者仰卧时距乳房下皱襞约 5~12cm。
  - 新的乳晕内侧、外侧标记 C 点和 D 点,也在估计最终乳房体积的基础上标出,两点的距离与此前标记的 A 和 B 两点的距离相等,C 点距中线约 8~12cm(图 18.14)。
  - 对侧乳房以标记好的一侧为参考。
  - 术前用手捏拢上下的 A、B 点和内外的 C、D 点,以确保有足够的皮肤且无张力地覆盖乳腺组织。
- 标记所需的乳晕直径,根据设计去除椭圆形区的表皮。从

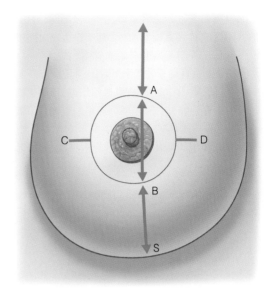

图 18.14 Benelli 乳房上提固定术标记。(A)新乳头乳晕复合体上点;(B)新乳头乳晕复合体下点;(C)新乳头乳晕复合体内侧点;(D)新乳头乳晕复合体外侧点。C 点距中线的距离平均 8~12cm。S 点为乳房经线与乳房下皱襞的交点。(Redrawn after Benelli L. A new periareolar mammaplasty:the "round block" technique. *Aesthetic Plast Surg.* 1990;14:93-100.)

2 点到 10 点方向切开已经去表皮的真皮,向乳房下皱襞方向进行皮下剥离(图 18.15)。当剥离至乳房外上象限时,剥离平面要更浅一些,以保护来自胸外侧动脉的血管。

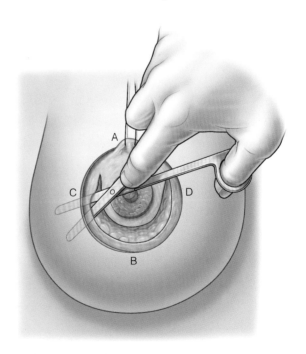

图 18.15 Benelli 乳房上提固定术的剥离方法。自 2 点到 10 点方向切开真皮,向乳房下皱襞方向进行皮下剥离。(Redrawn after Benelli LC. Periareolar Benelli mastopexy and reduction. In:Spear SL,ed. *Surgery of the breast:principles and art.* Philadelphia:Lippincott-Raven;1998:685.)

- 乳腺的剥离始于乳晕下缘下方约 3cm 的半圆形切口，以保护乳晕区的神经支配和血供；剥离到达胸大肌前间隙的中央少血管区，注意保护外周血管。
- 在乳房经线上垂直切开乳房下极腺体，直达乳腺下间隙。
- 形成 4 个组织瓣：上方的真皮乳腺组织瓣，该瓣含有分布到乳晕的血管神经；内下、外下乳腺组织瓣和皮下剥离形成的乳房下极皮瓣（图 18.16）。
- 改变上述腺体组织瓣的位置并进行重组，以缩窄乳房的

基底并促成乳房上提的外观。如有必要，可通过修剪乳腺组织瓣远端（缩短组织瓣的长度）减小组织瓣体积。

- 完成适当的切除后，将腺体翻起并重塑：
- 将上方腺体组织瓣缝合固定于胸肌筋膜上，以提升腺体（图 18.17），这同时可提升乳晕的位置，会在乳房的上极形成一个较夸张的凸起（图 18.18），由于重力作用，该凸起将在几周后消失。
- 将内、外侧乳腺组织瓣互相重叠，缝合固定。由于大多数

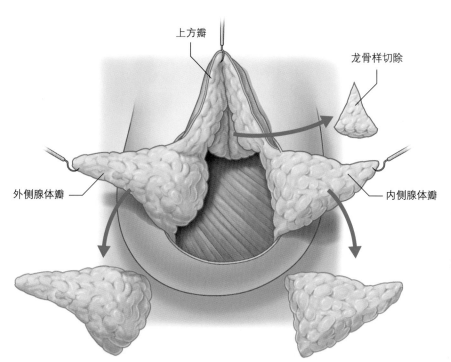

图 18.16　Benelli 乳房上提固定术的 4 个组织瓣：上方的真皮腺体组织瓣，含有乳头乳晕复合体的神经血管；内侧腺体瓣、外侧腺体瓣及皮下剥离形成的皮瓣。（Redrawn after Benelli LC. Periareolar Benelli mastopexy and reduction. In：Spear SL, ed. *Surgery of the breast：principles and art*. Philadelphia：Lippincott-Raven；1998：685.）

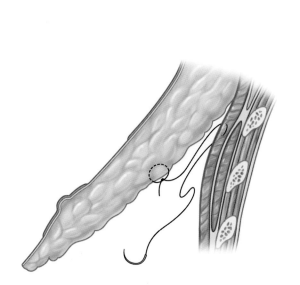

图 18.17　Benelli 乳房上提固定术。上方真皮腺体瓣固定于胸大肌筋膜上。（Redrawn after Benelli LC. Periareolar Benelli mastopexy and reduction. In：Spear SL, ed. *Surgery of the breast：principles and art*. Philadelphia：Lippincott-Raven；1998：685.）

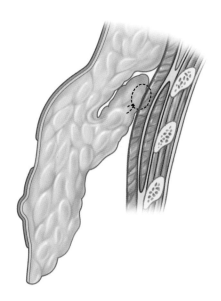

图 18.18　BeneUi 乳房上提固定术。上方真皮腺体瓣固定于胸壁，乳晕提升以及夸张的上极凸起。（Redrawn after Benelli LC. Periareolar Benelli mastopexy and reduction. In：Spear SL, ed. *Surgery of the breast：principles and art*. Philadelphia：Lippincott-Raven；1998：685.）

情况下,乳房下垂都存在一定的外向移动。为了让乳房向内靠拢,首先在乳晕后方将内侧腺体瓣旋转、折叠,并将其远端缝合固定于胸大肌表面(图18.19)。随后,将外侧乳腺瓣向内侧推移,覆盖内侧瓣并固定于其上(图18.20),组织瓣的形成和转位缩窄了乳房的基底,使腺体形成圆

锥状(图18.21)。

- 通过在椭圆形切口上缘的真皮做1cm的切口,用缝线通过该切口将乳晕向上提拉,固定于椭圆形切口的上缘(图18.22)。
- 通过全乳房的系带状缝合来支撑乳房形状。用长直针、聚酯编织缝线沿腺体底面行大转向的缝合。这些缝线打结不宜过紧以免导致腺体坏死;皮肤重新包被腺体。
- 椭圆形切缘真皮深层行荷包环扎缝合(图18.23)收紧时

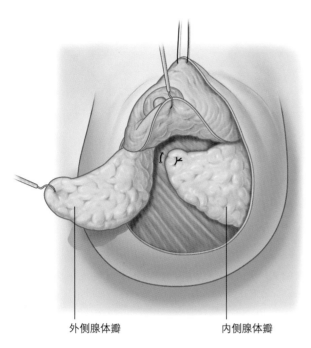

外侧腺体瓣　　　　　内侧腺体瓣

图 18.19　Benelli 乳房上提固定术。内侧腺体瓣固定于胸大肌上。(Redrawn after Benelli LC. Periareolar Benelli mastopexy and reduction. In:Spear SL,ed. *Surgery of the breast:principles and art*. Philadelphia:Lippincott-Raven;1998:685.)

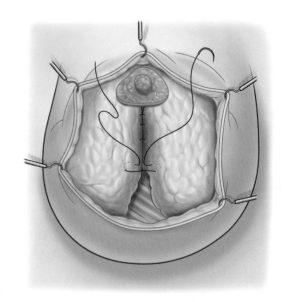

图 18.21　Benelli 乳房上提固定术。腺体内陷折叠术形成锥形乳房。(Redrawn after Benelli LC. Periareolar Benelli mastopexy and reduction. In:Spear SL,ed. *Surgery of the breast:principles and art*. Philadelphia:Lippincott-Raven;1998:685.)

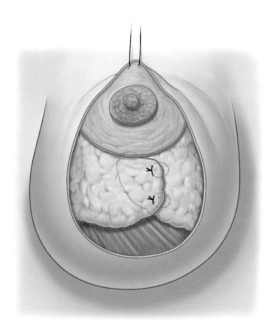

图 18.20　Benelli 乳房上提固定术。外侧腺体瓣固定于内侧腺体瓣上。(Redrawn after Benelli LC. Periareolar Benelli mastopexy and reduction. In:Spear SL,ed. *Surgery of the breast:principles and art*. Philadelphia:Lippincott-Raven;1998:685.)

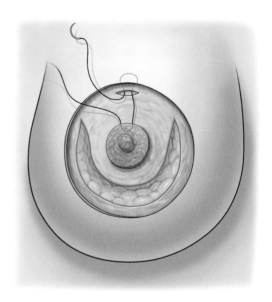

图 18.22　Benelli 乳房上提固定术。乳晕固定于椭圆形切口的上缘。(Redrawn after Benelli LC. Periareolar Benelli mastopexy and reduction. In:Spear SL,ed. *Surgery of the breast:principles and art*. Philadelphia:Lippincott-Raven;1998:685.)

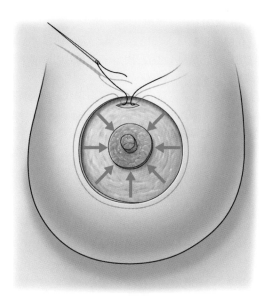

图 18.23   Benelli 乳房上提固定术。圆周缝合。(Redrawn after Benelli LC. Periareolar Benelli mastopexy and reduction. In: Spear SL, ed. *Surgery of the breast: principles and art*. Philadelphia: Lippincott-Raven; 1998: 685.)

可用一直径与新乳晕相当的不锈钢管置于荷包环中。
- 经乳晕直径的 U 形缝合可作为屏障,有助于防止乳晕过于突出(图 18.24)。

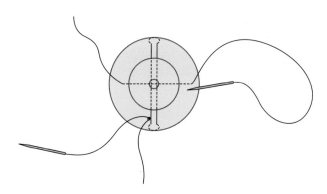

图 18.24   Benelli 乳房上提固定术。经乳晕直径的 U 形缝合可防止乳晕疝出,有助于形成圆形乳晕。(Redrawn after Benelli LC. Periareolar Benelli mastopexy and reduction. In: Spear SL, ed. *Surgery of the breast: principles and art*. Philadelphia: Lippincott-Raven; 1998: 685.)

Goes 塑形网辅助乳晕缘瘢痕技术

- 也被称为"双层皮肤"技术,基本原理是通过使用人工塑形网来形成富于抗拉能力的乳晕皮肤衬里,在愈合及皮肤收缩过程中,塑形网为重塑的乳房提供更坚强的支持。
- 此方法的主要适应证是乳房下垂矫正,组织去除量较小的伴或不伴下垂的乳房肥大症。理想情况下,每侧乳房组织切除量不超过 500g。

■ 术前需标记 4 个主要的点(图 18.25):

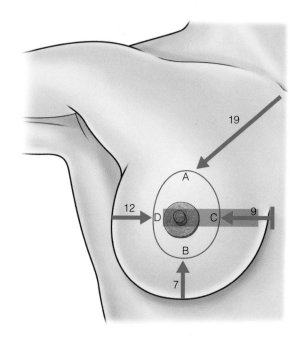

图 18.25   Goes 乳房上提固定术的 4 个主要定点。(Redrawn after Goes JC. Periareolar mastopexy and reduction with mesh support. In: Spear SL, ed. *Surgery of the breast: principles and art*. Philadelphia: Lippincott-Raven; 1998: 697.)

- A 点为新乳晕最高点。
- B 点为新乳晕最低点,决定了新乳晕下缘到乳房下皱襞最底部的距离(平均 7cm)。
- C 点为新乳晕内侧点,决定了乳头水平线上乳房内侧缘至新乳晕内侧的距离(平均 9cm)。
- D 点为新乳晕外侧点,决定了乳头水平线上腋前线至新乳晕外侧缘的距离(平均 12cm)。
■ 乳晕和皮肤之间标记的是去表皮区域。
■ 沿外椭圆线作一个切口,在皮下和腺体之间剥离形成皮瓣。
■ 向上剥离至乳房基底部,在剥离过程中,逐渐增加皮瓣皮下脂肪组织的厚度,当剥离到胸大肌筋膜表面时,在该层次继续向上剥离约 5cm,然后在乳腺下间隙向下剥离到约腺体高度 1/3。
■ 期间仔细鉴别及保护贯穿其中的血管(图 18.26)。
■ 皮肤与乳腺分离后,根据需求,在腺体的上部和下部作楔形组织切除,以缩小乳房。不能破坏乳腺基底。
■ 关闭乳腺上极的所有切口,对腺体重新塑形,将腺体提升到剥离的上界限,并固定于胸壁上(图 18.27)。乳房下极切除的缺损在关闭时与乳房内支持韧带及胸肌前筋膜缝合固定。
■ 真皮瓣则在腺体表面由外向内剥离到乳晕边缘,再将其轻轻铺平于腺体上,向下尽可能与胸肌筋膜缝合,向上尽可能与支持韧带起点平面缝合。此真皮瓣就是所谓的皮肤衬里(图 18.28)。

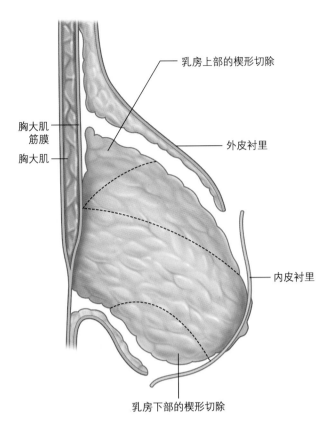

图 18.26 Goes 技术。沿腺体的切线将腺体与皮肤剥离开。注意皮肤衬里的形成。（Redrawn after Goes JC. Periareolar mastopexy and reduction with mesh support. In：Spear SL，ed. *Surgery of the breast：principles and art.* Philadelphia：Lippincott-Raven；1998：697.）

乳房上部的楔形切除

胸大肌筋膜

胸大肌

外皮衬里

内皮衬里

乳房下部的楔形切除

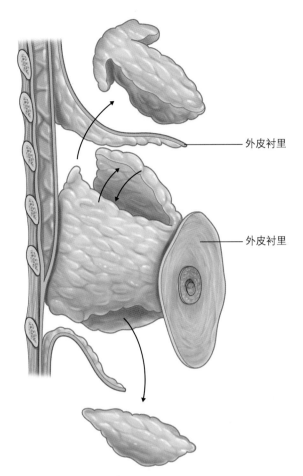

图 18.27 Goes 技术。上、下半球腺体切除的目的是缩窄乳房基底。注意，单纯的乳房上提固定术是这些区域简单叠加，而非切除。（Redrawn after Goes JC. Periareolar mastopexy and reduction with mesh support. In：Spear SL，ed. *Surgery of the breast：principles and art.* Philadelphia：Lippincott-Raven；1998：697.）

外皮衬里

外皮衬里

- 随后，将复合塑形网（涤纶丝）、编制塑形网（编织聚丙烯）或者生物塑形网放在真皮瓣表面作为"内置乳罩"，用来固定乳房软组织理想的圆锥形状，并轻微提升乳房。塑形网与胸肌前筋膜缝合。
- 皮肤外层用 2-0 Mersilene 缝线通过直针行真皮深层连续环绕缝合。然后再用 4-0 Monocryl（单乔）线做皮内缝合，将乳晕固定于外环皮肤切缘上。
- 敷料由三角微孔胶带覆盖整个乳房 20 天。Tegaderm（透明敷料）的固定效果同样良好，负压引流管约 5 天后拔除。

▶ Grotting 垂直标记乳房上提固定术（视频 18.1）

- Lassus 术式的改良，腺体组织的切除可多可少，如需增加体积，可在乳腺下或胸大肌下间隙置入假体。
- 术前标记包括：
  - 双侧乳房下皱襞。
  - 结合多个参照点来决定未来乳头的位置，乳房下皱襞标记到乳房前方的皮肤上（相当于乳房下皱襞的前投影线），捏住乳房下极使组织上推，以此模拟乳房上提固

定术，从而确定乳头是否能提升到标记的位置。随后，标记点应与肱骨中线交叉对比。胸骨切迹到新乳头位置的距离通常约为 20~23cm（图 18.29）。

- 如果存在乳房体积不对称，通常需要将体积较大一侧的乳头标记点 A 降低 1cm 左右，因为要考虑到切除乳腺组织以后皮肤回缩的因素。
- 在乳房表面标记出乳房经线 Q，测量出乳房下皱襞的中点，该点作为内侧和外侧复合组织标记的参照点。在完成垂直缝合后切口恰位于该中点上。
- 建议采用标准的上蒂复合组织瓣提供乳头乳晕血供，但如果腺体密度或上提距离受限，Elizabeth Hall-Findlay 推荐的内上蒂技术更适合应用。
- 用手将乳房分别向内侧和外侧推开，经下皱襞中点在乳房下部分别标出内侧和外侧复合组织垂直线。这两条标记线的下端以抛物线在乳房下方连接，抛物线的最低点大约在乳房下皱襞上方 2~3cm（图 18.30）。
- 垂直线向上以弧线方式一直延伸到新乳头点上。这两条抛物线的转折能形成拱形弧度效果，可以与新乳晕 6 点

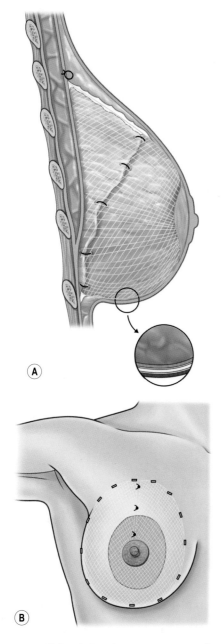

图 18.28 Goes 技术。(A) 用塑形网加固后的乳房形成前突和上提的圆锥形。(B) 塑形网放置位置示意图。Goes 原先描述的涤纶复合塑形网现已被 Vicryl-Prolene 复合塑形网替代。(Redrawn after Goes JC. Periareolar mastopexy and reduction with mesh support. In：Spear SL，ed. *Surgery of the breast：principles and art.* Philadelphia：Lippincott-Raven；1998：697.)

方向缝合。

- 标记时要做皮肤抓捏试验以保证有足够的皮肤量以完成无张力缝合。
- 从垂直缝合的最上方向下测量 5~6cm 作另一标记，代表新乳房下皱襞的大概位置。
- 此点以下的乳房组织可以固定充填于上蒂真皮乳腺瓣的底部 (如果医生希望使用自体组织移植以增加上部体积)，也可以切除 (少量切除，在有或没有置入假体的情况下

均可)。

- 腋前和侧胸部的隆起可能需要抽脂术来改善外形，并应进行标记。
- 用合适的乳晕乳头标记器标出新的乳头乳晕区域。然后用含 1：200 000 肾上腺素的 0.5% 利多卡因在切口、去表皮区及乳腺下做浸润注射。
- 乳晕周围和内外侧垂直线之间的区域去除表皮，之后，将下极的乳腺组织从皮下剥离，范围要适当超过需要切除的区域 (图 18.31)。
- 在乳腺下极表面继续向下剥离，为蒂上的组织瓣的旋转折叠上提提供了空间。
- 如有需要，可修剪垂直组织的基底部。
- 将蒂在上的组织瓣向乳头乳晕后方折叠、上提，缝合至胸大肌筋膜适当的位置。如果在内、外侧间无需组织瓣充填，则可切除多余组织，然后将乳头乳晕复合体基底部的腺体缝合在胸肌筋膜上，缝合点尽可能提高。
- 如果没有置入假体计划，可通过 "外侧塑形缝合技术" 将腋前线堆积的软组织向中线方向移位，使乳房外侧曲线更完美。
- 用 2-0 Vicryl (薇乔) 线拉拢缝合内、外侧乳腺组织，再用 3-0 Polydioxanone 缝线皮肤分层连续缝合。
- 调整手术床将患者调至坐位，以观察乳头乳晕复合体的真实位置 (图 18.32)。
- 躺在手术台上的乳房形状通常是下极较扁平而上极饱满，乳头稍朝下，形成所谓的 "倒置" 的乳房 (图 18.33)。

倒 T 形技术

- 标记同标准的 Wise 模式切口：
  - 首先标记乳房的经线。
  - 新乳头位于乳房经线与乳房下皱襞在乳房表面投影的交点。
  - 将锁眼状金属丝模具的周径调到刚好能环绕原乳晕大小。
  - 模具的圆形弧顶放在距离新乳头上方约 2cm 处。
  - 两条垂线向下延伸，最后达乳房下皱襞。
- 用合适的乳晕标记器标记出保留的乳晕部分。
- 这个区域需要去除表皮。
- 经乳晕内外侧真皮作切口，形成如同乳房缩小术的垂直双蒂瓣。
- 如果乳房下皱襞有多余的去上皮乳腺组织，则需从乳房下皱襞开始，由下而上将腺体从胸大肌表面剥离，形成蒂在上方的真皮腺体瓣。
- 剥离的范围以形成的腔隙能容纳多余的下极乳腺组织为度。这些多余的组织向乳房后方折叠，固定于胸大肌筋膜上，其上提高度以能消除下极的下垂为宜。
- 皮肤切口的关闭按常规操作。切缘皮下可稍做或不做剥离。乳头乳晕复合体调整到适当的位置并缝合固定 (图 18.33)。

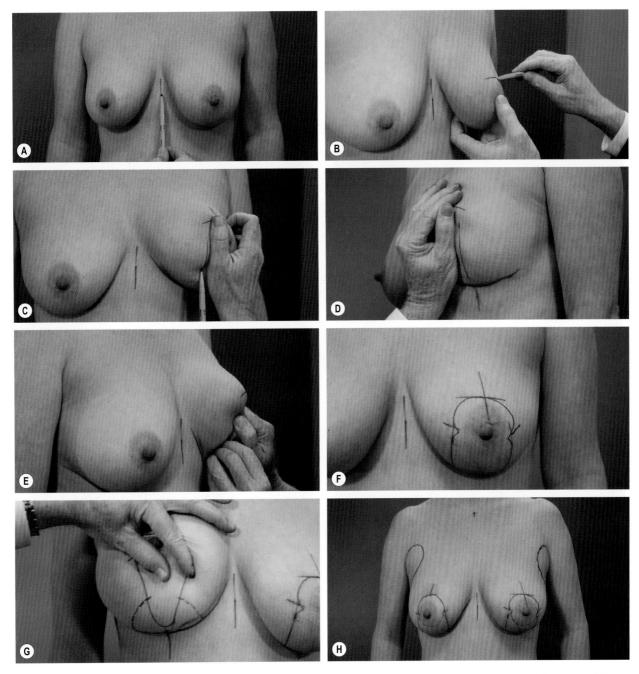

图 18.29 （A~H）作者推荐的改良式垂直技术，术前标记。标记中线和乳房下皱襞。A 点，乳房下皱襞线标记至乳房表面，同时标记出乳房的经线。然后用手将乳房组织分别向内侧和外侧推开，经下皱襞中点标出内侧和外侧复合组织垂直线。C 点和 D 点是垂直线向头侧的延长线与乳头水平线的相交点。然后用手大概模拟乳房上提固定术，上抛物线代表新乳晕的边界，长约 12~14cm

▶ 隆乳联合乳房上提固定术（视频 18.2）

- 前文所描述的乳房上提固定术都可以与隆乳术结合。
- 一般情况下，该技术更适用于腺体不足的女性患者，而无需考虑被覆皮肤的多少。
- 一侧乳房发育不良而另一侧乳房下垂是该术式的良好适应证。
- 按照乳房上提固定术的方式做好术前标记和切口，乳腺

组织或胸大肌暴露后，在乳腺下或胸大肌下形成假体腔隙，置入假体，然后行乳房上提固定术。
- 在进行乳房上提固定术之前，必须先置入假体，以避免乳房组织过度切除和闭合时张力过大，并能更好地调整乳头乳晕复合体的位置。
- 可根据乳房基底宽度选择假体大小，但是应考虑皮肤组织覆盖的松弛度以及乳房实际体积，根据具体情况选择合适的假体。
- 根据临床情况、外科医生的经验以及患者的选择，决定是

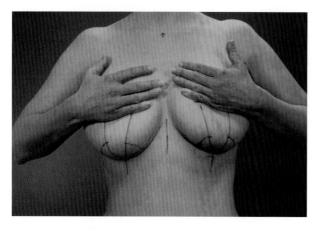

图 18.30　两垂直线下端连成 V 形,距乳房下皱襞约 2cm(B 点)。阴影线表示在内、外侧需要切除的腺体的位置。内、外侧柱形组织间可形成带在上的组织瓣,该瓣向乳头乳晕之后旋转,然后缝合于胸肌筋膜上,以改善上极的丰满度

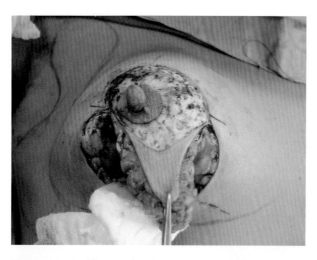

图 18.31　已剥离的乳房下极。所形成的组织瓣旋转到乳头乳晕后方以增大乳房的上极体积;或者切除一小部分下极腺体,同时置入假体(加减法概念)

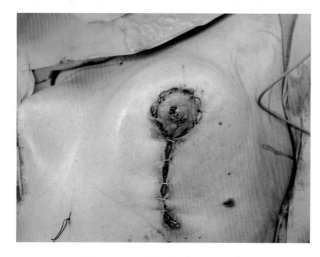

图 18.32　临时关闭切口的乳房

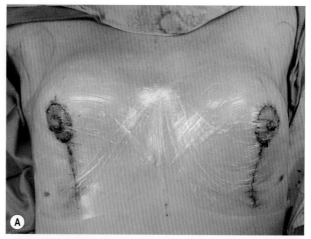

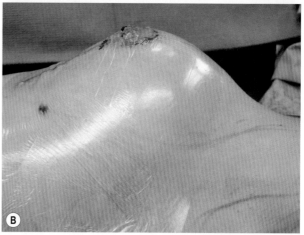

图 18.33　(A,B)作者推荐的方法。上极圆润丰满,下极较扁平,乳头微指向下方

否一期完成此手术。伤口愈合风险较高的女性(例如糖尿病患者、吸烟者、免疫功能低下者)不是一期完成手术的理想人选。

■ 如果采用分期完成,许多外科医生将首先进行乳房上提固定术,然后在术后 3 个月内进行假体置入术。然而,也可以先放置乳房假体,而后进行上提固定术。尽管外科医生需要考虑到,患者可能不会再进行第二次手术,但分期手术的决定很大程度上仍取决于医生本人。大体积但下垂的乳房与小体积但年轻化的乳房的取舍问题因人而异。

■ 如果两个手术联合一期完成,在乳头乳晕皮瓣受损时,可采取以下步骤:
　● 拆除乳晕周围皮肤缝合线。
　● 取出假体(图 18.34)。

假体取出后乳房上提固定术

■ 取出假体后,胸部组织可能过于松弛、下垂。医生与患者沟通假体取出手术过程时,医生需将假体取出后可能出现的结果告知患者(图 18.35)。

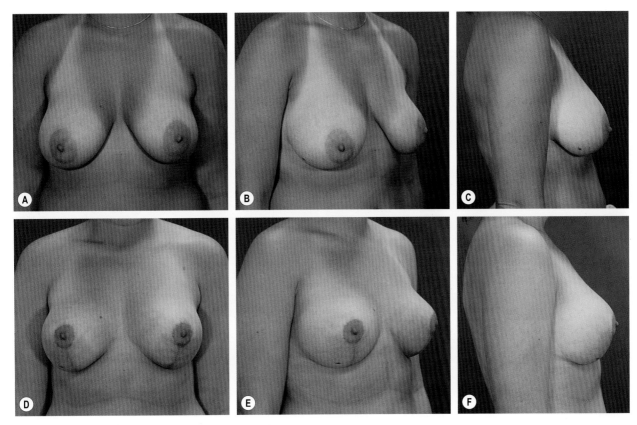

图 18.34　(A~C)一名 35 岁患者的双侧乳房假性下垂,且双侧软组织不对称。(D~F)应用倒 T 形术式的术后照片,双侧分别去除了少量下极腺体组织,但去除量不同

- 如果计划取出盐水假体后行乳房上提固定术,一种非常实用的技术是在取出盐水假体前先排出假体内的盐水。该操作可以治疗室使用无菌 18G 针头进行(图 18.36)。
- 一般的乳房上提固定术最重要的部分就是在可利用的腺体组织上决定对其重塑的能力。
- 下一个需要解决的问题是切除包膜还是仅包膜切开。
- 一般情况下,对于硅胶假体破裂、产生严重包膜挛缩或包膜上有许多钙盐沉积的患者,需要进行包膜切除术,否则,无论是否进行包膜切开,这些包膜都将保留以增加组织量。
- 在去除假体之前,标记新乳晕边界。
- 去除表皮的范围应根据乳房上提固定术要求而定,上述乳房上提固定术式均可应用。
- 作者习惯在手术的最初阶段将假体留在原位提供组织支撑,以利于操作。
- 通常选择乳房下皱襞切口,但有时可能需要做乳晕缘切口,以利于处理假体和包膜。
- 此时可以根据需要剥离和取出包膜;否则,将其保留并只移除假体。
- 随后完成腺体的重塑。
- 放置引流管,关闭皮肤切口,复位乳头并将其缝合到位。

术后注意事项

- 垂直法乳房上提固定术后护理的重点之一在于使用 Tegaderm 透气胶膜敷料覆盖,以支撑最终的乳房形态(图 18.37)。敷料需要保留 2 周,随后须全天佩戴塑形乳罩 6~8 周(图 18.38 和图 18.39)。
- 术后要持续佩戴 8 周以上的塑形胸罩,目的是在新的乳房水肿消失前给予外力的支持。
- 术后超过 8 周才能进行全身运动。在此之前,限制跑步或倾向于引起新乳房剧烈上下运动的活动。

并发症与结果

- 乳头坏死对于医生和患者而言都是毁灭性的并发症。在各种技术中,报道的乳头坏死发生率低于 10%,通常为 0~5%。
- 风险因素还包括吸烟、糖尿病、肥胖和高血压。
- 对于高风险患者(吸烟、肥胖、糖尿病或者有严重乳房下

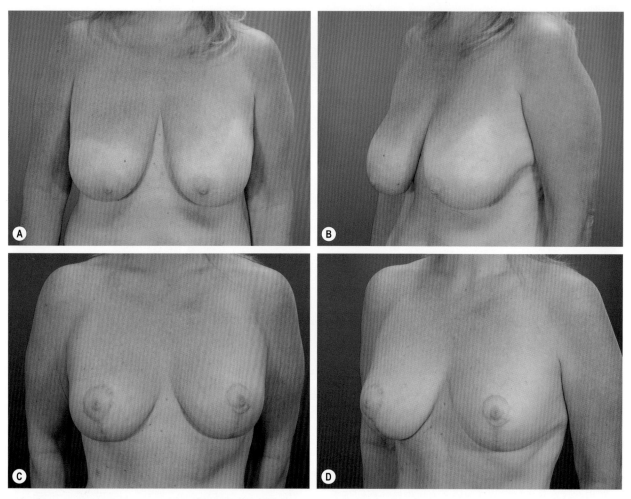

图 18.35   （A 和 B）44 岁女性术前照,体重减轻 60 磅(约 27.22kg),并于胸大肌下间隙置入了超大的假体。（C 和 D）术后照,取出双侧假体,再于乳腺下间隙置入硅胶假体,腺体组织部分切除

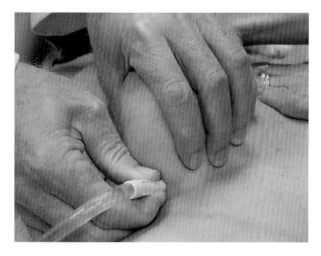

图 18.36   术前排空盐水假体。右手持针头刺入假体腔内,同时左手向下挤压假体

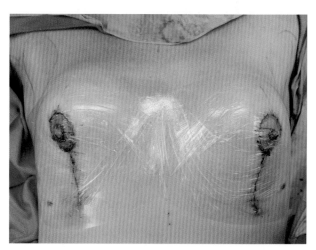

图 18.37   最后应用 Tegaderm 透气胶膜敷料封闭和覆盖

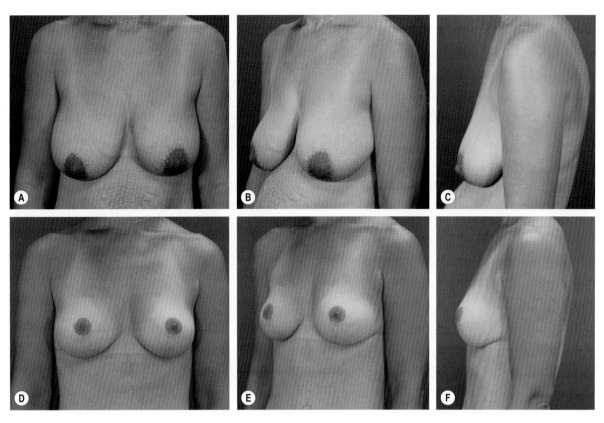

图 18.38 （A~C）31 岁女性中度至重度乳房下垂患者术前观。（D~F）作者行垂直乳房上提固定术的术后观

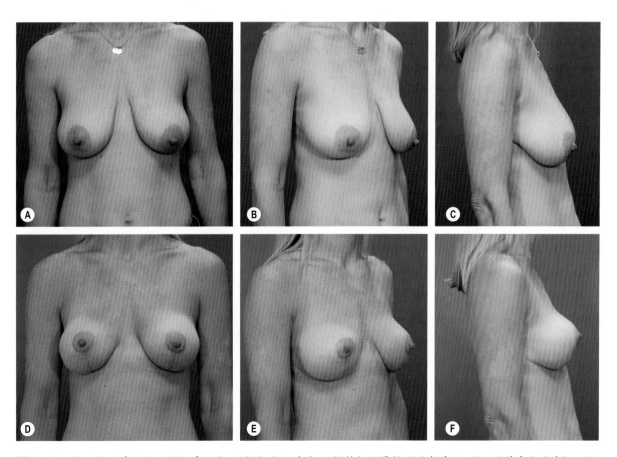

图 18.39 （A~C）37 岁女性双侧乳房下垂，双侧乳头不对称，双侧软组织量接近的术前观。（D~F）作者行垂直切口乳房上提固定术后观

垂),可考虑采用游离乳头移植技术,该技术还可应用于处理术中和术后出现的乳头乳晕复合体血运障碍。

- 术后 12 小时内,受损的乳头乳晕复合体可以作为游离移植的乳头供体应用。
- 术后 12 小时后,任何乳头坏死都应采取保守治疗,包括拆除缝线、硝酸甘油膏涂抹、水蛭吮吸、油性敷料、高压氧治疗以及适当的抗生素应用。
- 很多时候,保守治疗及二次缝合都能获得满意的结果。如治疗后仍未能取得满意的结果,则需要重建乳头乳晕复合体,方法包括简单的乳晕文身和应用皮瓣重建等。
- 突出的瘢痕可以接受后续的维生素 E、板式压迫、硅胶片、激光治疗以及瘢痕内曲安奈德(Kenalog)注射治疗。
- 术后 1 年是评估患者瘢痕是否需要修复的较好时机。
- 使用皮瓣就有可能出现坏死,尤其是应用倒 T 形和 Wise 乳房上提固定术时。
- 与治疗缺血性乳头坏死类似,皮瓣血运障碍的保守治疗包括油性敷料、高压氧治疗以及适当的抗生素治疗。
- 大面积皮瓣坏死应待到坏死边界清晰后行清创术,可以进行延迟二期缝合,以避免数周或数月后仍需护理一个开放的乳房创面。
- 小范围(<2cm)的皮瓣坏死可行保守治疗,特别是沿乳房下皱襞的小范围坏死。
- 乳头应位于乳房最突出点上或其邻近点上,在其下方具有充足而不过量的组织。
- 当乳头位置异常时,可尝试将其复位。然而,需要延期数月,待乳房及乳头乳晕复合体创伤完全愈合。
- 提升乳头乳晕复合体比将其降低更容易实现。
- 乳头位置过高可能由以下两种情况之一导致:乳房基底下移造成乳头位置相对过高或定位不准确。
- 如果出现乳房基底下移,则可进行简单的组织切除矫正。
- 如果出现定位不准确,降低乳头位置的方法包括向下的 V-Y 推进、皮瓣转位或移植转位。
- 过度切除、切除不足和愈合并发症均可能导致美学效果不理想。
- 其他并发症包括感染和血肿。

延伸阅读

Benelli L. A new periareolar mammaplasty: the "round block" technique. *Aesthetic Plast Surg*. 1990;14:93–100.
The round block acts as a keystone element to support the reshaped breast. The keystone relies on a crisscross mastopexy and by a circular nonresorbable suture of woven nylon included in the periareolar circular dermal scar. The crisscross mastopexy is achieved via dermis-to-dermis, gland-to-gland, and gland-to-musculoperiosteal unions, all of which are fixed definitively with nonresorbable suture. This technique can be used in many different breast cases, such as that for correction of ptosis, hypertrophy, or hypomastia, among others. In cases of hypomastia, the use of the round block technique permits easy access for insertion of the prosthesis, as it simultaneously corrects ptosis. In cases of tumor excision, the round block produces a discrete scar and a more regular breast contour.

In all types of mammaplasty, the main goal is to limit the scar.
Gées JC. Periareolar mammaplasty: double skin technique with application of polyglactine or mixed mesh. *Plast Reconstr Surg*. 1996;97(5):959–968.
Hall-Findlay EJ. A simplified vertical reduction mammaplasty: shortening the learning curve. *Plast Reconstr Surg*. 1999;104:748–763.
Hall-Findlay EJ. Pedicles in vertical breast reduction and mastopexy. *Clin Plast Surg*. 2002;29(3):379–391.
Lassus C. Breast reduction: evolution of a technique. A single vertical scar. *Aesthetic Plast Surg*. 1987;11:107.
Patients had become more critical about the result of a breast reduction operation over the past 20 years. Natural and lasting shape, as well as minimal residual scarring, is now expected by most of the patients undergoing that surgery. In 1969, the author described a vertical technique that achieved reduction and good shape, but the end of the vertical scar could be seen below the brassiere line. In 1977, the author modified the technique by adding a small horizontal scar that eliminated the visible part of the vertical scar. In this article, the author demonstrates that the same technique he described in 1969 and modified in 1977 can produce a single residual vertical scar if properly used.
Lejour M. Vertical mammaplasty and liposuction of the breast. *Plast Reconstr Surg*. 1994;94:100–114.
From 1989 to 1994, the author has used vertical mammaplasty without a submammary scar for all breast reductions. Using a technique relying on adjustable markings, an upper pedicle for the areola, and a central breast reduction with limited skin undermining, the author achieves a breast whose shape is created by suturing the gland and does not rely on the skin. A personal series of 100 consecutive patients (192 breasts) operated on from 1990 through 1992 is reviewed, and mastopexy was performed in 39 breasts. Among the 153 breasts that required reduction, liposuction was attempted as a complementary procedure before the surgical reduction in the 120 fattest breasts. Between 100 and 1000 cc of fat (mean, 300 cc) was suctioned in 86 breasts. This figure represents 50% of the large breasts in patients under 50 years old and 100% of the breasts in patients older than 50 years. There were few complications, and none required early reoperation. This series proves that vertical mammaplasty can be used in all cases of breast reduction, producing consistently good, stable results with limited scars. The adjunctive use of liposuction in fatty breasts can be considered safe and efficient.
Marchac D, Olarte G. Reduction mammaplasty and correction of ptosis with a short inframammary scar. *Plast Reconstr Surg*. 1982;69:45.
Spear SL, Kassan M, Little JW. Guidelines in concentric mastopexy. *Plast Reconstr Surg*. 1990;85(6):961–966.
In an effort to limit complications associated with periareolar mastopexy techniques, Spear et al. designed a series of rules to follow. Rule 1: $D_{outside} \le D_{original} + (D_{original} - D_{inside})$. The amount of non-pigmented skin excised should be less than the amount of pigmented skin excised. This should prevent a postoperative areola larger than the original. Rule 2: $D_{outside} < 2 \times D_{inside}$: the design of the outside diameter should be no more than two times the inside diameter in order to minimize the discrepancy in circle sizes, thereby reducing tension on the closure. This should prevent an overly ambitious plan to remove skin and, as a result, limit the risk of poor scars and overly-flattened breasts. Rule 3: $D_{final} = \frac{1}{2}(D_{outside} + D_{inside})$. This final rule helps predict the final areolar size, which is particularly useful in asymmetry cases, as well as those in whom no round block suture is employed.
Steinberg JP, Braun BI, Hellinger WC, et al. Timing of antimicrobial prophylaxis and the risk of surgical site infections: results from the Trial to Reduce Antimicrobial Prophylaxis Errors. *Ann Surg*. 2009;250(1):10–16.
von Heimburg D, Exner K, Kruft S, et al. The tuberous breast deformity: classification and treatment. *Br J Plast Surg*. 1996;49:339–345.
Wise RJ, Gannon JP, Hill JR. Further experience with reduction mammaplasty. *Plast Reconstr Surg*. 1963;32:12.
In 1955, the senior author (Wise) presented a new technique for reduction mammaplasty using special patterning devices, and this publication demonstrates the further experiences of the authors. The author's technique allows rapid design of skin flaps and predictable size, contour, symmetry, and nipple position, all of which are difficult to achieve using a free-hand design. A four quadrant form is placed after designing and shaping the skin flaps, and the excess breast tissue is removed via wedge-shaped excisions. Care is taken not to remove too much from the central breast axis and the nipple, as well as not to undermine the skin flaps, to maintain perfusion of all these areas. The results allow for correction of varying degrees of ptosis and breast hypertrophy, as evidenced by case examples.

第 **19** 章

乳房缩小成形术与男性乳腺发育

本章部分内容选自 Neligan 和 Nahabedian 主编的 *Plastic Surgery* 第 4 版第 5 分卷《乳房》第 9 章："倒 T 形乳房缩小成形术"，章节作者为 Maurice Nahabedian；第 10 章"短瘢痕乳房缩小术"，章节作者为 Frank Lista、Ryan E. Austin 和 Jamil Ahmad；第 11 章"男性乳腺发育手术"，章节作者为 Charles M. Malata 和 Kai Yuen Wong。另有部分内容选自 Neligan 和 Grotting 主编的 *Plastic Surgery* 第 3 版第 5 分卷《乳房》第 8.1 章"乳房缩小成形术"，章节作者为 Jack Fisher 和 Kent K. Higdon。

概要

- 乳房肥大症（巨乳症）是一种可能影响身心健康的疾病。
- 如果不进行手术干预，乳房肥大症状很难改善，手术治疗可显著提高患者的生活质量。
- 乳房缩小成形术已有数千年的历史，特别是在过去 100 年取得了重大进展。
- 目前已有几种基于合理手术原则、设计精良的乳房缩小成形术式。

简介

- 乳房肥大患者可表现出多种症状。
- 典型症状包括颈部和背部疼痛、乳罩肩带压痕、头痛、穿衣不便和运动能力受限。乳房肥大者常患有局部皮肤糜烂、浸渍、皮疹和感染。
- 乳房肥大常使女性感觉苦恼，产生社会心理问题，尤其是青少年和老年女性。
- 虽然乳房缩小成形术的主要目标是改善患者症状，但获得美丽的乳房外观也同样重要。
- Spear 将乳房缩小成形术描述为"修复重建外科和整形美容外科相结合的典范"。
- 本章旨在讨论乳房缩小整形最受欢迎的术式。医生选择术式的关键是自己能够熟练掌握，并能给患者带来最佳手术效果。
- 无论乳房缩小成形术式如何眼部，手术目标始终保持一致：
  - 美观、自然的乳房形状。
  - 长期保持术后形状。
  - 缩短瘢痕长度。

- 与乳房肥大症一样，男性乳腺发育可导致许多相同的症状、主诉和解剖问题。

术前注意事项

- 认真考虑患者寻求乳房缩小成形术的原因，是整形外科医生评估乳房肥大患者的关键。
- 应记录与乳腺增生相关症状的完整病史。
- 应询问患者个人和家族乳房疾病与手术史，术前应进行全面检查，包括乳房 X 线、乳房超声或磁共振，以及乳腺癌易感基因（BRCA）检查。
- 除上述筛查项目外，还应进行全面体格检查和乳房专科检查，注意任何患者整体情况的变化。在美国，只有一部分乳房缩小术被认为是必要的。
- 术前必须考虑患者身高、体重和体型等重要因素，并通过精确设计与测量，在术前评估需要去除的乳房组织量，因为这些数据关系到保险公司是否为患者提供医疗费用。
- 然而，关于切除组织量的规定可能存在地区差异，在不同的保险机构也不尽相同。
- 乳房局部检查也非常重要，包括检查乳房肿块、腋窝、锁骨上窝和锁骨下窝区域。术前还要评估乳头乳晕复合体位置是否要改变，是否有分泌物，敏感性是否下降。
- 有些患者由于过重的乳房牵拉造成支配乳头乳晕皮肤的神经受损，在术前敏感性就已下降。
- 应仔细检查乳房皮肤，以发现既往手术造成的皮肤瘢痕和其他皮肤改变，这些应于术前向患者指出。
- 最后，术前也必须对乳房形态和对称性评估，特别是对于巨大乳房的患者，术后也会存在一定程度的不对称。
- 乳房测量，如乳头至胸骨切迹距离、乳头至乳房下皱襞的距离和乳头间的距离，术前必须准确记录。

解剖要点

- 乳房肥大症的病理生理机制是乳房对血液中雌激素异常反应，主要表现为纤维和脂肪组织增生，也有少部分腺体增生。
- 大多数乳房肥大女性血液雌激素水平正常，乳房组织雌激素受体检测结果也大多正常。
- 在少女期就可能发生乳房肥大，最早年龄可为 11~14 岁。
- 巨乳症指乳房过度肥大，定义为需要切除超过 1 800g 组织量的乳房肥大患者，治疗方法是乳房缩小成形术。
- 对于胸骨切迹距乳头距离较大的患者，不宜应用上蒂乳房缩小整形。
- 如果乳头至胸骨切迹距离小于 38cm，可以轻松地应用垂直短瘢痕技术。
- 针对乳头至胸骨切迹距离超过 40cm 患者，整形外科医生应该认真考虑 Wise 模式切口乳房下极切除，结合乳头游离移植或即刻乳头再造，后期乳晕文身的方案。
- 乳房下皱襞至乳头距离较大者不宜采用下蒂皮瓣术。
- 如果乳头至乳房下皱襞距离大于 22cm，实施下蒂或中央隆起技术比较困难。

▶ 手术技术（视频 19.1、视频 19.2 和视频 19.3）

一般概念

- 乳房缩小成形术将皮肤切除与乳腺实质切除结合实施。
- 有多种手术切口选择，以及不同乳房实质切除和皮下蒂位置选择的技术。通常，可以在术中将这些技术相互组合。

- 术前标记和测量应在患者站立或直立的情况下进行。标记信息包括：
  - 从胸骨切迹到剑突的中线；
  - 锁骨中线和乳房经线的距离；
  - 乳房下皱襞的投影和锁骨中线交点；
  - 合适的皮肤切口设计，即垂直切口、Wise 切口等。
- 患者仰卧位，全身麻醉。
- 确保将患者臀部放在手术床的合适位置，以便在手术过程中抬起上半身，以帮助确定乳房的对称性。
- 利多卡因和肾上腺素混合液沿切口浸润，并注射进计划切除的乳房实质组织中。
  - 应避免局部麻醉药渗入下蒂部位。
- 一些医生将吸脂术与乳房缩小成形术相结合，以帮助重塑乳房轮廓，减少腋窝冗赘或侧胸肥厚。
  - 必须注意避免肿胀溶液渗入或抽脂针进入蒂部区域。
- 应用环状模型标记乳头乳晕复合体周围切口。
- 首先做环乳晕切口，然后将蒂部周围区域去上皮。
  - 应避免切口过深，因为可能损伤皮下神经、血管丛，导致乳头血供受损。
- 将剩余的皮肤切口切开制作皮瓣。
- 乳房实质部分切除并去除多余的皮肤后，应进行细致的止血。
- 闭合切口时，应在剩余的薄壁组织内进行深层缝合，然后分层关闭皮肤。
- 按照乳头乳晕复合体标记器，标记新的乳头乳晕复合体位置和大小。
- 将乳头乳晕复合体移入其新位置，真皮缝合固定。

具体技术

（图 19.1~ 图 19.9）

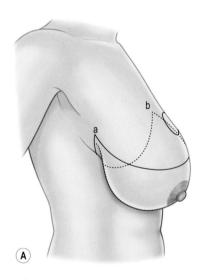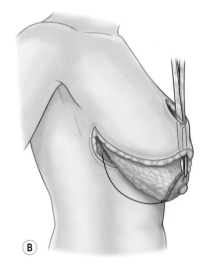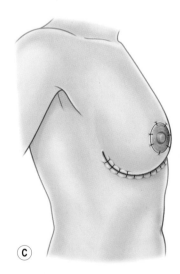

图 19.1　（A~C）Passot 乳头移位技术。（Redrawn after Lickstein LH，Shestak KC. The conceptual evolution of modern reduction mammoplasty. *Operat Tech Plast Reconstr Surg.* 1999；6；88-96.）

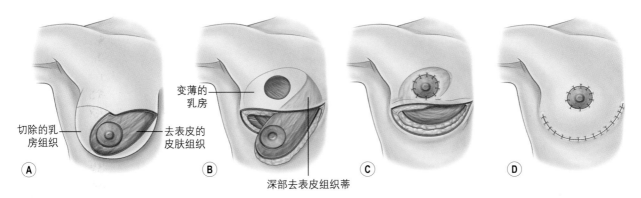

图 19.2 （A~D）Schwarzmann 乳房缩小术，应用内上方真皮乳腺组织蒂。（Redrawn after Lickstein LH, Shestak KC. The conceptual evolution of modern reduction mammoplasty. *Operat Tech Plast Reconstr Surg*. 1999；6：88-96.）

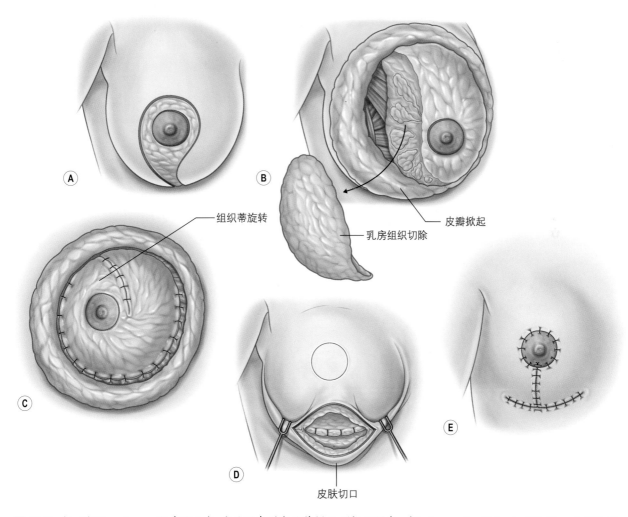

图 19.3 （A~E）Biesenberger 乳房缩小术，皮肤脱套剥离后作倒 T 形切口闭合。（Redrawn after Lickstein LH, Shestak KC. The conceptual evolution of modern reduction mammoplasty. *Operat Tech Plast Reconstr Surg*. 1999；6：88-96.）

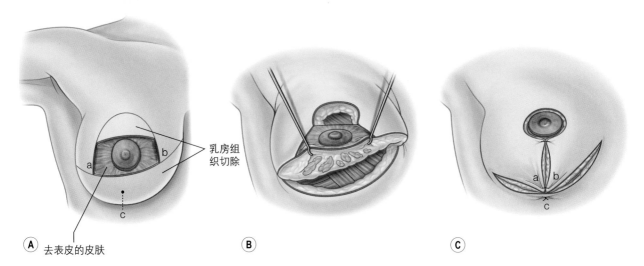

图 19.4 （A~C）Strombeck 水平双蒂乳房缩小术。（Redrawn after Lickstein LH, Shestak KC. The conceptual evolution of modern reduction mammoplasty. *Operat Tech Plast Reconstr Surg.* 1999；6：88-96.）

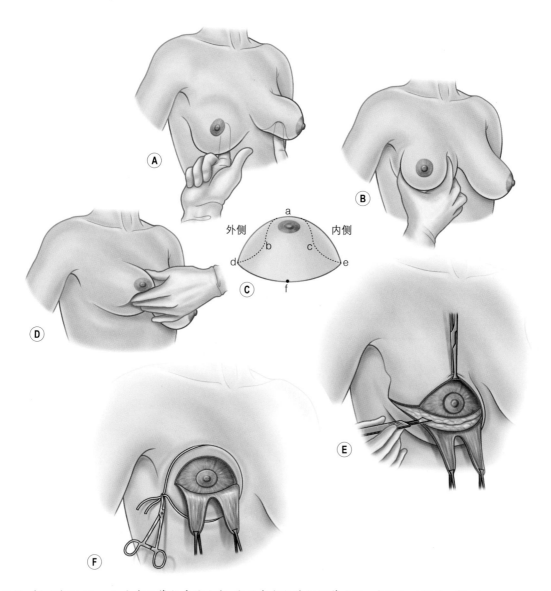

图 19.5 （A~N）McKissock 垂直双蒂乳房缩小术，应用真皮乳腺组织蒂，Wise 皮肤切口设计。（Redrawn after Lickstein LH, Shestak KC. The conceptual evolution of modern reduction mammoplasty. *Operat Tech Plast Reconstr Surg.* 1999；6：88-96.）

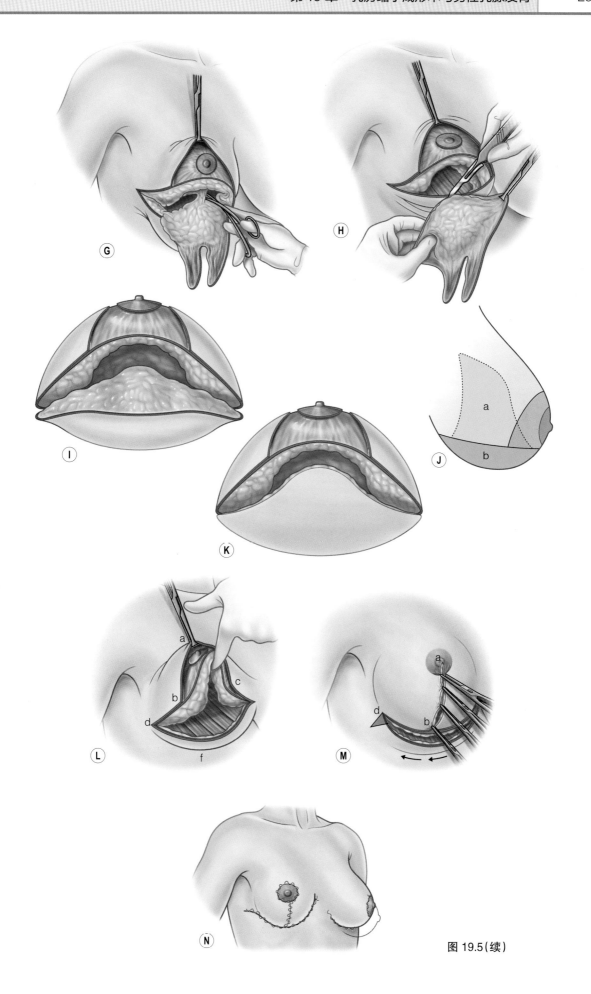

图 19.5(续)

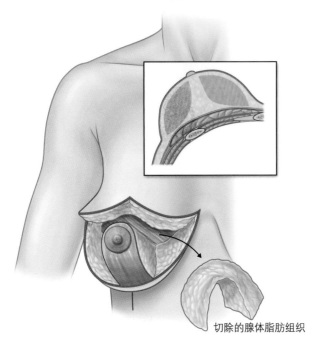

切除的腺体脂肪组织

图 19.6　Wise 模式切口的下蒂术式

去表皮的皮肤

乳房下皱襞

切除的乳房组织

图 19.7　McKissock 垂直乳房缩小术,应用真皮乳腺组织蒂,Wise 皮肤切口设计。(Redrawn after Lickstein LH, Shestak KC. The conceptual evolution of modern reduction mammoplasty. *Operat Tech Plast Reconstr Surg.* 1999;6:88-96.)

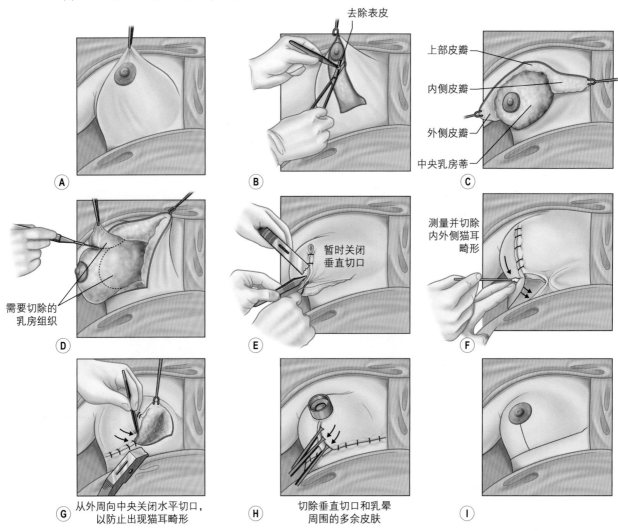

图 19.8　(A~I) Hester 乳房缩小术。(Redrawn from Hester TR Jr, Bostwick J III, Miller L. Breast reduction utilizing the maximally vascularized central pedicle. *Plast Reconstr Surg.* 1985;76:890-900.)

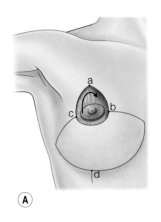 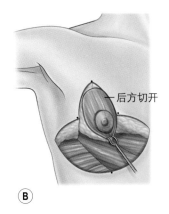 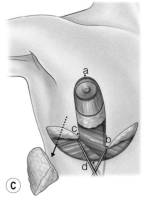 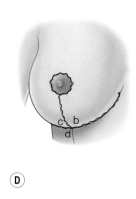

图 19.9　（A~D）Wise 模式切口的内上侧蒂乳房缩小术

术后注意事项

- 大多数乳房缩小成形术患者可在术后当天出院。
- 根据实质切除量的大小，一些医生主张使用负压引流管。
- 使用后，通常在术后第 1 天拔除引流。
- 在 Wise 皮肤切口技术中，应避免在术后 6~8 周内使用含有钢丝的胸罩，以避免直接在切口上加压。
- 术后 8 周内，避免跑步或进行易引起乳房剧烈上下运动的活动。
- 乳头乳晕复合体的缝线通常在第 10 天拆除。

并发症与结果

- 乳房缩小成形术最严重的并发症之一是乳头坏死。
- 风险因素包括技术应用错误、吸烟、糖尿病、肥胖和高血压。
- 对于高危患者（吸烟者、糖尿病患者、肥胖症患者或重度乳房下垂的患者），可以考虑使用乳头游离移植技术，在术中或术后如出现乳头乳晕血供较差，也可考虑应用游离移植。
- 乳头乳晕复合体可在术后 12 小时内转化为游离移植。
- 12 小时后，乳头出现坏死迹象的应进行保守治疗，包括部分拆除缝线，局部使用硝酸盐或水蛭，油性敷料，高压氧治疗（如果有）和适当的抗生素治疗。
- 很多时候，保守治疗和二期手术治疗均能产生令人满意的结果。如果愈合效果不尽如人意，则可以通过标准的重建技术来重建乳头乳晕复合体，包括简单的乳晕文身

到乳头皮瓣重建。
- 肥厚性和 / 或增生性瘢痕可通过加压、硅胶敷贴、激光或瘢痕内注射曲安奈德进行治疗。
- 无张力闭合切口可降低瘢痕增生的发生率。
- 建议在术后 1 年评估患者的瘢痕情况，判断是否需要修复。
- 使用倒 T 形或 Wise 模式技术时，皮瓣可能会发生坏死。
- 治疗包括凡士林纱布敷料覆盖、抗生素和择期清创。
- 小面积的皮肤坏死区（1~2 cm）通常发生在乳房下皱襞的 T 形交界处，可以保守换药治疗。
- 可通过重新定位手术来纠正乳头移位；但至少应待乳房和乳头乳晕复合体完全愈合。
- 过度切除、切除不足和愈合并发症均可能导致美学效果不理想。
- 其他并发症包括感染、血肿、血清肿和脂肪坏死。

男性乳腺发育

- 男性乳腺发育症（或男性乳房组织异常增大症）是男性最常见的乳腺疾病。
- 该病的患病率为 30%~70%，与年龄相关，大多数病例都是良性且有自限性的。
- 手术治疗的目的是恢复男性正常的胸部轮廓，同时最大限度地减小手术痕迹，并保护乳头乳晕复合体。
- 公认的针对男性乳腺发育症的外科治疗方式包括各种形式的吸脂术、开放性腺体切除术、皮肤切除术以及这些方法的组合（图 19.10）。
- 吸脂术，尤其是超声吸脂术或共振聚能振波吸脂术，是主要的外科手术技术，除明显腺体肥大和 / 或皮肤明显赘余（Simon ⅡB 和 Simon Ⅲ级）的患者外均可应用。

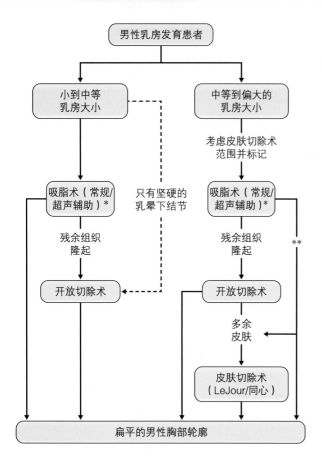

* 如果条件允许，优先使用超声辅助吸脂术，因为超声辅助吸脂术会比常规吸脂术更有效，且刺激皮肤更好地收紧。

** 优良的皮肤质地加上使用超声辅助吸脂术，完全可以避免开放切除术和皮肤切除术。

图 19.10 男性乳腺发育症外科治疗实用方法图解。（From：Fruhstorfer BH，Malata CM. A Systematic approach to the surgical treatment of gynaecomastia. Br J Plast Surg. 2003；56：237-246）

延伸阅读

Adams F. *The Seven Books of Paulus Aegineta. [Translated From the Greek.] With a Commentary Embracing a Complete View of the Knowledge Possessed by the Greeks, Romans, and Arabians on All Subjects Connected With Medicine and Surgery.* Vol 2. London: Kessinger; 2009;(1844–1847):334–335.

Appel JZ 3rd, Wendel JJ, Zellner EG, et al. Association between preoperative measurements and resection weight in patients undergoing reduction mammaplasty. *Ann Plast Surg.* 2010;64(5):512–515.
Appel et al. performed a retrospective analysis of 348 patients undergoing bilateral reduction mammaplasty (696 breasts) between October 2001 and March 2009. The association between resection weight and sternal notch to nipple distance (SNN), inframammary fold to nipple distance (IMFN), and body mass index (BMI) was assessed. The authors concluded that resection weight correlates strongly with SNN, IMFN, and BMI in patients undergoing reduction mammoplasty, and, when considered together, resection weight can be predicted with a great degree of accuracy.

Benelli L. A new periareolar mammaplasty: round block technique. *Aesthetic Plast Surg.* 1990;14:93.

Blomqvist L, Eriksson A, Brandberg Y. Reduction mammaplasty provides long-term improvement in health status and quality of life. *Plast Reconstr Surg.* 2000;106(5):991–997.
Blomqvist et al. investigated the health status and quality of life of patients who underwent reduction mammoplasty. They conducted a prospective four part questionnaire study in 49 women who were ≥20 years, using preoperative and postoperative assessments at 6 and 12 months. The authors found that reduction mammaplasty provided significant reduction of pain in all locations (p < 0.001), with an average weight of resected tissue being 1052 g, and the improvements continued up to 12 months postoperatively. Postoperatively, patients reported a significantly improved quality of life. After 1 year, there was no statistically significant difference between the post-reduction patients and the age-matched unoperated women, which suggested those women were normalized in health-related quality of life.

Dieffenbach JF. *Die Operative Chirurgie.* Vol 2. Leipzig: Brockhaus; 1848:370.

Eliasen CA, Cranor ML, Rosen PP. Atypical duct hyperplasia of the breast in young females. *Am J Surg Pathol.* 1992;16(3):246–251.
Eliasen et al. demonstrated a predominance of atypical ductal hyperplasia in nine patients with macromastia, who ranged in age from 18 to 26 years (average 21 years). Though unable to find any significant gross abnormalities within the resected breast tissue except for two fibroadenomas, the authors were able to demonstrate that each case had a continuum of microscopic ductal changes, which ranged from partial to complete involvement by micropapillary and lactiform epithelial hyperplasia.

Hall-Findlay EJ. A simplified vertical reduction mammaplasty: shortening the learning curve. *Plast Reconstr Surg.* 1999;104(3):748–763.

Hester TR Jr, Bostwick J III, Miller L. Breast reduction utilizing the maximally vascularized central pedicle. *Plast Reconstr Surg.* 1985;76:890.

Lassus C. Breast reduction: evolution of a technique – a single vertical scar. *Aesthetic Plast Surg.* 1987;11(2):107–112.

Lejour M, Abboud M. Vertical mammaplasty without inframammary scar and with breast liposuction. *Perspect Plast Surg.* 1990;4:67.

Netscher DT, Meade RA, Goodman CM, et al. Physical and psychosocial symptoms among 88 volunteer subjects compared to patients seeking plastic surgery procedures to the breast. *Plast Reconstr Surg.* 2000;105:2366–2373.
Netscher investigated the relationship between macromastia and physical and psychosocial symptoms. A total of 21 augmentation mammaplasty patients and 31 breast reduction patients were graded on their somatic and psychosocial symptoms and compared with a control group of 88 female university students. The study's purpose was to discover which complaints were most common among women presenting for reduction mammaplasty and to determine whether body mass index and chest measurements affected their symptoms. The authors concluded that patients who present with symptomatic macromastia seeking reduction mammaplasty have a disease-specific group of physical and psychosocial complaints that are more directly related to large breast size than to being overweight.

Orlando JC, Guthrie RH Jr. The superomedial pedicle for nipple transposition. *Br J Plast Surg.* 1975;28:42.

Passot R. La correction esthetique du prolapsus mammaire par le procede de la transposition du mamelon. *Presse Med.* 1925;33:317.

Penn J. Breast reduction. *Br J Plast Surg.* 1955;7:357.

Pitanguy I. Surgical correction of breast hypertrophy. *Br J Plast Surg.* 1967;20:78.

Schnur PL, Hoehn JG, Ilstrup DM, et al. Reduction mammaplasty: cosmetic or reconstructive procedure? *Ann Plast Surg.* 1991;27(3):232–237.
In the study by Schnur et al., 92 of 220 plastic surgeons who responded to their survey included information (height, weight, and amount of breast tissue removed) from 600 women regarding the last 15–20 reduction mammaplasties by each surgeon. A second survey followed to estimate percentages of women who sought reduction mammaplasties for purely cosmetic reasons, for mixed reasons, and for purely medical reasons, and 132 of the same 220 surgeons responded.

Wise RJ. A preliminary report on a method of planning the mammaplasty. *Plast Reconstr Surg.* 1956;17:367.

第 20 章

基于假体的乳房再造

本章部分内容选自 Neligan 和 Nahabedian 主编的 *Plastic Surgery* 第 4 版第 5 分卷《乳房》：第 16 章"保留皮肤的乳房切除术：两步法与直接置入假体乳房再造术"，章节作者为 Mitchell H. Brown、Brett Beber 和 Ron B. Somogyi；第 15 章"保留乳头的乳房切除术中的一步法与两步法假体再造"，章节作者为 Amy S. Colwell；第 19 章"背阔肌肌皮瓣乳房再造术"，章节作者为 Michael S. Gart、John Y.S. Kim 和 Neil A. Fine。另有部分内容选自 Neligan 和 Grotting 主编的 *Plastic Surgery* 第 3 版第 5 分卷《乳房》：第 14 章"扩张器 - 假体乳房再造"，章节作者为 Maurizio B. Nava、Giuseppe Catanuto、Angela Pennati、Valentina Visintini Cividin 和 Andrea Spano；第 15 章"背阔肌肌皮瓣乳房再造术"，章节作者为 Scott L. Spear 和 Mark W. Clemens。

概要

基于假体的再造

- 假体置入乳房再造术是目前最常用的乳房切除术后乳房再造方法。
- 传统的假体置入乳房再造术步骤分为两步，先使用扩张器扩张皮肤软组织，然后置换为乳房假体。
- 乳房切除术患者的人口统计学变化、假体的改进和支持基质的应用，以及乳房切除的精细化操作，使直接假体置入乳房再造术的适应证得以扩大。
- 为了达到即刻乳房再造术的最佳效果，加强肿瘤外科医生和整形外科医生之间的协作是必要的。
- 通过对于保留皮肤及乳头适应证认知的提高、假体的改良、内部支持物的应用以及恰当地使用脂肪移植，可以得到外观和感觉接近自然的未接受过手术的乳房。
- 保留乳头的乳房切除术被越来越多地用于治疗或预防乳腺癌。
- 病史和体格检查的关键信息决定了患者是否适合保留乳头。
- 再造手术的目标包括再造乳房并保持乳头居中。
- 结果显示术后外观良好，且并发症发生率较低。

背阔肌肌皮瓣重建

- 背阔肌肌皮瓣即刻一步法或两步法乳房再造术依然是修复乳房部分或全切后缺损的主要方法。
- 与其他自体组织乳房再造术式相比，背阔肌肌皮瓣血供可靠，操作简单，并发症少。
- 若假体或腹部皮瓣行乳房再造术失败，尚可用背阔肌肌皮瓣行补救。
- 根据临床需要，背阔肌肌皮瓣组织量从部分背阔肌到扩大背阔肌可灵活切取。
- 供区并发症较少，大多仅限于血清肿。
- 其操作简单、并发症少的特性，以及手术时间短、愈合迅速的优点，使得背阔肌肌皮瓣乳房再造术不会被淘汰。
- 背阔肌肌皮瓣包括血供良好的扁平肌，非常适合治疗血供不足或辐射后缺损，以及保乳术后的乳房轮廓变形，也可用于覆盖假体。
  - 将组织扩张器置于背阔肌下方可对术后的乳房体积进行调整，并最终使双侧乳房具有更好的对称性。
  - 为完全修复乳房内侧缺损，可能需要对背阔肌进行部分松解（90%），这有助于避免术后腋下肌肉堆积凸起。但术中必须注意保护胸背血管。
  - 背阔肌肌皮瓣是乳房再造的可靠方法，被视为乳房再造的主要选择，特别是对于横行腹直肌（transverse rectus abdominis，TRAM）肌皮瓣或假体置入手术风险较高的女性。

简介

- 随着人们对乳房切除术患者即刻再造的逐渐重视，扩张器 - 假体再造在乳房再造术中的应用更加广泛。
- 第一期手术是在乳房切除术同时，或在患者转诊、就诊进行乳房再造之前置入扩张器。如果不与乳房切除术同时实施，乳房再造最好延迟至少 3 个月，直至辅助治疗完成。
- 对包膜挛缩的广泛研究使医生更加谨慎地权衡假体再造的手术方案。
- 脱细胞真皮基质对预防长期并发症（如包膜挛缩或形态不良）是有益的，但较高比例的短期严重并发症（包括血清肿和感染）可能会影响其作用。
- 扩张器 - 假体技术在乳房再造中的优势包括：
  - 并发症发生率极低。
  - 减少手术时间。
  - 尽管需要两期手术，但每一期都相对较短，视情况可不住院

- 无供区并发症
- 如患者对结果不满意,可使用合适的皮瓣进行补救
- 乳房再造中使用扩张器 - 假体技术的缺点如下:
- 假体固有的并发症包括:
  - 假体产品质量问题
  - 包膜挛缩
  - 患者的免疫系统与假体之间的不良相互作用
  - 皮肤表面可见假体不规则轮廓
- 假体不会真正地形成正常血管组织:
  - 当环境温度较低时,假体温度将低于相邻身体组织的温度。
  - 随着年龄增长,再造的乳房不会出现自然下垂。
- 随着乳腺癌病例数的不断增加,越来越多患者正在接受辅助放射治疗,因此可能不适合单纯假体置入。
- 自体组织再造的主要组织来源是腹部皮瓣,但背阔肌肌皮瓣也是重要的再造选择,其可靠性、易剥离性、多功能性和极低的供区部位并发症发生率使其再度引起了关注(图 20.1)。

术前注意事项

扩张器 / 假体乳房再造

- 扩张器 - 假体再造的基本条件包括确保存在足量的被覆皮肤以支持扩张器和假体。
- 必须告知患者有关乳房再造所有可供选择的手术方式。
- 患者必须愿意接受永久性假体的使用。
- 基于假体的再造相对禁忌证包括局部组织曾接受放射治疗、皮肤纤维化或硬皮病,以及吸烟。因为这些因素都预示着更高的并发症风险(例如感染、包膜挛缩、扩张器 / 假体破损)。
- 术后放疗存在争议,辅助性放疗后,扩张器 - 假体更换的时机通常取决于医生的经验判断。

背阔肌肌皮瓣再造

- 应特别注意在背部区域可获得的皮肤和皮下组织量。
  - 夹捏背部皮肤组织,以评估脂肪层的厚度
  - 术前评估达到理想乳房体积所需软组织量
  - 术前评估背阔肌的功能
  - 腋窝淋巴结清扫后,去神经化或无功能的肌肉会增加背阔肌血管受损或血供不足的风险。
  - 在这种情况下,背阔肌必须在前锯肌蒂部表面剥离。
  - 肌肉功能正常通常是判断蒂部是否完整的标志;但并不能保证胸背血管的完整性。
- 背阔肌肌皮瓣再造的适应证包括:
  - 保乳术后的乳房再造,计划放置乳房假体
  - 乳房部分切除术后或乳房切除术后畸形
  - 不适合使用横行腹直肌(TRAM)肌皮瓣的患者
  - 曾经接受过腹壁成形术或 TRAM 皮瓣手术,腹部皮肤或脂肪不足的女性,吸烟者、患有糖尿病或肥胖的女性,以及 TRAM 皮瓣高风险患者
  - 保乳治疗期间曾行放射治疗的
  - 假体表面组织覆盖过薄或不可靠
  - 曾行乳房上提固定术或缩小术,皮肤组织瓣可能不可靠
  - 既往曾接受隆乳的女性可能会选择保留皮肤的乳房切除术,使用背阔肌肌皮瓣覆盖假体

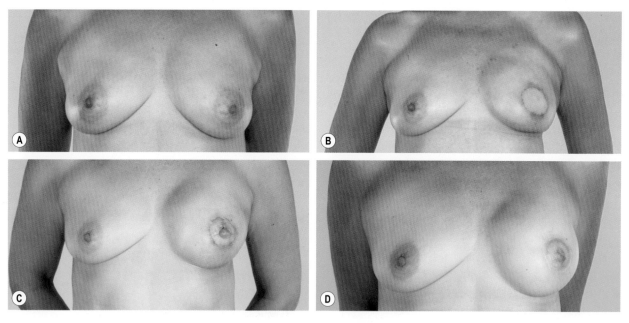

图 20.1 （A）一位 48 岁女性患左侧乳腺癌,需要放疗的术前外观。(B)术后:该患者左侧乳房切除术后 2 个月,采用左侧背阔肌肌皮瓣和扩张器再造。(C)术后:患者左侧乳头重建后 3 个月,将扩张器更换为硅胶假体。(D)术后 1 年

- 大且下垂的乳房
- 背阔肌肌皮瓣再造的禁忌证包括:
  - 曾行后外侧入路的开胸手术,背阔肌已被分离
  - 腋窝淋巴清扫术后,胸背神经损伤致背阔肌萎缩
  - 在放疗前行即刻再造

解剖 / 技术要点

扩张器 / 假体的选择

- 所选假体的大小主要取决于对侧乳房的宽度、大小及形状,还必须考虑到患者再造对称乳房的意愿。
- 扩张器的凸度通常应与对侧乳房相同。
- 组织扩张器的选择通常是多变的,取决于扩张器膨胀水平以及所需体积的估量。

背阔肌肌皮瓣解剖

- 背阔肌是一块大而扁平的三角肌,大小约为 25cm×35cm,覆盖躯干后方下半部分。
- 起点:髂嵴,胸腰筋膜的浅层,低位 6 根胸椎和第 3 至第 4 肋侧面,与腹外斜肌的起点密切相关。
- 止点:肱骨结节间沟。
- 在肩胛骨的末端附近,它以螺旋的方式会聚,并与主要的大圆肌纤维汇聚,形成后腋窝褶皱。
- 在其止点附近,肌肉移行为 3cm 宽的肌腱。
- 运动:上肢内收、外展和内旋。还有助于将肩胛骨的末端固定在后胸壁上。
- 背阔肌属于可牺牲性肌肉,因为其余的肩关节肌肉协同运动,可替代其大部分功能。
- 血管供应:根据 Mathes 和 Nahai 的分类,属 V 型肌肉。
- 优势血管蒂:胸背动脉及伴行的两条静脉,胸背神经。
- 胸背动脉的长度为 8cm,直径为 2.5mm。
- 腋动脉发出肩胛下动脉,随后分出旋肩胛动脉和胸背动脉。
- 在腋窝后方 10cm 处进入背阔肌下方,前锯肌在此之后不久向前锯肌发出分支(图 20.2)。
- 即使胸背血管被离断,通过前锯肌的逆行血供也可以为皮瓣提供足够的营养。
- 次级血管蒂:胸背动脉侧支进入肌肉的深面,该外侧分支距后中线 5cm 分出肋间动脉,中间分支在肌肉起点附近分出腰动脉。
- 这些穿支可以保障背阔肌作为折叠皮瓣修复背部正中缺损。
- 一旦进入肌肉,血管蒂就会分成一个大的侧向下降分支和一个较小的横向分支。
- 这种分支使肌肉可以被切开,形成双叶瓣或保留一半肌肉维持其功能。

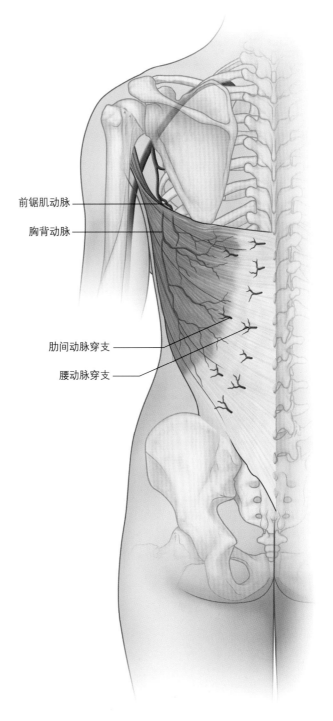

前锯肌动脉

胸背动脉

肋间动脉穿支

腰动脉穿支

图 20.2　背阔肌的血供

- 大量肌皮穿支从丰富的肌肉内血管网延伸到上方的皮肤和皮下组织,可以在肌肉边缘安全地设计岛状皮瓣。
- 最大的穿支从胸背动脉的侧支分出,因此位于侧向垂直方向的岛状皮瓣最安全。
- 在第 10~ 第 11 肋的水平位置,前锯肌和背阔肌之间有牢固、厚实的腱膜附着。
- 这些腱膜连接必须断开,以防止前锯肌随背阔肌肌皮瓣转移而提高。

手术技巧

两步法扩张器 / 假体再造

▶ 第一步:扩张器置入(视频 20.1)

- 剥离从胸大肌,从外侧边界开始,在胸肌下平面内、上、中、下四个方向剥离(图 20.3)。

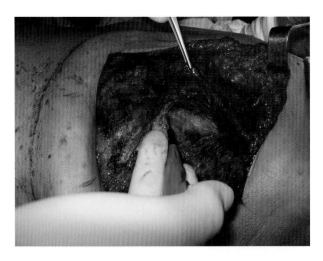

图 20.3　扩张器置入:剥离胸大肌外侧边界

- 胸大肌的胸骨附着点从第 2 肋间分离至肌肉下缘,形成剥离腔隙(图 20.4)。

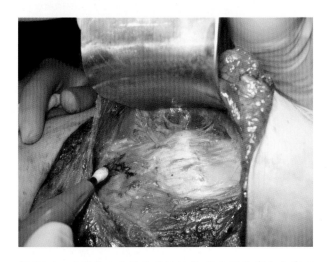

图 20.4　从肋骨止点处剥离肌纤维:胸大肌的穿支血管可被分离并进行透热处理

- 剥离腔隙应该完全处于肌肉下层次,如果剥离正确,应延伸至深部筋膜层,避免与乳房切除术层次相通(图 20.5~ 图 20.7)。

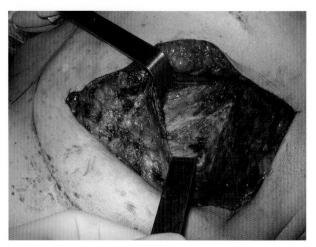

图 20.5　腔隙完全在肌肉下,由胸大肌和前锯肌组成

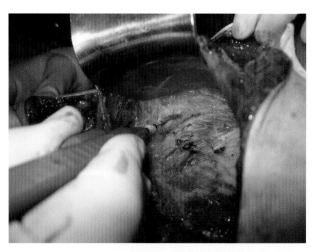

图 20.6　胸大肌下肌纤维的完整剥离

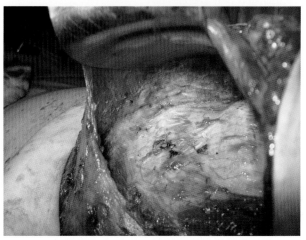

图 20.7　腔隙剥离完成

- 在肌肉筋膜损伤、胸大肌下极止点剥离或具备相对过多的皮肤可承受更大的术中扩张的情况下,脱细胞真皮基质可用于辅助产生更大的胸肌下腔隙,协助覆盖扩张器下极。

- 脱细胞真皮基质固定在腹直肌筋膜下方,在前锯肌筋膜的外侧,并在胸大肌的下边界上方。
- 一旦形成剥离腔隙并进行了止血,即可将扩张器置入(图 20.8 和图 20.9)。

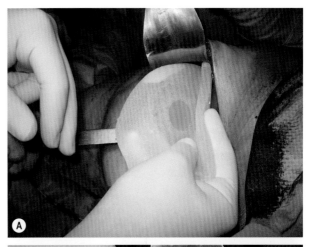

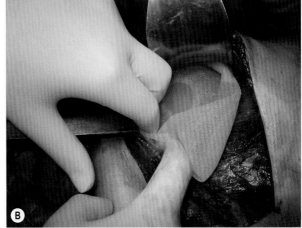

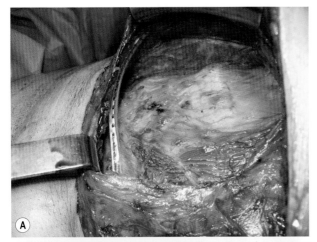

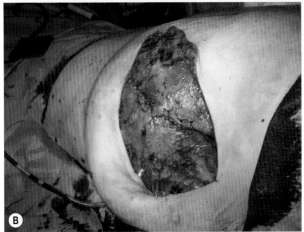

图 20.8　在剥离腔隙中可以看到一条封闭的引流管

- 放置皮下引流管。
- 肌肉下剥离腔隙用可吸收线间断缝合线封闭,皮肤分层封闭。
- 可以将扩张器注射到最大量,但不宜在皮肤闭合上造成较大的张力。通常可以将扩张器注射至总体积的 50% 左右。
- 乳房切除术瘢痕通常可以切除。并在同一位置创建一个新的假体置入隧道(图 20.10)。
- 皮下层次从肌纤维附着的皮下层剥离,沿解剖方向切开并剥离肌肉。
- 移除扩张器,并用永久性假体替代。在某些情况下,必须进行包膜切开术。
  - 包膜的切开 / 切除工作可以在扩张器取出前或取出后进行。

▶ 第二步:扩张器 / 假体更换(视频 20.2)

- 通常在组织扩张结束 6 个月后进行,这可以使组织充分伸

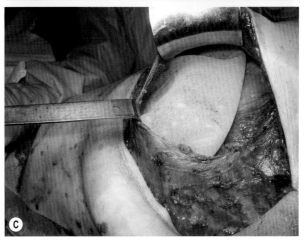

图 20.9　(A)用生理盐水对扩张器进行部分扩张。(B)扩张器放置位置正确。(C)可以轻松地将扩张器置入剥离腔隙内

展,再造乳房拥有一定的初始下垂度,并在需要时完成辅助治疗。
- 取出扩张器后,将对包膜及剥离腔隙进行精细修整,以打造更自然的轮廓。
- 置入永久性假体,并分层闭合伤口,使用可吸收缝合线仔细缝合肌肉切口。

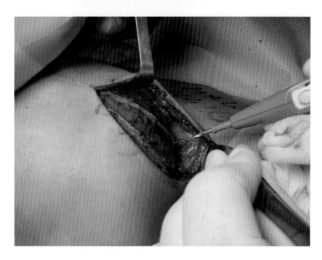

图 20.10　第二步：更换永久性假体。沿乳房切除术瘢痕作切口

保留乳晕的乳房切除术。
- 保留乳头的乳房切除术有多种切口可供选择，最佳切口应能提供乳房切除和再造的良好手术入路，同时最大程度减少瘢痕和皮瓣挛缩。
  - 避免乳晕周围切口可降低乳头坏死发生的概率。
- 一步法或两步法手术的选择主要取决于患者的要求，即乳房的大小、减少手术次数和乳房切除后被覆皮肤的情况。
  - 一般而言，如果患者想大幅度增大乳房，手术分两步进行比较安全（图 20.11）。
  - 在某些情况下，如患者的皮肤有富余且被覆良好，是有可能一步法增加乳房体积的。
  - 如果患者希望保留乳头并大幅度缩小乳房，最好选择两步法手术，在更换扩张器时行乳房上提固定术，这样皮肤可更好地回缩。
  - 乳房或乳头的下垂和不对称可在一步法手术中调整，而两步法手术会有两次机会进行来修整。
  - 最终的皮瓣质量和血供情况将对手术决定产生重大影响（图 20.12）。

保留乳头的乳房切除术中的一步法与两步法假体再造

- 见框 20.1。
- 进行保留乳头的乳房切除术的决定权在于肿瘤外科医生，主要取决于肿瘤相对于乳头乳晕的位置、肿瘤特征、乳房大小以及下垂程度。
  - 一般而言，乳房Ⅲ级下垂的患者通常首选保留皮肤或

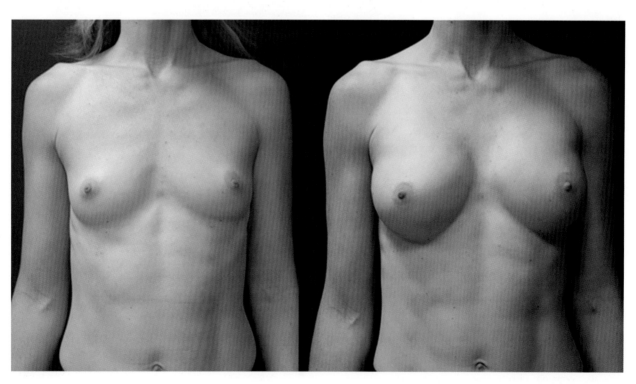

图 20.11　这名 36 岁女性有乳腺癌基因突变，她接受了脱细胞真皮基质的扩张器再造，两步法置换为 495cc 解剖型全高超凸假体

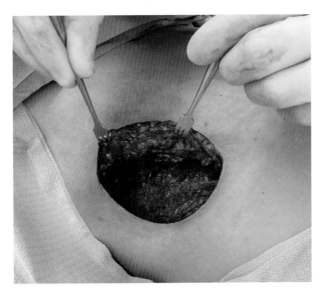

图 20.12　理想的被覆皮肤有正常的颜色和毛细血管充盈,并且在被覆皮肤的底面上有脂肪颗粒

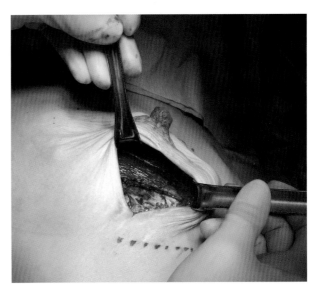

图 20.13　分离胸大肌下间隙,肌肉从下方边界释放至胸壁上约 4 点或 8 点位置

■ 保留乳头的乳房切除术和保留皮肤的乳房切除术可实现相对皮肤赘余,一步法和两步法手术中,可以使用人体脱细胞真皮基质移植物支撑乳房下极,稳定假体位置,以更好地利用赘余皮肤。
　● 应谨慎在皮瓣较薄或血供差的情况下使用脱细胞真皮基质,以减少并发症的出现。
■ 在胸肌前放置乳房再造假体的新技术正在受到越来越多的关注。
　● 该技术不对胸大肌进行处理,将假体直接放置在皮下。利用脱细胞真皮基质作为假体支持材料,可直接覆盖和 / 或将假体包裹在脱细胞真皮基质材料中,制作一个脱细胞真皮基质的包裹腔隙,将其直接缝合到胸大肌和胸壁上。
　● 优点:术后疼痛更少,恢复更快,消除了术后动态畸形的风险,且抵抗放疗引起的畸形的能力更强。
　● 缺点:需要对乳房切除术后皮瓣血运、大块脱细胞真皮基质材料的使用拥有绝对的信心,且手术费用较高。

手术步骤

■ 初步检查皮肤的颜色、厚度和创伤情况。
　● 如果担心有皮肤有缺血性损伤(如粉色、红色、蓝色或灰色的改变),则可能不适合一步法再造。
■ 检查剥离范围。
　● 如果逐层固定被破坏,则需要重新缝合或利用脱细胞真皮基质重建(视频 20.3)。
　● 剥离腔隙的外侧边缘通过脱细胞真皮基质、前锯肌 / 筋膜或缝合衔接。
■ 胸大肌提升和松解(图 20.13 和视频 20.4)。
　● 下极肌肉离断通常在 4 点或 8 点位置进行,以防止假体过度向侧方移位。

■ 确定剥离腔隙尺寸(图 20.14)。

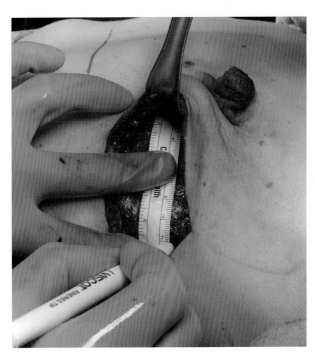

图 20.14　测量从松解的胸大肌内侧缘至术后胸壁外侧的距离

■ 植入脱细胞真皮基质(图 20.15)。
■ 用假体型号模拟器检查腔隙尺寸 / 大小(图 20.16 和视频 20.5)。
　● 假体型号模拟器膨胀后,皮肤会呈现深粉红色、红色或蓝色、灰色,表明此时皮肤已经相对缺血,无法直接进行假体再造。

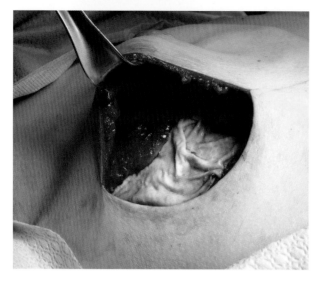

图 20.15　脱细胞真皮基质作为胸肌下方和外侧的延伸,在假体或扩张器周围形成一个完整的腔隙。用不可吸收编织线将脱细胞真皮基质埋入式缝合到胸壁上,也用可吸收线缝合到完整的乳房下皱襞处

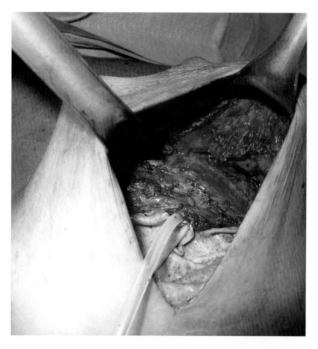

图 20.16　将假体型号模拟器放入胸大肌-脱细胞真皮基质间隙中并缝合固定,闭合被覆皮肤切口,扩张假体型号模拟器测量腔隙大小,确定假体大小或扩张器填充量

- 准备用于假体或组织扩张器置入的腔隙。
- 放置假体(图 20.17)。
- 缝合封闭(图 20.18)。

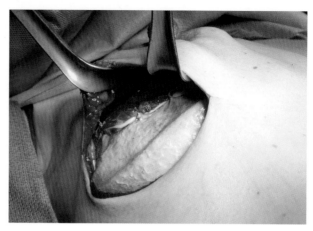

图 20.17　置入假体或扩张器后,可吸收编织缝线闭合肌肉-脱细胞真皮基质腔隙

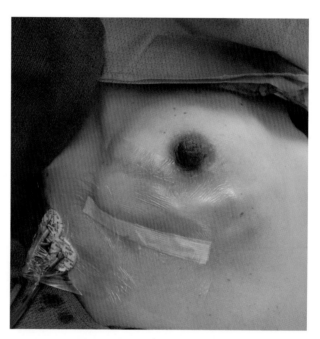

图 20.18　修剪皮肤边缘,用可吸收线分两层缝合切口,切口涂抹 DermaBond(多抹棒)皮肤胶或用免缝合胶布包扎。将生物敷料放在引流管出口,Tegaderm(3M 透气贴膜)贴敷在切口和引流管出口处,以便患者出院后淋浴

术后注意事项

扩张器/假体重建

- 术中常规使用预防性抗生素,主要针对葡萄球菌,因此术后如没有临床感染迹象,则无须使用抗生素。
- 手术后应穿着合适的运动胸罩。
- 尽管在腋窝剥离后手臂和肩膀的活动很重要,但术后 2~3 周仍应避免剧烈运动。

- 乳房切除术切口愈合后,每周对扩张器进行一次注射膨胀。
- 每日引流下降到 30~40ml 后,方可拔除引流管。
- 大多数外科医生在引流管拔除前会让患者进行口服抗生素治疗。
- 通常每周或每隔一周注射 60~100ml 的生理盐水。
- 初次手术后或辅助放疗后 4~6 个月方可进行第二步手术。
- 第二步手术后的注意事项遵循传统隆乳术的过程。如假体出现破裂,可利用超声检查进行诊断,但磁共振扫描是诊断假体外膜破裂的"金标准"。

结果与并发症

扩张器 / 假体再造

- 血肿发生率为 0 到 5.8%。对于扩张器 / 假体附近的活动性出血或血肿,应进行外科引流和必要的探查。
- 稳定的血肿或远离扩张器 / 假体腔隙(如腋窝)的血肿有时可通过无菌抽吸进行处理。
- 红斑(图 20.19)是皮肤对手术剥离的常见反应,通常会自行消退。

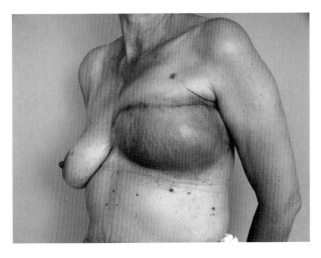

图 20.19　皮肤蜂窝组织炎

- 如果红斑与感染症状有关(不适、发热或引流增加),则应在住院或家庭护理过程中进行静脉输注抗生素治疗。
- 蜂窝组织炎仍未恢复,表明假体周围出现感染。应在 3~6 个月内取出扩张器,重复第一步手术。
- 感染率为 0~15%。
- 引流管留置超过 10 天会导致管口污染的风险。
- 如果渗出较多,则应进行扩张器的细菌培养,腔隙冲洗,并更换引路管。
- 皮瓣坏死概率在 0~21% 的范围内。如出现坏死并发症,必须延迟扩张过程,以等待部分或完全皮肤坏死区域的愈合。

- 如果在缝合处观察到部分或全部皮肤坏死,该区域中扩张器的覆盖通常由胸大肌或部分腹直肌皮瓣提供。因此,对于坏死的小区域,通过保守治疗或局部抗生素使用联合伤口护理,通常可以愈合。
- 如果出现明显的皮肤坏死,可进行多次清创术,有时可以无须取出假体。
- 如果担心即将发生的扩张器外漏,可以选择以下方法:
  - 切除皮肤坏死区域,利用皮瓣延展性覆盖封闭假体。
  - 使用自体皮瓣,如背阔肌肌皮瓣。
  - 扩展器移除和延迟再造。
  - 可以在至少 3~6 个月后重新置入扩张器 - 假体,具体手术时机取决于表面覆盖的皮肤包膜的状态。
- 如扩张器外壁的完整性被破坏,则可能出现扩张器失效(图 20.20 和图 20.21)。这种情况需要更换扩张器。

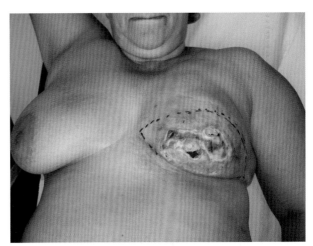

图 20.20　皮肤坏死和假体暴露

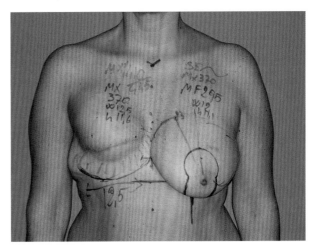

图 20.21　扩张器易位和旋转

- 晚期并发症主要涉及与假体相关的并发症,包括渗漏和破裂、包膜挛缩和假体褶皱。
- 一项连续 3 个小组的比较随访研究表明,自体和非自体组

表 20.1　各类再造术的并发症发生率

并发症	假体		带蒂 TRAM 皮瓣		游离 TRAM 皮瓣	
	n	%	n	%	n	%
背痛	1	1.3	4	2.2	4	6.0
疝 / 腹壁松弛	—	14	7	8	8	11.9
淋巴水肿	33	8	10	5.6	3	4.5
包膜挛缩	12	15.2	—		—	
假体易位	1	1.3	—		—	
伤口裂开	3	3.8	10	5.6	1	1.5
皮瓣部分萎缩（脂肪坏死）	5	6.3	29	16	21	14.9
皮瓣完全坏死	0	2	1.1	1		1.5
吻合血管血栓形成	—		—		4	6.0
假体失效	3	3.8	—		—	
感染	28	35.4	21	11.7	12	17.9
难辨梭状芽孢杆菌肠炎	0	1	0.5		0	
乳房血肿 / 血清肿	4	5.1	7	3.9	6	9.0
腹部血肿 / 血清肿	—		7	3.9	3	4.5
腹壁坏死	—		3	1.7	0	
心脏 / 肺部并发症	1	1.3	6	3.4	6	9.0

TRAM，腹直肌。

Reproduced with permission from Wilkins EG, Cederna PS, Lowery JC, et al. Prospective analysis of psychosocial outcomes in breast reconstruction：one-year postoperative results from the Michigan Breast Reconstruction Outcome study. *Plast Reconstr Surg.* 2000；106：1014-1027.

织再造手术的严重并发症与轻度并发症的发生率没有显著差异（表 20.1）。

- 扩张器 - 假体手术的总时间仍明显短于皮瓣手术，但平均手术次数却更多（表 20.2）。

表 20.2　各术式实现最终效果所需的平均手术时间和平均手术次数

	各术式平均手术时间 /h	各术式乳房再造[a]手术次数
假体（n=82）	1.2	1.8
分步组织扩张器 - 假体（n=142）	3.2	2.4
背阔肌肌皮瓣联合假体（n=107）	3.8	1.7
带蒂 TRAM 瓣（n=106）	5.5	1.2
游离皮瓣（n=12）	9.0	1.2

手术技术随经验积累而提高，游离皮瓣所需的时间平均减少 3 小时。

[a] 不包括乳头乳晕重建。

TRAM，腹直肌。

Reproduced with permission from Trabulsy PP, Anthony JP, Mathes SJ. Changing trends in postmastectomy breast reconstruction：a 13-year experience. *Plast Reconstr Surg.* 1994；93：1418-1427.

- 基于假体的两步法乳房再造术拥有很高的患者满意度。
- 该策略的致命弱点是难以达到令人满意的对称性。

手术技巧

背阔肌肌皮瓣再造（视频 20.6）

- 设计皮瓣前，应检查患者背部，并沿腋后线向下标记背阔肌的外侧边缘，直至髂嵴，方法是患者上臂外展时横向触诊肌肉（图 20.22）。将患者手臂放在两侧，皮瓣的上缘可通过定位肩胛骨的尖端来确定（图 20.23 和视频 20.7）。
- 可沿背部中下段，平行于自然的皮肤线条，适当倾斜地设计皮瓣，或者横向设计，这种情况下，瘢痕可以隐藏在胸罩带的范围内（图 20.24）。
- 使用背阔肌肌皮瓣进行乳房再造时，瘢痕位置是重要的考虑因素。
- 对于大多数女性而言，应优先选择较低的横行切口（低于乳房下皱襞高度），其次是中间横行切口（位于乳房下皱襞高度）、上部横行切口（高于乳房下皱襞高度），最后是垂直和斜行切口。
- 背阔肌肌皮瓣的选择必须与乳房再造的需求相平衡。

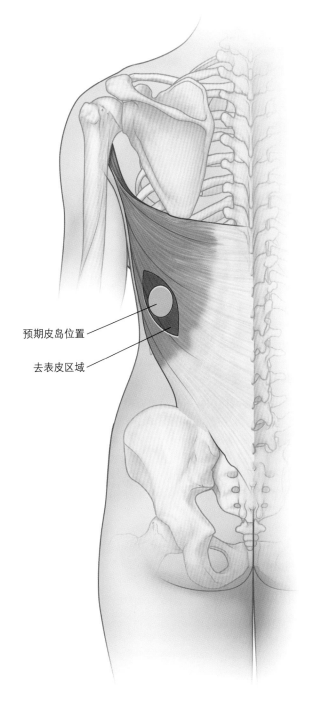

预期皮岛位置

去表皮区域

图 20.22　背阔肌肌皮瓣联合假体再造术前设计中皮岛的常见位置

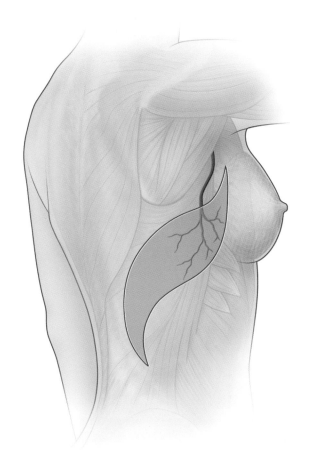

图 20.23　计划行全自体组织乳房再造术时,皮瓣的设计应包括所有可用的背部多余皮肤和脂肪

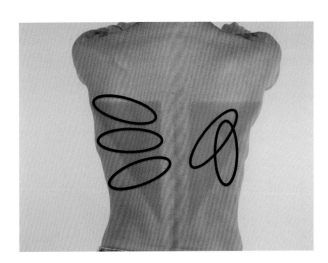

图 20.24　背阔肌肌皮瓣可以设计成横行(低,中,高),斜行或垂直。每种设计在剥离暴露范围、可获取组织量,以及瘢痕轮廓和位置方面都有明显的优缺点

- 切取背阔肌肌皮瓣要求患者取侧卧位(图 20.25)。
- 皮瓣分离通常在浅筋膜下方进行,使深层脂肪附着在肌肉表面(图 20.26 和视频 20.8)。
- 剥离层次应保证在同一平面暴露肌肉。
- 然后从外侧面进行解剖,以确定背阔肌的外侧边界。
- 背阔肌与前锯肌分离,皮瓣沿其外侧边缘逐渐掀起。
- 腰肌筋膜在腋后线的水平处分离。然后将背阔肌起始附着点的肌纤维与棘突旁肌筋膜分离。

- 必须注意避免从棘突筋膜切开入路,因为这样会难以确定正确的解剖平面。
- 其余起点肌纤维从椎骨柱附着点剥离。

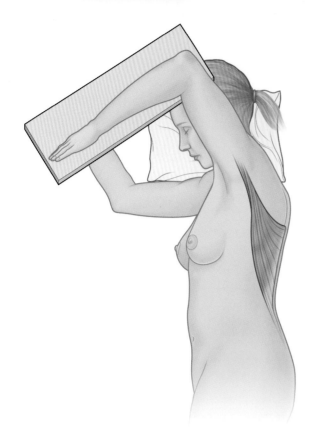

图 20.25　患者取侧卧位,以抬高皮瓣。这样可以轻松触及整块肌肉及其附着点

- 应小心处理该区域较大的肋间穿支血管,以防止出血和术后血肿形成。
- 从上方看,斜方肌的肌纤维能够与下面的背阔肌区别开来,并剥离翻起。
- 确定背阔肌的上边界后,外侧缘朝着腋窝的方向进行剥离,分离大圆肌纤维,与背阔肌剥离。
- 然后将整个肌肉瓣向腋窝翻起(图 20.27A)。
- 在进入肌肉的位置识别出胸背动脉和静脉。
- 前锯肌分支较容易辨认,且可以完整保留,尤其是对于前

次手术进行了腋下剥离,其胸背动脉可能已经受损的病例。利用前锯肌分支作为备用血管则成为关键。

- 在大多数情况下,最好将背阔肌接近肱骨的附着处的嵌插肌肉进行剥离(视频 20.9)。
- 嵌插肌肉的剥离释放有助于避免腋下低位不美观的隆起,当该结构完整插入时,可能会看到这些隆起。
- 在此步骤中必须小心保护胸背血管。可以保留一小部分(10%~20%)肌肉,以保护蒂部血管免受大力牵拉。
- 然后将皮瓣通过腋窝皮下隧道转移至乳房切除术缺损处,以进一步防止外侧不自然隆起并填充腋窝(图 20.27B 和视频 20.10)。
- 应当在腋前线缝合肌肉,以防止皮瓣和假体横向移动,并保护蒂部免受牵拉。
- 背部切口关闭前放置负压吸引管引流。一些外科医生在此闭合过程中会使用褥式缝合、纤维蛋白胶或倒刺线缝合,以消除或尽量缩小无效腔。皮肤闭合应分层进行,包括将 2-0 可吸收线间断缝合浅筋膜,然后将 3-0 Monocryl(单乔)缝线真皮内缝合。
- 皮瓣的移入 / 放置取决于再造的具体情况(视频 20.11)。

即刻再造

- 在扩张器表面使用背阔肌肌皮瓣时,术者能更容易、更快捷地保持胸大肌完整性,可将扩张器放置在背阔肌和胸大肌之间(图 20.28)。
- 肌肉通常在切除术后于乳房上极皮瓣正下方插入,使乳房上极的软组织填充更加饱满。
- 将肌肉内侧居中和靠下方缝合到下极的肌肉和筋膜上,以帮助建立乳房的边界。
- 在上方于覆盖的乳房皮肤和背阔肌边缘之间进行类似牵线木偶的半褥式缝合,以帮助背阔肌覆盖整个乳房切除术缺损。暂时对缝线不打结,可提供放置扩张器的通道。

延期再造

- 背阔肌肌皮瓣既可用于充盈下极,也可用于覆盖扩张器或假体。
- 在大多数情况下,从胸骨外侧缘到腋前线,设计乳房下皱

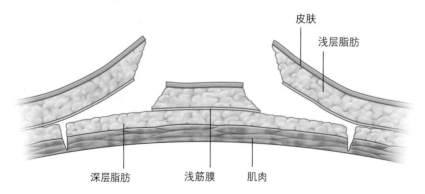

图 20.26　在自体背阔肌肌皮瓣乳房再造术中,在浅筋膜下方进行剥离时,深层脂肪会附着在肌肉上。这样可以确保有足够的体积来再造乳房,并使背部皮瓣保留有足够厚度

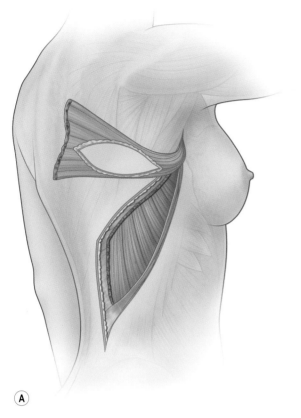
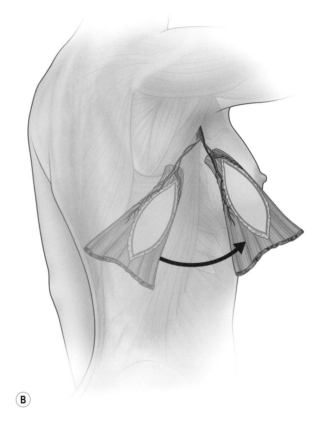

图 20.27 （A）背阔肌肌皮瓣及其下层解剖结构的暴露。（B）分离肌肉止点后,通过腋窝上极的皮下隧道,将背阔肌肌皮瓣向前移位至乳房切除术缺损区

襞,切口则位于下皱襞或下皱襞上方。

- 胸壁上皮瓣通常在皮下平面分离,背阔肌肌皮瓣则通过该隧道进入缺损区。
- 应在腋前线处或其附近对肌肉进行缝合,以防止皮瓣和假体横向移动,且可以保护蒂部免受拉力。
- 当胸大肌完整,且扩张器或假体置于背阔肌和胸大肌之间时,可获得最佳效果。
- 将肌肉从内侧和下方缝合至下方的肌肉和筋膜,以帮助形成乳房的边界,在上方用 3-0 Prolene 缝线进行类似牵线木偶的半褥式缝合,把乳房皮肤和背阔肌边缘缝合到一起,覆盖整个乳房切除的缺损区。
- 扩张器从上方置入,可以充盈数百毫升盐水,因为通常胸大肌下间隙空间较大,不会对扩张器形成限制。
- 术后 2 周或伤口愈合后,组织扩张器开始进一步注水,直至达到所需体积。
- 再造术的第二步(扩张器/假体更换)通常在 4~8 个月之后进行,以使软组织得到充分愈合和固定。
- 计划行全自体背阔肌肌皮瓣再造术时,皮瓣被制成不对称的 U 形(图 20.29)。
- U 形的弧形底端为乳房的顶点。肌肉远端及其下方的脂肪在乳房锥形体下方折叠,以增加乳房的体积和突度。
- 可以尝试使用各种固定成形器,辅助再造乳房达到令人满意的形状。这一塑形过程对最终结果至关重要,因此必须了解实现良好形态所必需的手术处理方式。

术后注意事项

背阔肌肌皮瓣再造

- 背部放置两根引流管,乳房放置 1~2 根引流管。
- 选用松散的圆形敷料或外科胸罩,联合腋下纱布一起进行乳房包扎;但应注意避免对腋下血管的直接挤压。
- 住院时间平均为 3 天,患者可在 3~6 周内恢复正常工作。
- 引流 <30ml/d 时方可拔除引路管,背部引流可能放置长达 3~4 周。
- 如果有足够的康复条件,则在术后 2 周开始进行上肢强化活动和全范围关节运动。

结果与并发症

背阔肌肌皮瓣再造

- 是否使用背阔肌肌皮瓣进行乳房再造与患者满意度显著相关。

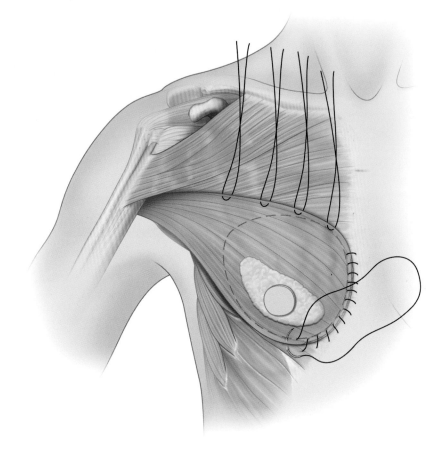

图 20.28　保留皮肤的乳房切除术后,使用假体联合背阔肌肌皮瓣即刻行乳房再造时,皮瓣被设计为独立的岛状皮瓣。皮瓣移位后,将扩张器置于背阔肌和胸大肌之间

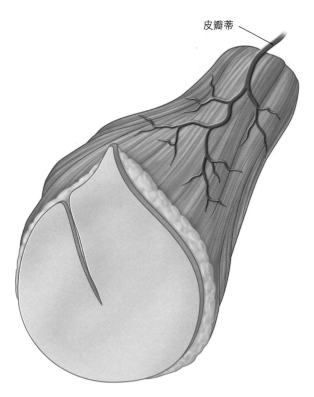

皮瓣蒂

图 20.29　全自体背阔肌乳房再造,皮瓣被折叠成圆锥形,以增加再造乳房的体积和突度

- 背阔肌肌皮瓣是一种可靠的皮瓣,有非常可靠的血供,即使在吸烟者和糖尿病患者中,皮瓣坏死的风险也极低。
- 严重的皮瓣坏死罕见,与血管蒂损伤有关。
- 7% 的患者出现部分皮瓣坏死,常见于皮瓣剥离过长。
- 最常见的并发症是背部供区血清肿。
- 其他供区并发症包括背部皮瓣坏死、肩部活动能力丧失、肩关节无力、翼状肩胛骨和脊疝。
- 扩张器或假体可能会通过腋窝向后移位。
- 移位问题应通过将背阔肌缝合到胸壁外侧的方法避免。
- 其他与假体相关的并发症也可能发生,包括包膜挛缩、假体失效、假体周围感染和假体破裂。

延伸阅读

Bailey S, Saint-Cyr M, Zhang K, et al. Breast reconstruction with latissimus dorsi flap: women's preference for scar location. *Plast Reconstr Surg*. 2010;126:358–365.

Carlson GW, Bostwick J 3rd, Styblo TM, et al. Skinsparing mastectomy. Oncologic and reconstructive considerations. *Ann Surg*. 1997;225:570–575.
This study introduced the basic concepts of skin preservation. Skin incisions for removal of glandular tissue are subdivided into four groups.

Chang DW, Youssef A, Cha S, et al. Autologous breast reconstruction with the extended latissimus dorsi flap. *Plast Reconstr Surg*. 2002;110:751.
The authors present their experience with the extended latissimus dorsi myocutaneous flap for replacement of breast volume without an implant. A total of 75 extended latissimus dorsi flap breast reconstructions were performed in 67 patients (mean age, 51.5 years). Flap complications developed in 21 of 75 flaps (28.0%), and donor-site complications

developed in 29 of 75 donor sites (38.7%). Mastectomy skin flap necrosis (17.3%) and donor-site seroma (25.3%) were found to be the most common complications. There were no flap losses. The study concluded that patients who are obese are at higher risk of developing donor-site complications.

Cordeiro PG, Pusic AL, Disa JJ, et al. Irradiation after immediate tissue expander/implant breast reconstruction: outcomes, complications, aesthetic results, and satisfaction among 156 patients. *Plast Reconstr Surg.* 2004;113(3):877–881.
The impact of radiation in implant-based reconstruction is investigated in this study. The authors would support this technique as a proper alternative to flap-based reconstructions.

Delay E, Gounot N, Bouillot A. Autologous latissimus breast reconstruction: a 3 year clinical experience with 100 patients. *Plast Reconstr Surg.* 1998;102:1461.
Delay et al. presented their technique of autologous breast reconstruction using the latissimus dorsi flap, and studied the results that can be expected. A consecutive sample of 100 patients was studied (average follow-up, 20 months). Supplementary volume of the latissimus dorsi was obtained from five fatty zones: fat on the cutaneous paddle, fat taken from the surface of the muscle, the scapular fat pad, the anterior fatty zone, and the supra-iliac fat pad. The authors found the following complications: 1% partial necrosis, 1% total necrosis of the flap, and seroma 79%, most regularly in obese patients. The level of patient satisfaction was high. Indications for this technique include, when one can bury the cutaneous paddle, cases of skin-sparing mastectomy and cases of conversion of implant reconstruction to an autologous reconstruction.

Delay E, Jorquera F, Lucas R. Sensitivity of breasts reconstructed with the autologous latissimus dorsi flap. *Plast Reconstr Surg.* 2000;106:302–309.

Fraulin FOG, Louie G, Zorrilla L, et al. Functional evaluation of the shoulder following latissimus dorsi muscle transfer. *Ann Plast Surg.* 1995;35:349.
Fraulin et al. looked at the functional effects of latissimus dorsi muscle harvest on shoulder strength and mobility. This was a study of 26 patients (10 males, 16 females) who underwent a pedicled or free vascularized latissimus dorsi muscle transfer. Muscle testing was performed using a Kinetic Communicator machine (Kin Com) and the Baltimore therapeutic equipment (BTE) work simulator. The female unilateral pedicle group (n = 13) showed a significant difference between operated and non-operated shoulders for both peak torque (power) and work (endurance) measurements of shoulder adduction and extension (mean ratios operated/non-operated shoulders, 55–69%). The male free vascularized group (n = 10) similarly showed a significant deficit of both peak torque and work for shoulder extension and adduction (mean ratios, 74–84%). The paper concluded that dynamic muscle tests demonstrate a deficit of muscle power and endurance of shoulder extension and adduction following latissimus dorsi muscle transfer.

Hammond DC. Latissimus dorsi musculocutaneous flap. *Plast Reconstr Surg.* 2009;124:4.
The author presents his extensive experience with the latissimus dorsi musculocutaneous flap in both immediate and delayed breast reconstruction. Five technical modifications in surgical technique are introduced, including orientation of the skin island along the relaxed skin tension lines, harvesting the deep layer of fat with the flap, cutting the thoracodorsal nerve, partially dividing the insertion of the muscle, and using a staged expander/implant sequence. These principles result in a thin line and smooth donor-site scar. The flap advances completely to the breast because of the partial release of the insertion of the muscle, and the volume provided by the flap is increased by keeping the deep layer of fat attached to the flap. Breast animation is minimized as a result of sectioning of the thoracodorsal nerve, and the consistency and quality of the result are improved by using a staged tissue expander/implant strategy.

Handel N, Silverstein MJ. Breast cancer diagnosis and prognosis in augmented women. *Plast Reconstr Surg.* 2006;118(3):587–596.

Herborn CU, Marincek B, Ermann D, et al. Breast augmentation and reconstructive surgery: MR imaging of implant rupture and malignancy. *Eur Radiol.* 2002;12:2198–2206.

Krueger EA, Wilkins EG, Strawderman M. Complications and patient satisfaction following expander/implant breast reconstruction with and without radiotherapy. *Int J Radiat Oncol Biol Phys.* 2001;49:713–721.

Laitung JKG, Peck F. Shoulder function following the loss of the latissimus dorsi muscle. *Br J Plast Surg.* 1985;38:375.

Losken A, Carlson GW, Bostwick J 3rd, et al. Trends in unilateral breast reconstruction and management of the contralateral breast: the Emory experience. *Plast Reconstr Surg.* 2002;110:89–97.

McCraw JB, Papp C, Edwards A, et al. The autogenous latissimus breast reconstruction. *Clin Plast Surg.* 1994;21:279.

Moore TS, Farrell LD. Latissimus dorsi myocutaneous flap for breast reconstruction: long term results. *Plast Reconstr Surg.* 1992;89(4):666–672.

Nava MB, Spano A, Cadenelli P, et al. Extra-projected implants as an alternative surgical model for breast reconstruction. Implantation strategy and early results. *Breast.* 2008;17(4):361–366.
A new reconstructive paradigm is introduced in this paper. Breast reconstructions aim to rebuild a bilateral breast mound of a medium size, with extra projection, and are cosmetically pleasing.

Neumann CG. The expansion of an area of skin by progressive distention of a subcutaneous balloon. *Plast Reconstr Surg.* 1957;19:124.
A historical study on tissue expansion.

Papp C, McCraw JB. Autogenous latissimus breast reconstruction. *Clin Plast Surg.* 1998;25:261.

Radovan C. Breast reconstruction after mastectomy using the temporary expander. *Plast Reconstr Surg.* 1982;69:195.

Russell RC, Pribaz J, Zook EG, et al. Functional evaluation of latissimus dorsi donor site. *Plast Reconstr Surg.* 1986;78:336.

Saint-Cyr M, Nagarkar P, Schaverien M, et al. The pedicled descending branch muscle-sparing latissimus dorsi flap for breast reconstruction. *Plast Reconstr Surg.* 2009;123(1):13–24.

Schneider WJ, Hill HL, Brown RG. Latissimus dorsi myocutaneous flap for breast reconstruction. *Br J Plast Surg.* 1977;30:277.

Schwabegger AH, Harpf C, Rainer C. Muscle-sparing latissimus dorsi myocutaneous flap with maintenance of muscle innervation, function, and aesthetic appearance of the donor site. *Plast Reconstr Surg.* 2003;111:1407–1411.

Serra-Renom JM, Muñoz-Olmo JL, Serra-Mestre JM. Fat grafting in postmastectomy breast reconstruction with expanders and prostheses in patients who have received radiotherapy: formation of new subcutaneous tissue. *Plast Reconstr Surg.* 2010;125(1):12–18.
This study investigates the effects of fat grafting in the treatment of radio-induced dermatitis. This is the largest series currently available in literature.

Spear SL, Clemens MW, Boehmler J. Latissimus dorsi flap in reconstruction of the radiated breast. In: Spear SL, eds. *Surgery of the Breast: Principles and Art.* 3rd ed. Amsterdam: Wolters Kluwer; 2010.
The authors reviewed their experience with the latissimus dorsi flap and a prosthesis in reconstruction of the previously irradiated breast. Twenty-eight patients all had soft breasts at follow-up, with no evidence of capsular contracture. Donor-site complications included five donor-site seromas. The majority of patients (65%) underwent a planned two-stage reconstruction, and the majority of the revision operations were for exchanges to smaller implants. The overall satisfaction rating was 8.8 of 10. The authors concluded that although purely autologous reconstructions may be the best choice for many irradiated breasts, it has been shown in this study that a cosmetically acceptable reconstruction with manageable risk can be performed using a prosthesis combined with a latissimus dorsi flap. The study concluded that with advancements in surgical technique and improvements in tissue expander and implant design, outstanding results can be obtained using the latissimus dorsi flap in breast reconstruction.

Tobin GR, Moberg AW, DuBou RH, et al. The split latissimus dorsi myocutaneous flap. *Ann Plast Surg.* 1981;7:272–280.

第 **21** 章

自体腹部皮瓣乳房再造

本章部分内容选自 Neligan 和 Nahabedian 主编 *Plastic Surgery* 第 4 版第 5 分卷《乳房》第 22 章 "自体组织乳房再造术后的二次修整",章节作者为 Joshua Fosnot 和 Joseph M. Serletti。另有部分内容选自 Neligan 和 Grotting 主编的 *Plastic Surgery* 第 3 版第 5 分卷《乳房》:第 16 章 "双侧带蒂 TRAM 皮瓣",章节作者为 L. Frankyn Elliot,John D.Symbas 和 Hunter R.Moyer;第 17 章 "游离 TRAM 皮瓣乳房再造术",章节作者为 Joshua Fosnot 和 Joseph M. Serletti;第 18 章 "腹壁下动脉穿支(DIEP)皮瓣",章节作者为 Phillip N.Blondelel、Colin M. Morrison 和 Robert J. Allen。

概要

带蒂 TRAM 皮瓣

- 带蒂横行腹直肌(transverse rectus abdominis,TRAM)肌皮瓣仍是最常用的将腹部组织转移至乳房的方法。
- 此技术由 Carl Hartrampf 提出,如果操作正确,手术效果非常好。
- 保留肌肉和筋膜的技术可确保 TRAM 皮瓣具有丰富的血供,可安全封闭腹壁,且不会出现并发症。
- 在乳房即刻再造术中,使用带蒂 TRAM 皮瓣可大大简化手术流程。
- 作者建议将带蒂 TRAM 皮瓣用于双侧乳房再造,而将游离 TRAM 皮瓣用于单侧再造。

游离 TRAM 皮瓣

- 游离 TRAM 是乳房再造术式中的一种。
- 尽管存在争议,但与带蒂 TRAM 皮瓣相比,游离 TRAM 皮瓣可能会减少供区愈合不良和缺血并发症的发生率。
- 游离 TRAM 进行乳房再造可以即刻或延迟实施。
- 在大多数情况下,再造后进行放射治疗的效果比再造前更难以预测。
- 游离 TRAM 皮瓣乳房再造术中需要注意手术细节,术后保持密切观察。
- 尽管修复并不少见,但游离 TRAM 皮瓣可以提供极佳的、可预测的美学效果,并具有较高的患者满意度。

DIEP 皮瓣

- 腹壁下动脉穿支(deep inferior epigastric artery perforator,DIEP)皮瓣可提供大量柔软、韧性自然的组织,和乳房组织的质地相似自然手感。
- 一旦通过了学习曲线的最初阶段,DIEP 皮瓣的解剖与传统的游离肌瓣手术相似。
- DIEP 皮瓣的主要优点是保留了完整的腹直肌功能,供区并发症很少。

- 对于有经验的医生,DIEP 皮瓣的失败率低于 1%。
- DIEP 皮瓣是自体组织乳房再造的理想穿支皮瓣。

简介

- 尽管利用腹壁下动脉的游离技术无疑会为转移的腹部组织提供额外的血供,但该技术要求医生接受先进的显微外科手术培训,并且在大多数情况下需要更长的手术时间。
- 乳房切除术后可以安全地进行基于腹部组织的即刻或延迟乳房再造术(带蒂 TRAM 皮瓣,游离 TRAM 皮瓣,DIEP 皮瓣)。
- 即刻乳房再造具有以下优点:
  - 患者仅需进行一次手术即可受益。
  - 大多数外科医生发现即刻再造更容易操作。
  - 乳房切除后剥离皮瓣更可预测。
  - 在某些患者中,可以选择保留皮肤或保留乳头的乳房切除术,以最大程度减少软组织覆盖的损失。
- 许多患者进行延迟再造,或是因为他们在乳房切除术时未进行任何形式的乳房再造,或是因为他们进行了假体再造,但没有成功。
- 一般而言,由于乳房切除术后形成的瘢痕尚未稳定,故延迟再造不宜在术后 6 个月内进行,但并没有最长时间的限制。
- 延迟再造需要重新剥离皮瓣,这通常会留下瘢痕,并会导致软组织顺应性下降。乳房切除术的瘢痕应完全切除,如果辐射损伤较明显,也应切除之。随着时间推移,皮肤瘢痕或辐射损伤会导致下垂不足,双侧乳房对称性较差。
- 设计 DIEP 皮瓣时,关键点是依靠一条特定穿支血管可以获取多少成活的组织。

- 最准确的指标是术前血流多普勒或 CT 成像。
- 除了可以确定皮瓣的"安全"区域外,这些技术还可以有效避免术中意外,并大大缩短手术时间。

带蒂与游离 TRAM 皮瓣 / DIEP 皮瓣

- 比较这两种术式时,主要因素包括手术技术、长期效果以及供区并发症。
- 带蒂 TRAM 皮瓣需要完全解剖腹直肌直至剑突水平。因为皮瓣和蒂部被翻转,所以有扭曲卡压血管蒂的危险。因此,皮瓣移入本身具有一定风险。
- 另一方面,游离 TRAM 皮瓣或 DIEP 皮瓣要求显微操作技术;但是,一旦游离了血管蒂,皮瓣移入时的扭曲风险就会降低。
- 除了两项手术的技术方面,还必须将长期结果与供区并发症率进行权衡。
- 由于带蒂 TRAM 皮瓣依靠"微血管交通网"来维持皮瓣存活,理论上缺血性并发症(例如部分或全部皮瓣坏死和脂肪坏死)的风险会增加。
- 对于游离 TRAM 皮瓣,其他作者已经描述了各种保留肌肉(muscle-sparing,MS)的代替方法,令人惊讶的是,许多文献表明,随着肌肉保留程度的增加,脂肪坏死的程度也会增加。
  - MS0:完全切断肌肉。
  - MS1:大部分肌肉横断。
  - MS2:仅保留肌肉的中央部分。
  - MS3:完整保留肌肉(DIEP 皮瓣)。
- 尽管牺牲腹直肌不会使患者残疾,但当牺牲腹直肌时,患者可能会发生腹部屈曲的强度和腹部轮廓的明显变化。
- 带蒂或游离 TRAM 皮瓣再造后的腹壁强度客观测量记录显示,腹壁强度会出现不足,且长期存在。然而,多项病例观察研究并未显示长期腹壁功能有显著差异。

术前注意事项

- 考虑到大多数接受乳房切除术和再造术的女性既年轻又健康,没有明显的合并症,因此被认为手术风险过高的女性极为少见。但了解导致术后不良并发症的危险因素仍然很重要。
- 吸烟者出现伤口感染、乳房切除术后皮瓣坏死、腹部皮瓣坏死以及脂肪坏死的风险较高。
- 肥胖患者更容易出现伤口愈合相关的并发症,包括乳房切除术后皮瓣坏死。
- 周围血管疾病是伤口感染的危险因素。
- 有腹部手术史,会增加 TRAM 皮瓣乳房再造相关的并发症风险。
- 最大程度降低风险的技术包括将腹部皮瓣设计在远离前次手术瘢痕的部位,使用半侧皮瓣以及减少皮瓣剥离范围。
- 腹壁成形术史被认为是 TRAM 皮瓣再造的绝对禁忌证,因为腹壁成形术会破坏所有穿支血管。
- 术者不仅应使患者意识到手术的固有风险(包括并发症),还应就再造的局限性对其进行教育。
- 术前指出双侧乳房的不对称是有益的。
- 瘢痕形成总是不幸的,患者术后应有心理准备。
- 应告知患者存在严重感觉丧失的可能性,尽管随时间推移可能会部分恢复,但大多数女性并不会完全恢复。

方法选择

- 自体组织乳房再造的术式多样,但并不存在一种适用于所有情况的完美皮瓣。最终决定使用带蒂 TRAM、游离 TRAM 或 DIEP 皮瓣的主要因素是外科医生的培训背景和喜好,以及医院资源,例如手术显微镜和显微外科手术器械。
- 在某些情况下,应考虑使用游离皮瓣技术。
  - 吸烟会增加与伤口愈合相关的并发症风险以及脂肪坏死。因此,应该对于吸烟者(即使已戒烟)使用游离 TRAM 皮瓣,而非带蒂 TRAM 或 DIEP 皮瓣。
  - 再造需要更大容量皮瓣时,带蒂 TRAM 和 DIEP 的血供可能达到极限。因此游离 TRAM 皮瓣可能是更好的选择。
  - 有上腹部手术病史的患者,腹直肌鞘中可能形成瘢痕或破坏了腹壁下动脉,应优先选择游离皮瓣。
  - DIEP 和腹壁浅动脉(superficial inferior epigastric artery,SIEA)皮瓣使用相同的下腹部组织,是极佳的选择,优点在于腹壁损伤较少,术后可长期保留腹壁功能。缺点在于血液供应相对薄弱。

解剖要点

- 腹壁的解剖结构对于全面了解基于腹部的各种形式的乳房再造术(例如带蒂 TRAM、游离 TRAM、DIEP 和 SIEA 皮瓣)之间的差异至关重要(图 21.1 和图 21.2)。
- TRAM 皮瓣血供基于穿过腹直肌和腹壁深部系统的穿支血管供应。
- 弓状线是一个关键的标志,代表腹壁下血管穿过腹直肌的位置。
- 穿支血管的解剖结构偶尔会发生变化,可能主要沿肌肉外侧 1/3、肌肉中央 1/3,甚至在内侧 1/3(图 21.3)。
- 通常有 3 种基本的动脉走行模式:
  - Ⅰ型:从腹壁上动脉延伸到腹壁下深动脉,穿过单个肌内血管。
  - Ⅱ型(多数):腹壁下动脉在弓状线处分出两个分支,通过交通支和腹壁上血管进行微血管交通。
  - Ⅲ型:腹壁下动脉在弓状线分出 3 个分支,与腹壁上动脉的微血管交通数目更多。

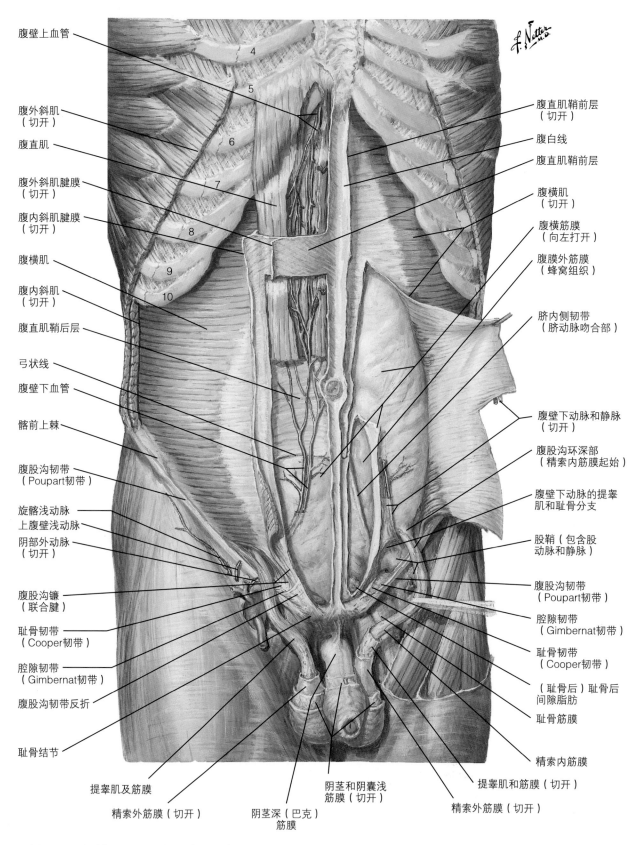

腹壁上血管

腹外斜肌（切开）

腹直肌

腹外斜肌腱膜（切开）

腹内斜肌腱膜（切开）

腹横肌

腹内斜肌（切开）

腹直肌鞘后层

弓状线

腹壁下血管

髂前上棘

腹股沟韧带（Poupart韧带）

旋髂浅动脉

上腹壁浅动脉

阴部外动脉（切开）

腹股沟镰（联合腱）

耻骨韧带（Cooper韧带）

腔隙韧带（Gimbernat韧带）

腹股沟韧带反折

耻骨结节

提睾肌及筋膜

精索外筋膜（切开）

阴茎和阴囊浅筋膜（切开）

阴茎深（巴克）筋膜

腹直肌鞘前层（切开）

腹白线

腹直肌鞘前层

腹横肌（切开）

腹横筋膜（向左打开）

腹膜外筋膜（蜂窝组织）

脐内侧韧带（脐动脉吻合部）

腹壁下动脉和静脉（切开）

腹股沟环深部（精索内筋膜起始）

腹壁下动脉的提睾肌和耻骨分支

股鞘（包含股动脉和静脉）

腹股沟韧带（Poupart韧带）

腔隙韧带（Gimbernat韧带）

耻骨韧带（Cooper韧带）

（耻骨后）耻骨后间隙脂肪

耻骨筋膜

精索内筋膜

提睾肌和筋膜（切开）

精索外筋膜（切开）

图 21.1　腹壁解剖图。注意，腹直肌拥有平行的腹壁上下血管的双重血供。多层肌肉和筋膜保证了腹壁的整体强度。
（Netter illustration from www.netterimages.com . ©Elsevier Inc. All rights reserved.）

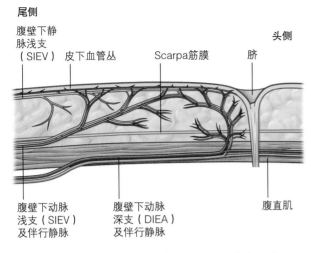

图 21.2　与图 21.1 相同解剖结构的正中矢状位

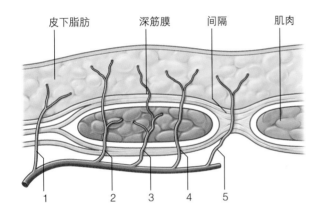

图 21.3　下腹壁穿支不同类型。(1)腹壁浅动脉分支穿过深、浅筋膜后直接支配皮下脂肪和皮肤,该穿支为直接穿支,其他穿支为间接穿支;(2)有一个支配皮下脂肪及皮肤的主要穿支血管,少有支配肌肉的分支;(3)穿支分叉,主要支配肌肉;(4)穿过腹直肌没有分支;(5)穿过腹直肌间隔的穿支,支配皮肤脂肪及皮肤

- 穿过腹直肌的穿支通常以两排穿过直肌前鞘,一内一外。
- 腹直肌除了腹壁上和腹壁下血管外,还属于Ⅲ型肌肉,血液循环还包括第 8、第 9、第 10、第 11 和第 12 肋间血管的分支,这些分支在半月线内侧穿过腹直肌后鞘。
- 由一侧腹直肌穿支供血的下腹壁都分为 4 个区域。区域Ⅰ的血液循环最佳,区域Ⅱ和Ⅲ的血液循环多变,区域Ⅳ的血液循环通常较差,尤其是使用带蒂 TRAM 皮瓣时(图 21.4)。
  - Ⅰ区:腹直肌上方的区域。
  - Ⅱ区:直接越过中线的区域。
  - Ⅲ区:位于腹直肌边界外侧的同侧区域。
  - Ⅳ区:对侧腹直肌边界的外侧区域。
  - 皮瓣延迟技术,每个区域的血液供应都有一定程度的改善。

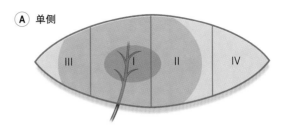

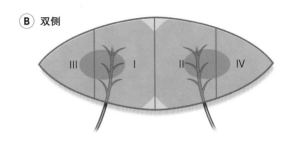

图 21.4　标准椭圆形 TRAM 皮瓣设计,包含Ⅰ~Ⅳ区。(A)Ⅰ区位于血管蒂正上方,血供最为可靠。Ⅱ区和Ⅲ区的血供相对可靠。Ⅳ区距血管蒂较远,要注意观察其血供情况。(B)双侧乳房再造时,左右两侧皮瓣的绝大部分都可以应用

手术技巧

带蒂 TRAM 皮瓣(图 21.5 和视频 21.1)

- 术前标记手术区域。腹部皮瓣设计:下横切口,位于耻骨联合上方两横指,上切口通常位于脐的上边界。
- 下切口横向往外延伸,并穿过髂前上棘后向头侧转角。
- 上切口在水平方向上横向延伸,直到遇到向上转角的下切口为止(图 21.6)。
- 首先切开皮肤,然后继续斜行切开脂肪,以将更多脂肪分配到皮瓣中。
- 到达筋膜后,两侧皮瓣上切口上方在筋膜上层次剥离至超过肋骨下缘约 2cm,而中线的剥离则一直持续至剑突。
- 然后分离皮下通道(或双侧通道),可以将皮瓣移入至乳房切除术后缺损(图 21.7)。隧道应位于左右乳房下皱襞 5 点和 7 点位置。
- 平均而言,皮瓣通过隧道容纳大约四指的宽度。
- 皮瓣上切口向上剥离后,可将其下拉以确认下切口线的适当位置。该操作将有助于确定原始切口标记是否合适,以防止腹部缝合张力过高。
- 皮瓣下切口确认后,切开皮肤直达下方的筋膜。
- 由于耻骨联合附近皮下脂肪厚度并不可靠,下腹部切口并未使用斜行切开。
- 由于脐的限制,脐周保留部分脂肪。
- 如需使用双侧带蒂 TRAM 皮瓣,则将皮瓣从中线向下切至深筋膜,这有助于皮瓣的剥离。
- 在单侧带蒂 TRAM 皮瓣手术中,则不应切开中线。

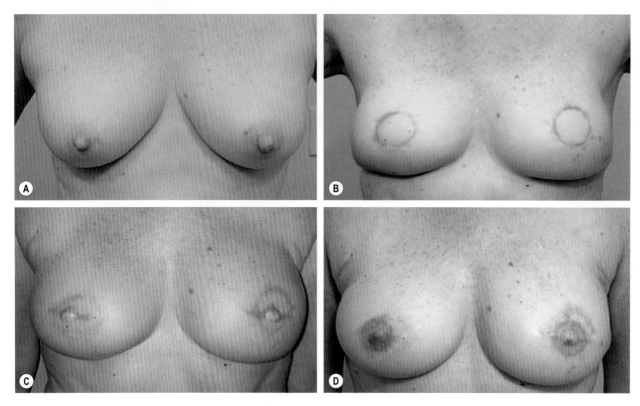

图 21.5 （A~D）接受双侧带蒂 TRAM 皮瓣乳房再造的患者术前和术后照片

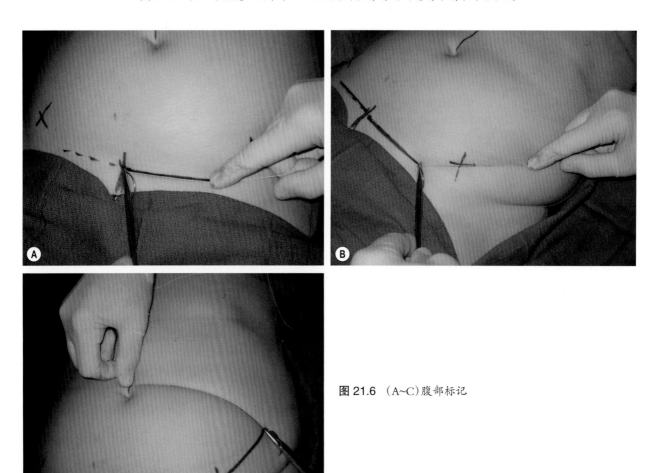

图 21.6 （A~C）腹部标记

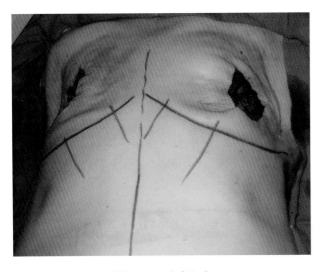

图 21.7 隧道位置

- 在单侧情况下,剥离从外至内,直到遇到外侧一排穿支为止。
- 在双侧病例中,解剖可从每一侧的内侧至外侧进行,直到遇到内侧一排穿支为止。
- 可以使用亚甲蓝在上腹部标记出左右直肌鞘的边界以及肋缘。
- 必须仔细观察腹直肌的游离程度(图 21.8A)。
- 当前可使用无菌多普勒定位腹壁上动脉从深部到肋缘的位置。此位置很重要,因为它可作为上腹部肌肉瓣的核心血管(图 21.8B)。
- 目标肌肉和筋膜用亚甲蓝标记,包含有腹壁上血管,以及约 1/3 至 1/2 的中央腹直肌筋膜,作为目标肌肉筋膜瓣血管蒂(见图 21.8)。
- 解剖从肋缘横向开始,并延伸至筋膜,直至尾侧 2~3cm 处。
- 此时,将前筋膜横向翻起,以确认肌肉外侧边界的位置。

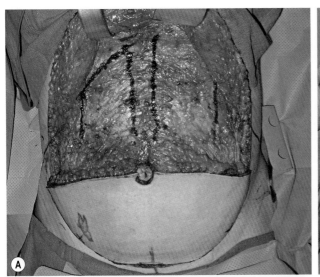

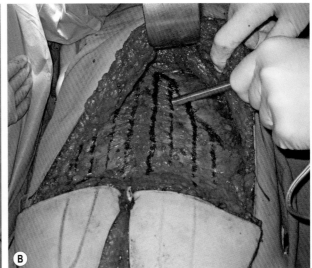

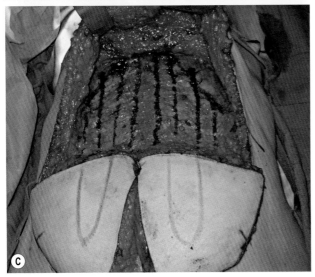

图 21.8 (A)标记腹直肌。(B)腹壁上动脉位于拟切除筋膜中间。(C)切除筋膜及肌肉的最终标记

作者尝试留下 1~2cm 宽的肌肉和筋膜。剥离的起点位置不可太靠外或靠内（图 21.9A）。

■ 确保此时患者完全处于肌松状态。继续使用设置于混切模式的电刀进行剥离。

■ 之后可继续在外覆筋膜及其下的肌肉组织间向下剥离，直至脐以下水平。

■ 会看到一些小的斜行的血管，但只有类似于更偏头侧的肋间神经的下腹壁神经伴行血管会走行至腹直肌。

■ 腹壁下血管在从脐至耻骨联合连线，偏向尾侧 2/3 的位置上相对恒定。仔细解剖肌肉，直到找到腹壁下血管为止（见图 21.9B）。

■ 可以由外侧向内侧翻开肌肉层，在看到腹壁下血管前，可能会看到腹壁下血管进入肌肉的入口（见图 21.9C和 D）。

■ 由于中央部分的肌肉被剥离，在深面就可以看到腹壁上血管。

■ 肌肉游离完毕，同时可以看到腹壁下血管。用中型血管夹或结扎器将其钳夹并横断。

■ 随后对筋膜和肌肉的内侧进行剥离。用一只手垫在肌肉的深面，可以确定肌肉内侧缘的位置。将筋膜及其下肌肉的切口向外 1~2cm，通常首先从脐水平开始剥离操作（图 21.10）。

■ 继续垂直向下剥离，在腹壁下血管水平转弯处与外侧的剥离切口汇合。

■ 在进行筋膜和肌肉剥离时，需要在直视下进行（图 21.11）。至此，组织瓣在脐水平以下基本剥离完毕。

■ 垂直切开到肋缘的上腹部内侧的切口已剥离完成。腹壁上血管已可看到，同时使用无菌多普勒探测仪进行

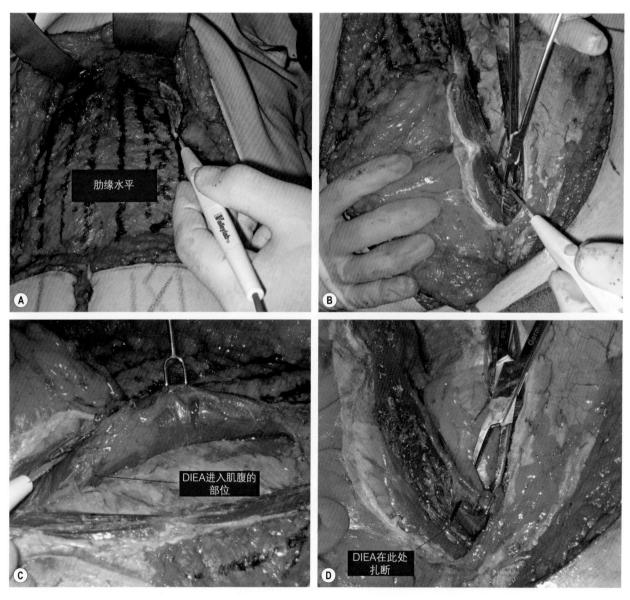

图 21.9 剥离外侧肌肉。（A）识别腹直肌外侧作为标志。（B）在肌肉内沿腹壁下动脉（DIEA）周围仔细解剖。（C）腹壁下动脉在肌肉下外侧进入肌肉。（D）扎断腹壁下动脉

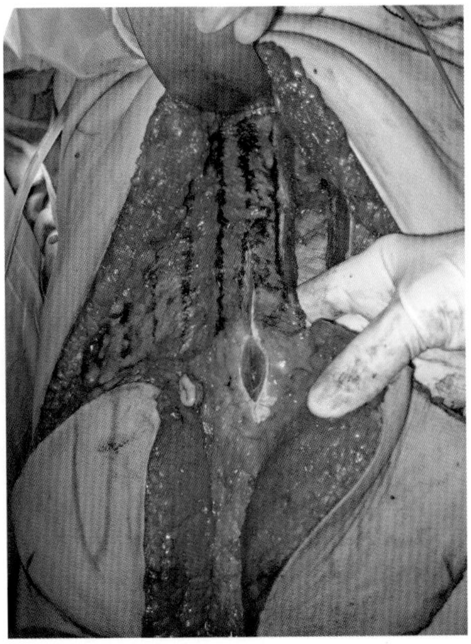

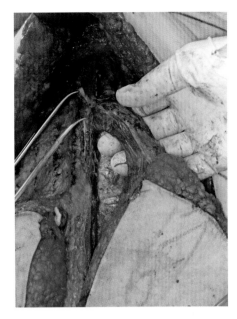

图 21.12　在进行内上侧剥离时,用手控制肌肉和筋膜蒂,并用血管钳牵拉筋膜

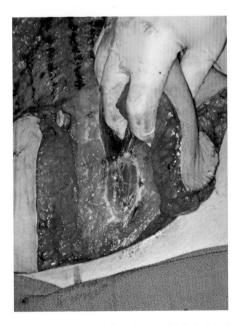

图 21.10　内侧剥离时始终用另一只手控制皮瓣

图 21.11　内下侧剥离至与外下侧剥离处汇合

- 从肋缘到乳房下皱襞的距离如果只有 5~6cm,则 8~9cm 肌肉蒂的长度足以轻松将瓣转至胸部(图 21.13B、图 21.14)。
- 将皮瓣皮肤湿润后,使皮瓣轻轻地通过预制的同侧通道。
- 使用同侧或是非同侧的瓣都是安全的,作者采用同侧转移,这样可以避免蒂部穿越中线。
- 在单侧情况下,使用对侧皮瓣可能更有利于使蒂部更平缓地旋转。不过使用这两种技术都是安全的。
- 用巾钳夹住 TRAM 皮瓣外侧尖端,有助于其穿过隧道。接着上角或下角穿过隧道时同样如此,最后剩下的脚很容易就能穿过隧道。
- 当皮瓣进入胸前腔隙中,蒂部就需要经过细心调整,使其在肋缘周围平转,而不是在肋缘处翻转。
- 如果蒂部在肋缘处翻转,就需要将其翻转回去,以保证皮瓣在胸壁腔隙内的正确方向。进行轻柔的操作,可预防蒂部发生两侧扭转(图 21.15~ 图 21.17)。
- 通过使用订皮器临时固定皮瓣,然后将注意力转向腹壁闭合。这使医生有更多时间观察可能存在的任何皮瓣血管受损。

腹壁闭合

- TRAM 皮瓣处理完成后,下腹壁仍有筋膜缺损。根据牺牲的筋膜量,可以采用各种技术进行闭合。
- MS-3 或 MS-2 皮瓣切取后通常出现非常小的筋膜缺损,多数情况下可以无张力地闭合。
- MS-1 或 MS-0 型游离 TRAM 皮瓣,由于供区缺损较大,可能不能简单拉拢缝合。在这种情况下,通常使用补片。
- 聚丙烯补片仍然是清洁伤口中,筋膜闭合最常使用的材料(图 21.18)。

定位,可以在不损伤这些血管的情况下继续剥离。用一只手保护肌肉和筋膜蒂,有利于进行肌肉内的剥离,内侧筋膜夹血管钳对抗牵引,用电刀进行内侧的肌内剥离(图 21.12)。

- 继续剥离筋膜切口至肋缘,并和原外侧筋膜切口汇合,而肌肉到内侧肋缘尾侧约 1~2cm 处停止剥离。使肌肉蒂变薄,其肋缘处宽约 1~2cm。由于上腹蒂内血管的存在和位置由无菌多普勒探测仪直视及触诊确认,因此该宽度非常安全。
- 通常会制成一个长度为≥8~9cm 的肌肉 - 筋膜蒂(图 21.13)。

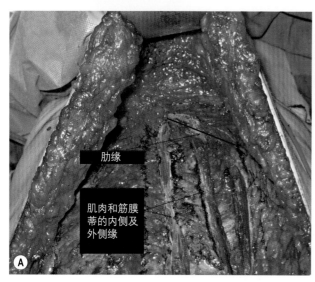

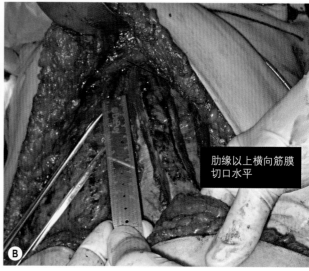

图 21.13   (A 和 B)显示切除筋膜及肌肉的宽度和长度,以及剥离至肋缘上的范围

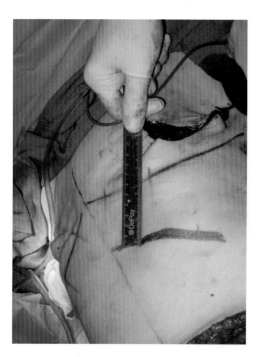

图 21.14   进一步显示蒂的长度足以到达胸部缺损处

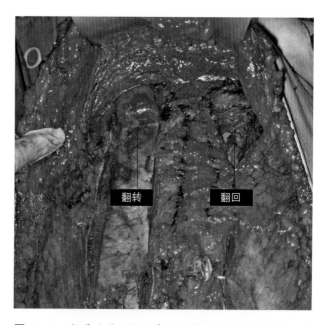

图 21.15   轻柔地将已翻转蒂部的皮瓣翻转回来,避免二次扭转

■ 在单侧乳房再造中,筋膜闭合后,腹壁中线可能发生改变。一些外科医生建议折叠对侧筋膜。但必须小心,不要增加筋膜修复的张力。

■ 通常使用双股 0 号尼龙缝合。双股缝线连续缝合,避免打结。然后,仔细地连续缝合包括腹内斜肌和腹外斜肌两部分融合成的腹直肌前鞘以关闭腹壁。这两个部分在脐以下水平变得非常明显(图 21.19)。

■ 缝合腹壁时必须同时缝合这两部分,尤其是腹内斜肌所延伸的部分,其在闭合腹壁时所承受的强度最大。

■ 腹部闭合最困难的部分是在脐部以下,为了保证缝合到位,必须强调注意细节。每次进针先向回缝至少

1cm 的筋膜组织,再继续向下缝 1~2cm 的筋膜组织。采用双股线缝合筋膜,并在缝合线两侧用订皮器加以固定。

■ 如果对于腹壁闭合的稳定性有任何疑虑,缝合完腹壁后,需再用聚丙烯补片来加强腹壁。

■ 如果使用聚丙烯补片,则需要用 0 号聚丙烯缝线将双层补片采用连续加间断的方式缝合于所需位置(图 21.20)。

■ 腹部皮肤闭合分层封闭,并分层留置负压引流,其方式与腹部成形术及其他腹部整形手术中采用的方法类似。

皮瓣移入 / 乳房塑形

■ 从皮瓣转至胸壁到最终定型需经过一段时间,此时可能

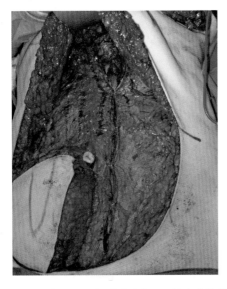

图 21.16 在切口两侧对应处标记,便于对位缝合

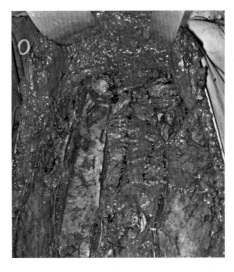

图 21.17 此处只看到一侧蒂,另一侧用订皮器固定。还需注意蒂部围绕肋缘的转动

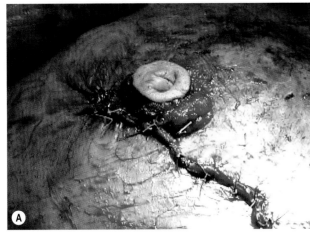

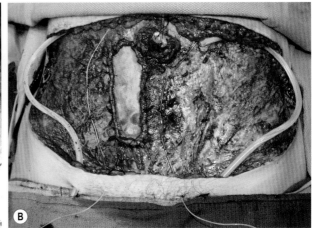

图 21.18 腹壁封闭。(A)未使用补片的标准初级缝合。(B)在这种情况下,腹壁筋膜缺损不足以简单缝合。聚丙烯补片用于填补间隙并提供缝合强度。放置 On-Q 输液导管(I-Flow Corporation,Lake Forest,CA)以控制疼痛,并保留 JP 引流管进行引流。皮瓣覆盖供区时,将脐复位到适当的位置

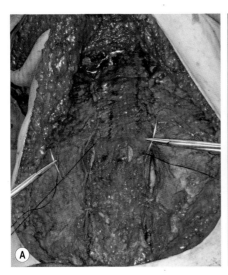

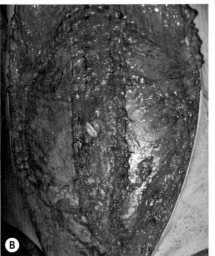

图 21.19 (A 和 B)同时进行筋膜闭合可将张力分布在整个腹部,有助于筋膜缺损初步闭合

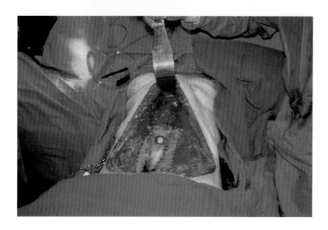

图 21.20 双层聚丙烯补片

出现并能观察到任何缺血情况。皮瓣此时应为粉红色。

- 如果注意到皮瓣颜色发暗，可松开一侧或双侧夹闭腹壁下静脉的血管夹。此外，应重新评估隧道宽度。
- 当皮瓣去表皮后，真皮层应有红色的出血。如无出血，应检查蒂部有无过分扭曲，并用无菌多普勒探测仪观察动脉血流。
- 胸部原有的皮肤对于切除后即刻利用 TRAM 皮瓣进行乳房塑型有明显的帮助。虽然保留皮肤的乳房切除术后保留的皮肤形状不同，但原则是将剩余的皮肤制作成一个囊袋，用来无张力地包裹 TRAM 皮瓣。
- TRAM 皮瓣缝合在囊袋从内侧、上方和外侧分别缝合固定于胸壁上，这样皮肤缝合后会最终成形。
- 锁骨下区（上极）是非常重要的乳房的美学亚单元，充分填充该区的缺损非常重要。
- TRAM 皮瓣的外侧应被订在胸壁，以使乳房的外侧轮廓尽可能的清晰。然而，用于定位的任何通过 TRAM 皮瓣组织的缝线应在打结时相对松散，以避免局部脂肪坏死。（见图 21.5）。
- 使用可吸收线进行深层真皮缝合，以及连续表皮下缝合。

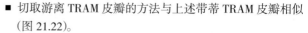

游离 TRAM 皮瓣（图 21.21 和视频 21.2）

- 切取游离 TRAM 皮瓣的方法与上述带蒂 TRAM 皮瓣相似（图 21.22）。
- 当然，在游离 TRAM 皮瓣技术中，不需要制作隧道。
- 剥离 TRAM 皮瓣下界时，可以在双侧腹股沟中间区找到腹壁浅动、静脉，此时应考虑使用 SIEA 皮瓣再造的可能性（视频 21.3），如果 SIEA 皮瓣不能满足组织量的需要，可以将血管结扎后切断，也可考虑保留较大的静脉作为 TRAM 皮瓣附加或主要的回流静脉。
- 剥离达筋膜层，皮瓣的外侧顶点可从筋膜切开。
- 剥离由外侧向内侧进行，直到发现外侧纵行排列的由腹直肌鞘穿出并进入皮下组织的肌皮穿支血管。
- 如果是单侧乳房再造，血管蒂对侧皮瓣区域（Ⅱ 和 Ⅳ 区）要从腹壁完全剥离，直到发现血管蒂侧内侧区域皮瓣的穿支血管（跨过中线）。
- 如果是双侧乳房再造，皮瓣需要在中线处切开，有利于双侧皮瓣内侧端的剥离。
- 此时需决定皮瓣血供是利用内侧穿支血管、外侧穿支血管，还是内外侧穿支血管均需要。
- 沿穿支血管周围深筋膜垂直环形切开，使之包裹穿支血管，形成移入皮瓣的一部分。切取筋膜的面积取决于选择的穿支血管的数量。
- 随后，术者需要沿穿支血管逆行向后侧及腹直肌边缘剥离血管蒂。
- 应尽量追溯到髂外血管水平，并等到受区准备完毕拟行皮瓣移入及血管吻合时再将血管蒂切断。
- 血管蒂断开后，要从向下切开腹直肌直至穿支血管处，以使血管蒂无张力。
- 最后，要切开上方腹直肌，但要注意勿使上方血管蒂受损出血。
- 皮瓣所携带的肌肉量由穿支血管解剖变异决定，可不携

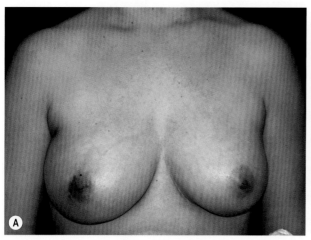

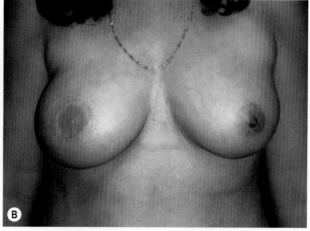

图 21.21 最终效果。（A）术前照片，注意乳晕外围尚留有新近乳房组织活检的切口痕迹。（B）术后照片，右侧 TRAM 皮瓣游离移植乳房再造术后进行了乳头乳晕重建，乳晕颜色通过纹绣完成。

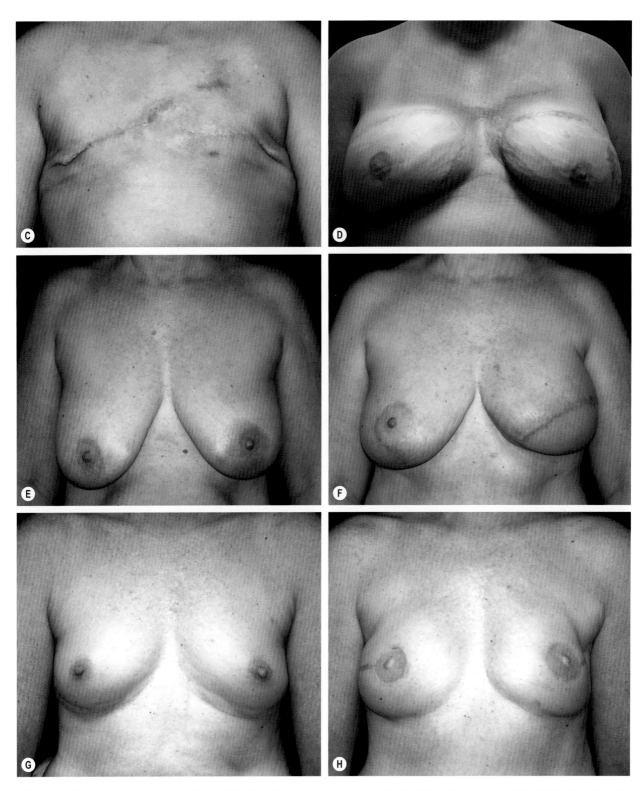

图 21.21(续)　(C)术前照片,既往曾行双侧乳房切除。(D)术后照片,双侧行保留肌肉的 TRAM 皮瓣游离移植乳房再造术,并随后进行了乳头乳晕重建,乳晕颜色通过纹绣完成。要充分利用皮瓣上的皮肤以形成足够的被覆。(E)术前照片,新近接受左侧腋窝前哨淋巴结活检,并伴有明显乳房下垂。(F)术后照片,左侧行倒 T 形瘢痕乳房切除并行 TRAM 皮瓣游离移植乳房再造,右侧同时行乳房提升术。(G)术前照片,双侧乳腺癌。(H)术后照片,双侧行保留皮肤的乳癌根治术并行 TRAM 皮瓣游离移植乳房再造,随后进行乳头乳晕再造,乳晕颜色通过纹绣完成

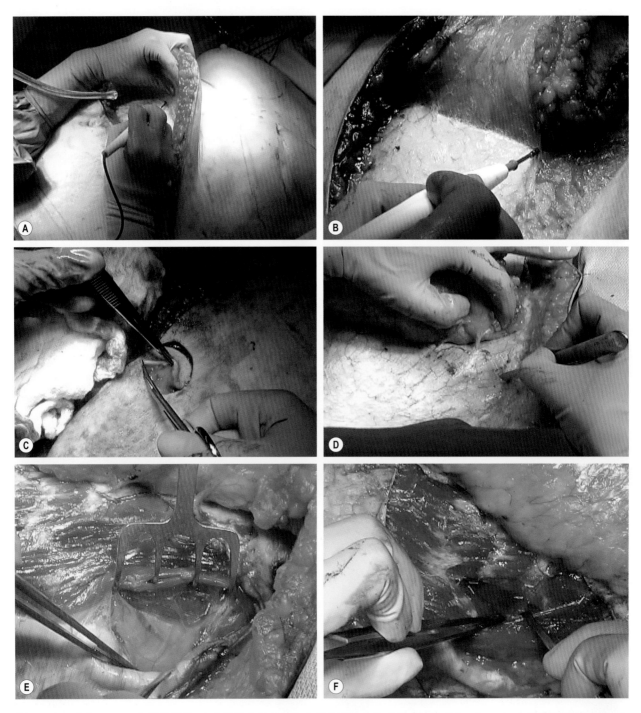

图 21.22　游离 TRAM 皮瓣的剥离。(A)腹部皮瓣上方的剥离范围取决于关腹时的张力上,而 TRAM 皮瓣的高度取决于皮瓣的移动度。(B) TRAM 皮瓣外侧剥离到发现位于外侧的穿支血管。(C)保留肚脐。(D)在穿支血管处进行腹直肌前鞘筋膜的切取。(E)腹直肌鞘内,将腹直肌向内侧反折,可以暴露并切断腹壁下血管。(F)发现并保留穿过腹直肌的穿支血管。这样至少可以保留外侧部分的腹直肌,形成保留肌肉的游离 TRAM 皮瓣

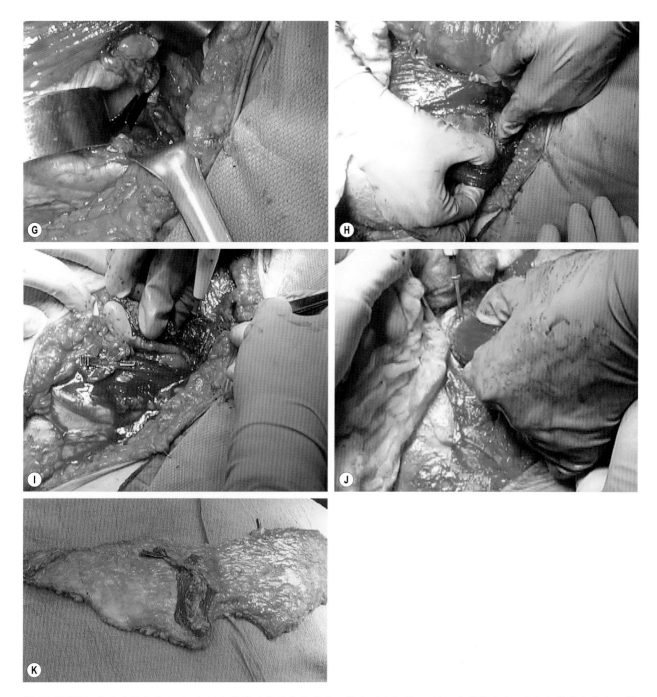

图 21.22(续)　(G)受区准备好后,皮瓣血管蒂用夹子夹住并尽可能从下方切断,以保证血管蒂长度。(H)血管蒂在穿支血管水平处从腹直肌中间穿过。(I)切开下方肌肉。(J)切开上方肌肉。(K)皮瓣剥离完成,准备行血管吻合

带肌肉（DIEP 或 MS-3）、仅携带中央部分肌肉（MS-2）、携带内侧部分或外侧部分肌肉（MS-1），或携带完整下腹部横形腹直肌（MS-0）（图 21.23）。

- 乳房游离组织再造中，最常见的两个受区血管是胸背血管和胸廓内血管（图 21.24）。

- 在改良的根治性乳房切除术后行即刻乳房再造时，胸廓血管往往已完全或部分暴露。

- 只要用于再造的自体皮瓣拥有足够长的血管蒂，通常都会选择胸背血管。

- 使用 8/0 或 9/0 尼龙线进行动、静脉的端端吻合，或者动脉使用缝线而静脉使用微吻合器。

- 进行延期乳房再造时，一些医生仍会选择胸背血管作为受区血管，一方面是由于其对这一即刻再造术式更加熟悉，另一方面也在于此方法在延期再造中确实有效。然而，对于大多数外科医生来说，胸廓内血管是首选的受区血管。

- 胸廓内血管作为受区的优势：
  - 避开影响既往手术已留下瘢痕的腋窝。
  - 可以为移入的皮瓣提供一个更接近内侧的充填位置，从而提高对称性及美观性。
  - 乳房切除术联合前哨淋巴结活检时，也优先选择胸廓内血管作为受区血管。

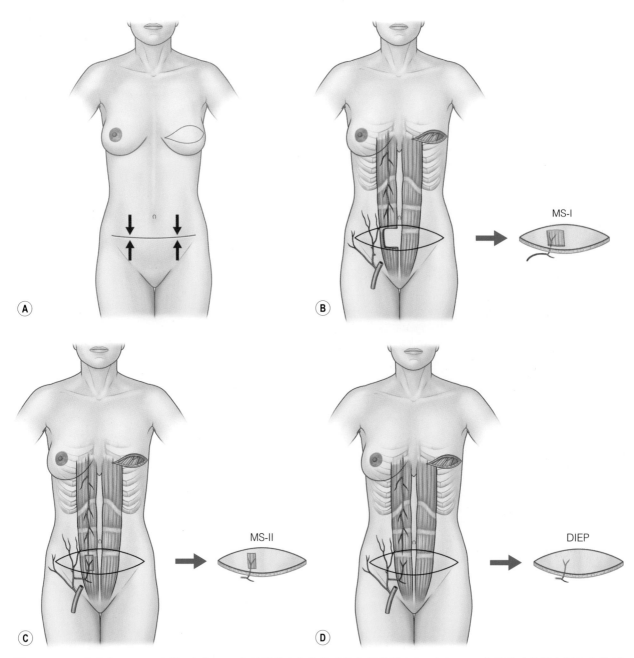

图 21.23　不同游离 TRAM 皮瓣。（A）MS-0 皮瓣携带了完整的下腹部横形腹直肌。（B）MS-1 皮瓣首选携带内侧肌肉带（也可携带外侧肌肉带），其中一个原因是为了保留肌肉的神经分布。（C）MS-2 皮瓣仅携带穿支血管周围的一小部分中央肌肉。（D）MS-3 皮瓣又被称为 DIEP 皮瓣，不携带任何肌肉

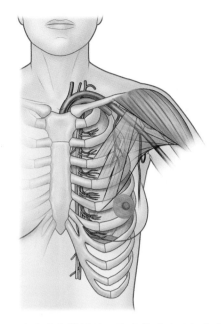

图 21.24　胸壁的血管解剖。最为常用的两组受区血管为胸背血管及胸廓内血管

- 胸廓内血管的剥离，首先需要将第 3 肋软骨上覆盖的胸肌纤维剥离开（图 21.25）。
- 置入自动牵开器，暴露肋软骨及肋间肌。
- 由胸骨结合处开始剥离至肋骨肋软骨交界内 1~2cm，沿肋骨走行，并于肋骨前正中处切开软骨膜，将其从肋软骨表面剥离，可以由软骨前面开始剥离再延伸至其深面，但将肋软骨深面软骨膜完全剥离的操作难度较大，也并非必需。
- 一旦肋软骨上缘和下缘的软骨膜被剥离开，就可以使用咬骨钳将肋软骨去除。
- 接下来，将深面软骨膜从胸廓内血管的外侧切开，并由外向中间翻转，此过程中要注意避免横断来源于胸廓内血管系统的小的肋间血管分支。
- 找到胸廓内血管后，将其与伴行淋巴管剥离开，此时可通过剥离第 4 肋上缘至第 2 肋下缘间的肋间肌肉来延长受区血管蒂长度，此操作要在血管蒂外侧进行，以避免误伤血管。
- 与大部分其他部位的受区血管相比，胸廓内动脉在剥离过程中更容易受到损伤以及出现血栓，因此建议尽量避免使用血管钳进行操作。
- 右侧的胸廓内静脉似乎相比左侧要粗大。虽然目前推荐第 3 肋软骨处，但第 2 肋软骨处可以获得更大管径的吻接静脉。
- 当血管完全剥离出来后，在第 4 肋水平将胸廓内动、静脉切断，并置于深层放置的脑棉上（图 21.26）。
- 将移植皮瓣放置在利于血管吻合操作的位置。可应用 9/0 尼龙线进行吻合，但胸廓内动脉往往较粗大，需用 8/0 尼龙线，静脉也可以使用微吻合器。
- 其他可用于受区吻合的血管包括旋肩胛血管、胸肩峰血管以及腋动、静脉。这些血管很少在术前被设计为主要

的受区血管，只有在两组常规应用的受区血管出现问题时才会考虑应用。

皮瓣移入

- 术前要根据健侧乳房形态、再造时机以及受区血管的选择来决定运用同侧游离皮瓣还是对侧游离皮瓣（图 21.27）。
- 通常情况下，如果受区血管选择的是胸背血管，利用同一侧皮瓣时，需要旋转 90°，使得脐侧处于向下近内侧的位置。
- 下垂程度较小但基底较宽的乳房，通过旋转的对侧游离皮瓣再造，需要旋转大约 140°，使得原皮瓣外侧方成为新乳房的尾侧。可以将其最多旋转 180°，以增加基底宽度。
- 如果选择胸廓内血管，则移入的方式相同，只是形态上恰好相反，对侧皮瓣可以塑造出窄而下垂的乳房，同侧皮瓣则会塑造出更宽的乳房形态。
- 一旦完成血管吻合及皮瓣定位，就需要对皮瓣被覆盖填塞的部分进行去除表皮。
- 目标是去除表皮及部分真皮，但应当注意保护真皮下血管网勿受损伤，因其对皮瓣远端的血液灌注可能有所帮助。
- 皮瓣位置固定后予以分层缝合，缝合皮肤使用 4/0 单股可吸收缝线。
- 如果手术结束前，患者乳房切除后的胸壁皮瓣血运出现问题，则 TRAM 皮瓣可以暂不去除表皮，而是堆置于胸壁皮瓣下，待到 72 小时后皮肤缺血界线清楚后，患者重返手术室进行正式 TRAM 皮瓣移入。
- 腹壁闭合的过程与带蒂 TRAM 皮瓣修复方法中所述的过程相似。

DIEP 皮瓣（图 21.28、图 21.29 和视频 21.4）

- 皮瓣剥离类似于上述的游离 TRAM 皮瓣。
- 做皮瓣下切口时应注意保护腹壁浅静脉。
- 如果在吻合后出现皮瓣的静脉引流不足或发生穿支静脉血栓，可用腹壁浅静脉作为额外的静脉通路。
- 腹壁浅静脉可能存在 2~3 根，但它们一般在腹壁很下方融合在一起。静脉剥离长度应超过 2~3cm，用夹子夹闭以便于稍后可恢复。
- 如果发现腹壁浅动脉管径足够大，就可依靠腹壁浅动、静脉切取与 DIEP 皮瓣类似的皮岛。
- 剥离 DIEP 皮瓣的血管蒂可分为 3 个不同的技术阶段：筋膜浅面、肌内和肌下，其中，肌内的剥离要求最高。
- 筋膜剥离过程与游离 TRAM 手术相似，并从内侧直至外侧穿支（图 21.30A 和 B）。
- 如估计一支血管管径不够粗大，可以再剥离一支位于同一垂直线上的相邻穿支。
- 腹壁肌肉必须时刻保持松弛，穿支血管用生理盐水保持湿润。
- 从外侧剥离穿支时，要意识到内侧可能分布着侧支。分离

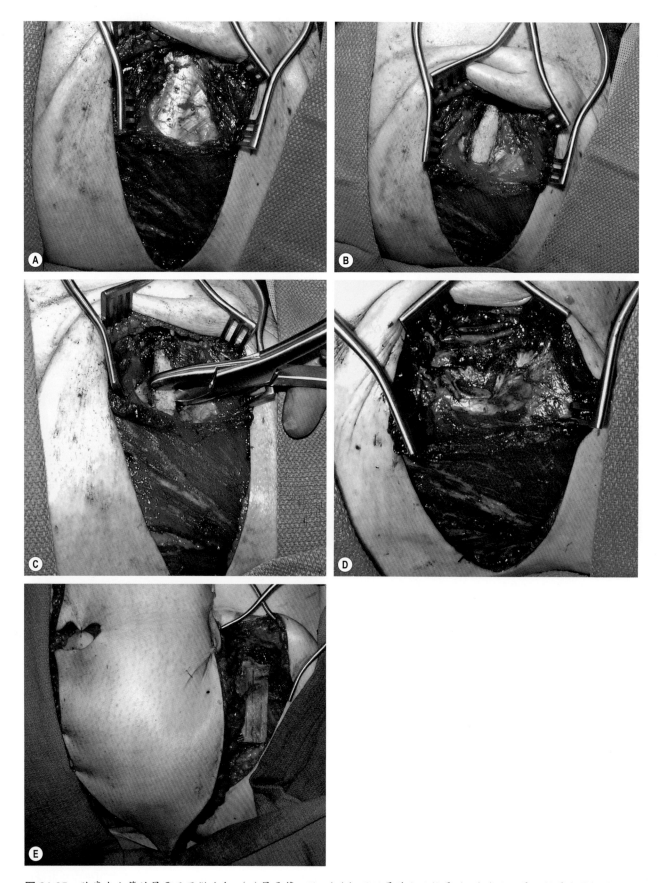

图 21.25   胸廓内血管的暴露及显微吻合。(A)暴露第 3 肋。(B)切开肋骨前方肋软骨膜。(C)于肋骨肋软骨交接处使用咬骨钳去除肋软骨。(D)进一步切开深层软骨膜暴露胸廓内血管。(E)进行血管显微吻合

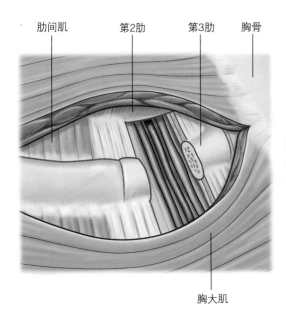

肋间肌　　第2肋　　第3肋　　胸骨

胸大肌

图 21.26　去除第 3 肋软骨的一小部分后可见胸廓内动脉和其伴行的两条静脉

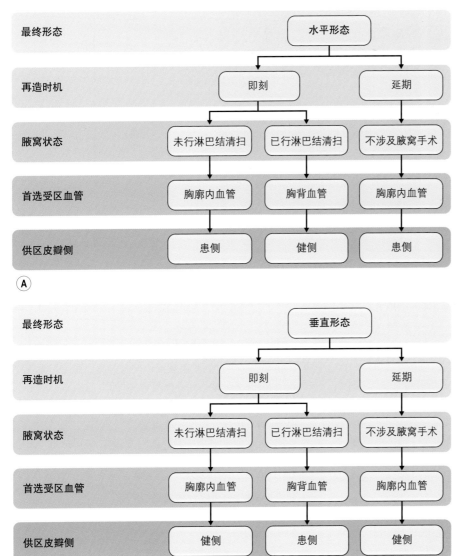

最终形态	水平形态		
再造时机	即刻		延期
腋窝状态	未行淋巴结清扫	已行淋巴结清扫	不涉及腋窝手术
首选受区血管	胸廓内血管	胸背血管	胸廓内血管
供区皮瓣侧	患侧	健侧	患侧

Ⓐ

最终形态	垂直形态		
再造时机	即刻		延期
腋窝状态	未行淋巴结清扫	已行淋巴结清扫	不涉及腋窝手术
首选受区血管	胸廓内血管	胸背血管	胸廓内血管
供区皮瓣侧	健侧	患侧	健侧

Ⓑ

图 21.27　单侧或双侧乳房再造时,在考虑了最终形态、再造时机、腋窝淋巴结状态、受区血管选择及供区侧选择几个方面因素后,标准的皮瓣移入方案罗列于表格中。(A)目标形态为更宽,偏向于水平横置的乳房。(B)目标形态为有垂感,垂直置向的乳房

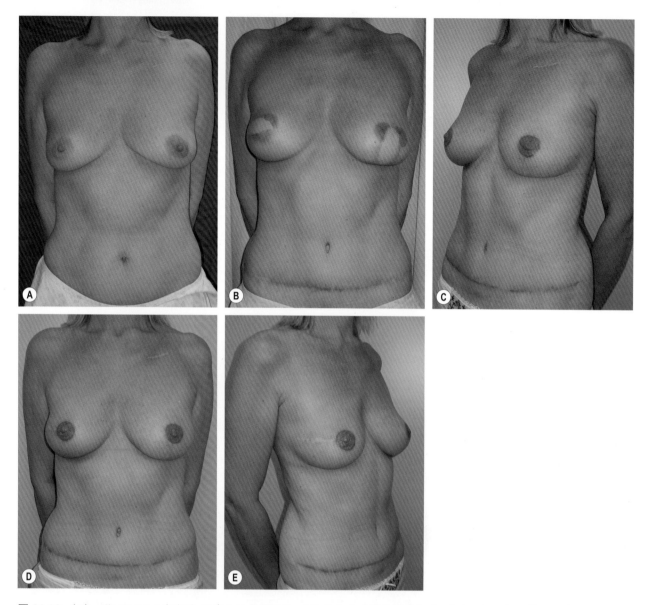

图 21.28 （A）一位 BRCA-2 突变的 46 岁女性术前照片，右乳行水平球拍状肿瘤切除。（B）双侧保留乳晕的乳房切除术后中间阶段，右乳采用相同切口，左侧采用更传统的垂直切口，使用双侧游离 DIEP 皮瓣行双侧自体组织乳房再造。（C~E）采用移入皮岛再造双侧乳头和双侧文身后 2 年患者照片

血管的整个一圈时必须格外小心，但当皮瓣从对侧掀起时，完全的剥离有助于防止血管损伤（见图 21.30C 和 D）。

- 从穿支血管穿出的小孔边缘用剪刀沿着腹直肌纤维走行方向切开腹直肌前鞘（图 21.30E）。
- 如果剥离出一个以上穿支，则可以将各个穿出孔切开前鞘相连。如果血管很细小或者术者觉得操作更便利，可以在穿支血管周围保留小的前鞘袖。
- 用钝性剥离方法轻轻推开疏松结缔组织，将前鞘提起牵开，这样有助于松动穿支血管。
- 继续切开前鞘，向上剥离 3~4cm，向下沿着指向腹股沟韧带的斜线分离至腹直肌外侧边缘（见图 21.30F）。
- 在此处，筋膜的分离方向变为和外斜肌纤维的方向相同。
- 必须强调的是，手术全程都要保护好血管，供区缝合结束前，都要保持肌肉完全松弛。剥离过程中，应用订皮器将

DIEP 皮瓣固定在腹壁上可以更安全。

- 在穿支血管穿过的肌束表面纵向分开腹直肌。当血管变粗时，分开肌纤维会使分离更容易（见图 21.30G）。
- 血管穿支覆盖着一层薄薄的疏松结缔组织，它始终紧贴血管，通过钝性分离可释放血管。
- 一般来说，如果遇到了剥离的阻力，医生会识别出一条侧支血管或者一条神经。必须小心地结扎不同的肌肉血管分支，血管夹应放置在距离主要血管 1~2mm 远端，因为如果不慎脱落，可以轻松地进行更换。
- 围绕血管蒂放置一个血管保护环以减少对血管的不必要的牵拉张力。
- 使用双极电凝和小血管夹继续结扎所有侧支，直到到达腹直肌深面腹壁下血管主干上的穿支起始处（见图 21.30H）。

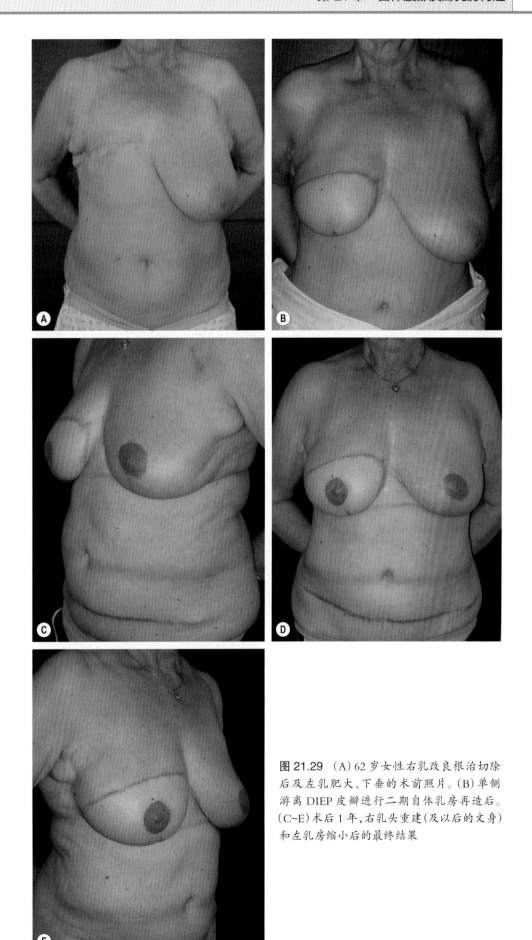

图 21.29 （A）62 岁女性右乳改良根治切除后及左乳肥大、下垂的术前照片。(B) 单侧游离 DIEP 皮瓣进行二期自体乳房再造后。(C~E) 术后 1 年,右乳头重建(及以后的文身)和左乳房缩小后的最终结果

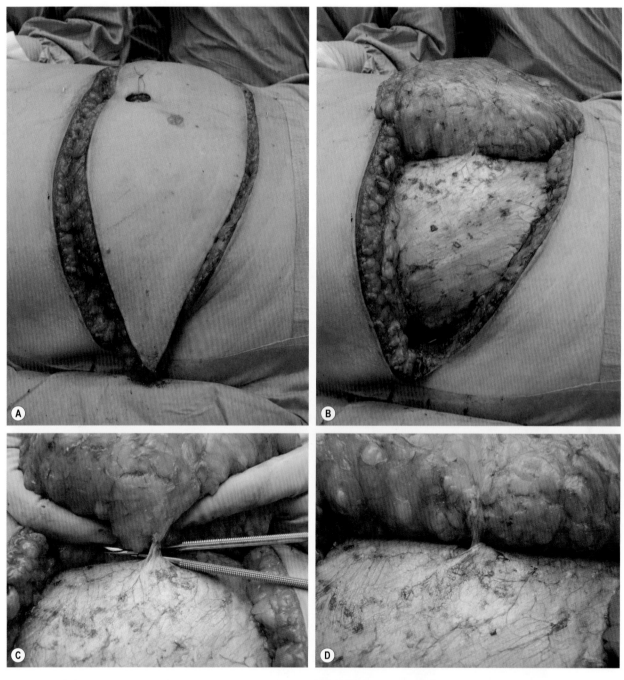

图 21.30（A）如需要的组织量多,皮肤和皮下组织的切口可延伸至腹部。右侧的主要穿支在皮瓣上以"X"标记。(B)皮瓣由外向内剥离至术前标记的穿支部位,继而剥离穿支血管的近段和远端。(C)继续在穿支周围约 2cm 范围剥离。虽然深筋膜仍然相连,但此处较容易提起皮下组织。(D)切开深筋膜进入血管周围疏松结缔组织

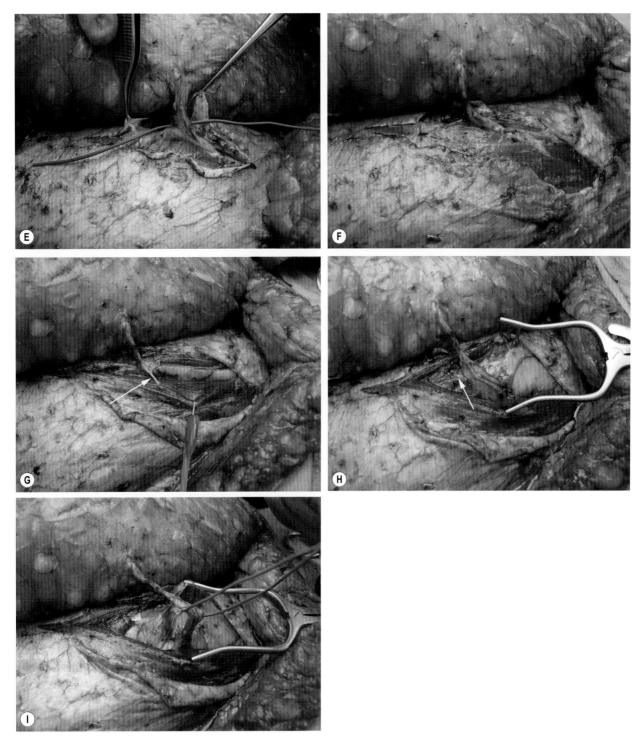

图 21.30(续) (E)沿腹直肌肌纤维方向向头侧和尾侧垂直切开腹直肌腱膜,血管穿支在肌肉上的部分是游离的。(F)下一步,向腹直肌下外侧缘方向切开深筋膜,显露腹壁深动、静脉。(G)沿肌纤维方向分离腹直肌至后鞘或腹膜。可以看到横向感觉神经,小的穿支血管可以切断。运动神经完好(白色箭头)。(H)可使用固定拉钩充分暴露术区,术野无出血有利于更好地剥离。靠近穿支血管处可见腹壁下动、静脉(白色箭头)。(I)一旦血管穿支和主要血管走行解剖清楚,就可以充分剥离血管周围组织。可以通过同一腹直肌切口进行腹壁下深血管远端的剥离,也可以向内侧牵拉腹直肌从外侧剥离血管

- 如果选择两个穿支,必须广泛剥离腹直肌;如穿支血管穿行在相邻的两肌束膜表面,则必须切断肌纤维。但应避免横断大面积腹直肌或在运动神经由外侧向内侧穿行处横断。
- 对于肌肉下剥离,用微创组织钳提起腹直肌外侧缘。
- 特别注意不要损伤从外侧进入肌肉的混合神经。切开神经外膜可剥离感觉神经支。这样可以额外获得 5~9cm 长的神经,便于受区部位神经吻合。
- 在混合性节段神经之间打开腹直肌深面,显露腹壁下血管主干。将主干的侧支结扎,向内侧牵拉腹直肌,继续解剖直到血管蒂的近端得到完全释放。
- 血管蒂蒂长度可根据不同受区或皮瓣形状的需要进行裁剪(见图 21.30I)。
- 血管穿支的位置越位于皮瓣远端,就越需要将腹壁下血管向腹股沟方向分离。
- 确定腹壁下血管的血流充足后(可以使用超声波流量计测定),可以掀起皮瓣的其余部分。
- 对于中线处存在瘢痕或需要更大块皮瓣的患者,可同法剥离对侧皮瓣血管。否则,夹闭剩余的所有穿支,释放脐部,整个皮瓣即被提起。
- 最终在受区血管准备好后离断供区血管蒂。可以在外侧伴行静脉上放置一个血管夹(hemoclip)来定位血管蒂。
- 离断血管蒂后,将皮瓣翻转,将血管小心放置于皮瓣内表面。必须明确血管蒂的位置,因为血管蒂很容易旋转,特别在只获取了一条穿支时。

提示与要点

穿支皮瓣手术的十个黄金法则

1. 术前探测穿支血管:标记双侧最占主导地位的血管穿支。
2. 先从皮瓣的一侧进行剥离:在完成血管蒂完全分离前,不剥离对侧皮瓣。
3. 在分离出更大的血管前,保留每个穿支:只有在确定不使用较小穿支时再将其舍弃;选择和术前定位一致具有最大直径的 1~2 个穿支。
4. 充分考虑皮瓣血管穿支的最佳位置:所在位置越中心,皮瓣外围的血运越好。
5. 肌内侧剥离越简单越好:长距离的肌内剥离增加了损伤血管的风险,也更加耗时。
6. 始终在血管周围的疏松结缔组织内进行剥离,确保不出血。
7. 沿着肌纤维方向分离腹直肌,避免在肌肉上挖穿小孔。
8. 小心地在距离主干 2mm 的远端结扎侧支。
9. 避免牵拉血管穿支:不明原因的血栓通常是血管内膜破裂造成的。
10. 整个血管蒂被剥离后再处理其他血管穿支。

腹壁闭合

- 与 TRAM 技术不同,由于没有切除筋膜,先用 1-0 不可吸收线无张力连续缝合筋膜。切口的其余部分以类似于腹部成形术的方式闭合。

皮瓣移入

- DIEP 皮瓣插入与 TRAM 技术相似。自体组织的塑形可以使用简单且可重复效果的"3 步原则"。
- 将平坦的腹部脂肪组织和皮肤塑造成 3D 结构可分为 3 步:
  1. 在胸壁正确位置上重新确定再造乳房的基底和边界(乳腺下表面和胸壁间的界面)(图 21.31)。
  2. 用特殊的缝合将皮瓣塑成水滴状的圆锥体置于基底上(图 21.32)。
  3. 调整被覆皮肤(图 21.33)以合适的张力覆盖在乳房圆锥之上(图 21.34)。
- 当新乳房的位置和对侧对称时,新的乳房下皱襞的位置要比对侧高 2~3cm,因为乳房切除处皮瓣及皮肤会松弛,且稍后腹部皮瓣的闭合会产生一定的向下张力。
- 为再造乳腺圆锥,应使用 3 个关键缝合:
  - 在胸大肌外侧缘内 2~3cm 处将 Scarpa 筋膜缝合在胸大肌筋膜上,使 DIEP 皮瓣的尖端刚好固定在胸大肌肌腱下方。这是重建腋前皱襞第一个关键缝合点(图 21.35A 和 B)。
  - 从胸肌外侧缘到皮瓣外侧部的逐渐过渡可以再现乳房外缘自然的 S 形曲线。第二个关键缝合点的确切位置沿着乳房下皱襞方向移动皮瓣至形成自然的 S 形轮廓时确定。此处充盈程度越小越好,因为术后皮瓣会向外侧和远端移位。
  - 在第二个关键缝合点内侧的锁骨中线上要让皮瓣的皮肤隆起(见图 21.35C),可以在脐位置周围切除三角形皮肤然后缝合,这样就可以使皮瓣明显隆起;这同样也有助于皮瓣的皮肤和乳房下皱襞下的腹部皮肤之间形成锐角。
  - 第三个关键缝合点位于乳房下皱襞的内侧端。此处皮瓣不要堆积,避免新乳房内下象限的过度丰满充盈。
- 建议将乳房的内上侧区进行过度填充(图 21.35D),因为在接下来的 6 个月里,重力会将皮瓣向尾部牵拉。过多的脂肪以后可以去除,但如果这个区域凹陷则会令患者非常沮丧。
- 一旦确定了皮瓣的最终体积,就可以粗略估计覆盖 DIEP 皮瓣需要的皮肤量。
- 留下的皮肤越多,乳房可以做得越垂。
- 皮瓣外侧皮肤切除越多,皮瓣越被推向内侧。

术后注意事项

- 接受带蒂 TRAM 皮瓣乳房再造术患者通常平均要住院 3 天。不使用抗凝治疗。
- 接受游离 TRAM/DIEP 皮瓣再造的患者,患者拔管、转移到麻醉恢复室,然后转移至重症监护病房或可以进行持

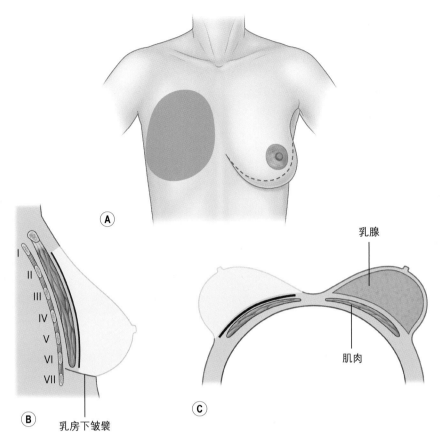

图 21.31　乳房基底。(A)冠状位;(B)矢状位;(C)横位观

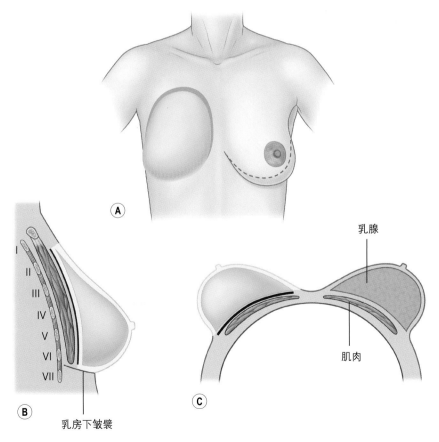

图 21.32　乳房圆锥:(A)冠状位;(B)矢状位;(C)横位观

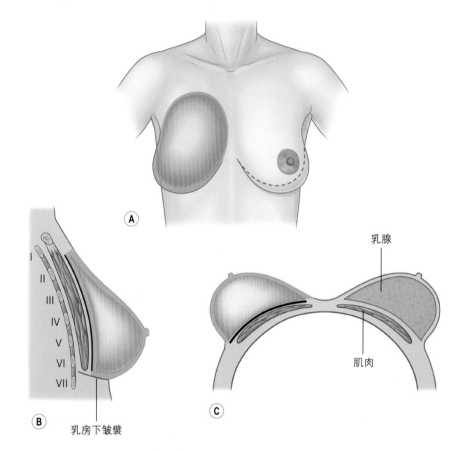

图 21.33　乳房被覆组织:(A)冠状位;(B)矢状位;(C)横位观

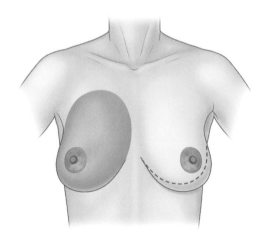

图 21.34　乳头乳晕复合体是乳房被覆组织的一部分

续皮瓣护理检查和多普勒评估的病房。

- 作者的习惯是在早期的 48 小时内,每小时进行多普勒检查,通常术后第 3 天或第 4 天,每 4 小时一次,直到出院为止。
- 在早期 48 小时内,最好使用镇痛泵来控制疼痛,并逐渐转至口服方案。
- 直到术后第一天早上解除禁食状态,之后可开始进饮清流。
- 鼓励患者在术后第一天离床就坐,并在术后第二天适当走动,这时将 Foley 导管拔除。
- 持续性压迫装置在术前放置,并在术后持续使用,直至出院。
- 游离皮瓣乳房再造术后抗凝仍是一个有争议的话题。
- 作者所在机构的所有外科医生在手术后均立即使用皮下肝素,既可预防深静脉血栓形成,又可在显微外科术后维持轻度低凝状态。
- 阿司匹林的使用有所不同,目的是降低血栓形成率,而不会增加术后血肿的额外风险。
- 预防性使用抗生素预防手术部位感染是另一个有争议的话题。
- 作者建议在手术切开后 30 分钟内给予头孢唑林,并在术中根据手术时长追加剂量。有关引流的术后预防数据仍然有限,此时应由术者自行决定。
- 在接下来的几周内,通常在每个引流管引流少于 30ml/d 的情况下,在换药室拔除引流管。
- 患者术后 6 周内不能进行剧烈运动和繁重体力活动。

并发症与结果

- 基于腹部皮瓣的乳房再造术患者满意度很高。
- 与假体再造相比,自体组织乳房再造可产生更自然的乳房外观和感觉。

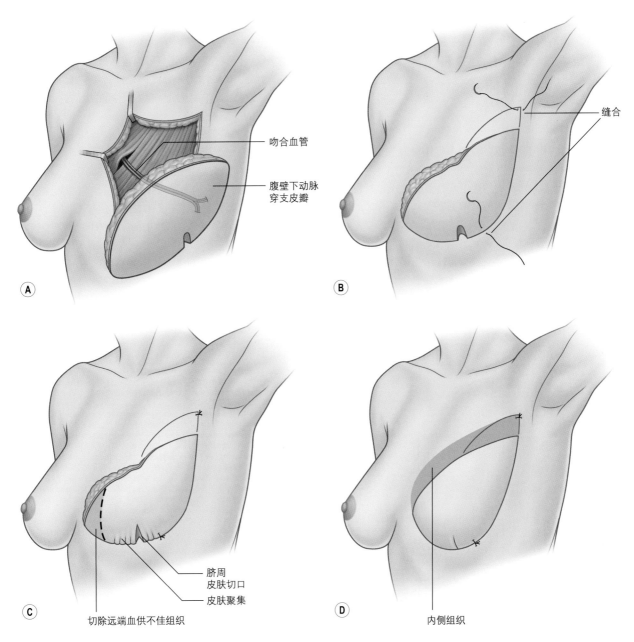

图 21.35　（A）血管显微吻合后将皮瓣翻转 180°。（B）缝合两个关键点，即腹前线胸筋膜及新的乳房下皱襞外侧，避免新乳房外下象限过度饱满。（C）楔形切除脐周组织，收紧锁骨中线周围乳房下皱襞皮肤，产生皮瓣突度和乳房下部与腹壁之间的锐角。（D）切除血运最差的皮瓣组织，并注意确保乳房内上象限足够饱满

- 如术后需要放疗，最好在放疗完成后等待至少 6 个月再进行其他二次手术。
- 常见并发症包括乳房切除术后皮瓣坏死和脂肪坏死。
- 如术后早期出现皮肤坏死，最好通过早期切除缝合治疗。
- 与游离 TRAM 或 DIEP 皮瓣相比，带蒂 TRAM 皮瓣的报道脂肪坏死发生率为 9% 或更高。
- 如果存在小面积的脂肪坏死，最好通过切除术对其进行治疗，因为它们可能干扰随后对癌症复发的判断。
- 其他潜在的并发症包括腹部猫耳畸形、轮廓畸形、血清肿、皮瓣部分或整体坏死。
- 带蒂 TRAM 皮瓣再造病例中（>25%），皮瓣整体坏死极为

罕见（发生率 <1%）。游离皮瓣技术的皮瓣整体坏死发生率为 0.2%~4.7%。
- 腹胀或腹疝的风险应与切取 / 侵犯的腹直肌量直接相关，以带蒂 TRAM 皮瓣手术风险最高，而 DIEP 皮瓣手术风险最低。
- 由于微血管吻合和游离皮瓣技术中的手术操作，动脉和静脉都易形成血栓。
- 迟发性血栓会带来更大的临床危害，因此术后即刻密切观察皮瓣至关重要。
- 术后充血可以用水蛭疗法治疗；皮瓣特征或多普勒信号的突然变化值得引起警觉。

■ 对于经验不足的医生,与传统肌皮瓣相比,DIEP 皮瓣的剥离需要更长的手术时间。在大量病例积累后,手术时间可以与传统肌皮瓣的剥离相媲美,如果需要的穿支长度有限,手术时间甚至会更短。

二次手术

■ 后续手术通常用于不对称、轮廓不规则以及乳头乳晕复合体重建。
■ 最好在初次手术后等待大约 3 个月再考虑进行二次手术。
■ 自体组织重建后二次手术的最常见原因之一是不对称(图 21.36)。
  ● 考虑修复不对称性,了解患者的关切、目标、愿望和期望很重要。
  ● 是否需要进一步手术,取决于手术是否能带来益处并满足患者目标和期望。

■ 脂肪移植是可用于修复乳房再造和提供额外容量的最重要技术之一。
■ 吸脂不仅可以减少容量,而且可以很好地修饰过渡区。
■ 在某些情况下,假体的放置可以帮助矫正较大的容量不足和 / 或轮廓变形,或增加凸度。假体的选择遵循与其他适应证相同的原则。
  ● 一般而言,如需矫正容量不足,低凸假体可更好地弥补乳房宽度。
  ● 如果改善中心突度是主要目标,则需要高凸假体。
  ● 最好将假体置于胸大肌下平面,以避免离断肌肉表面穿支,并将假体置于未经手术处理的组织平面中。
■ 腹部供区部位膨隆或腹壁疝最常见的部位是弓状线以下。
  ● 在弓状线下方,腹部张力均由腹直肌前方的筋膜层提供,这是违反自体组织再造手术的规律的。
  ● 因此,弓状线以下的疝气或膨隆通常用补片治疗,因为仅用缝合线修复可能会由于筋膜强度不足而复发。

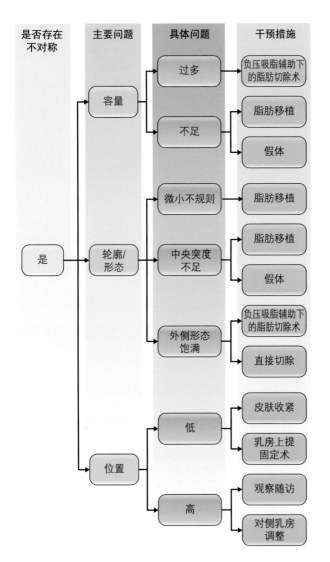

图 21.36 自体组织乳房再造术后识别和纠正乳房不对称的通用决策流程。很多时候,同时存在多种问题,需要组合使用多种治疗手段

延伸阅读

Alderman AK, Kuhn LE, Lowery JC, et al. Does patient satisfaction with breast reconstruction change over time? Two-year results of the Michigan Breast Reconstruction Outcomes Study. *J Am Coll Surg*. 2007;204(1):7–12.
The Michigan Breast Reconstruction Outcomes Study was a well-designed prospective analysis of patients undergoing breast reconstruction. This project resulted in several papers, which contributed a plethora of prospective data comparing tissue expander, pedicled TRAM, and free TRAM reconstruction. In this article, long-term patient satisfaction data are presented. Overall, patients undergoing free or pedicle TRAM have higher satisfaction rates than tissue expander/implant reconstruction at 1 year as measured by a survey quantifying overall satisfaction and aesthetic satisfaction. At 2 years, although the difference in overall satisfaction between treatment groups diminished, women who underwent autologous reconstruction had higher aesthetic satisfaction when compared with tissue expander/implant reconstruction. This entire series of papers is worth reading for anyone interested in breast reconstruction.
Allen RJ, Treece P. Deep inferior epigastric perforator flap for breast reconstruction. *Ann Plast Surg*. 1994;32:32–38.
Andrades P, Fix RJ, Danilla S, et al. Ischemic complications in pedicle, free, and muscle sparing transverse rectus abdominis myocutaneous flaps for breast reconstruction. *Ann Plast Surg*. 2008;60(5):562–567.
This was a retrospective review at one institution comparing ischemic complications between pedicled TRAM and MS-0 through MS-3 free TRAM reconstructions. Their data follow theoretical predictions based upon anatomy: there is a higher rate of fat necrosis in pedicled TRAMs when compared with free TRAM. There is a trend toward higher complication rates as the degree of muscle preservation increases. The bulge and hernia rates were, however, no different between groups. Although limited by a retrospective design, this is one of many articles which gives credence to improved outcomes with free versus pedicled TRAM.
Baldwin BJ, Schusterman MA, Miller MJ, et al. Bilateral breast reconstruction: conventional versus free TRAM. *Plast Reconstr Surg*. 1994;93:1410–1416.
Pedicle versus free TRAMs and differences in perfusion.
Blondeel PN. One hundred free DIEP flap breast reconstructions: a personal experience. *Br J Plast Surg*. 1999;52(2):104–111.
The TRAM flap has been the gold standard for breast reconstruction until recently. Not only autologous but also immediate reconstructions are now preferred to offer the patient a natural and cosmetically acceptable result. This study summarizes the prospectively gathered data of 100 free DIEP flaps used for breast reconstruction in 87 patients. Primary reconstructions were done in 35% of the patients. Well-known risk factors for free flap breast reconstruction were present: smokers 23%, obesity 25%, abdominal scarring 28%, and previous radiotherapy 45%. Mean operating time was 6 h 12 min for unilateral reconstruction, and mean hospital stay was 7.9 days. These data indicate that the free DIEP flap is a new but reliable and safe technique for autologous breast reconstruction. This flap offers the patient the same advantages as the TRAM flap and discards the most important disadvantages of the myocutaneous flap by preserving the continuity of the rectus muscle.

Blondeel PN, Boeckx WD. Refinements in free flap breast reconstruction: the free bilateral deep inferior epigastric perforator flap anastomosed to the internalmammary artery. Br J Plast Surg. 1994;47(7):495–501.

Besides the enormous advantages of reconstructing the amputated breast by means of a conventional TRAM flap, the main disadvantage remains the elevation of small (free TRAM) or larger (pedicled TRAM) parts of the rectus abdominis muscle. In order to overcome this disadvantage, the free DIEP skin flap has recently been used for breast mound reconstruction with excellent clinical results. After achieving favorable results with eight unilateral DIEP flaps, we were challenged by an abdomen with a midline laparotomy scar. By dissecting a bilateral DIEP flap and making adjacent anastomoses to the internal mammary artery, we were able to achieve sufficient flap mobility for easy free flap positioning and breast shaping. Intraoperative segmental nerve stimulation, postoperative functional abdominal wall tests, and CT scan examination showed normal abdominal muscle activity. On the basis of a case report, the technical considerations and advantages of anastomosing the bipedicled DIEP flap to the internal mammary artery are discussed.

Blondeel PN, Hijjawi J, Depypere H, et al. Shaping the breast in aesthetic and reconstructive breast surgery: an easy three-step principle. Plast Reconstr Surg. 2009a;123(2):455–462.

Blondeel PN, Hijjawi J, Depypere H, et al. Shaping the breast in aesthetic and reconstructive breast surgery: an easy three-step principle. Part II. Breast reconstruction after total mastectomy. Plast Reconstr Surg. 2009b;123(3):794–805.

This is Part II of four parts describing the three-step principle being applied in reconstructive and aesthetic breast surgery. Part I explains how to analyze a problematic breast by understanding the three main anatomical features of a breast and how they interact: the footprint, the conus of the breast, and the skin envelope. This part describes how one can optimize his/her results with breast reconstructions after complete mastectomy. For both primary and secondary reconstructions, we explain how to analyze the mastectomized breast and the deformed chest wall before giving step-by-step guidelines on how to rebuild the entire breast with either autologous tissue or implants. The differences in shaping unilateral or bilateral breast reconstructions with autologous tissue are clarified. Regardless of timing or method of reconstruction, it is shown that by breaking down the surgical strategy in three easy (anatomical) steps, the reconstructive surgeon will be able to provide more aesthetically pleasing and reproducible results.

Edsander-Nord A, Jurell G, Wickman M. Donor-site morbidity after pedicled or free TRAM flap surgery: a prospective and objective study. Plast Reconstr Surg. 1998;102(5):1508–1516.

Greco JA III, Castaldo ET, Nanney LB, et al. Autologous breast reconstruction: The Vanderbilt Experience (1998 to 2005) of independent predictors of displeasing outcomes. J Am Coll Surg. 2008;207(1):49–56.

Grotting JC, Urist MM, Maddox WA, et al. Conventional TRAM flap versus free microsurgical TRAM flap for immediate breast reconstruction. Plast Reconstr Surg. 1989;83(5):828–844.

Hartrampf CR, Scheflan M, Black PW. Breast reconstruction with a transverse abdominal island flap. Plast Reconstr Surg. 1982;69:216–224.

The seminal article on TRAM flaps.

Koshima I, Soeda S. Inferior epigastric artery skin flaps without rectus abdominis muscle. Br J Plast Surg. 1989;42(6):645–648.

The rectus abdominis musculocutaneous flap has many advantages, but its disadvantages are also well-known. These are the possibility of abdominal herniation and, in certain situations, its bulk. To overcome these problems, an inferior epigastric artery skin flap without rectus abdominis muscle, pedicled on the muscle perforators and the proximal inferior deep epigastric artery, have been used in two patients. A large flap without muscle can survive on a single muscle perforator.

Koshima I, Moriguchi T, Soeda S, et al. Free thin paraumbilical perforator-based flaps. Ann Plast Surg. 1992;29(1):12–17.

Kroll SS, Baldwin B. A comparison of outcomes using three different methods of breast reconstruction. Plast Reconstr Surg. 1992;90:455–462.

Kronowitz SJ, Robb GL. Radiation therapy and breast reconstruction: a critical review of the literature. Plast Reconstr Surg. 2009;124(2):395–408.

Radiation therapy can have dramatic effects on both the surgical field and overall outcomes in breast reconstruction. In particular, post-reconstruction radiation therapy has been shown to lead to aesthetic and wound-related complications. This excellent review article summarizes the current indications for radiation therapy and the existing literature on its effects on reconstruction. Although no cancer outcomes are presented showing a clinical impact, this article summarizes existing literature showing that reconstruction can compromise radiation delivery. In addition, the article discusses the "delayed-immediate" reconstructive algorithm.

Komorowska-Timek E, Gurtner GC. Intraoperative perfusion mapping with laser-assisted indocyanine green imaging can predict and prevent complications in immediate breast reconstruction. Plast Reconstr Surg. 2010;125(4):1065–1073.

Massey MF, Spiegel AJ, Levine JL, et al. Perforator flaps: recent experience, current trends, and future directions based on 3974 microsurgical breast reconstructions. Plast Reconstr Surg. 2009;124:737–751.

Perforator flap breast reconstruction is an accepted surgical option for breast cancer patients electing to restore their body image after mastectomy. Since the introduction of the deep inferior epigastric perforator flap, microsurgical techniques have evolved to support a 99% success rate for a variety of flaps with donor sites that include the abdomen, buttock, thigh, and trunk. Recent experience highlights the perforator flap as a proven solution for patients who have experienced failed breast implant–based reconstructions or those requiring irradiation. Current trends suggest an application of these techniques in patients previously felt to be unacceptable surgical candidates with a focus on safety, aesthetics, and increased sensitization. Future challenges include the propagation of these reconstructive techniques into the hands of future plastic surgeons, with a focus on the development of septocutaneous flaps and vascularized lymph node transfers for the treatment of lymphedema.

Mathes SJ. A rectus abdominis myocutaneous flap to reconstruct abdominal wall defects. Br J Plast Surg. 1977;30:282–283.

Originally described the epigastric artery as the pedicle source.

Mathes SJ, Logan SE. The use of a rectus abdominis myocutaneous flap to reconstruct a groin defect. Br J Plast Surg. 1984;37:351–353.5.

Mehrara BJ, Santoro TD, Arcilla E, et al. Complications after microvascular breast reconstruction: experience with 1195 flaps. Plast Reconstr Surg. 2006;118(5):1100–1111.

Moon HK, Taylor GI. The vascular anatomy of rectus abdominis musculocutaneous flaps based on the deep superior epigastric system. Plast Reconstr Surg. 1988;82:815–831.

Describes the epigastric arteries as they relate to the TRAM flap.

Newman MI, Samson MC. The application of laserassisted indocyanine green fluorescent dye angiography in microsurgical breast reconstruction. J Reconstr Microsurg. 2009;25(1):21–26.

Selber JC, Kurichi JE, Vega SJ, et al. Risk factors and complications in free TRAM flap breast reconstruction. Ann Plast Surg. 2006;56(5):492–497.

In this retrospective review of 500 free TRAM flap reconstructions performed by a single surgeon, the authors summarized the most common complications of TRAM reconstruction and worked backward to find risk factors for poor outcomes. Overall, smoking was the most influential factor, leading to increased rates of wound infection, skin flap necrosis, and fat necrosis. Obesity was an independent risk factor for mastectomy flap necrosis. Although limited by a retrospective design, this article offers nice data to help predict poor outcomes.

Spear SL. Surgery of the Breast: Principles and Art. Philadelphia: Lippincott-Raven; 1997.

Describes matching procedures that are available for the contralateral breast to help with symmetry.

Taylor GI, Daniel RK. The anatomy of several free flap donor sites. Plast Reconstr Surg. 1975;56(3):243–253.

Uppal RS, Casaer B, Van Landuyt K, et al. The efficacy of preoperative mapping of perforators in reducing operative times and complications in perforator flap breast reconstruction. J Plast Reconstr Aesthet Surg. 2009;62(7):859–864.

Wu LC, Bajaj A, Chang DW, et al. Comparison of donor-site morbidity of SIEA, DIEP, and muscle-sparing TRAM flaps for breast reconstruction. Plast Reconstr Surg. 2008;122(3):702–709.

In this study, the authors combined a patient survey with a retrospective review to assess overall outcomes with donor-site morbidity following SIEA, DIEP, and free TRAM flap reconstruction. This article suggests decreased abdominal wall morbidity of the SIEA flap in comparison to the free TRAM. Although more studies are needed, this article highlights one of the limitations of the free TRAM compared with more contemporary options – the donor site. Although sparing muscle likely limits the effect, by sacrificing muscle fibers of the rectus, patients are likely to experience some degree in overall decline of abdominal wall function, which may never return to baseline.

第 22 章

上肢基本解剖

本章内容选自 Neligan 和 Chang 主编的 *Plastic Surgery* 第 4 版第 6 分卷《上肢与手外科》第 1 章 "手部解剖与生物力学"，章节作者为 James Chang、Francisco Valero-Cuevas、Vincent R. Hentz 和 Robert A. Chase。

概要

- 手的构造非常精妙，具有复杂的解剖结构和精确的生物力学。手需要产生足够的力量来完成日常活动，且需要保证手指协调，以实现抓握及精细运动。
- 为使需要进行手部手术的患者术后获得更好的功能和外观，医生必须充分了解手的解剖，包括骨、肌肉 - 肌腱、腱膜、血管、神经和淋巴系统。
- 在肌肉运动及韧带支持的辅助下，各个关节面的活动范围非常复杂，这也为术者造成了额外的挑战。
- 本章详细叙述了手的各个结构，并对其生物力学原理进行解释。本章内容根据最新的文献更新。此外，本章还会利用临床案例说明解剖原理。

简介

- 实施上肢修复重建手术的医生不仅要掌握手及手臂的复杂解剖，更要关注在复杂中枢神经系统调控影响下，肌肉间生理功能的平衡。重建手术还必须考虑到保留循环系统和淋巴系统的生理功能。
- 全面了解手和上肢解剖特点至关重要。

皮肤、皮下组织及筋膜

- 手背的皮肤薄而柔软，仅通过疏松的蜂窝组织和深层筋膜相连。
- 手掌侧真皮层和角质上皮层较厚，由广泛分布的垂直纤维与掌腱膜紧密相连。
- 掌侧皮肤密布特殊的终末感觉器官及汗腺。
- 手掌侧皮肤皱褶可用于识别和定位其下的关节等结构，

以帮助在显露关节及其相关结构时设计合理的皮肤切口。
- Kaplan 线是定位手内部结构的重要标志（图 22.1，框 22.1）。

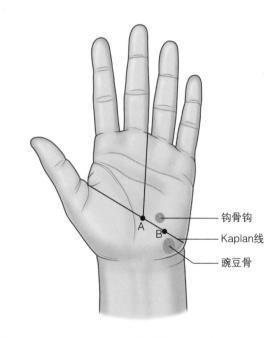

钩骨钩
Kaplan线
豌豆骨

图 22.1 Kaplan 线、中指尺侧的垂直延长线、环指尺侧的垂直延长线。A 点为正中神经运动支的发出位置，B 点为尺神经运动支的发出位置

- 为避免手掌挛缩，Littler 提出了一系列纵向瘢痕需避开的菱形皮肤区域。这些菱形区域由手指完全屈曲时各关节的轴线与手掌皮肤的交点构成（图 22.2A 和 B）。
- 掌腱膜由纵行、横行、斜行、垂直的抗阻力纤维组织组成（图 22.3）。

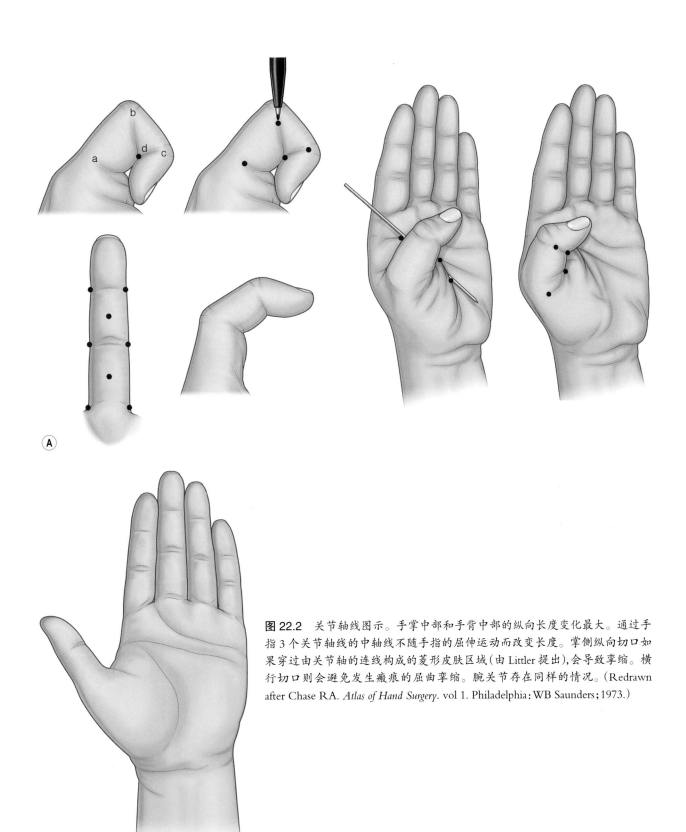

图 22.2　关节轴线图示。手掌中部和手背中部的纵向长度变化最大。通过手指 3 个关节轴线的中轴线不随手指的屈伸运动而改变长度。掌侧纵向切口如果穿过由关节轴的连线构成的菱形皮肤区域（由 Littler 提出），会导致挛缩。横行切口则会避免发生瘢痕的屈曲挛缩。腕关节存在同样的情况。（Redrawn after Chase RA. *Atlas of Hand Surgery*. vol 1. Philadelphia：WB Saunders；1973.）

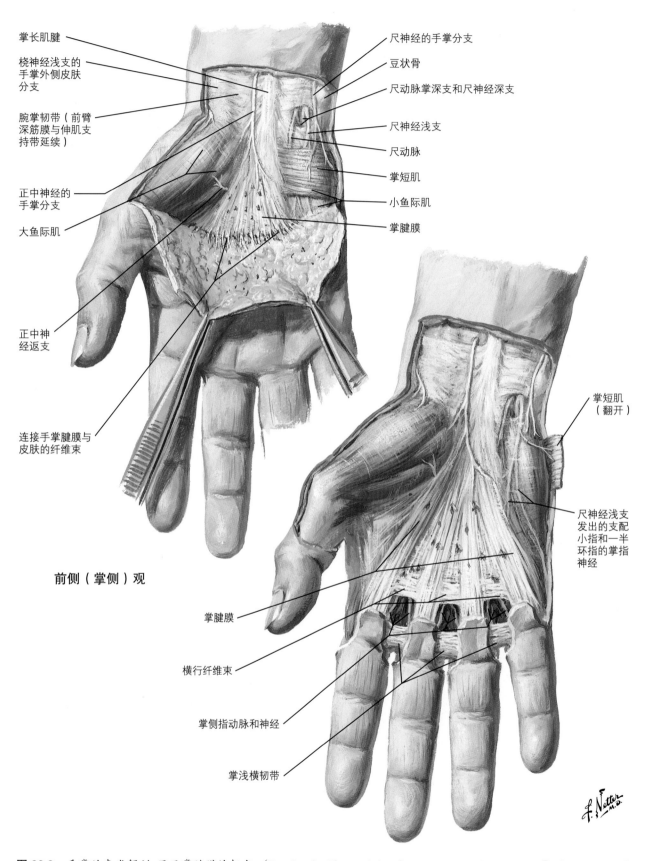

掌长肌腱

桡神经浅支的
手掌外侧皮肤
分支

腕掌韧带（前臂
深筋膜与伸肌支
持带延续）

正中神经的
手掌分支

大鱼际肌

正中神
经返支

连接手掌腱膜与
皮肤的纤维束

尺神经的手掌分支

豆状骨

尺动脉掌深支和尺神经深支

尺神经浅支

尺动脉

掌短肌

小鱼际肌

掌腱膜

掌短肌
（翻开）

尺神经浅支
发出的支配
小指和一半
环指的掌指
神经

前侧（掌侧）观

掌腱膜

横行纤维束

掌侧指动脉和神经

掌浅横韧带

图22.3 手掌的表浅解剖，显示掌腱膜的起点。（Reprinted with permission from www.netterimages.com. © Elsevier Inc. All Rights Reserved.）

框 22.1　临床要点：Kaplan 线

手部解剖学家 Emanuel Kaplan 提出了一种特殊的手掌体表标志线，该标志线能够帮助外科医生定位手掌的重要结构。但该体表标志线经常被错误使用，因此作者查阅了 Kaplan 的经典手稿 *Functional and Surgical Anatomy of the Hand*。Kaplan 在原著中描述的 Kaplan 线是第一指蹼的尖端和豌豆骨远极间的连线（图 22.1）。分别从中指及环指的尺侧画两条竖线，中指尺侧竖线和 Kaplan 线的交点为正中神经运动支的发出位置，环指尺侧竖线和 Kaplan 线的交点为钩骨钩。尺神经的运动支在豌豆骨和钩骨之间等距的 Kaplan 线上。其他的体表标志可以参照 Kaplan 的原著。

- 纵行纤维：
  - 集中于腕部掌腱膜近端起始处。
  - 若存在掌长肌腱（80%~85% 的患者），则起源于掌长肌腱。
  - 参与构成手指的屈肌腱腱鞘。
  - 在掌骨头水平与掌板及掌骨间韧带连接。
- 横向纤维：
  - 聚集于掌中部及指蹼。
  - 构成掌横韧带。
  - 在手指滑车的近端起到了屈指肌腱滑车的作用。
- 垂直纤维：
  - 位于纵行纤维及横行纤维的表面，延伸至手掌真皮层（图 22.4）。

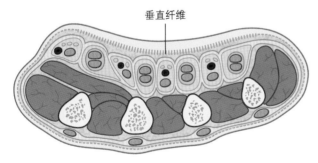

垂直纤维

图 22.4　掌腱膜及其横行、纵行和垂直纤维。纵行纤维起自掌长肌腱（如有）。横行纤维在手掌远端汇聚于指蹼的皮肤，而在手掌中部则汇聚为掌横韧带。浅层的垂直纤维广泛地分布于手掌表层，牵拉掌侧皮肤以维持手掌侧皮肤的稳定。深部的垂直纤维汇聚于手指纵向结构之间的间隔。（Redrawn after McCarthy JG. *Plastic Surgery*. Philadelphia：WB Saunders；1990.）

- 在掌腱膜深面，垂直纤维汇聚形成 8 个独立的间隔，并与蚓状肌共同分隔了屈指肌腱及神经血管束（图 22.5）。
- 手指上存在两束重要的筋膜：Grayson 韧带和 Cleland 韧带，两者形成的纤维鞘管包绕并保护了手指尺侧和桡侧血管神经束。

- Grayson 韧带位于神经血管束的掌侧，较薄弱。
- Cleland 韧带位于神经血管束的背侧，较强韧（图 22.6）。

骨和关节

- 手部的骨性结构分为 4 部分：
  - i. 固定部分，包括第 2 和 3 掌骨及远排腕骨。
  - ii. 拇指及第 1 掌骨：在关节、韧带、5 块内在肌和 4 块外在肌止点的作用下，第一腕掌关节有很大的活动度。
  - iii. 示指：在关节、韧带、3 块内在肌和 4 块外在肌的控制下，可在一定范围内自主运动。
  - iv. 中指、环指、小指及第 4 和 5 掌骨：协助拇、示指进行抓握，或与其他部分的抓握力量有关（图 22.7）。
- 远排腕骨形成一个以头状骨为基础的坚固弓形结构，与第 2、3 掌骨共同构成手的固定部分。
- 该部分作为手部稳定的基础，为第 1、4 和 5 掌骨这 3 个可移动部分提供支撑。
- 由于关节囊韧带松弛、第 1 掌骨和大多角骨构成浅的鞍状关节，第 1 掌骨的活动度很大。
- 通过包括掌侧喙状韧带在内的关节囊韧带，以及通过拇收肌、第一背侧骨间肌和第一指蹼的筋膜、皮肤附着于固定的手轴线上，第 1 掌骨的运动得到稳定。
- 在腕掌关节活动受限的情况下，可活动的第 4 和 5 掌骨头可相对于手中央轴向背侧和掌侧移动。
- 其他的掌骨头通过掌骨间韧带连结于第 3 掌骨（连接相邻的掌指关节的掌板）。
- 第三掌指关节是手的解剖中心。当手指完全外展后，指端到该点的距离形成长度相等的半径，相同的半径投射到近端腕关节处（图 22.8）。
- 在腕关节中轴线上最重要的肌肉是桡侧腕短伸肌，它能够对抗重力，将旋前的手置于伸展位。

腕

- 腕部的多个关节是腕部进行大幅度的屈曲、背伸、尺偏、桡偏，以及旋转的结构基础（图 22.9）。
- 远侧尺桡关节是前臂旋前和旋后的基础，前臂旋转时，桡骨远端围绕着尺骨头进行旋转（图 22.10）。
- 近排腕骨（舟骨、月骨、三角骨、豌豆骨）与桡骨及尺骨远端形成关节，使腕部得以屈曲、背伸、尺偏和桡偏。
- 腕骨远端的 4 块骨头都有与掌骨连接的关节面。
- 腕骨的主要关节是桡腕关节处的桡骨远端表面。
- 由于关节面在几个平面上倾斜，桡骨远端骨折经常导致关节面正常的掌背倾斜，导致腕关节生物力学特性的改变和退行性关节炎。
- 桡骨和尺骨长度的差异在个体间是相当恒定的，称为尺骨变异。
- 正常的尺骨变异：尺骨远端参与形成桡骨远端关节面的

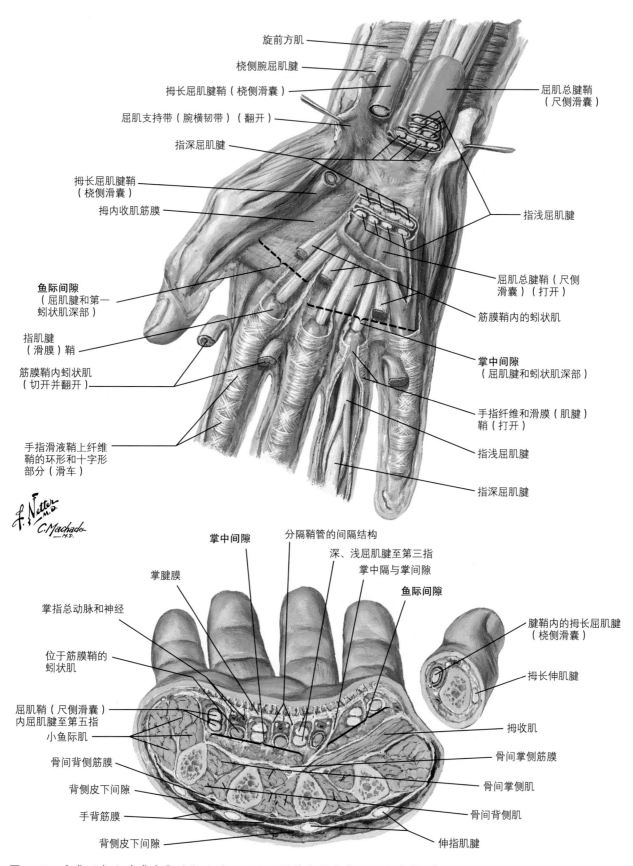

旋前方肌

桡侧腕屈肌腱

拇长屈肌腱鞘（桡侧滑囊）

屈肌支持带（腕横韧带）（翻开）

指深屈肌腱

拇长屈肌腱鞘（桡侧滑囊）

拇内收肌筋膜

鱼际间隙（屈肌腱和第一蚓状肌深部）

指肌腱（滑膜）鞘

筋膜鞘内蚓状肌（切开并翻开）

手指滑液鞘上纤维鞘的环形和十字形部分（滑车）

屈肌总腱鞘（尺侧滑囊）

指浅屈肌腱

屈肌总腱鞘（尺侧滑囊）（打开）

筋膜鞘内的蚓状肌

掌中间隙（屈肌腱和蚓状肌深部）

手指纤维和滑膜（肌腱）鞘（打开）

指浅屈肌腱

指深屈肌腱

掌中间隙

掌腱膜

掌指总动脉和神经

位于筋膜鞘的蚓状肌

屈肌鞘（尺侧滑囊）内屈肌腱至第五指

小鱼际肌

骨间背侧筋膜

背侧皮下间隙

手背筋膜

背侧皮下间隙

分隔鞘管的间隔结构

深、浅屈肌腱至第三指

掌中隔与掌间隙

鱼际间隙

腱鞘内的拇长屈肌腱（桡侧滑囊）

拇长伸肌腱

拇收肌

骨间掌侧筋膜

骨间掌侧肌

骨间背侧肌

伸指肌腱

图 22.5　手掌深部和手掌中部的断面图示显示了纤维分隔构成的间室结构。（Reprinted with permission from www. netterimages.com . © Elsevier Inc. All Rights Reserved.）

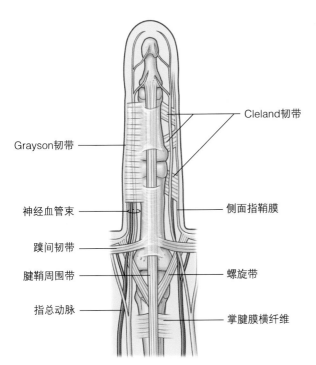

Cleland韧带

Grayson韧带

神经血管束

蹼间韧带

腱鞘周围带

指总动脉

侧面指鞘膜

螺旋带

掌腱膜横纤维

图 22.6 固定手指皮肤的纤维束的构成。Grayson 韧带位于神经血管束的掌侧,Cleland 韧带位于神经血管束的背侧。(Redrawn after McCarthy JG. *Plastic Surgery*. Philadelphia:WB Saunders;1990.)

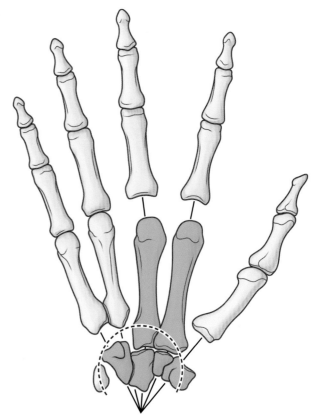

图 22.7 手部功能结构的分解图示:①拇指及第 1 掌骨,在腕掌关节处具有很大的活动度;②示指可以在不同平面上进行独立的活动;③中、环、小指及第 4、5 掌骨;④由固定的横向腕骨弓与第 2 和 3 掌骨形成的固定的纵向弓所组成的固定结构。(Redrawn after McCarthy JG. *Plastic Surgery*. Philadelphia:WB Saunders;1990.)

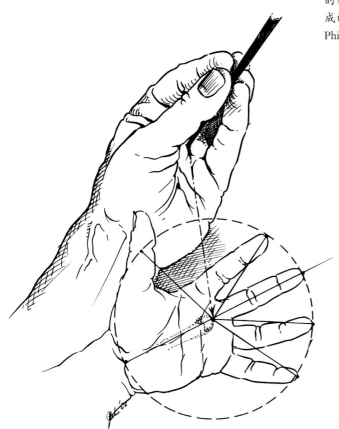

图 22.8 当手部掌骨弓为半圆形时,手指则形成一个圆锥形,圆锥的顶点投影于手部的解剖中心,即中指的掌指关节。(Redrawn after McCarthy JG. *Plastic Surgery*. Philadelphia:WB Saunders;1990.)

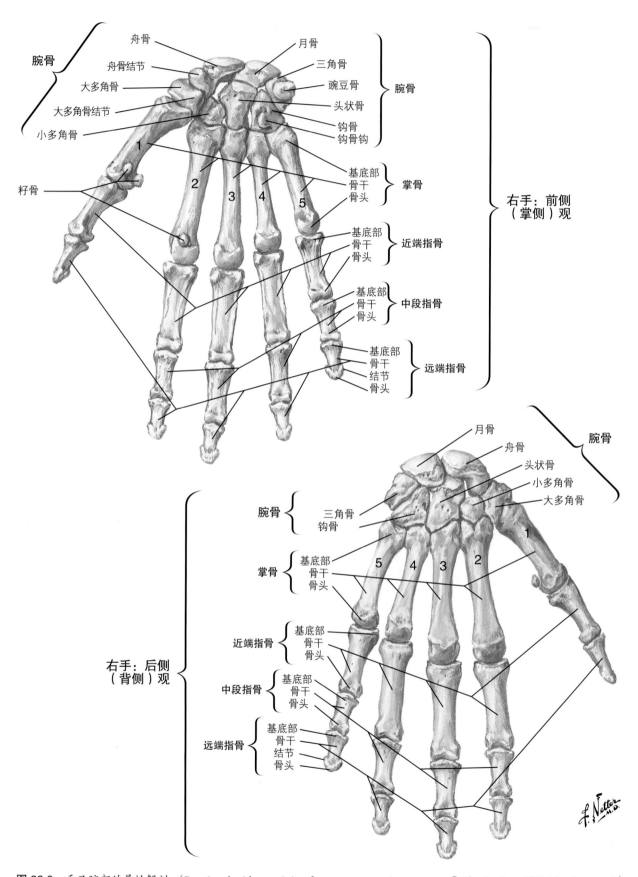

腕骨
舟骨
舟骨结节
大多角骨
大多角骨结节
小多角骨
籽骨
月骨
三角骨
豌豆骨
头状骨
钩骨
钩骨钩
腕骨

1
2
3
4
5

基底部
骨干
骨头
掌骨

基底部
骨干
骨头
近端指骨

基底部
骨干
骨头
中段指骨

基底部
骨干
结节
骨头
远端指骨

右手：前侧
（掌侧）观

月骨
舟骨
头状骨
小多角骨
大多角骨
腕骨

腕骨
三角骨
钩骨

掌骨
基底部
骨干
骨头

5　4　3　2　1

近端指骨
基底部
骨干
骨头

中段指骨
基底部
骨干
骨头

远端指骨
基底部
骨干
结节
骨头

右手：后侧
（背侧）观

图 22.9　手及腕部的骨性解剖。(Reprinted with permission from www.netterimages.com. © Elsevier Inc. All Rights Reserved.)

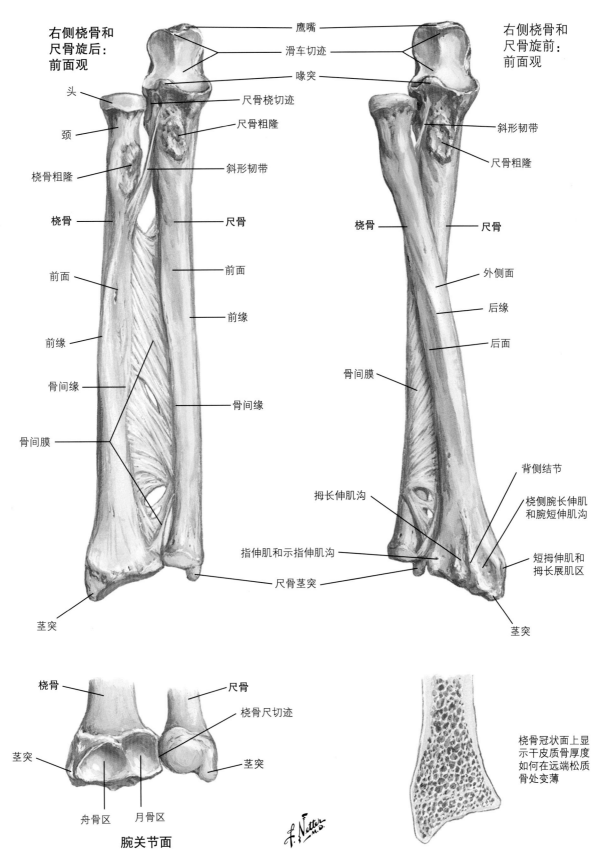

右侧桡骨和尺骨旋后：前面观

头
颈
桡骨粗隆
桡骨
前面
前缘
骨间缘
骨间膜

鹰嘴
滑车切迹
喙突
尺骨桡切迹
尺骨粗隆
斜形韧带
尺骨
前面
前缘
骨间缘
拇长伸肌沟
指伸肌和示指伸肌沟
尺骨茎突
茎突

右侧桡骨和尺骨旋前：前面观

斜形韧带
尺骨粗隆
桡骨
尺骨
外侧面
后缘
后面
骨间膜
背侧结节
桡侧腕长伸肌和腕短伸肌沟
短拇伸肌和拇长展肌区
茎突

桡骨
茎突
舟骨区 月骨区
腕关节面

尺骨
桡骨尺切迹
茎突

桡骨冠状面上显示干皮质骨厚度如何在远端松质骨处变薄

图 22.10 近侧及远侧尺桡关节处桡骨和尺骨的关系。(Reprinted with permission from www.netterimages.com. © Elsevier Inc. All Rights Reserved.)

弧度。

- 尺骨负向变异:尺骨远端低于该弧度。
  - 尺骨负向变异有可能导致 Kienbock 病(月骨缺血性坏死)。
- 尺骨正向变异:尺骨远端高于该弧度。
  - 尺骨正向变异超过 2~3mm 时,则可能引起尺骨撞击综合征(图 22.11)。

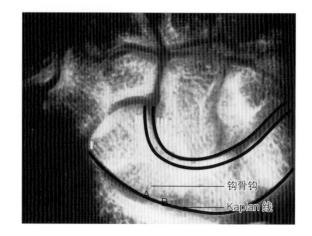

图 22.12　X 线扫描图:Gilula 线显示了腕骨的大弧和小弧。(From Hertz VR, Chase RA. *Hand Surgery: A clinical Atlas*. Philadelphia: WB Saunders; 2001.)

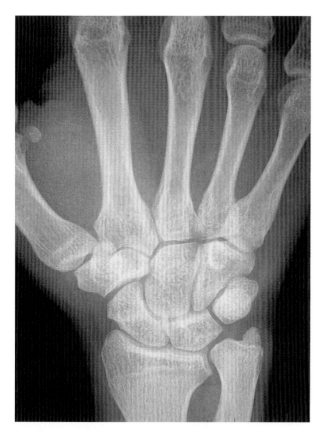

图 22.11　尺骨正向变异的 X 线扫描图:该病例由于尺骨撞击综合征导致腕关节尺侧痛

- Gilula 线:表示正常的腕骨外和腕骨内结构。这些线的任何中断都是腕骨异常的标志。
- 近排腕骨近侧关节面形成一个平滑的弓形,称为大弧(图 22.12)。
- 在远、近排腕骨之间也会形成一个光滑的弓形,被称为小弧。
- 舟骨和月骨与桡骨远端形成主要关节。
- 舟状骨也通过附着于大多角骨和小多角骨与远端腕骨列进行关节连接。
- 三角骨与月骨在近排连接,同钩骨形成腕中关节。
- 豌豆骨是一块漂浮骨,与腕关节稳定性的关系不密切。

腕部活动

- 腕部活动是指腕骨在不同平面的活动和相对的旋转度上的运动总和。

- 每块腕骨的运动受多种因素的影响:
- 首先是腕骨的轮廓及关节面的排列;
- 其次是腕关节内在韧带提供的自由度(腕关节内部韧带是指起于一块腕骨并止于另一块腕骨的韧带);
- 再次是腕关节外在韧带提供的自由度(腕关节外部韧带是指起于尺骨或者桡骨而止于腕骨的韧带)。
- 腕关节的力学严重依赖于近排腕骨的屈曲或伸展,以适应固定的远排腕骨的运动。

腕关节外在韧带

- 将近排腕骨固定于桡骨上。
- 坚固的掌韧带主要起源于桡骨、尺骨和三角纤维软骨复合体(triangular fibrocartilage complex, TFCC)的掌部。
- 三角纤维软骨复合体是尺骨远端与尺侧腕骨的分界线,并在远侧桡尺关节平面分开尺、桡骨。
- 背侧外在桡腕韧带复合体较薄,主要是由关节囊组织凝聚而成,但有两个坚固的结构:背侧腕间韧带(连接舟状骨远端极和三角骨)和背侧桡腕韧带(从桡骨到三角骨)。

腕关节内在韧带

- 腕关节内在韧带是连接于不同腕骨之间强韧的韧带。腕关节内在韧带既可存在于远近排腕骨之间,也可连接远、近排腕骨。
- 最重要的两条腕关节内部韧带是舟月韧带和月三角韧带。
- 舟月韧带呈 U 形,连接舟骨和月骨,使得两者一起运动。
  - 舟月韧带被进一步分成 3 部分:背侧部分、近端部分和掌侧部分。
  - 背侧部分较厚,是维持舟月间稳定性的主要部分。
  - 近端部分主要由纤维软骨组成,掌侧部分相对薄弱,并且由斜向纤维组成,这两部分对于维持舟月间稳定性的作用不大。

■ 月三角韧带被固定月骨到三角骨上,同样由背侧、近端及掌侧三部分组成。

手 / 关节活动

■ 掌指关节(metacarpophalangeal joint,MCP)
■ 正常掌指关节的运动度为 0°~90°。
■ 侧副韧带限制掌指关节的侧方运动(图 22.13)。

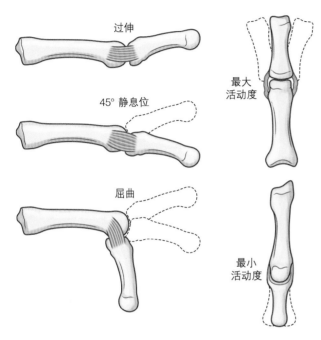

图 22.13 掌指关节的侧副韧带在关节背伸时松弛,屈曲时紧张,是由掌骨头和近节指骨之间的凸轮效应造成的。该效应对于关节屈曲时的侧方稳定性具有重要意义。(Redrawn after Chase RA. *Atlas of Hand Surgery*, vol. 1. Philadelphia:WB Saunders;1973.)

■ 在掌指关节,若侧副韧带损伤,则骨间肌即成为维持侧方稳定性唯一的结构。
■ 近侧指间关节(proximal interphalangeal joint,PIP)
 ● 可以屈曲 110°,但由于掌板的限制,近侧指间关节的背伸小于 5°。
 ● 内外侧侧副韧带也是关节囊的一部分,固定近侧指间关节,限制近侧指间关节在任何角度发生桡偏和尺偏。
 ● 与掌指关节不同,远侧或近侧指间关节侧副韧带不能损伤。一旦损伤,其侧方稳定性丧失,只能通过关节融合来重新获得稳定。
 ● 此外,近侧指间关节面的铰链形状也有助于维持这种稳定性。
■ 远侧指间关节(distal interphalangeal joint,DIP)
 ● 其屈曲受背侧关节囊及伸肌腱的限制,可屈曲约 90°。
 ● 可背伸至 30°。
 ● 由于侧副韧带的限制,远侧指间关节不能做侧向运动。

拇指

■ 由 2 节指骨、1 节掌骨和大多角骨组成。和其他手指不同的是,拇指仅有 2 节指骨而非 3 节。
■ 从功能角度,拇指的掌骨与其余各指的近节指骨功能相近,而大多角骨功能与其余各指的掌骨功能相似(图 22.14)。

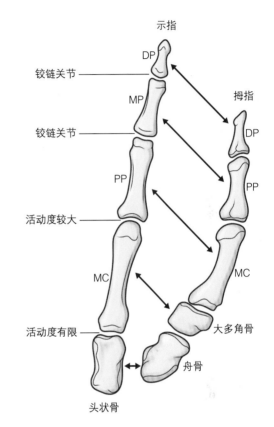

图 22.14 拇指骨关节和手指指关节比较。其中大多角骨可被视为掌骨及掌指关节。DP,远节指骨;MP,中节指骨;PP,近节指骨;MC,掌骨。(Redrawn after Chase RA. *Anatomy of the thumb*. In:Strickland J(ed.) *The Thumb*. Edinburgh:Churchill Livingstone;1989.)

■ 第一掌指关节较其他四指具有更大的活动度,这可能与第一腕掌关节的双鞍形关节面相关。它包含 3 个方向的活动:
 ● 屈伸
 ● 内收外展
 ● 内旋外旋
■ 第 1 掌骨基底包含一个凹陷结构,在其掌尺侧有一个小突起(喙),这一凹槽容纳前斜腕掌韧带,或称为掌侧喙韧带。
■ 掌侧喙韧带,对第一腕掌关节的稳定性起重要作用。在 Bennett 骨折中,能够保留游离的骨折片。在晚期第一腕掌关节炎中,掌侧喙韧带薄弱,易出现桡侧半脱位。
■ 在第 1 掌骨基底与毗邻的第 2 掌骨基底间存在着坚实的掌骨间韧带,对防止桡侧半脱位和腕掌关节稳定性有重要作用。

肌肉与肌腱

外在伸肌

- 伸肌位于手和前臂的背侧,由桡神经支配(图 22.15~ 图 22.18)。
- 伸肌支持带可防止腕部肌腱弓弦样改变(图 22.19)。
- 伸肌分为 6 区
  1) 拇长展肌和拇短伸肌
  2) 桡侧腕长伸肌和桡侧腕短伸肌
  3) 拇长伸肌
  4) 指伸肌和示指固有伸肌

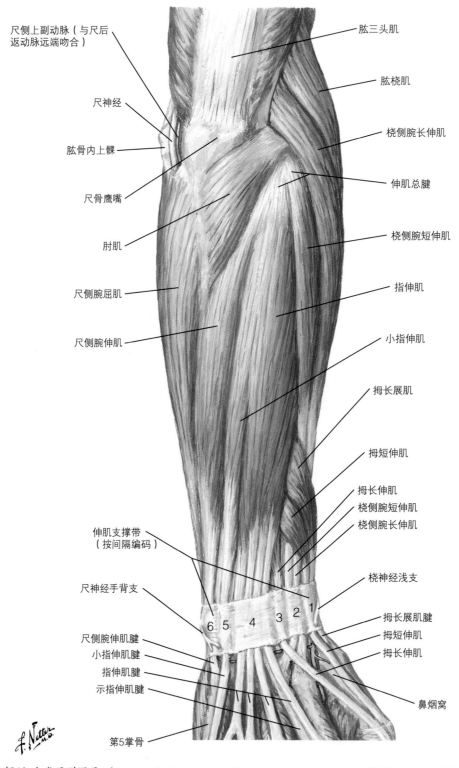

尺侧上副动脉(与尺后
返动脉远端吻合)

尺神经

肱骨内上髁

尺骨鹰嘴

肘肌

尺侧腕屈肌

尺侧腕伸肌

伸肌支撑带
(按间隔编码)

尺神经手背支

尺侧腕伸肌腱

小指伸肌腱

指伸肌腱

示指伸肌腱

第5掌骨

肱三头肌

肱桡肌

桡侧腕长伸肌

伸肌总腱

桡侧腕短伸肌

指伸肌

小指伸肌

拇长展肌

拇短伸肌

拇长伸肌
桡侧腕短伸肌
桡侧腕长伸肌

桡神经浅支

拇长展肌腱

拇短伸肌

拇长伸肌

鼻烟窝

6 5 4 3 2 1

图 22.15　伸肌解剖:由浅层到深层。(Reprinted with permission from www.netterimages.com. © Elsevier Inc. All Rights Reserved.)

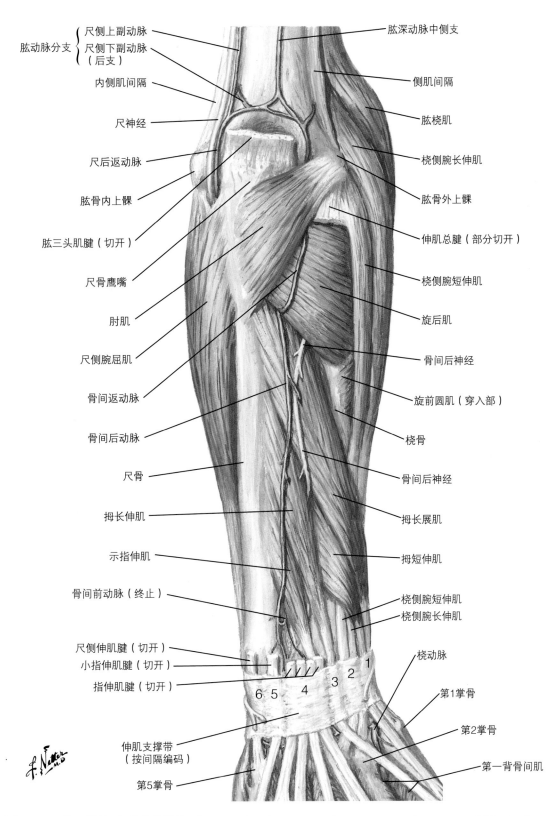

尺侧上副动脉
肱动脉分支 { 尺侧下副动脉 （后支）
内侧肌间隔
尺神经
尺后返动脉
肱骨内上髁
肱三头肌腱（切开）
尺骨鹰嘴
肘肌
尺侧腕屈肌
骨间返动脉
骨间后动脉
尺骨
拇长伸肌
示指伸肌
骨间前动脉（终止）
尺侧伸肌腱（切开）
小指伸肌腱（切开）
指伸肌腱（切开）
伸肌支撑带 （按间隔编码）
第5掌骨

肱深动脉中侧支
侧肌间隔
肱桡肌
桡侧腕长伸肌
肱骨外上髁
伸肌总腱（部分切开）
桡侧腕短伸肌
旋后肌
骨间后神经
旋前圆肌（穿入部）
桡骨
骨间后神经
拇长展肌
拇短伸肌
桡侧腕短伸肌
桡侧腕长伸肌
桡动脉
第1掌骨
第2掌骨
第一背骨间肌

6　5　4　3　2　1

图 22.16　伸肌解剖：由浅层到深层。（Reprinted with permission from www.netterimages.com. © Elsevier Inc. All Rights Reserved.）

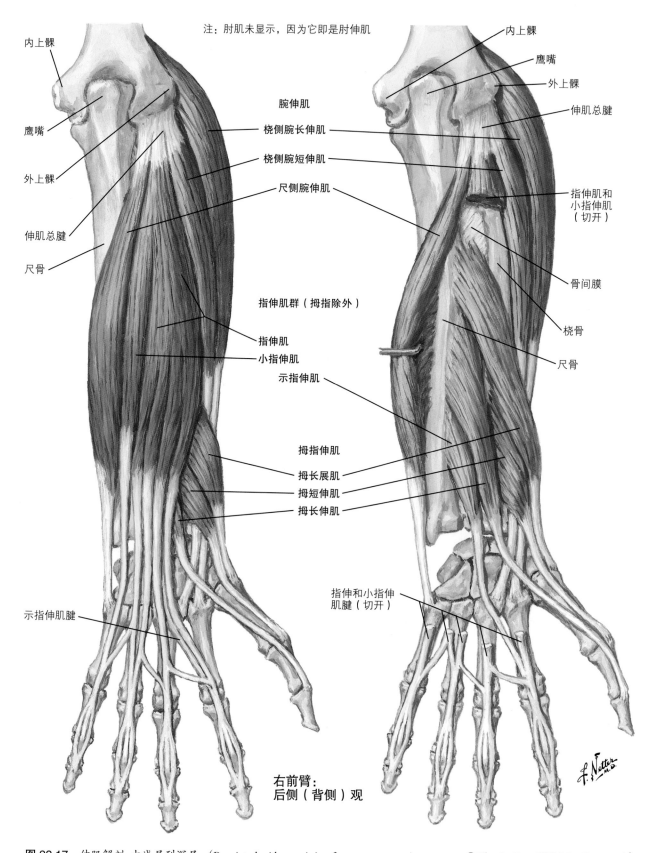

注：肘肌未显示，因为它即是肘伸肌

内上髁
鹰嘴
外上髁
伸肌总腱
尺骨

腕伸肌
桡侧腕长伸肌
桡侧腕短伸肌
尺侧腕伸肌

指伸肌群（拇指除外）
指伸肌
小指伸肌
示指伸肌

拇指伸肌
拇长展肌
拇短伸肌
拇长伸肌

示指伸肌腱

内上髁
鹰嘴
外上髁
伸肌总腱

指伸肌和
小指伸肌
（切开）

骨间膜

桡骨

尺骨

指伸和小指伸
肌腱（切开）

右前臂：
后侧（背侧）观

图 22.17　伸肌解剖：由浅层到深层。（Reprinted with permission from www.netterimages.com. © Elsevier Inc. All Rights Reserved.）

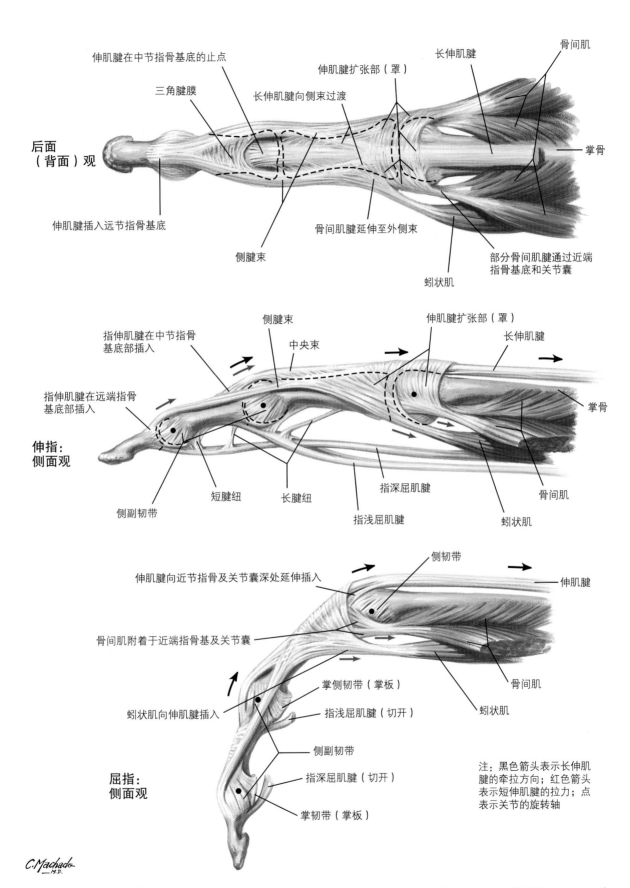

后面
（背面）观

伸肌腱在中节指骨基底的止点

三角腱膜

长伸肌腱向侧束过渡

伸肌腱扩张部（罩）

长伸肌腱

骨间肌

掌骨

伸肌腱插入远节指骨基底

骨间肌腱延伸至外侧束

侧腱束

蚓状肌

部分骨间肌腱通过近端
指骨基底和关节囊

侧腱束

中央束

伸肌腱扩张部（罩）

指伸肌腱在中节指骨
基底部插入

长伸肌腱

指伸肌腱在远端指骨
基底部插入

掌骨

伸指：
侧面观

侧副韧带

短腱纽

长腱纽

指深屈肌腱

指浅屈肌腱

蚓状肌

骨间肌

侧韧带

伸肌腱向近节指骨及关节囊深处延伸插入

伸肌腱

骨间肌附着于近端指骨基及关节囊

蚓状肌向伸肌腱插入

掌侧韧带（掌板）

指浅屈肌腱（切开）

骨间肌

侧副韧带

蚓状肌

指深屈肌腱（切开）

屈指：
侧面观

掌韧带（掌板）

注：黑色箭头表示长伸肌
腱的牵拉方向；红色箭头
表示短伸肌腱的拉力；点
表示关节的旋转轴

C.Machado
—M.D.

图 22.18　指伸肌腱装置。（Reprinted with permission from www.netterimages.com. © Elsevier Inc. All Rights Reserved.）

后面（背面）观

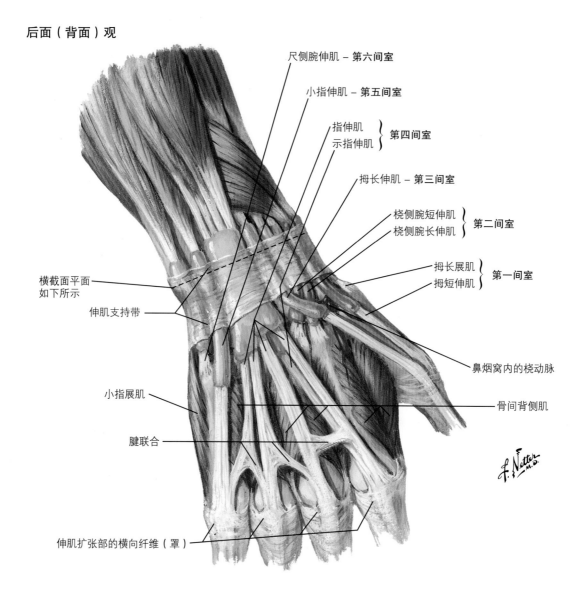

尺侧腕伸肌 – 第六间室

小指伸肌 – 第五间室

指伸肌
示指伸肌 } 第四间室

拇长伸肌 – 第三间室

桡侧腕短伸肌
桡侧腕长伸肌 } 第二间室

拇长展肌
拇短伸肌 } 第一间室

鼻烟窝内的桡动脉

骨间背侧肌

横截面平面
如下所示

伸肌支持带

小指展肌

腱联合

伸肌扩张部的横向纤维（罩）

前臂远端横截面

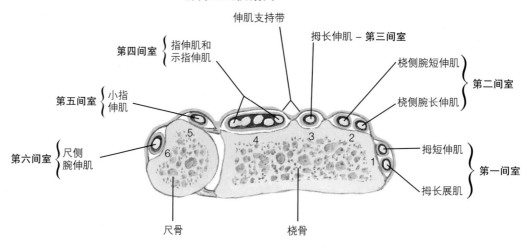

伸肌支持带

拇长伸肌 – 第三间室

第四间室 { 指伸肌和
示指伸肌

桡侧腕短伸肌 }
桡侧腕长伸肌 } 第二间室

第五间室 { 小指
伸肌

第六间室 { 尺侧
腕伸肌

拇短伸肌 }
拇长展肌 } 第一间室

尺骨

桡骨

图 22.19 伸肌支持带和伸肌间室。(Reprinted with permission from www.netterimages.com. © Elsevier Inc. All Rights Reserved.)

5）小指伸肌

6）尺侧腕伸肌

■ 手指和拇指的背伸既依赖于掌指关节处的指伸肌,也依赖于在指间关节处伸肌腱与内在肌的相互作用。

■ 伸指肌腱有着共同的肌腹,并向各指的中央发出一系列肌腱。

■ 示指固有伸肌和小指伸肌分别给两者提供独立的背伸力量。

● 此独立的伸肌腱位于指伸肌腱的尺侧。

■ 拇指伸侧的 3 块外在肌(拇长展肌、拇短伸肌和拇长伸肌)分别止于掌骨、近节指骨和远节指骨。

旋前肌和旋后肌

■ 手的旋前肌和旋后肌分别包括旋前圆肌、旋前方肌和旋后肌(肱二头肌辅助)(图 22.20)。

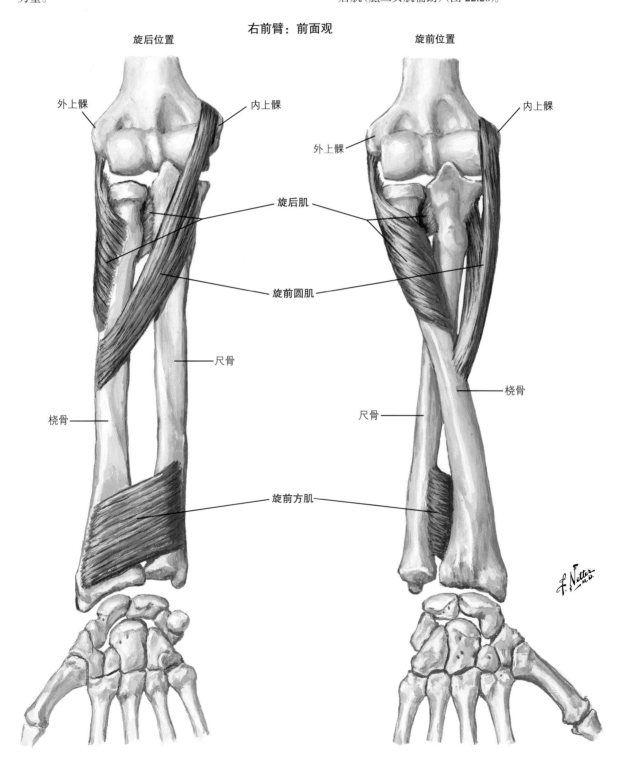

右前臂:前面观

旋后位置　　　　旋前位置

外上髁　　内上髁　　外上髁　　内上髁

旋后肌　　旋前圆肌　　尺骨　　桡骨

桡骨　　尺骨

旋前方肌

图 22.20　前臂旋前肌和旋后肌。(Reprinted with permission from www.netterimages.com. © Elsevier Inc. All Rights Reserved.)

外在屈肌

- 屈指是一个复杂的运动,包括了屈肌(指深屈肌和指浅

屈肌)、伸肌(伸指肌、小指伸肌和示指固有伸肌)的活动,并接受手内在肌(骨间肌和蚓状肌)的调控(图 22.21~图 22.23)。

- 屈指间关节由指屈肌支配,同时指屈肌辅助屈掌指关节

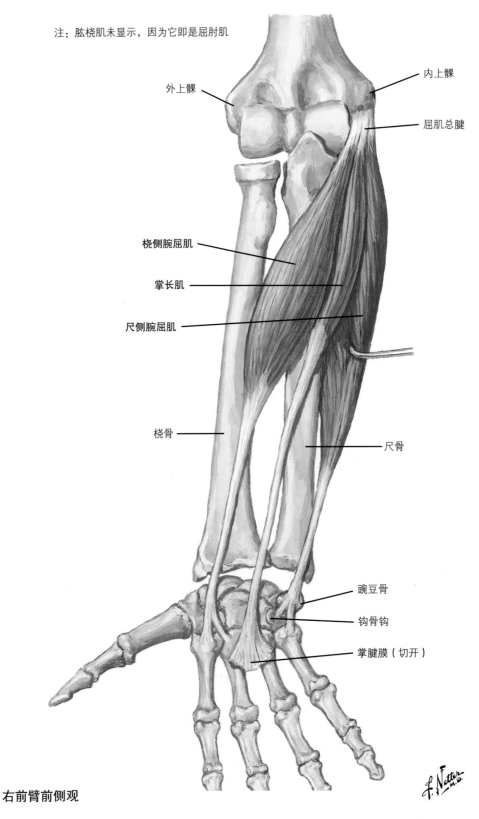

注:肱桡肌未显示,因为它即是屈肘肌

外上髁

内上髁

屈肌总腱

桡侧腕屈肌

掌长肌

尺侧腕屈肌

桡骨

尺骨

豌豆骨

钩骨钩

掌腱膜(切开)

右前臂前侧观

图 22.21 屈肌解剖:由浅层到深层。(Reprinted with permission from www.netterimages.com. © Elsevier Inc. All Rights Reserved.)

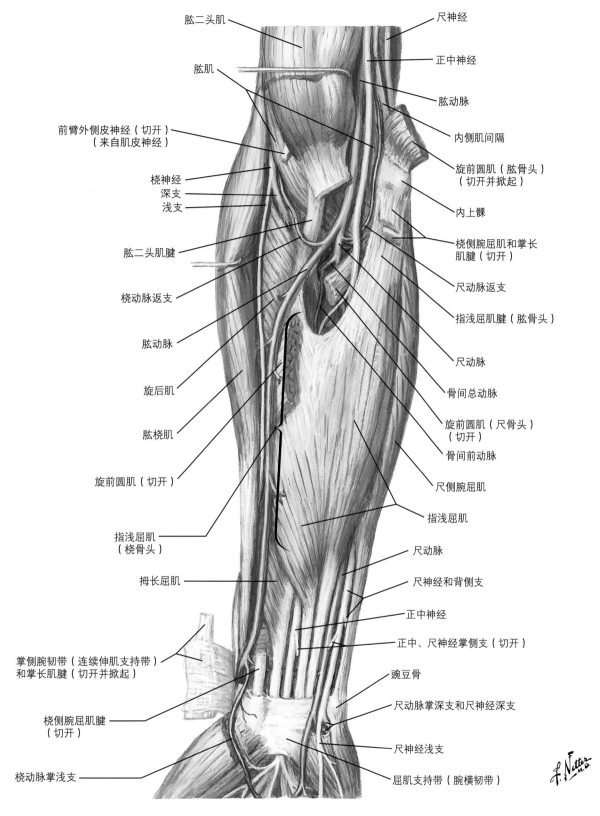

肱二头肌

肱肌

前臂外侧皮神经（切开）
（来自肌皮神经）

桡神经
深支
浅支

肱二头肌腱

桡动脉返支

肱动脉

旋后肌

肱桡肌

旋前圆肌（切开）

指浅屈肌
（桡骨头）

拇长屈肌

掌侧腕韧带（连续伸肌支持带）
和掌长肌腱（切开并掀起）

桡侧腕屈肌腱
（切开）

桡动脉掌浅支

尺神经

正中神经

肱动脉

内侧肌间隔

旋前圆肌（肱骨头）
（切开并掀起）

内上髁

桡侧腕屈肌和掌长
肌腱（切开）

尺动脉返支

指浅屈肌腱（肱骨头）

尺动脉

骨间总动脉

旋前圆肌（尺骨头）
（切开）

骨间前动脉

尺侧腕屈肌

指浅屈肌

尺动脉

尺神经和背侧支

正中神经

正中、尺神经掌侧支（切开）

豌豆骨

尺动脉掌深支和尺神经深支

尺神经浅支

屈肌支持带（腕横韧带）

图 22.22　屈肌解剖：由浅层到深层。（Reprinted with permission from www.netterimages.com. © Elsevier Inc. All Rights Reserved.）

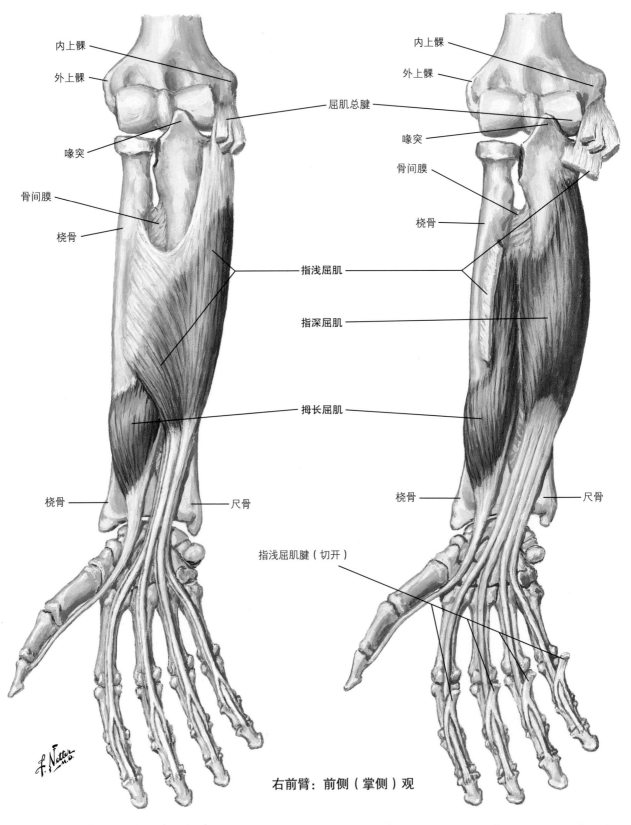

内上髁

外上髁

屈肌总腱

喙突

骨间膜

桡骨

指浅屈肌

指深屈肌

拇长屈肌

桡骨

尺骨

指浅屈肌腱（切开）

右前臂：前侧（掌侧）观

图 22.23　屈肌解剖：由浅层到深层。（Reprinted with permission from www.netterimages.com. © Elsevier Inc. All Rights Reserved.）

和腕关节。

- 屈肌腱位于前臂和腕的掌侧,除尺侧腕屈肌及环小指深屈肌腱由尺神经支配外,均由正中神经支配(见图 22.21~图 22.23)。
- 指浅屈肌在手掌部走行于指深屈肌浅层,在近节指骨水平分叉,包绕指深屈肌腱并止于中节指骨。
- 指深屈肌穿过指浅屈肌后,沿近节指骨和中节指骨掌面走行,止于远节指骨基底。
- 示指指深屈肌有独立的肌腹。
- 肌腱 - 肌肉单元可影响起止点之间的每个关节,并因其他关节位置不同而发挥不同的功能。因此,肌腱对一个关节活动的影响受到它对其他关节的拮抗作用而被加大,这就是协同功能的简化定义。
- 当考虑进行肌腱移位代替手部功能时,其拮抗作用和协同作用必须被考虑在内。
  - 例如,腕屈肌和指深屈肌、指浅屈肌的联合功能。
- 肌腱与关节通过滑车结构或支持带连接,这能防止弓弦改变。一旦发生弓弦改变,肌腱将离开关节,改变力臂,从而改变肌腱对关节施加的力。

支持带系统

- 腕横韧带:图 22.24A~D
  - 横跨腕掌侧,腕横韧带由豌豆骨及钩骨钩尺侧行至舟骨结节及大多角骨的桡侧。
  - 由其所构成的腕管中有九条屈指肌腱及正中神经。
  - 腕横韧带能够防止指屈肌腱发生弓弦畸形。
- 拇长屈肌腱通常存在 3 个滑车,将其固定于拇指上。
  - 近端环形滑车:在掌指关节水平,起止于掌板和近节指骨的基底。
  - 远端环形滑车:在指间关节水平跨过掌板。
  - 斜行滑车:位于前两者之间,近端起自近节指骨尺侧,并止于近节指骨桡掌侧 1/3。
- 手指通常有 4~5 个分开的环形滑车(A1~A5)和 3 个交叉带(C1~C3)(图 22.25)。
  - 最近端的滑车 A1 位于掌指关节近侧 0.5cm 处。
  - A2 位于 A1 的远端,是最大的滑车,靠近近节指骨中段。
  - 第一个交叉滑车 C1 在 A2 远端、近侧指间关节近端。
  - A3 位于近侧指间关节水平,起自掌板。
  - C2 位于中节指骨基底处。
  - A4 位于中节指骨近 1/3。
  - C3 在 A4 稍远端。
  - A5 通常被认为是远指间关节的腱鞘增厚。
- A2 与 A4 滑车对于防止弓弦畸形最为重要。
- 肌腱的轴向血供来自肌肉 - 肌腱连接和在骨上的连接点。
- 节段性血供分别来自腱鞘内的腱系膜和腱纽。
  - 在指浅屈肌和指深屈肌的止点处,血管蒂形成了短腱纽。
  - 在短腱鞘消失的地方,由柔软而有血管蒂的腱系膜(长腱纽)供血(图 22.26)。

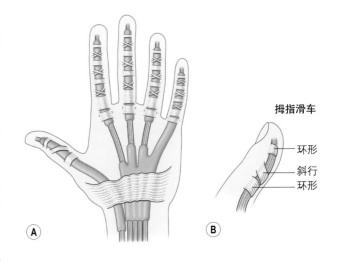

拇指滑车

环形
斜行
环形

手指滑车

A1 A2 C1 A3 C2 A4 C3 A5

A1
A2
A3
A4
A5
C1
C2
C3

腕横韧带

图 22.24　手指和拇指的屈肌系统。(Redrawn after Chase RA. *Atlas of Hand Surgery*, vol Ⅱ. Philadelphia: WB Saunders; 1984.)

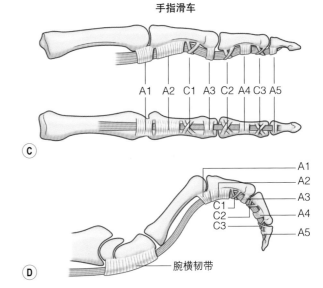

- 屈肌腱和相关的滑膜、腱鞘被分为数个具有临床意义的区域(图 22.27)。
  - 1 区:中节指骨指浅屈肌腱止点以远的指深屈肌腱部分。
  - 2 区:从 1 区近端至屈指肌腱鞘管近端的区域。
  - 3 区:从 A1 滑车近端至腕部屈肌支持带远端(腕横韧带远端)的区域,该部分屈指肌腱走行于手掌,并且没有腱鞘。
  - 4 区:是腕管所在的区域,范围从腕横韧带的远端到近端。
  - 5 区:从腕横韧带近端到肌肉 - 肌腱连接处。
- 腱鞘是肌腱周围的闭合囊,由肌腱表面的内脏层和纤维鞘表面的壁层组成。
- 手部滑膜鞘和潜在解剖间隙的解剖学知识对于正确诊断和治疗严重手部感染至关重要。从指关节滑膜鞘开始的感染可向掌深部蔓延。

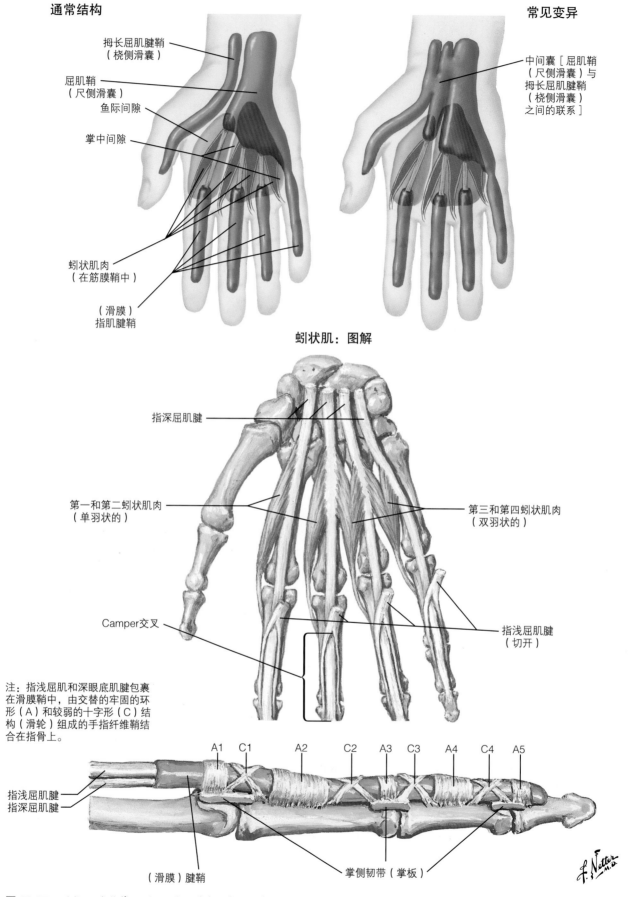

通常结构

拇长屈肌腱鞘
（桡侧滑囊）

屈肌鞘
（尺侧滑囊）

鱼际间隙

掌中间隙

蚓状肌肉
（在筋膜鞘中）

（滑膜）
指肌腱鞘

常见变异

中间囊［屈肌鞘
（尺侧滑囊）与
拇长屈肌腱鞘
（桡侧滑囊）
之间的联系］

蚓状肌：图解

指深屈肌腱

第一和第二蚓状肌肉
（单羽状的）

第三和第四蚓状肌肉
（双羽状的）

Camper交叉

指浅屈肌腱
（切开）

注：指浅屈肌和深眼底肌腱包裹
在滑膜鞘中，由交替的牢固的环
形（A）和较弱的十字形（C）结
构（滑轮）组成的手指纤维鞘结
合在指骨上。

A1　C1　　A2　　C2　A3　C3　A4　C4　A5

指浅屈肌腱
指深屈肌腱

（滑膜）腱鞘

掌侧韧带（掌板）

图 22.25　屈指肌腱鞘管、屈指肌腱及滑车的起止。（Reprinted with permission from www.netterimages.com. © Elsevier Inc. All Rights Reserved.）

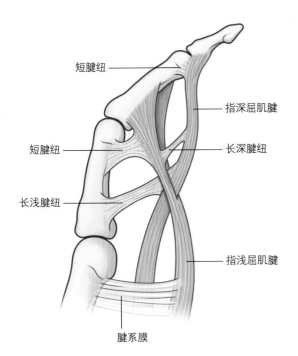

图 22.26 肌腱连接的共同结构。(From Chase RA. *Atlas of Hand Surgery*. vol II. Philadelphia：WB Saunders；1984.)

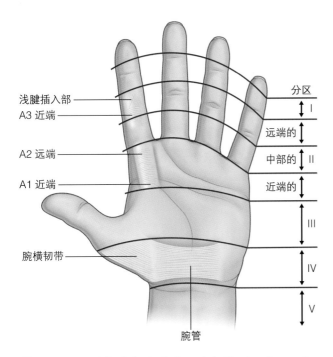

图 22.27 肌腱损伤相关的屈肌腱分区。(Redrawn after Chase RA. *Atlas of Hand Surgery*, vol II. Philadelphia：WB Saunders；1984.)

内在肌

- 内在肌的起点及止点均位于手部(图 22.28 和图 22.29)，可以分为 4 组：

- 大鱼际肌(拇短展肌、拇短屈肌、拇对掌肌和拇收肌)
- 小鱼际肌(包括掌短肌、小指展肌、小指短屈肌和小指对掌肌)
- 蚓状肌
- 骨间肌
- "手内在肌阳性"姿势：由于骨间肌牵拉导致的掌指关节屈曲和指间关节过伸(图 22.30)。

血供

- 可在肘部肱二头肌腱的内侧触及臂部肱动脉的搏动。
- 肱动脉在肘部肱二头肌腱膜下方分为桡动脉与尺动脉(图 22.31)。
- 前臂动脉还包括骨间前动脉、骨间后动脉以及正中动脉。
- 桡动脉在前臂于肱桡肌与桡侧腕屈肌之间下行。
  - 在腕部，桡动脉绕经桡骨茎突至手背侧，穿过"鼻烟窝"，穿行于拇长展肌腱、拇短伸肌腱，以及拇长伸肌腱下方。
  - 在手部，桡动脉于第 1 和 2 掌骨间隙穿出，穿过第一骨间背侧肌，与尺动脉掌深支吻合形成掌深弓。
  - 桡动脉在桡骨远端发出桡动脉浅支，该支穿过拇短展肌后与尺动脉终末端吻合形成掌浅弓。
- 骨间总动脉自尺动脉上端发出后便分为骨间前动脉和骨间后动脉。
  - 桡动脉在远端走行于尺侧腕屈肌下方。
  - 在腕部，尺动脉位于豌豆骨桡侧和钩骨钩尺侧之间，通过腕尺管后进入掌短肌与小鱼际肌筋膜深部。
  - 在手部，尺动脉发出掌深支，参与构成掌深弓掌浅支，掌浅支是掌浅弓的优势动脉(图 22.32)。
  - 掌浅弓发出的分支包括 3 条指总动脉，以及多块手内在肌和皮肤分支。
  - 掌深弓是拇指及示指桡侧的主要血供来源。
  - 第一掌心动脉主要来源于掌深弓，供应拇指的桡、尺侧指固有动脉和示指桡侧指固有动脉。
  - 第一掌心动脉发出示指固有动脉后，成为(拇主要动脉拇指的主要血供动脉)。
  - 腕背动脉起自于骨间后动脉的远端和骨间前动脉的手背穿支。与桡、尺动脉腕背支形成腕背动脉网。
  - 掌背动脉自腕背动脉网发出，行至远端，途中有掌心动脉的穿支注入。

周围神经

- 周围神经一般解剖：
  - 神经外膜作为管状的纤维支持结构，包绕整个神经。神经外膜内的部分可以分为多个神经束。
  - 各神经束由神经束膜包绕。
  - 神经束内部为各自独立的轴突，一些轴突有髓鞘，一些

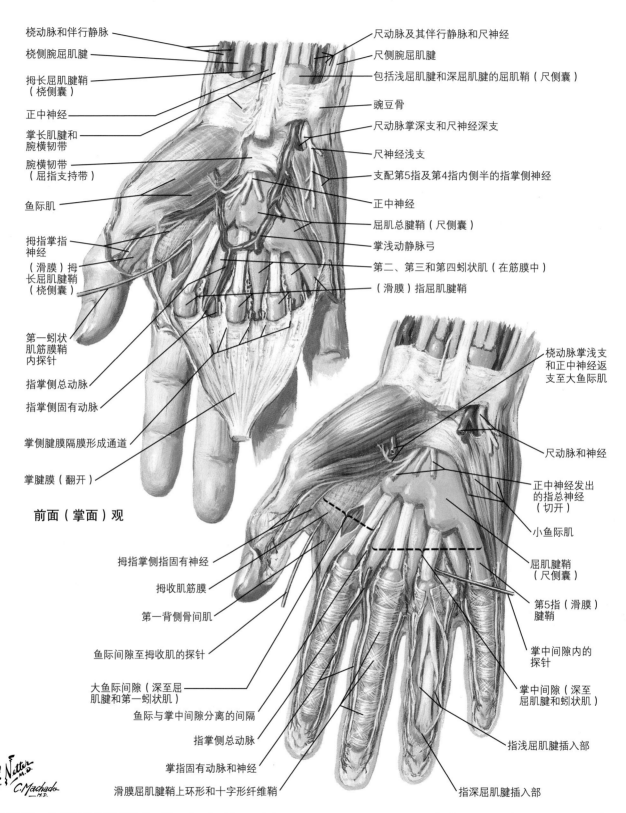

桡动脉和伴行静脉

桡侧腕屈肌腱

拇长屈肌腱鞘
（桡侧囊）

正中神经

掌长肌腱和
腕横韧带

腕横韧带
（屈指支持带）

鱼际肌

拇指掌指
神经

（滑膜）拇
长屈肌腱鞘
（桡侧囊）

第一蚓状
肌筋膜鞘
内探针

指掌侧总动脉

指掌侧固有动脉

掌侧腱膜隔膜形成通道

掌腱膜（翻开）

前面（掌面）观

尺动脉及其伴行静脉和尺神经

尺侧腕屈肌腱

包括浅屈肌腱和深屈肌腱的屈肌鞘（尺侧囊）

豌豆骨

尺动脉掌深支和尺神经深支

尺神经浅支

支配第5指及第4指内侧半的指掌侧神经

正中神经

屈肌总腱鞘（尺侧囊）

掌浅动静脉弓

第二、第三和第四蚓状肌（在筋膜中）

（滑膜）指屈肌腱鞘

桡动脉掌浅支
和正中神经返
支至大鱼际肌

尺动脉和神经

正中神经发出
的指总神经
（切开）

小鱼际肌

屈肌腱鞘
（尺侧囊）

第5指（滑膜）
腱鞘

掌中间隙内的
探针

掌中间隙（深至
屈肌腱和蚓状肌）

指浅屈肌腱插入部

指深屈肌腱插入部

拇指掌侧指固有神经

拇收肌筋膜

第一背侧骨间肌

鱼际间隙至拇收肌的探针

大鱼际间隙（深至屈
肌腱和第一蚓状肌）

鱼际与掌中间隙分离的间隔

指掌侧总动脉

掌指固有动脉和神经

滑膜屈肌腱鞘上环形和十字形纤维鞘

图 22.28 手部浅层和深层肌肉。（Reprinted with permission from www.netterimages.com. © Elsevier Inc. All Rights Reserved.）

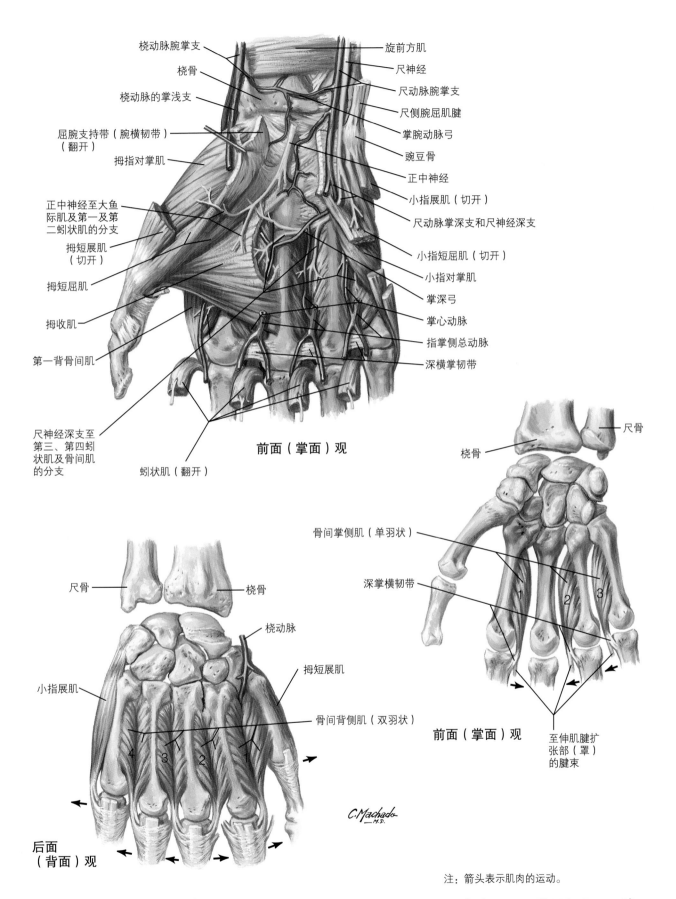

桡动脉腕掌支
桡骨
桡动脉的掌浅支
屈腕支持带（腕横韧带）（翻开）
拇指对掌肌
正中神经至大鱼际肌及第一及第二蚓状肌的分支
拇短展肌（切开）
拇短屈肌
拇收肌
第一背骨间肌
尺神经深支至第三、第四蚓状肌及骨间肌的分支
蚓状肌（翻开）

旋前方肌
尺神经
尺动脉腕掌支
尺侧腕屈肌腱
掌腕动脉弓
豌豆骨
正中神经
小指展肌（切开）
尺动脉掌深支和尺神经深支
小指短屈肌（切开）
小指对掌肌
掌深弓
掌心动脉
指掌侧总动脉
深横掌韧带

前面（掌面）观

尺骨
桡骨
桡动脉
拇短展肌
骨间背侧肌（双羽状）

小指展肌

后面（背面）观

尺骨
桡骨

骨间掌侧肌（单羽状）
深掌横韧带

前面（掌面）观

至伸肌腱扩张部（罩）的腱束

注：箭头表示肌肉的运动。

图 22.29 手内在肌深浅部。(Reprinted with permission from www.netterimages.com. © Elsevier Inc. All Rights Reserved.)

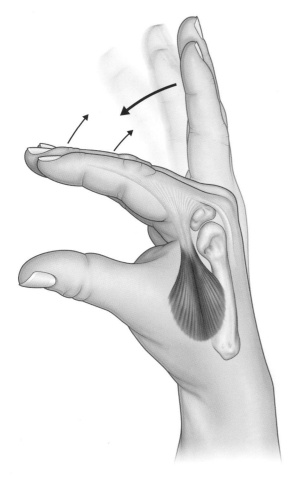

图 22.30 所有骨间肌均从掌侧到达掌指关节轴线,因此主要屈曲掌指关节。在指间关节水平位于关节轴线背侧的侧腱束主要背伸指间关节。(From Chase RA. *Atlas of Hand Surgery*, vol 1. Philadelphia:WB Saunders;1973.)

没有髓鞘。周围神经大都是由感觉、运动及交感神经纤维组成。

- 血管分布于神经外膜表面以及神经内部的支持结构中。
■ 拇长屈肌腱将手分为尺神经支配区域和正中神经支配区域两部分。尺神经支配所有的小鱼际肌肉和骨间肌,相对而言,尺神经对于手部运动功能的重要性远大于感觉功能。
■ 三大运动神经中任一神经受损均可影响拇指的稳定性。
- 正中神经麻痹时拇指对掌功能受损。
- 尺神经麻痹导致内收功能减弱。
- 桡神经麻痹则引起外展功能及背伸功能损伤。

桡神经

■ 桡神经起自臂丛神经的后束(C6-8)(图 22.33)。
■ 当神经走行至肱骨远端时,发出的肌支支配肱桡肌和桡侧腕长伸肌(图 22.34)。
- 骨间背神经支配旋后肌以及所有伸肌间室中的肌肉,包括桡侧腕短伸肌、指总伸肌、小指伸肌、尺侧腕伸肌、示指固有伸肌、拇长展肌、拇短伸肌、拇长伸肌。骨间背神经的终末支支配腕关节的感觉。
- 桡神经浅支(背侧支)在前臂桡侧与肱桡肌伴行。
- 桡神经浅支在腕部穿过拇短伸肌和拇长伸肌之间的"解剖鼻咽窝"处的皮下疏松组织。桡神经浅支发出多个分支,支配手背桡侧 2/3、拇指、示指、中指及环指桡侧远端指间关节以近的背侧感觉。

正中神经

■ 正中神经起自臂丛神经的内侧束和外侧束(C5-T1)(图 22.35)。
■ 正中神经的前臂肌支支配旋前圆肌、桡侧腕屈肌、掌长肌、指浅屈肌。正中神经发出的重要分支骨间掌侧神经分别支配拇长屈肌、指深屈肌(示、中指)、旋前方肌以及腕部的感觉。
■ 在腕部近端,正中神经掌皮支走行于桡侧腕屈肌腱和掌长肌腱之间,支配手掌桡侧的感觉。
■ 当正中神经穿过腕管时,发出返支支配鱼际肌肉(拇短展肌、拇对掌肌、拇短屈肌浅头)。
■ 正中神经感觉支支配桡侧 3 个半手指掌侧的感觉。

尺神经

■ 尺神经起自臂丛神经的内侧束(C8-T1)(图 22.36)。
■ 尺神经肌支支配尺侧腕屈肌、环、小指的指深屈肌。
■ 尺神经掌皮支支配小鱼际表面及手掌中部的感觉。
■ 尺神经的手背支在前臂远端 1/3 处从主干发出,走行于前臂尺侧。
■ 手背支走行于尺侧腕屈肌深部,后穿出背侧深筋膜到达皮下,支配手背尺侧以及小指和部分环指背侧的感觉。
■ 尺神经深支与尺动脉深支一起穿过豌豆骨和钩骨间的腕尺管,发出运动支支配小鱼际肌肉(小指展肌、小指对掌肌、小指短屈肌和掌短肌)、所有骨间肌、尺侧两个蚓状肌,以及拇指尺侧的内在肌(拇收肌和拇短屈肌深头)。

前面观

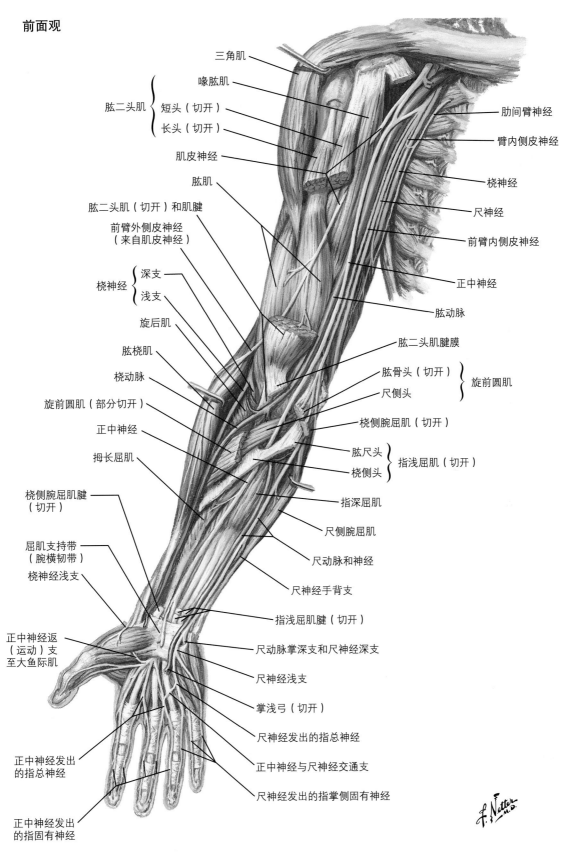

三角肌
喙肱肌
肱二头肌 { 短头（切开）
长头（切开）
肌皮神经
肱肌
肱二头肌（切开）和肌腱
前臂外侧皮神经
（来自肌皮神经）
桡神经 { 深支
浅支
旋后肌
肱桡肌
桡动脉
旋前圆肌（部分切开）
正中神经
拇长屈肌
桡侧腕屈肌腱
（切开）
屈肌支持带
（腕横韧带）
桡神经浅支
正中神经返
（运动）支
至大鱼际肌
正中神经发出
的指总神经
正中神经发出
的指固有神经

肋间臂神经
臂内侧皮神经
桡神经
尺神经
前臂内侧皮神经
正中神经
肱动脉
肱二头肌腱膜
肱骨头（切开）} 旋前圆肌
尺侧头
桡侧腕屈肌（切开）
肱尺头
桡侧头 } 指浅屈肌（切开）
指深屈肌
尺侧腕屈肌
尺动脉和神经
尺神经手背支
指浅屈肌腱（切开）
尺动脉掌深支和尺神经深支
尺神经浅支
掌浅弓（切开）
尺神经发出的指总神经
正中神经与尺神经交通支
尺神经发出的指掌侧固有神经

图 22.31 上肢血管及周围结构。(Reprinted with permission from www.netterimages.com. © Elsevier Inc. All Rights Reserved.)

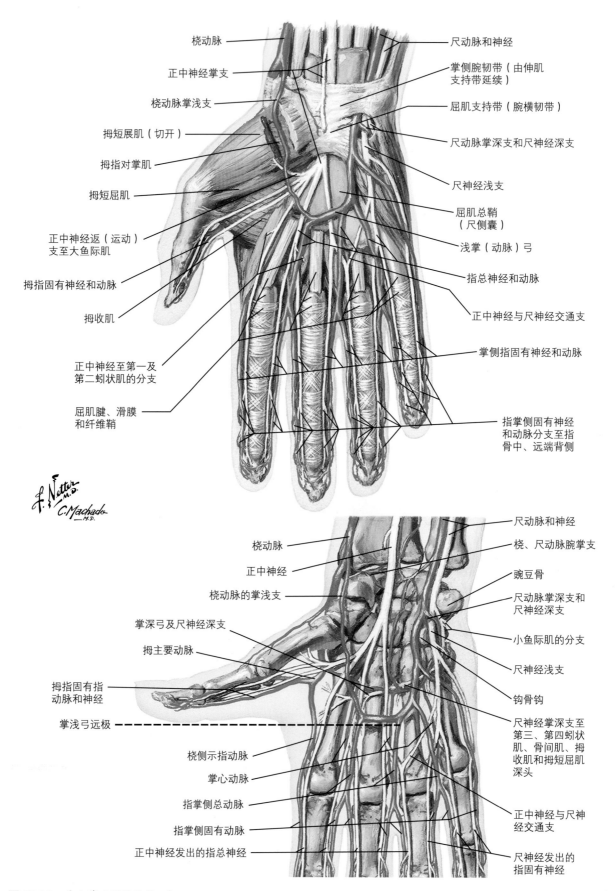

桡动脉

正中神经掌支

桡动脉掌浅支

拇短展肌（切开）

拇指对掌肌

拇短屈肌

正中神经返（运动）支至大鱼际肌

拇指固有神经和动脉

拇收肌

正中神经至第一及第二蚓状肌的分支

屈肌腱、滑膜和纤维鞘

尺动脉和神经

掌侧腕韧带（由伸肌支持带延续）

屈肌支持带（腕横韧带）

尺动脉掌深支和尺神经深支

尺神经浅支

屈肌总鞘（尺侧囊）

浅掌（动脉）弓

指总神经和动脉

正中神经与尺神经交通支

掌侧指固有神经和动脉

指掌侧固有神经和动脉分支至指骨中、远端背侧

桡动脉

正中神经

桡动脉的掌浅支

掌深弓及尺神经深支

拇主要动脉

拇指固有指动脉和神经

掌浅弓远极

桡侧示指动脉

掌心动脉

指掌侧总动脉

指掌侧固有动脉

正中神经发出的指总神经

尺动脉和神经

桡、尺动脉腕掌支

豌豆骨

尺动脉掌深支和尺神经深支

小鱼际肌的分支

尺神经浅支

钩骨钩

尺神经掌深支至第三、第四蚓状肌、骨间肌、拇收肌和拇短屈肌深头

正中神经与尺神经交通支

尺神经发出的指固有神经

图22.32　手血管及周围结构。（Reprinted with permission from www.netterimages.com. © Elsevier Inc. All Rights Reserved.）

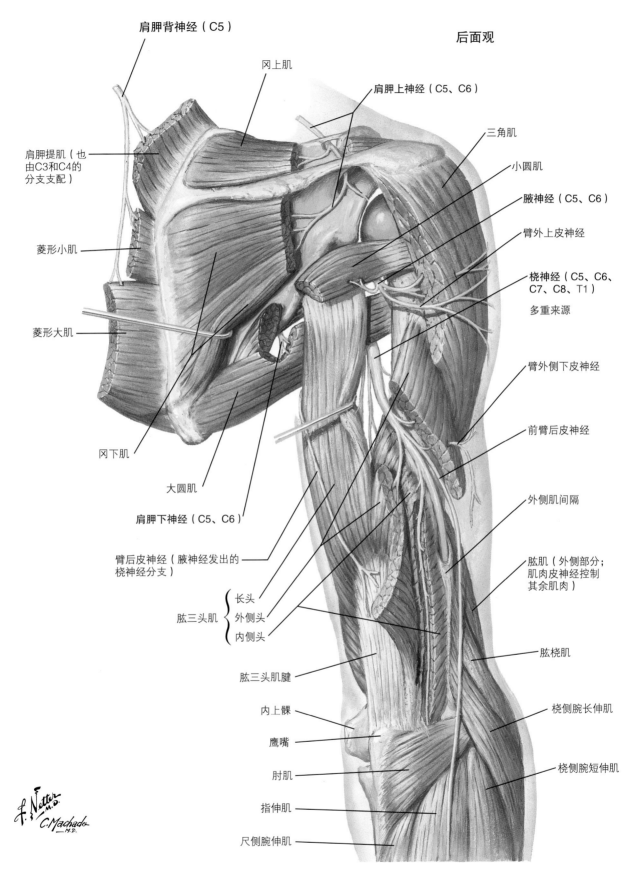

肩胛背神经（C5）

冈上肌

后面观

肩胛上神经（C5、C6）

三角肌

小圆肌

腋神经（C5、C6）

臂外上皮神经

桡神经（C5、C6、C7、C8、T1）

多重来源

肩胛提肌（也由C3和C4的分支支配）

菱形小肌

菱形大肌

冈下肌

大圆肌

肩胛下神经（C5、C6）

臂后皮神经（腋神经发出的桡神经分支）

肱三头肌 { 长头　外侧头　内侧头

肱三头肌腱

内上髁

鹰嘴

肘肌

指伸肌

尺侧腕伸肌

臂外侧下皮神经

前臂后皮神经

外侧肌间隔

肱肌（外侧部分；肌肉皮神经控制其余肌肉）

肱桡肌

桡侧腕长伸肌

桡侧腕短伸肌

图 22.33　桡神经近端从后方绕过肱骨，并由桡背侧行至远端。（Reprinted with permission from www.netterimages.com. © Elsevier Inc. All Rights Reserved.）

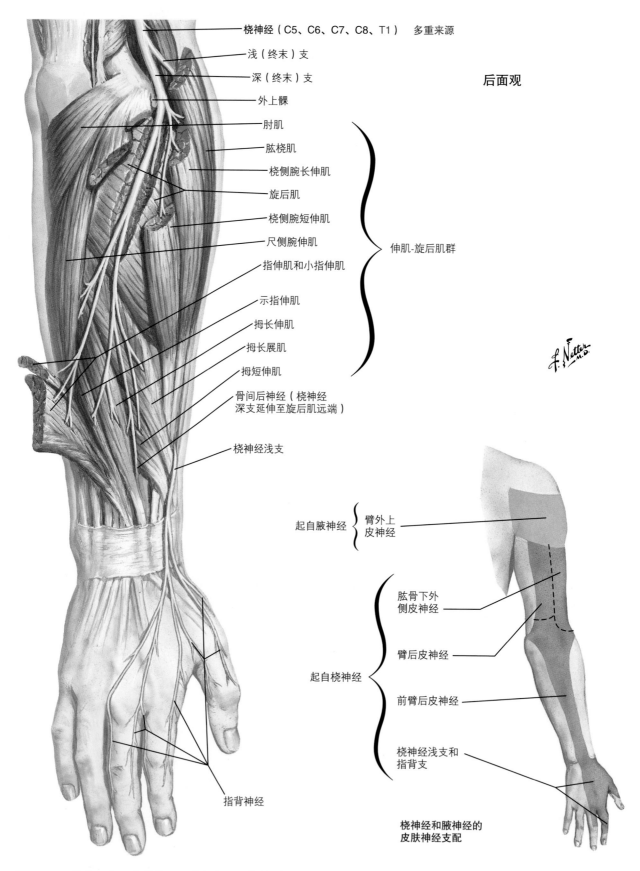

桡神经（C5、C6、C7、C8、T1）　多重来源

浅（终末）支

深（终末）支

外上髁

肘肌

肱桡肌

桡侧腕长伸肌

旋后肌

桡侧腕短伸肌

尺侧腕伸肌

指伸肌和小指伸肌

示指伸肌

拇长伸肌

拇长展肌

拇短伸肌

骨间后神经（桡神经深支延伸至旋后肌远端）

桡神经浅支

指背神经

后面观

伸肌-旋后肌群

起自腋神经 ｛臂外上皮神经

肱骨下外侧皮神经

臂后皮神经

前臂后皮神经

桡神经浅支和指背支

起自桡神经

桡神经和腋神经的皮肤神经支配

图 22.34　桡神经支配前臂伸肌和手部桡侧的感觉。(Reprinted with permission from www.netterimages.com. © Elsevier Inc. All Rights Reserved.)

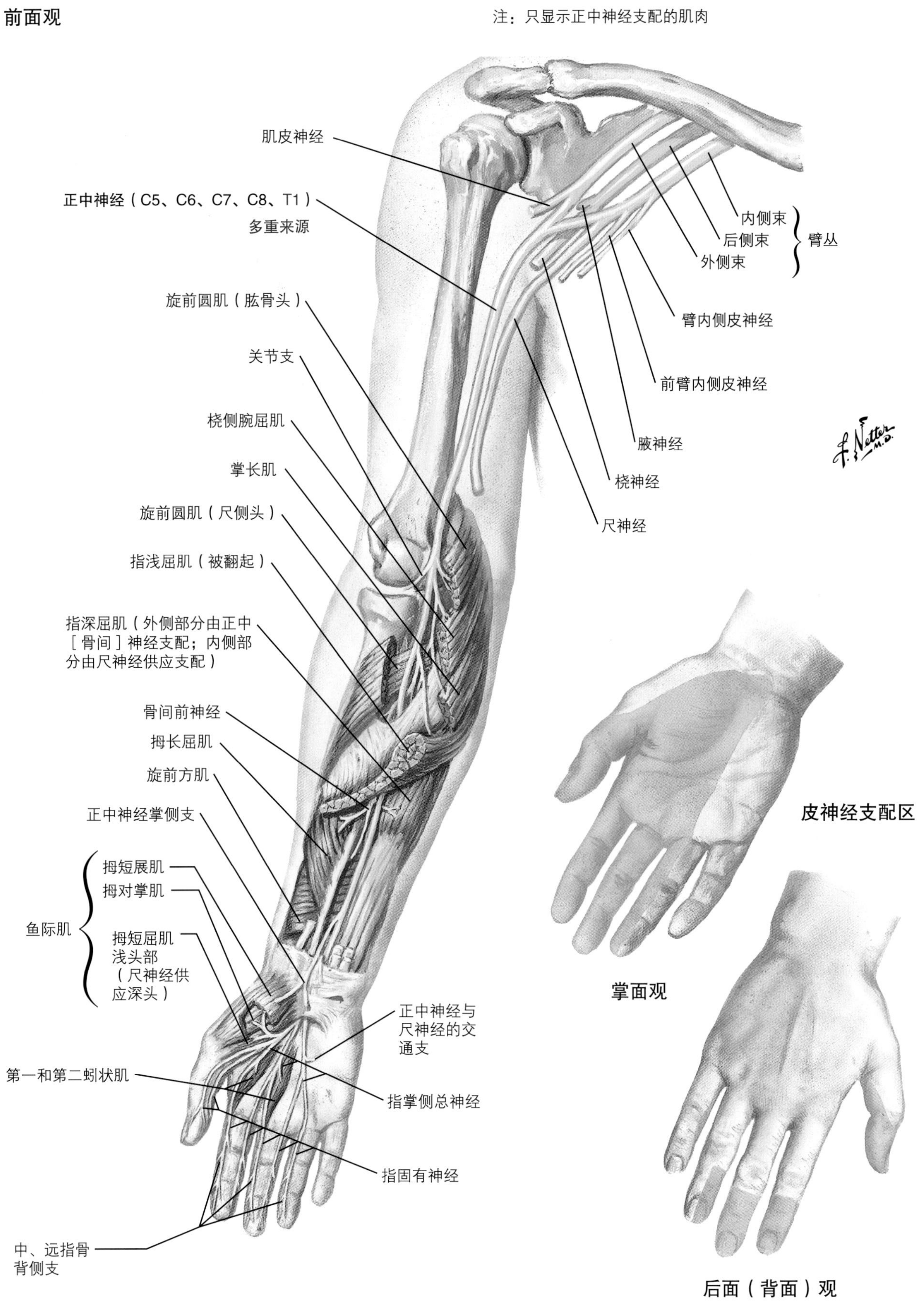

前面观

注：只显示正中神经支配的肌肉

肌皮神经

正中神经（C5、C6、C7、C8、T1）
多重来源

旋前圆肌（肱骨头）

关节支

桡侧腕屈肌

掌长肌

旋前圆肌（尺侧头）

指浅屈肌（被翻起）

指深屈肌（外侧部分由正中
［骨间］神经支配；内侧部
分由尺神经供应支配）

骨间前神经

拇长屈肌

旋前方肌

正中神经掌侧支

拇短展肌
拇对掌肌

鱼际肌

拇短屈肌
浅头部
（尺神经供
应深头）

第一和第二蚓状肌

中、远指骨
背侧支

内侧束
后侧束　臂丛
外侧束

臂内侧皮神经

前臂内侧皮神经

腋神经

桡神经

尺神经

皮神经支配区

掌面观

正中神经与
尺神经的交
通支

指掌侧总神经

指固有神经

后面（背面）观

图 22.35　正中神经通常支配手掌侧、拇指、示指、中指和环指桡侧的感觉和屈拇长肌腱桡侧的手内在肌，以及桡侧两个蚓状肌的运动。（Reprinted with permission from www. netterimages.com. © Elsevier Inc. All Rights Reserved.）

尺神经

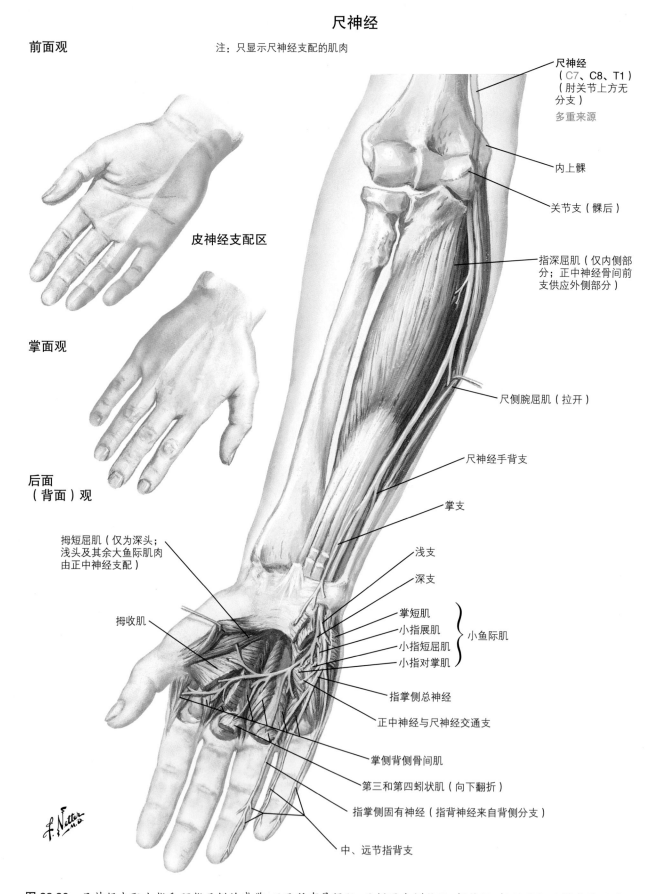

注：只显示尺神经支配的肌肉

前面观

皮神经支配区

掌面观

后面
（背面）观

尺神经
（C7、C8、T1）
（肘关节上方无
分支）
多重来源

内上髁

关节支（髁后）

指深屈肌（仅内侧部
分；正中神经骨间前
支供应外侧部分）

尺侧腕屈肌（拉开）

尺神经手背支

掌支

浅支

深支

掌短肌

小指展肌

小指短屈肌

小指对掌肌

小鱼际肌

拇短屈肌（仅为深头；
浅头及其余大鱼际肌肉
由正中神经支配）

拇收肌

指掌侧总神经

正中神经与尺神经交通支

掌侧背侧骨间肌

第三和第四蚓状肌（向下翻折）

指掌侧固有神经（指背神经来自背侧分支）

中、远节指背支

图 22.36　尺神经支配小指和环指尺侧的感觉，以及所有骨间肌、尺侧两个蚓状肌、拇收肌、拇短屈肌尺侧半的运动。

延伸阅读

Bell C. *The Hand – Its Mechanism and Vital Endowments as Evincing Design*. London: William Pickering; 1834.
This treatise by Sir Charles Bell is a literary classic that should be read by any student of hand surgery and anatomy.

Berger RA. The gross and histologic anatomy of the scapholunate interosseous ligament. *J Hand Surg*. 1996;21:170.
In this journal article, Dr. Berger clearly describes the unique anatomy of the scapholunate interosseous ligament. He discusses clinical implications of the anatomy for injury patterns and repair/reconstruction.

Bunnell S. *Surgery of the Hand*. Philadelphia: J.B. Lippincott; 1944.
This is the first edition of the first modern textbook in hand surgery, written by Sterling Bunnell, widely regarded as the father of American hand surgery.

Gelberman RH, Menon J. The vascularity of the scaphoid bone. *J Hand Surg*. 1980;5:508.
The authors perform dye injection studies to determine the vascular anatomy to the scaphoid. The relative decreased blood flow to the proximal pole has implications for poor healing of scaphoid fractures in this region.

Legueu F, Juvara E. Des aponèvroses de la paume de la main. *Bull Mem Soc Anat Paris*. 1892;67:383.
In this original manuscript, Legueu and Juvara perform anatomic dissections to outline the palmar aponeurosis of the hand. The vertical fibers that bear the authors' names are described. These vertical fibers separate the neurovascular and flexor tendon compartments within the palm.

第23章

上 肢 检 查

本章内容选自 Neligan 和 Chang 主编的 *Plastic Surgery* 第 4 版第 6 分卷《上肢与手外科》第 2 章 "上肢检查"，章节作者为 Ryosuke Kakinoki。

概要

- 上肢体格检查应从详细而准确的病史开始。
- 上肢体格检查包括视诊和触诊，涵盖长度、周径及活动范围的测量，稳定性的评估，以及对相关神经血管系统的详细评估。
- 对上肢解剖、生理及生物力学的透彻理解对于正确进行上肢体格检查并对其病理状态做出正确诊断至关重要。
- 检查者需要根据解剖学、生理学和生物力学原理，掌握正确的查体技术。
- 即便患者的主诉仅局限于手部，也应该行整个上肢的体格检查。
- 每项体格检查技术都是基于骨骼肌肉、神经及血管系统的解剖学、生理学及生物力学的基本原理。
- 检查者应该有自己的上肢检查顺序，以避免遗漏。
- 对比患侧与健侧有助于检查者发现患侧的病理状态。
- 应用影像学检查，如 X 线检查、CT 及磁共振，以明确由查体得出的诊断或者从若干鉴别诊断中选出可能性最大的诊断。

病史采集

- 患者的病史是得出准确诊断最重要的工具，应包括以下内容：
  - 患者的基本资料，包括患者的年龄、职业、优势手以及业余爱好，既往外伤或疾病史。
  - 患者的既往病史，包括是否患有糖尿病，心脏、肺部和 / 或肾脏疾病，以及有无风湿性疾病史。
  - 患者目前的主诉，包括症状及使症状缓解或加剧的活动或治疗。
- 对于创伤病例，体格检查应包括：
  - 损伤的时间以及受伤与就诊的时间间隔。
  - 创伤发生的环境。
  - 损伤机制。
  - 已接受的任何与损伤相关的治疗。
- 对于非创伤病例，体格检查应包括：
  - 症状的开始时间及后续进展。
  - 症状对患者日常生活、爱好及工作的影响。
  - 症状是否局限于肢体的一个部位。
  - 时间与症状强度之间的相关性。

手部体格检查

视诊

- 对上肢视诊时，必须将患侧与健侧进行对比。当单侧发病时，健侧可作为正常的参照。
- 注意任何颜色改变、大体畸形、肌肉萎缩、营养状况改变（如毛发增多或手部出汗异常）、肿胀和 / 或皮肤皱褶的改变。

触诊

- 触诊是发现肿物、皮肤温度异常、压痛区域、捻发感、弹响及渗出的有效方法。

活动度评估

- 应记录被动及主动活动度，并测量与对比患侧和健侧的活动度。
- 被动活动度的测定需通过握住所检查的关节远近端，并且在无肌肉收缩的情况下由活动的一个极限运动到另一极限。被动活动受限可能与关节僵硬及软组织挛缩有关。

■ 关节主动活动的发生是由患者肌肉收缩引起的。主动活动度受到肌腱滑动度、手及手指位置、神经功能及肌肉力量的影响。

稳定性评估

■ 关节周围韧带的松紧度、关节面形态以及关节周围肌肉肌腱的平衡是衡量关节稳定性的有用指标。

■ 评估关节稳定性时,需要考虑韧带的生物力学及生理学特性。对受损韧带施加的应力应适当。

■ 对韧带稳定性的检查通过握住关节的远近端移动关节对稳定关节的韧带施加应力进行。X线下测量应力下受损关节的张开角并对比健侧是非常有用的(图23.1)。

■ 腕关节稳定性由桡腕、尺腕、远尺桡及腕中关节的稳定性决定。评估特定韧带稳定性的特殊测试及影像学检查(如X线、CT及磁共振)可能对做出诊断有所帮助。

肌肉肌腱评估

■ 对肌肉肌腱进行评估时,需考虑肌腱的完整性及肌肉的力量,需要评估和记录以下内容:
  ● 手的姿势
  ● 运动:为评估肌肉功能,应在协同肌肉不能发挥功能的姿势下进行。
  ● 力量:肌力的分级依据医学研究委员会分为0到5级(表23.1)。
  ● 握力能够很好地反映上肢整体力量。

表23.1 医学研究委员会分级

分级	体格检查结果
0	无收缩
1	微弱收缩
2	排除重力作用下主动活动
3	可对抗重力主动活动
4	可对抗重力及阻力主动活动
5	正常肌力

Reproduced with permission from Seddon HJ. *Peripheral Nerve Injuries. Medical Research Council Special Report Series.* London: 282 Her Majesty's Stationery Office; 1954

特定肌肉的检查

手外在肌

■ 指深屈肌
  ● 指深屈肌试验:患者手掌向上放于桌面。检查者握住近节及中节手指保持掌指关节及近指间关节伸直并令患者屈曲远指间关节。应对每个手指分别进行这项检查(视频23.1)。由于指深屈肌拥有共同的起点,保持远指间关节处于伸直位可阻止所有指深屈肌运动。

■ 指浅屈肌
  ● 指浅屈肌试验:由于指浅屈肌腱拥有独立的肌腹,其功能独立于邻近手指。将患者手掌向上放于桌面。除要检查的手指外,检查者保持其他手指掌指关节、近指间关节及远指间关节完全伸直。令患者屈曲要检查的手指。分别对每个手指进行检查(视频23.2)。

■ 拇长屈肌
  ● 拇长屈肌可通过令患者屈曲拇指间关节进行检查。

■ 拇短伸肌和拇长展肌
  ● 这两条肌腱均经过腕背第一间室(拇长展肌腱位于拇短伸肌腱桡侧)。
  ● 当患者最大程度外展拇指时,可在鼻烟窝桡掌侧触及紧张的拇长展肌腱及拇短伸肌腱。

■ 桡侧腕长伸肌及桡侧腕短伸肌
  ● 当桡侧腕短伸肌无功能时,由于桡侧腕长伸肌腱的作

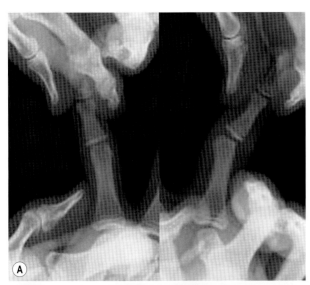
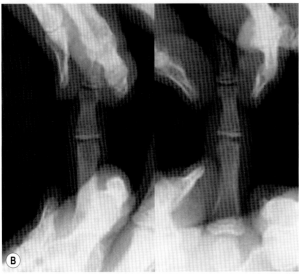

图23.1 示指近指间关节桡侧侧副韧带撕裂。在X线片下测量受伤关节桡侧及尺侧侧副韧带应力下的张开角,对比健侧相应关节。(A)受伤手指;(B)正常侧手指

用,腕关节背伸时会向桡侧偏斜。

- 因为指总伸肌腱同样可以完成伸腕动作。为了仅测试桡侧腕长伸肌和桡侧腕短伸肌,可嘱患者握拳后伸腕,可去除指总伸肌的作用。
  - 拇长伸肌
    - 检查拇长伸肌时,将手掌朝下放置于桌面,拇指内收,令患者仅将拇指抬离桌面,同时保持拇指内收(视频23.3)。此时于腕关节桡背侧可触及紧张的拇长伸肌腱。
  - 伸指总肌
    - 检查伸指总肌功能时可令患者在伸直四指(示指到小指)掌指关节的同时保持近指间关节及远指间关节屈曲位(视频23.4)。
  - 示指固有伸肌
    - 若患者在其他手指屈曲握拳时能完全伸直示指,则说明示指固有伸肌功能正常。
  - 小指伸肌
    - 检查此肌腱的方法是令患者在其他手指屈曲握拳时伸直小指。
  - 尺侧腕伸肌
    - 检查尺侧腕伸肌腱时可令患者握拳并背伸、尺偏腕关节。可在尺骨茎突桡侧触及此肌腱。

手内在肌

- 鱼际肌(拇短展肌、拇短屈肌、拇对掌肌)
  - 检查这些肌肉时可令患者将手背平放在桌面,抬起拇指使其垂直于手掌。然后令患者对抗检查者对拇指施加的向下的应力(视频23.5)。
- 拇收肌
  - 拇收肌与第一背侧骨间肌协同使拇指向第二掌骨靠近。
- 骨间肌和蚓状肌
  - 屈曲手指掌指关节后,伸直近、远指间关节。
  - 4块背侧骨间肌外展拇指及桡侧3个手指。
  - 3块掌侧骨间肌内收手指。
  - 第二、三背侧骨间肌的检查方式是令患者手部平放在桌面,抬起中指(令中指掌指关节过伸)并向桡侧及尺侧偏斜。尺神经麻痹的患者因为骨间肌无力(Pitres-Testut征)不能做此动作。
  - 第一掌侧骨间肌和第二背侧骨间肌可通过"手指交叉"征来检查。令患者在环、小指及手掌平放在桌面上时,将屈曲的中指交叉在示指上方或者令屈曲的示指交叉到中指上方(视频23.6)。
- 小鱼际肌
  - 小鱼际肌(小指展肌、小指屈肌、小指对掌肌及掌短肌)作用是使小指外展,远离其他手指。

神经评估

- 运动及感觉神经功能评估都很关键。
- 当运动与感觉查体得出的结论不一致时,需考虑到肌肉异常支配或周围神经异常连接的可能。

- Martin-Gruber 连接:指正中神经对尺神经运动支的异常支配(例如,肘管综合征的患者由于此连接的存在,可能会有感觉的麻痹而没有运动功能障碍)。
- 综合感觉评估包括:
  - 静态两点辨别觉:评估皮肤触觉及感觉接收器的密度(Merkel 细胞 - 慢适应机械感受器),手指尖的静态两点辨别觉正常值是6mm(视频23.7)。
  - 动态两点辨别觉:评估 Meissner 小体的密度(快适应感受器)(视频23.8)。手指尖的动态两点辨别觉正常值是3mm。
  - Semmes-Weinstein 试验:用于评估手指皮肤的压力感知及皮肤上感知感受器的阈值。这项试验通过用不同直径的单丝触压手指而进行(视频23.9 和表 23.2)。

表 23.2　Semmes-Weinstein 试验

细丝尺寸	压力 /g	颜色	意义
1.65~2.83	0.008~0.07	绿色	正常
3.32~3.61	0.16~0.4	蓝色	正常
3.84~4.31	0.6~2	紫色	轻触觉减低
4.56~4.93	4~8	红色	保护性感觉减低
5.07~6.45	10~180	红色	保护性感觉丧失
6.65	300	红色	仅有深压觉

Reproduced with permission from Bell-Krotosoki J, Tomancik E. The repeatability of testing with Semmes-Weinstein monofilaments. *J Hand Surg.* 1987;12A:155-161.

  - 振动触觉试验:用于评估感知感受器的阈值,它通过30cps(周期 / 秒)和250cps的两种音叉进行检查。将震动的音叉放置于要检查的部分,看患者是否能够感知(表23.3)。

表 23.3　特殊感觉检查及主要的感受器

试验	感觉类型	主要感受器	感受器类型	神经支配的评估
静态两点辨别觉	触觉	Merkel 细胞	慢适应	密度
动态两点辨别觉	触觉	Meissner 小体	快适应	密度
音叉试验(250cps)	震动觉	Pacinian 小体	快适应	阈值
音叉试验(30cps)	震动觉	Meissner 小体	快适应	阈值
Semmes-Weinstein 试验	压力觉	Merkel 细胞	慢适应	阈值

  - 冷热试验:热刺激评估通过将装有 40~45℃水的试管触碰皮肤进行,而冷试验则通过将装有 10℃水的试管触碰皮肤进行。主要由皮肤自由神经末梢感知冷热刺激。

血管系统评估

- 血管问题主要依据受累部位的颜色、毛细血管再充盈、压力(肿胀)及温度来进行判断。
- Allen 试验有助于判断手部桡动脉及尺动脉间的循环连接

是否正常。在该试验中,检查者在腕部按压桡动脉和尺动脉令其阻断,同时令患者反复握拳和松开以便手部血液排空。然后令患者张开手,检查者去除腕部某一条动脉的压力。如果松开的动脉在手部有正常的侧支循环,手掌和手指应在 2~5 秒内变为粉红色。应再次进行此项试验,以去除另一条动脉的压力(见"特殊检查"部分)(视频 23.10)。

■ 为评估手指掌侧桡、尺侧固有动脉血管交通情况,可在手指基底使用同样方法(手指 Allens 试验)(视频 23.11)。如果掌侧指固有动脉之间没有交通,应避免切取指动脉为蒂的岛状皮瓣。

手部其他特异激发试验

■ 内在肌紧张试验(Bunnell 试验):评估是否存在骨间肌挛缩
  ● 如果存在骨间肌紧张,近指间关节在掌指关节屈曲时较掌指关节伸直时(掌指关节 0° 位)更容易屈曲(图 23.2)。该试验应在桡偏及尺偏下分别进行,以便区分是桡侧束还是尺侧束紧张。
■ 外在肌紧张试验:评估是否存在外在肌紧张。
  ● 与内在肌紧张相反,如果掌指关节在伸直位时较在屈曲位时近指间关节更容易屈曲,则提示存在外在肌紧张。

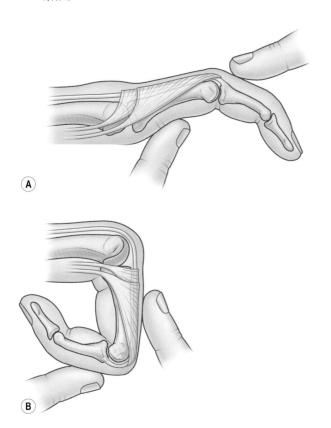

图 23.2　手内在肌紧张试验。如果存在骨间肌紧张,掌指关节屈曲时较伸直时近指间关节更容易屈曲。(A)掌指关节为伸直位;(B)掌指关节为屈曲位

■ 蚓状肌紧张试验
  ● 蚓状肌连接指深屈肌腱及伸肌腱桡侧束。如果存在蚓状肌紧张,患者屈曲掌指关节时反而会引起近指间关节及远指间关节伸直(出现手指的矛盾运动)(图 23.3)。

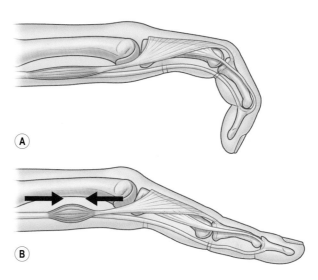

图 23.3　蚓状肌紧张试验。由于蚓状肌连接指深屈肌腱及伸肌腱桡侧束,当患者试图屈曲手指时,近指间关节及远指间关节反而会出现伸直(异常运动)

■ 舟状骨移位试验(Watson 试验):评估是否存在舟月骨间韧带松弛或断裂、舟状骨骨折或舟月骨进行性塌陷性关节炎。
  ● 当腕关节桡偏时,舟状骨向掌侧旋转(屈曲),舟状骨结节在掌侧的突出变得明显。然而,当腕关节尺偏时,舟骨向背侧旋转(伸展),骨性突出变得不明显。
  ● 检查者用四个手指握住患者手背并将拇指放于腕关节桡掌侧舟状骨结节处。当检查者握住患者手部令腕关节桡偏及尺偏时,检查者将感到拇指下方骨性突起的活动。当患者腕关节由尺偏移向桡偏时,检查者感到舟骨结节这一骨性突起向掌侧移动,此时检查者向舟骨结节施加背侧应力来阻挡其向掌侧运动。如果存在舟月骨间韧带病损,检查者在舟骨结节上的拇指能感到弹响。如果腕关节由尺偏移向桡偏时舟骨结节没有移动,可能存在舟骨骨折。如果检查时引发疼痛,可能提示存在舟状骨骨折或舟月关节炎(视频 23.12)。
■ 伸指试验:检测舟状骨前动力旋转性半脱位(腕背综合征)。
  ● 保持腕关节及所有掌指关节完全屈曲时令患者充分伸直远指间关节及近指间关节,舟骨前动力旋转性半脱位患者的舟月韧带会出现超负荷,从而感到腕背舟月韧带附近的疼痛。
■ 三角月冲击试验及月三角剥离试验:评估月三角韧带的稳定性。
  ● 检查者将其拇指放于三角骨背侧,示指放于豌豆骨掌

侧,从而使三角骨-豌豆骨复合体位于拇指和示指之间。检查者将另一只手拇指放于月骨背侧并将月骨向掌侧推。如果月三角韧带连续性中断,检查者能感受到月骨向掌侧移动,且患者会主诉腕部疼痛(图23.4)。月三角剥离试验与三角月冲击试验类似。令患者肘关节放于桌面,前臂旋转中立位。检查者拇指放于桡月关节以远的月骨背侧。检查者另一拇指于豌豆骨掌侧施加背向应力。对于月三角韧带断裂的患者,三角骨-豌豆骨复合体将向背侧移位,且患者会主诉月三角关节区域疼痛(图23.5)。

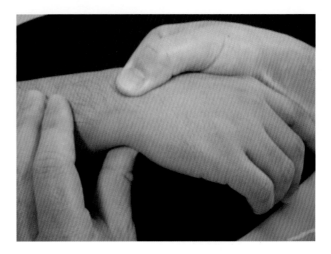

图 23.5　月三角关节剥离试验

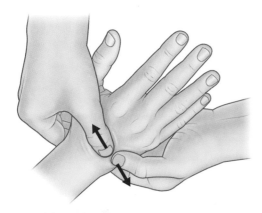

图 23.4　三角月关节冲击试验

■ 下尺桡关节不稳定性试验:评估掌侧或背侧下尺桡韧带深层完整性。
  ● 掌侧和背侧下远尺桡韧带深层包括三角纤维软骨复合体(triangular fibrocartilage complex,TFCC)的三角韧带,对下尺桡关节稳定性起主要作用。背侧韧带深层在前臂旋后时紧张,而掌侧韧带深层在前臂旋前时紧张。掌侧和背侧韧带深层还分别起着限制尺骨头背侧和掌侧移位的作用。检查者坐在患者对面,令患者肘关节屈曲90°放于桌面。在患者前臂完全旋前时,检查者将拇指放于尺骨头掌侧并将尺骨头向背侧上推。应对健侧进行同样的检查。如果拇指能感到尺骨远端向背侧移动的异常活动,则说明远尺桡韧带掌侧深层部分

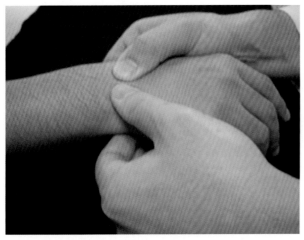

(TFCC的三角韧带掌侧部分)功能不全。随后,在患者前臂完全旋后时,检查者将拇指放于尺骨远端背侧并将其向掌侧推。如果尺骨远端较健侧存在异常的掌侧移动,则说明远尺桡韧带背侧深层部分(TFCC的三角韧带背侧部分)功能不全(图23.6)。
■ 尺腕邻接试验:评估三角纤维软骨复合体(TFCC)损伤。
  ● 检查者一手将拇指放于患者远端尺骨,另外四个手指握住患者手部,另一手稳定住患者前臂。使患者腕关节充分尺偏时旋前及旋后前臂。TFCC损伤的患者会主诉腕尺侧疼痛,检查者放于尺腕关节的拇指能感到弹跳征(图23.7)。
■ 豌豆骨滑移试验:评估三角骨豌豆骨关节炎。
  ● 检查者触及豌豆骨并将其推向三角骨,施加两骨间剪切应力。如果存在三角骨豌豆骨关节炎,患者在检查过程中会感到疼痛(图23.8)。
■ 尺侧腕伸肌协同试验:发现尺侧腕伸肌腱炎。
  ● 患者前臂完全旋后,令患者外展所有手指,检查者施加阻止示指和小指外展的对抗力。尺侧腕伸肌腱炎患者会感到第六伸肌间室区域疼痛(图23.9)。
■ 腕中关节不稳定试验:评估腕中关节稳定性。
  ● 检查者一手将拇指放于腕中关节背侧并用另外四指握住患者手部,另一只手稳定住患者前臂。当腕关节尺偏或者桡偏时,腕中关节不稳定的患者会出现腕中关节疼痛症状。背侧嵌入体不稳定(dorsal intercalary segmental instability,DISI)患者往往主诉腕中关节尺背侧疼痛,并且当腕关节尺偏时可能会感到弹跳征。
■ 动态肌腱固定效应:评估手外在肌腱的连续性及活动性。
  ● 令患者肘关节屈曲90°置于桌面。如果手处于放松状态,手指应掌屈,如无关节挛缩,前臂及手部没有阻挡肌腱滑动的因素,当腕关节掌屈时所有手指应该背伸,而当腕关节完全背伸时所有手指应该屈曲。这一现象被称为动态腱固定效应阳性。该试验对于鉴别神经麻痹和肌腱断裂非常有用。骨间前综合征患者的拇长屈肌腱是完整的,因而其动态腱固定效应呈阳性。然而,

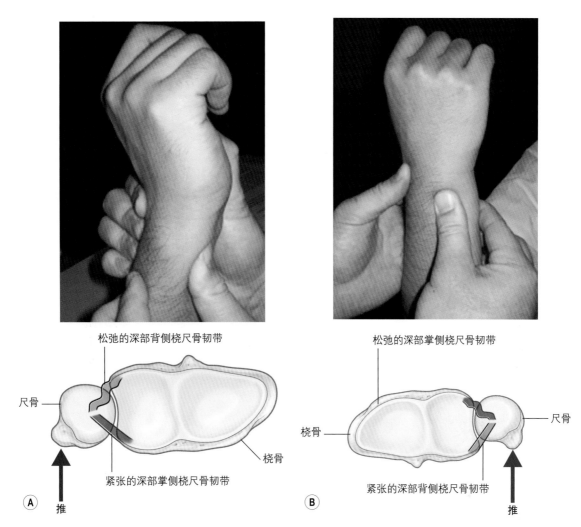

图 23.6 下尺桡关节不稳定试验。(A)检查下尺桡关节掌侧不稳定。当患者前臂旋前时,检查者自掌侧推尺骨头来检查掌侧远尺桡韧带深层。掌侧韧带深层在旋前位紧张。(B)检查下尺桡韧带背侧不稳定。当患者前臂旋后时,检查者自背侧推尺骨头来检查背侧下尺桡韧带深层。背侧韧带深层在前臂旋后位紧张

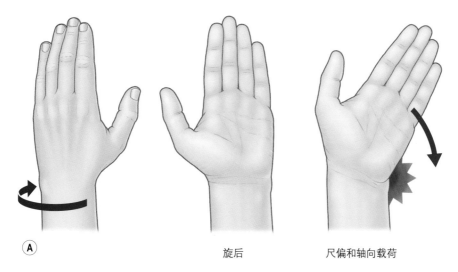

图 23.7 尺腕支点试验。前臂完全旋后(A)或旋前位(B)时,在腕关节尺偏及轴向应力下更易激发

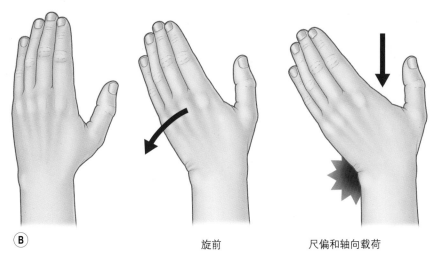

旋前 　　　　　尺偏和轴向载荷

图 23.7(续)

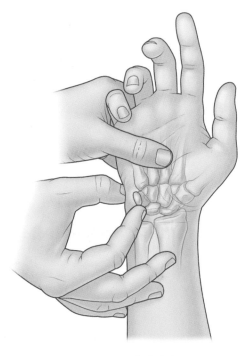

图 23.8 豌豆骨滑移试验

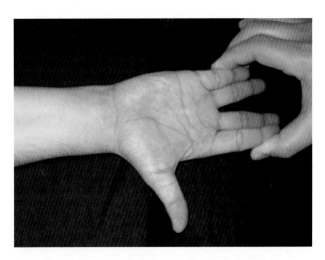

图 23.9 尺侧腕伸肌腱协同试验。令患者前臂完全旋后位外展手指,检查者对示指和小指施加反向应力

对于拇长屈肌腱断裂患者,当腕背伸时拇指并不出现屈曲(视频 23.13)。该试验同样可用于判断肌腱移植或移位后张力是否恰当。

■ 指屈肌腱挤奶试验:评估外在屈肌腱连续性及滑动性。
  ● 该试验和动态腱固定效应对鉴别神经麻痹和肌腱断裂非常有用。令患者前臂背侧及手背放于桌面并放松。检查者在前臂中段掌侧屈肌腱腱腹交界处按压。如果肌腱滑移正常且没有粘连,前臂被按压时各指会出现屈曲(视频 23.14)。

■ Finkelstein 试验:发现 de Quervain 肌腱炎(第一腕背间室的肌腱炎)。
  ● 令患者手放于桌面,抬起拇指。检查者于拇指近节指

骨处向下按压拇指。de Quervain 肌腱炎患者会感到第一腕背间室处疼痛及不适感。

■ Eichoff 试验:发现 de Quervain 肌腱炎(第一腕背间室的肌腱炎)。
  ● 令患者用患手其他四指握住拇指,检查者使手向尺侧偏斜。de Quervain 肌腱炎患者会感到第一腕背间室处疼痛及不适感(视频 23.15)。

■ Tinel 征:发现神经再生。
  ● 当检查者对诸如神经卡压或神经撕裂伤等神经损伤以远周围神经叩击时,患者会感到麻刺感并沿神经走行放射至远端。这一现象被称为 Tinel 征。疼痛的最远端提示神经轴突已生长至此。外周神经损伤后恢复情况可通过观察沿着神经走形 Tinel 征的进展情况来评估(大约每天 1mm 向前进展)。

■ Phalen 试验:针对腕管综合征特异性的激发试验。
  ● 肘关节中立位时保持患者腕关节最大屈曲位 2 分钟。

对于腕管综合征患者,这样会增加腕管内压力而激发正中神经支配区域的麻木(图 23.10)。腕关节最大背伸位同样增加腕管内压力,这一方法被称为反 Phalen 试验。

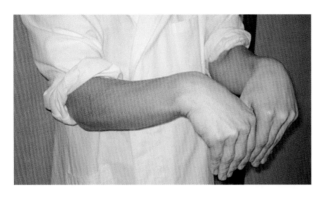

图 23.10 Phalen 试验

- Forment 试验:评估尺神经运动功能。
  - 令患者用拇指指端尺侧与示指指端桡侧夹持一张纸。检查者慢慢抽出这张纸并鼓励患者抓住这张纸。对于第一背侧骨间肌及拇收肌肌力正常者,拇指指间关节会保持伸直位。对于尺神经麻痹引发拇收肌力减弱者,患者为了抓住这张纸,须通过拇长屈肌腱屈曲拇指指间关节并(过)伸拇指掌指关节,以维持掌指关节稳定(Jeanne 征)。患者还通过屈曲示指近指间关节及过伸示指远指间关节来代偿掌指关节屈曲无力(图 23.11)。

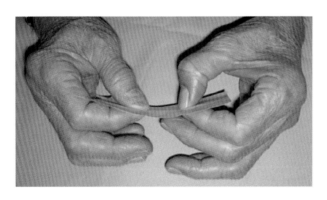

图 23.11 Froment 征。尺神经麻痹患者为了抓住纸片须通过屈曲拇指指间关节并过伸拇指掌指关节以便使其稳定。同时可看到其屈曲示指近指间关节并过伸示指远指间关节来代偿掌指关节屈曲无力(Jeanne 征)

- Jeanne 征:评估尺神经运动功能。
  - 当患者尺神经功能不良时,为了进行侧方夹持或捏的动作,患者过伸拇指掌指关节使得关节稳定,以代偿由于拇收肌力弱而引发的关节侧方不稳定(见图 23.11)。
- Wartenberg 征:评估尺神经运动功能。

- 令患者在保持掌指关节、近指间关节及远指间关节充分伸直位时内收手指。如果患者存在尺神经运动功能障碍,因第三掌侧骨间肌功能不全,小指伸肌腱具有外展小指的作用,会使得小指偏离环指(图 23.12)。

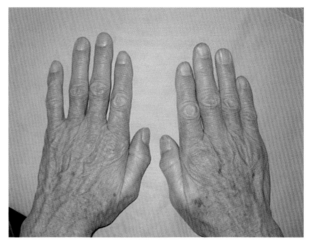

图 23.12 Wartenberg 征。患者左侧尺神经麻痹,表现为在试图内收所有手指时小指不能内收

- 尺神经麻痹的其他体征
  - Duchenne 征:如果指深屈肌腱作用良好而手内在肌麻痹(低位尺神经麻痹),表现为环小指掌指关节过伸和远、近指间关节屈曲(爪形手畸形)。
  - André-Thomas 征:由于腱固定效应,屈腕关节使伸肌腱紧张,会加重爪形手畸形。
  - Bouvier 试验:当矫正环小指掌指关节过伸畸形时,近、远指间关节屈曲活动度降低。
  - Pitres-Testut 征:该体征反映了第二及第三骨间肌功能。令患者手平放于桌面将中指抬起(使中指过伸)并向桡尺侧偏斜。
  - 手指交叉征:通过此体征评估第一掌侧骨间肌及第二背侧骨间肌功能。在手掌及环、小指放桌面时令患者将屈曲的中指交叉放于示指上方或者将屈曲示指交叉放于中指上方。见"骨间肌和蚓状肌"部分(视频 23.6)。
- Moberg 拾物试验:综合评估手部运动及感觉功能。此试验可应用于正中神经损伤或者尺神经及正中神经均损伤的患者。
  - 将诸如纽扣、钥匙和回形针的小物件放在布垫上,令患者在睁眼和闭眼两种情况下将这些小物体尽可能快地拾起并放在小盒子里。记录完成这项任务的时间。

前臂特异体格检查

- 前臂主要功能是在肘部至手部之间传递力量并完成旋前和旋后动作。

- 施加于腕部的轴向负荷,80%传递到桡骨,而另外20%传递到尺骨。
- 而分布于肱桡关节及肱尺关节轴向应力比重分别是60%和40%。
- 施加于桡骨的轴向应力中有20%经过骨间膜传递到了尺骨。
- 切除桡骨头后,90%施加于前臂的轴向应力经骨间膜传导。
- 前臂骨间膜
  - 骨间膜分为3个部分。每一部分包括许多纤维连接着桡骨和尺骨(图23.13)。

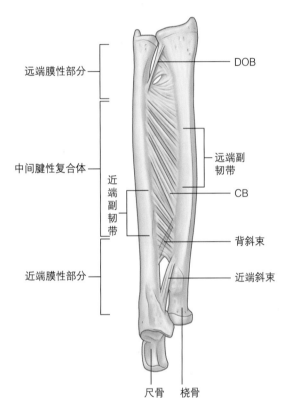

图23.13　前臂骨间膜。DOB,背侧副斜束;CB,中央束

- 远端膜性部分
  - 背侧斜束:该束起着稳定远尺桡关节的作用,特别是在前臂旋后时限制尺骨向掌侧移位。
  - 中部韧带部分
  - 中央束:自桡骨近端斜向尺骨远端延伸,是骨间膜最强壮的纤维。当桡骨头切除后,中央束承担了前臂所有机械刚度的71%。
  - 远端副韧带
  - 近端副韧带
- 近端膜性部分
  - 远斜副束
  - 近斜束:稳定近尺桡关节的结构
- 前臂旋转的测量
  - 患者应处于坐位并屈肘,将肘关节收于腹部外侧。令

患者每只手握一支笔并旋转前臂。测量笔与地面垂线的夹角。
- 前臂力量的测量
  - 旋后:前臂的旋后肌肉主要是旋后肌和肱二头肌。当前臂旋前时,桡侧腕长伸肌和肱桡肌起到使前臂旋后的作用。
  - 旋前:主要的旋前肌是旋前圆肌和旋前方肌。桡侧腕屈肌和掌长肌同样起着使前臂旋前的作用。当前臂旋后位时肱桡肌可起到使前臂旋前的作用。
  - 旋前或旋后力量应在肘关节屈曲90°时测量。测量旋前力量时应该握住腕部,在前臂中立或旋后位测量。测量旋后力量则应在前臂中立或旋前位进行。

肘关节的特殊体格检查

- 肘部标志
  - 当肘关节伸直时,肱骨内上髁、外上髁及鹰嘴尖位于一条直线上(Hüter线),而在肘关节屈曲时,三者呈等边三角形(Hüter三角)(图23.14)。
- 侧方/桡侧
  - 在侧方可轻易摸到肱骨小头及桡骨头。
  - 伸肌起自肱骨外上髁。
  - 桡神经可在肱桡肌和肱肌的间隙内触及。
- 前内侧
  - 肘窝外侧界是肱桡肌,内侧界是旋前圆肌。
  - 肌皮神经位于肱桡肌深层,肱二头肌腱内侧。
  - 肱动脉可于肱二头肌腱内侧触及。
  - 正中神经紧邻肱动脉内侧。
  - 于内上髁及尺骨间可触及尺神经沟。
- 后方
  - 可触及尺骨鹰嘴和肱骨鹰嘴窝。
  - 肱三头肌腱附着于尺骨鹰嘴。
- 外侧韧带复合体由以下4条韧带构成(图23.15):
  1. 外尺侧韧带:在肘内翻应力下对肘关节起主要稳定作用。
  2. 桡侧副韧带:该韧带位于肘关节轴线附近,在肘关节活动时一直保持紧张状态。
  3. 环状韧带:该韧带起自尺骨乙状切迹前缘,止于尺骨乙状切迹后缘,将桡骨头连接于尺骨。
  4. 侧副韧带:在肘关节受到内翻应力时辅助环状韧带。
- 内侧侧副韧带复合体:由3部分构成:前束、后束及横行韧带。前束对肘关节应对外翻应力起到主要稳定作用(图23.16)。
- 肘关节不稳定
  - 评估侧副韧带完整性时,应将肘关节屈曲15°。该位置可放松前关节囊,并将尺骨鹰嘴自鹰嘴窝里解除锁定。
  - 评估肘关节内翻不稳定时,须在肱骨完全内旋、肘关节轻度屈曲时施加内翻应力。

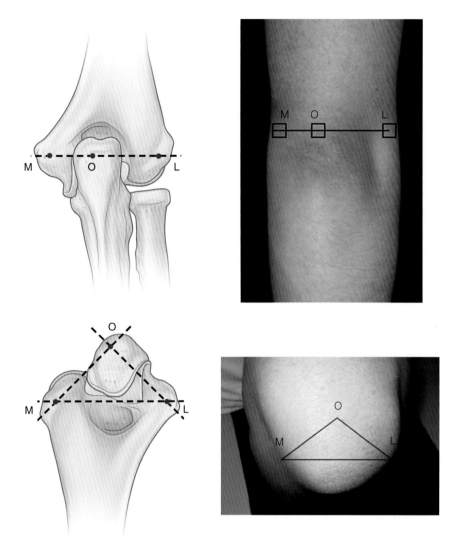

图 23.14　肘关节骨性标志。肱骨内上髁、肱骨外上髁、尺骨鹰嘴尖三点在肘关节伸直时位于一条直线上,而肘关节屈曲时呈等边三角形

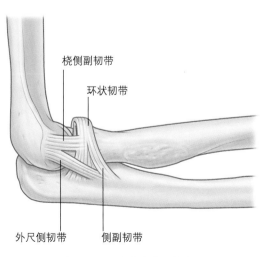

图 23.15　肘关节外侧复合体

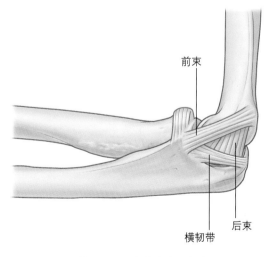

图 23.16　肘关节内侧复合体

● 评估外翻不稳定时,应在肱骨完全外旋、肘关节轻度屈曲时施加外翻应力(图 23.17)。

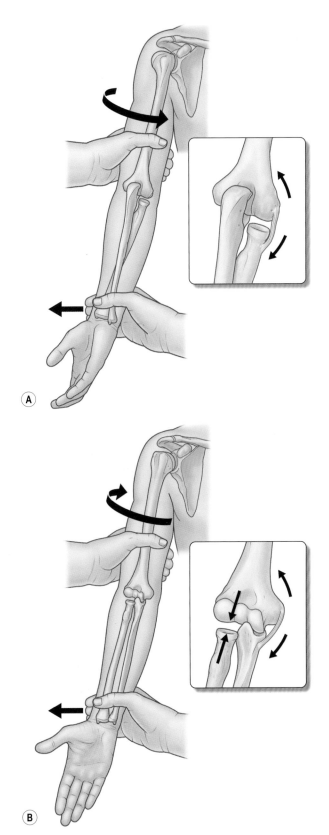

Ⓐ

Ⓑ

图 23.17　评估肘关节外侧不稳定。(A)评估肘关节内翻不稳定时肱骨完全内旋。(B)评估外翻不稳定时肱骨完全外旋

■ 后外侧旋转不稳定
● 外侧尺侧副韧带功能不全(松弛、断裂或撕裂)会导致肘关节后外侧不稳定。可通过轴移试验评估后外侧旋转不稳定(图 23.18)。

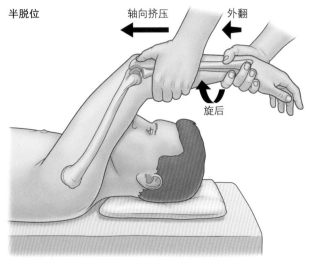

半脱位　　　　轴向挤压　　外翻

旋后

Ⓐ

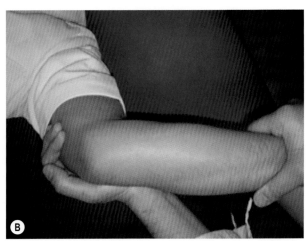

Ⓑ

图 23.18　肘关节轴移试验

胸廓出口综合征的体格检查

■ 胸廓出口综合征(thoracic outlet syndrome,TOS):指在第 1 肋骨上方锁骨后方区域的神经血管受压而引发的一系列上肢症状。
■ 颈部、肩胛带、上肢,特别是臂丛下干和 C8-T1 脊髓神经的损伤对于胸廓出口综合征的形成起到非常重要的作用。
■ 胸廓出口综合征通常被分为两种类型:
■ 神经型:
  ● 由对臂丛神经的压迫或刺激所致。
  ● 占 TOS 病例的 90%。

- 根据受累的臂丛神经根分为 3 个亚型：
  - 上干型（C5、C6、C7 神经根受累）。
  - 下干型（C8、T1 神经根受累）。
  - 混合型。
- 下干型及混合型占到 TOS 患者的 85%~90%。
- 40%~50% 的 TOS 患者合并有远端神经卡压疾病。
- 血管型：
  - 又分为动脉型与静脉型。
  - 静脉型占血管型 TOS 的 70%~80%。
  - 症状包括疼痛、肿胀、静脉扩张以及患肢颜色改变。
  - 锁骨下静脉的压迫常发生在前斜角肌第 1 肋止点与肋喙韧带及锁骨下肌腱第 1 肋止点之间的区域。
  - 动脉型仅占血管型 TOS 的 20%~30%，源于来自颈肋、附着于第 1 肋的异常中斜角肌、锁骨下动脉下方异常束带样结构的直接压迫。

重要的 TOS 相关解剖

- 在胸廓出口区域，臂丛神经干和锁骨下血管易受压迫或刺激：
  - 斜角肌间隙（三角）。
  - 最重要和最近端的受压区域。
  - 该间隙前界为前斜角肌，后界为中斜角肌，下方是第 1 肋内侧面。该间隙在休息位时非常小，而在上肢活动或存在一些异常结构时变得更小。
  - 肋锁间隙
  - 前界是锁骨中 1/3，后内侧界是第 1 肋骨，后外侧界是肩胛骨上缘。
  - 胸小肌下间隙
  - 位于喙突下方，胸小肌腱深面（图 23.19）。

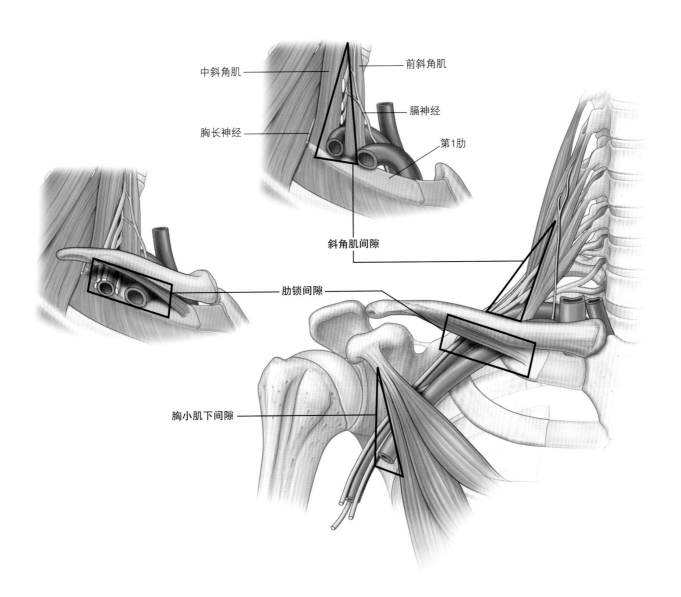

图 23.19　胸廓出口综合征患者 3 个可能压迫血管神经束的腔隙

激发试验

■ 激发试验应双侧进行，并将患侧与健侧对比，因为这些试验在正常人群中也可能呈阳性。
- Adson 试验：令患者抬起下颏，颈部偏向患侧，深吸气后屏住呼吸。如果桡动脉搏动减弱或者消失，则此试验为阳性（视频 23.16）。该试验对于斜角肌间隙压迫者敏感（图 23.20）。

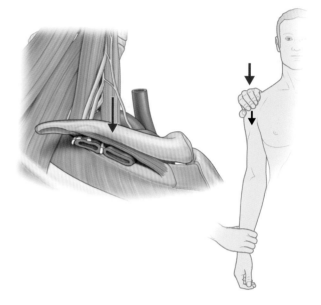

图 23.21　肋锁挤压试验用于发现肋锁间隙的卡压（箭头所示）

关节屈曲 90°，上臂外旋。如果此操作引发脉搏减弱并激发了症状，则此试验为阳性。胸小肌下间隙或者肋锁间隙处的压迫可引起此试验呈阳性（图 23.22）。

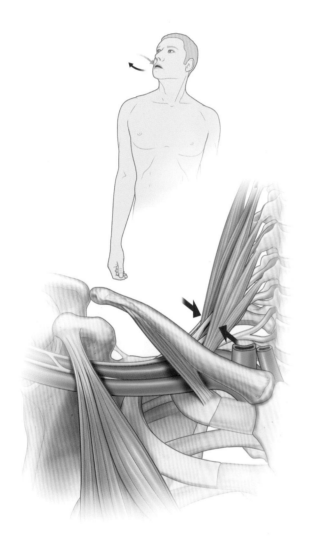

图 23.20　Adson 试验对于血管神经束在斜角肌间隙内（箭头所示）卡压的患者敏感

- 颈部倾斜试验：令患者深吸气并将颈部斜向健侧，屏住呼吸。对于 TOS 患者，该动作会诱发上臂沉重感，手指和 / 或手臂麻木刺痛，伴有疼痛。
- 肋锁挤压试验：令患者深吸气后屏住呼吸。检查者按压患侧肩部。TOS 患者会主诉诸如肢体沉重感、疼痛、麻木或刺痛感，桡动脉搏动往往减弱。此操作提醒医生留意肋锁间隙的压迫（图 23.21）。
- Wright 试验：检查者握住患者上臂，使上臂外展 90°，肘

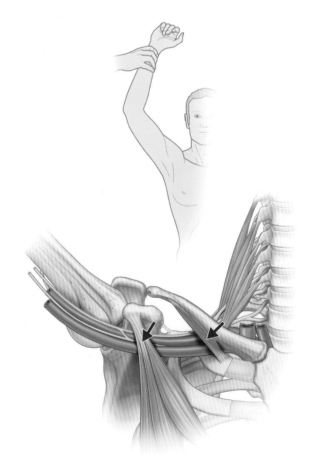

图 23.22　Wright 试验可发现肋锁间隙（红色箭头所示）及胸小肌下间隙处血管神经潜在的卡压

- Roos 伸臂压力试验:令患者保持双肩外展 90°,外旋 90°,反复张开握紧手部。如果在 3 分钟内患者出现手部或者上臂出现无力、疼痛、麻木或刺痛感,则此试验为阳性(视频 23.17)。
- Morley 试验:检查者挤压锁骨上窝处的臂丛神经时引发患者疼痛、麻木、刺痛感或不适感。

儿童上肢体格检查

- 由于交流问题,儿童的体格检查通常存在困难。
- 体格检查应包括观察儿童被家长抱着或者玩耍时的活动。
- 患肢的检查应从指端直到患侧胸部,并且需要与健侧对比,以便明确异常。
- 原始反射被用于评估新生儿的神经肌肉功能,包括 Moro 反射、全身张力性颈部反射、口唇反射和手掌抓握刺激。

延伸阅读

Hotchkiss RN, An KN, Sowa DT, et al. An anatomic and mechanical study of the interosseous membrane of the forearm: pathomechanics of proximal migration of the radius. *J Hand Surg.* 1989;14A:256–261.
When the radial head was resected, 90% of the axial load applied to the wrist joint was transmitted to the ulna through the interosseous membrane. The central band of the interosseous membrane provided 71% of the overall mechanical stiffness of the forearm.

Kleinman WB. Stability of the distal radioulnar joint: biomechanics, pathophysiology, physical diagnosis and restoration of function what we have learned in 25 years. *J Hand Surg.* 2007;32A:1086–1106.
The author describes detailed anatomy and biomechanics of the ulnar side of the wrist, including the TFCC. The deep layer of the distal radioulnar ligament plays an important role to stabilize the distal radioulnar joint. The dorsal deep layer of the ligament becomes tight in the supinated forearm, and the palmar deep layer increases the strain in the pronated forearm.

O'Driscoll SW, Bell DF, Morrey BF. Posterolateral rotatory instability of the elbow. *J Bone Joint Surg.* 1991;73A:440–446.
The authors addressed grades of dislocation of the joint caused by lateral ligament insufficiency (from instability of the joint to complete dislocation) and described a maneuver of the pivot shift test that was provocative of the elbow dislocation due to the lateral ligament instability.

Ranade AV, Rai R, Prabhu LV, et al. Incidence of extensor digitorum brevis manus muscle. *Hand (NY).* 2008;3:320–323.
Small vestigial extensor tendons are sometimes found in the long and ring fingers besides the EDC tendons, which are called the extensor digitorum brevis manus. This muscle is often found as a soft tissue mass and sometimes causes pain in the dorsum of the hand.

Watson HK, Ryu J, Akelman E. Limited triscaphoid intercarpal arthrodesis for rotatory subluxation of the scaphoid. *J Bone Joint Surg.* 1968;68:245–349.
Watson described his original maneuver of the so-called "scaphoid test" in this article. This maneuver has been modified by several authors and is now recognized as the "scaphoid shift test", which is a useful physiological examination to identify the instability of the scapholunate ligament complex.

第 24 章

屈肌腱损伤与重建

本章内容选自 Neligan 和 Chang 主编的 *Plastic Surgery* 第 4 版第 6 分卷《上肢与手外科》第 9 章 "屈肌腱损伤与重建"，章节作者为 Jin Bo Tang。

概要

- 肌腱通过传导肌肉收缩产生的力量，从而使关节运动。屈肌腱损伤很常见，但将功能恢复到令人满意的程度有时较为困难，尤其是累及鞘管的肌腱损伤。屈肌腱的断裂伤应尽可能一期修复。

- 目前肌腱的端端缝合采用多束核心缝合（四束缝合，如交叉法、双 Tsuge 法、Strickland 法和改良 Savage 法；六束缝合，如改良 Savage 法和 Tang 法）。

- 在指鞘区域的肌腱修复中，多数医生主张 A2 滑车可松解其长度的 2/3，如有必要，A4 滑车可以完全松解。考虑到其他滑车的完整性，断裂的肌腱可在滑车近侧修复。这种松解可减少肌腱运动的阻力以及肌腱断裂的可能，这种方法目前尚存争议。

- 术后，除儿童患者或特殊情况，应尽早活动，不同治疗中心的康复活动方案差异较大。

- 一期术后常见并发症包括肌腱再次断裂、肌腱粘连和关节僵硬。

- 采用多束缝合，松解挛缩的滑车，精心制定术后主被动活动方案，使肌腱承受的应力既不过载，又保证有效的肌腱滑动，从而减少粘连，避免肌腱二次断裂，并恢复最佳功能。

- 二期手术包括肌腱松解术、游离肌腱移植和分期肌腱重建术。肌腱松解是在存在明显粘连，限制肌腱滑动，同时手部软组织和关节状况良好时进行。游离肌腱移植术是一种挽救性手术，用于治疗一期失败的病例、延迟（>1 个月）治疗的肌腱断裂或长段肌腱缺损者。分期重建适用于广泛瘢痕形成或多次手术失败的病例。在二期手术中，保留或重建主要的环形滑车对于恢复手指功能至关重要。

- 闭合性屈肌腱断裂通常需要手术治疗。

- 屈肌腱手术的成功非常依赖于专业知识。充分掌握解剖学知识和精细的手术技术是恢复功能的必备条件。

简介

- 肌腱由致密的结缔组织组成，其传导肌肉产生的动力来驱动关节活动。手功能的发挥依赖于肌腱的完整性和充分的滑动性。

- 因指浅屈肌腱和指深屈肌腱共同存在于同一纤维骨性鞘管，导致其解剖结构错综复杂，因此其功能重建也较为困难。

- 框 24.1

- 只要有可能，手和前臂的急性屈肌腱裂伤都应进行一期修复或延迟一期修复。

  - 肌腱一期修复应在创面进行清洗、清创后进行端端缝合，通常在伤后 24 小时内进行。

  - 延迟的一期修复是指肌腱断裂后 3 至 4 周内进行的修复。

  - 对于关键区域的肌腱损伤（如 2 区），不应由缺乏经验的外科医生修复。如果医生经验不足，该手术可推迟，直到有经验的医生来完成。

  - 作者推荐的延迟手术时机是伤后 4~7 天，即感染风险可控，水肿明显减轻时。

  - 如果肌腱修复延迟到 3~4 周以上，可导致肌肉 - 肌腱单位的静态短缩，对于上述晚期病例，延长前臂肌肉内的肌腱可以减小张力（图 24.1）。

- 如果屈肌腱修复术后数周或 1 个月之内发生肌腱断裂，可再次行修复；如果肌腱断端回缩明显，或当指深屈肌腱断裂，指浅屈肌腱存在大范围瘢痕时，二期肌腱移植可能是唯一的选择。

- 在肌腱闭合性损伤中，主要损伤为腱 - 骨交界处创伤性指深屈肌腱撕脱。肌腱在插入远端指骨时断裂。

- 屈肌腱修复需要精细的操作,并要全面掌握屈肌腱系统的解剖和生物力学特点。外科医生需要了解一些解剖细节,包括主要滑车的长度、腱鞘直径大小、肌腱滑动幅度。

- 当有手术适应证时,一期修复应该由经验丰富的外科医生进行,如果不得不由缺乏经验的医生进行,术者术前必须复习屈肌腱系统的解剖,并且要充分了解最优修复方法的每一个细节。

- 术者必须掌握无创操作。修复的结果非常依赖术者经验:由缺乏经验的医生进行的肌腱修复常引起肌腱粘连和功能障碍,因此应该尽量避免。

- 传统的双束修复并不牢固,需要采用更牢固的方式修复。

- 完全缝合腱鞘是不必要的。腱鞘及滑车的重要部分出现部分缺损(<2.0cm),不缝合可使受伤肌腱更容易通过鞘管,可降低术后肌腱滑动的阻力。当腱鞘其余部分完整时,部分鞘管裂伤不缝合不会导致手指功能的缺失。

- 外科医生应该重视缝合技术牢固性以及减少对肌腱的压迫,这使手指可以早期主动活动锻炼,并获得更好的预后。

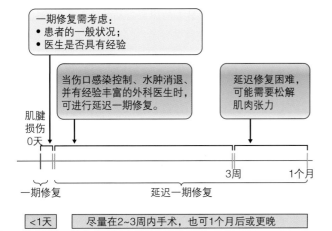

图 24.1　屈肌腱一期修复及延迟修复的决策流程图

- 损伤机制为远端指间关节过伸,从而使指深屈肌腱载荷过大所致。
- 在运动伤中可出现该类损伤。当一位运动员用手指钩住另一位运动员的运动衫时,其手指可被反向拉拽,即可导致屈肌腱断裂。该损伤(运动衫指)常见于环指。

■ 腕部肌腱闭合性损伤可能与腕骨骨折有关。

■ 屈肌腱滑车的扭伤或断裂常见于攀爬过程中。20% 以上的攀岩者可见滑车断裂。环指的 A2 滑车最易受累。闭合性的滑车断裂可保守治疗,也可外科重建。

■ 闭合性肌腱断裂可分为如下类型:

- Ⅰ型:指深屈肌腱自指骨撕脱,退缩至手掌。指深屈肌腱纽断裂,远端指间关节无主动屈曲功能,手掌可触及软性包块。
- Ⅱ型:指深屈肌腱退缩至近端指间关节水平,此类型最为常见。腱鞘无明显损伤,肌肉不易发生挛缩。
- Ⅲ:伴有较大撕脱骨块的指深屈肌腱断裂。该骨块通常限制了肌腱向近端回退至 A4 滑车。
- Ⅳ型:指深屈肌腱从骨块上撕脱断裂,回退至中节指骨水平,甚至回缩至手掌。

■ 早期发现闭合性肌腱断裂具有重要意义,对于延迟诊断的病例,一期修复较为困难,甚至无法完成,慢性病例需要游离肌腱移植。

■ 肌腱移植适应证:①肌腱断裂未能一期修复或延迟一期修复;②肌腱一期修复后再次断裂,无法再行端端缝合;③由于严重的污染、感染、肌腱缺损较多、滑车广泛损伤或合并其他损伤时,无法直接一期修复。

术前注意事项

■ 屈肌腱损伤多为开放伤,如锐性切割伤、挤压伤,但也可能是闭合性损伤。

- 广泛的开放伤常合并神经血管缺损。
- 闭合性损伤常与手指主动屈曲时受到强迫的伸展力有关。
- 屈肌腱断裂也可能是由于类风湿性疾病的慢性磨损、月骨无菌性坏死、舟骨骨折不愈合,或钩骨、桡骨远端骨折所致。

■ 详细询问患者的病史,关注其损伤机制,可在一定程度上提醒外科医生肌腱的损伤范围及合并损伤。

■ 伤指的自然静止姿势对评估极为重要。

- 指深屈肌腱和指浅屈肌腱完全断裂时容易诊断,其受累手指呈相对伸直的状态,不能主动屈曲近端指间关节和远端指间关节。
- 当控制近端指间关节,远端指间关节可以主动屈曲,则说明指深屈肌腱未断裂或仅有部分损伤。
- 当判断指浅屈肌腱完整性时,需控制相邻手指完全伸直,如果近端指间关节不能主动屈曲,则说明指浅屈肌腱完全断裂。
- 小指的指浅屈肌腱变异相对常见。有 30%~35% 的小指指浅屈肌腱与环指或中指存在腱联合。10%~15% 的小指指浅屈肌腱缺如。出现上述情况的患者可见小指近端指间关节屈曲受限或不能主动屈曲。
- 抗阻力时手指屈曲力弱提示屈肌腱部分断裂。
- 在检查拇长屈肌腱时,控制掌指关节于中立位。令患者主动屈曲指间关节,如不能屈曲,则提示拇长屈肌腱完全断裂。

■ 手指屈肌腱损伤易合并损伤一侧或双侧的血管神经束损伤,腕部或前臂远端的肌腱损伤易合并正中神经或尺神经损伤,因此神经功能及血管情况的评估应作为术前常规检查内容。

- 指腹感觉缺失或内在肌功能障碍提示合并神经损伤可能;手术方案应包括一期同时处理血管神经损伤。
- 若手指或手部血运障碍,提示可能因血管断裂导致低灌注或完全性缺血,该种情况应急诊行血管吻合。
- 除上述情况外,伤口清创之后,若有专业医生,可一期行肌腱修复,若无专业医生,也可先行缝合伤口,待数天之内由专业医生进行延迟的一期肌腱修复。

■ 术前应常规拍片检查,尽管合并骨折并不常见,但若存在,也应一并治疗。

■ 可疑闭合性肌腱损伤者也可行 CT 或磁共振检查,超声检查也可用于判断肌腱是否断裂。

■ 一期或延迟的一期肌腱端端缝合主要适用于伤口清洁的肌腱损伤,腱周组织损伤轻者。

■ 一期肌腱修复的禁忌证包括严重挤压伤、伤口污染严重、软组织广泛缺损或广泛的滑车和肌腱损伤。

■ 多发骨折,尤其是累及多平面的骨折或内固定不稳定者,也是一期肌腱修复的禁忌证(框 24.2)。

框 24.2 屈肌腱一期修复

适应证

- 清洁的肌腱切割伤
- 腱周组织损伤轻微,不伴有创面软组织缺损
- 创面局部的软组织缺损、指骨干骨折是临界适应证
- 肌腱断裂的几天之内,或最多 3~4 周内

禁忌证

- 伤口严重污染
- 骨折合并关节损伤或创面广泛软组织缺损
- 环形滑车严重损伤、肌腱长段缺损
- 医生不具备修复经验

■ 儿童的屈肌腱修复效果优于成人。由于儿童对患肢制动的依从性差,因此修复的手指通常需术后制动 3~3.5 周,无论是两束或四束缝合。

解剖 / 技术要点

■ 手及前臂共有 12 条屈肌腱,包括屈指肌腱和屈腕肌腱。
- 手指屈肌腱包括指浅屈肌腱、指深屈肌腱和拇长屈肌腱。
- 指浅屈肌和指深屈肌起于前臂中段,而拇长屈肌起于桡骨干中段掌侧面及邻近的骨间膜。
- 指深屈肌起于共同的肌腹,而指浅屈肌具有单独的肌腹,因此后者使得手指可以更独立地屈曲。
- 腕屈肌包括桡侧腕屈肌、尺侧腕屈肌和掌长肌。
- 在正常人群中,15%~20% 可见掌长肌缺如,但并不影响屈腕功能。

■ 腕管内有 9 条肌腱,包括 4 条指浅屈肌、4 条指深屈肌和 1 条拇长屈肌。

- 这些肌腱在腕管内的位置关系固定。
- 中、环指指浅屈肌位于最浅层,示、小指指浅屈肌位于其深方,更深一层为指深屈肌。
- 拇长屈肌位于桡侧深方,邻近舟骨和大多角骨。
- 肌腱出腕管后进入手掌,在掌浅弓水平,蚓状肌起自指深屈肌。

■ 屈肌腱结构最为复杂的区域是位于手指内的部分,此段肌腱是位于闭合的纤维 - 骨性鞘管内,并受节段性、致密的纤维结缔组织束带所约束。

- 手指的滑膜鞘管起于手掌的远端,止于远节指骨的中部。
- 指浅屈肌腱位于指深屈肌腱的浅层,一直到指浅屈肌腱在掌指关节水平分叉处。在 A2 滑车区域,指浅屈肌腱分为 2 束,沿外侧方向走行于指深屈肌腱的深面。
- 在指深屈肌腱深面,指浅屈肌腱的两侧束又再次交联形成 Camper 交叉(在指浅屈肌腱两侧束间形成的纤维连接),指浅屈肌腱的两侧束在远端独立止于中节指骨的近中部侧方。
- 指深屈肌腱止于远节指骨掌侧面。
- 拇长屈肌是拇指鞘管内唯一的屈肌腱,止于远节指骨。

■ 在纤维鞘管的内层为滑膜鞘,保障肌腱滑动的光滑性并为其提供营养。

■ 滑车系统为指屈肌腱特有结构;它由环形滑车(由致密、坚硬的环形束带构成)和交叉滑车(由薄而透明的十字形纤维束带构成)组成(图 24.2)。环形滑车维持肌腱紧贴指骨及关节,使之发挥最大的屈曲滑动效能。在手指屈曲时内部的纤维 - 骨性腱鞘变紧,使交叉滑车进一步收紧,进而加强手指屈曲。

- 共有 5 个环形滑车(A1~A5),3 个交叉滑车(C1~C3),1 个掌腱膜滑车。
- A1、A3、A5 滑车分别起自掌指关节、近端指间关节及远端指间关节的掌板,A2 和 A4 滑车分别起自近节指骨和中节指骨的中段。
- 最宽的环形滑车为 A2 滑车,覆盖了近节指骨的近 2/3,并在其中段包裹了指浅屈肌腱的分叉部分。
- A4 滑车位于中节指骨的中 1/3。
- A2 和 A4 滑车是 5 个环形滑车中最大的滑车,并且具有最重要的功能。

■ 拇指有 3 个滑车(A1、斜行、A2),无交叉滑车(图 24.3)。

- A1 和斜行滑车在功能层面非常重要。
- A1 滑车位于掌指关节的掌侧,而斜形滑车分布于近节指骨的中远段。
- A2 滑车位于拇长屈肌的止点。

■ 指深屈肌腱有两个腱纽:一个扇样的短腱纽和一个条索样的长腱纽。短腱纽位于指深屈肌腱的止点(图 24.4)。长腱纽通过指浅屈肌腱的短腱纽,将指深屈肌腱与指骨掌侧面连在一起。

■ 指浅屈肌腱同样有两个腱纽:一个与近指节指骨相连,一个位于指浅屈肌腱的止点。

■ 腱纽携带血管汇入肌腱背侧,提供部分的营养。肌腱的骨

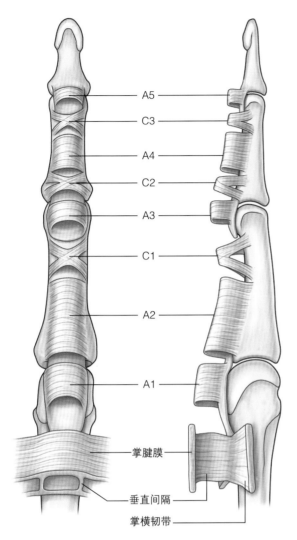

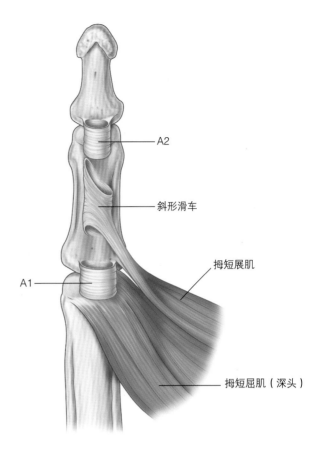

图 24.2 手指的环形滑车 (致密、坚硬、更牢固的环形带) 及交叉滑车 (薄膜状的交叉带)。共有 5 个环形滑车 (A1~A5)、3 个交叉滑车 (C1~C3)、一个掌腱膜滑车

图 24.3 拇指屈肌腱滑车位置。拇指有 3 个滑车：自近及远为 A1 滑车、斜形滑车和 A2 滑车

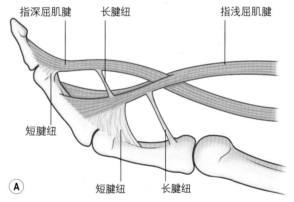

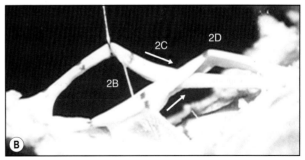

止点处同样存在血管，行程极短便汇入肌腱。

- 根据解剖特点，将手部及前臂的屈肌腱分为 5 区，为屈肌腱的解剖和手术修复提供基础的命名方式 (图 24.5 和图 24.6)。
  - 1 区：起自指浅屈肌腱止点，止于指深屈肌腱止点。
  - 2 区：起自手指滑膜鞘近端反折处，止于指浅屈肌腱止点
  - 3 区：起自腕横韧带的远侧缘，止于手指滑膜鞘
  - 4 区：由腕横韧带覆盖的区域
  - 5 区：腕横韧带的近侧
- 在拇指处，1 区为指间关节的远侧，2 区从指间关节至 A1 滑车，3 区为大鱼际区。

屈肌腱愈合

- 屈肌腱的营养来源于滑液和血管。滑膜鞘外的屈肌腱由节段性的血管网供给，然而，在滑膜鞘内的肌腱多由肌腱

图 24.4 指浅屈肌腱和指深屈肌腱的相对位置、止点及腱纽。指浅屈肌腱和指深屈肌腱各有两个腱纽，一短一长。在近指节的中段，A2 滑车的覆盖处 (2C 区)，指浅屈肌腱和指深屈肌腱的关系比较复杂

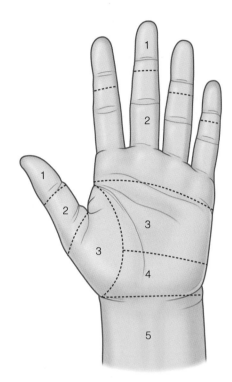

图 24.5　根据屈肌腱的解剖结构,以及滑膜鞘和腕横韧带,将屈肌腱分成 5 个区

背侧腱纽止点周围少量的血管供给。

■ 滑膜鞘内的屈肌腱通过两种途径愈合——内源性和外源性。

● 内源性愈合通过腱细胞增殖和细胞分泌的细胞外基质。

● 肌腱内源性愈合的能力较弱,在体内如果仅存在该种途径,则愈合无法完成。

● 外源性愈合指的是肌腱外的细胞及组织的生长。

● 当内源性愈合能力丧失(当肌腱或腱周组织严重创伤时)或处于利于外源性愈合的条件下(术后制动)时,外源性愈合将成为主要愈合方式。

● 外源性愈合可能通过形成粘连或者外源性细胞种植的方式进行愈合。

● 临床中,断裂肌腱的愈合通过内源性和外源性的机制共同参与,二者的平衡依靠肌腱和周围组织的条件。

■ 临床上可以看到以下 5 种不同(等级)的粘连及其对肌腱运动的影响:

1. 无粘连:对活动无影响。

2. 轻微粘连:肌腱与周围组织形成薄膜样的粘连,对活动无影响。

3. 疏松粘连:粘连组织疏松伴有较大活动度,轻度影响肌腱活动度。

4. 中度致密粘连:导致活动受限,明显影响活动。

5. 致密粘连:粘连带极为致密,长入至肌腱内部,导致肌腱几乎不能活动,显著影响运动。

■ 最有效的预防方式就是术中精细操作及术后早期活动。如果手术医生经验不足,也将产生粘连。

肌腱修复及滑行的生物力学研究

■ 许多因素会影响肌腱手术修复的强度(图 24.7):①穿过修复位置的缝线的股数——强度与穿过肌腱中央的缝线股数大致成正比;②修复的张力——与间隙形成和强度最相关;③核心缝合的长度;④缝线 - 肌腱作用方式——锁定或非锁定;⑤缝线在锁定腱束的直径——直径过小会降低锁定的强度;⑥缝线的粗细(直径);⑦缝线的材料;⑧周边缝合方法;⑨肌腱滑动路径的曲度——肌腱曲度增加,修复强度降低;⑩最重要的是,肌腱的自身承载能力,对修复强度起着至关重要的作用,其受到不同程度的创伤和创伤后组织软化的影响。

■ 为获得最佳的手术修复效果,上述因素在手术设计时均应考虑在内。

● 核心缝合要求缝线至少走行 0.7~1.0cm 的距离才能达到最大的把持力。

● 缝线在肌腱中进行锁式缝合比非锁式缝合把持力更大(图 24.8)。

■ 临床中针对成人常用的缝线直径一般为 3-0 或 4-0,而 2-0 及以上的缝线在手部就过于粗硬。

■ 环形滑车对于屈指肌腱的功能非常重要。腱鞘和滑车缺损一定长度,可导致屈指时指屈肌腱向掌侧移位——弓弦改变。

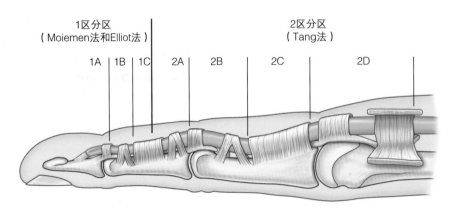

图 24.6　手指屈肌腱 1 和 2 区的亚区及其与滑车的关系

影响手术修复肌腱强度的因素

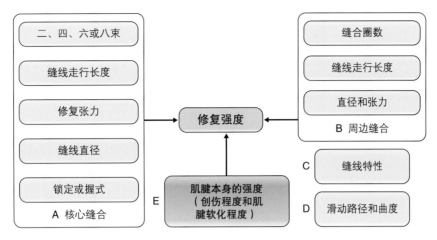

图 24.7　影响手术修复肌腱强度的因素

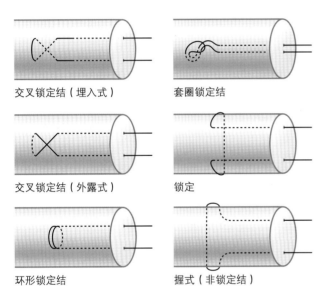

图 24.8　肌腱修复中不同的肌腱进针方式：锁定结或握式

- 在手指处，A2 和 A4 滑车位置和功能都极为重要。
- 当其余滑车或腱鞘缺失时，保留或重建这两个滑车是必要的。
- 然而，当其余滑车和腱鞘完好时，丧失任何一个单独的滑车（包括 A2 或 A4 滑车）也不会产生严重影响。
- 切除一半或者 2/3 长度的 A2 滑车，或者整个 A4 滑车都不会引起明显的肌腱弓弦样改变，屈指功能也无明显减少。
- 手指屈指肌腱是在相对无阻力的滑囊环境中滑动。当肌腱损伤及修复后，活动的阻力会有所增加。以下因素会对肌腱滑动产生阻力：①肌腱滑动表面粗糙；②伤口的生物学反应，如皮下或肌腱水肿；③缝线材料暴露引起的摩擦；④由于缝线的存在导致肌腱变粗；⑤腱鞘或者滑车缝合过紧，引起肌腱滑动管道变窄；⑥在滑车或腱鞘边缘存在肌腱粘连；⑦术后伸肌腱牵拉及关节僵硬，加重屈肌腱

活动的负担；⑧粘连。
- 在肌腱修复中，生物学愈合强度是一个重要问题。肌腱修复后，有研究表明在术后最初的几周里，愈合强度或维持不变，或有所下降。
  - 肌腱修复后，尤其是术后第 2 周出现强度下降，被认为是由肌腱断端软化引起，从而降低了缝线的把持力。
  - 动物实验研究表明，在最初 4 周，愈合中的肌腱强度是稳定的，而在第 5 周和第 6 周，愈合强度显著增加（大于 3 倍）；随后肌腱牢固愈合并且难以断裂。
  - 术后第 5 周和第 6 周对于重获肌腱强度十分重要。

手术技术

- 通常需要臂丛神经阻滞麻醉；当合并其他严重损伤时，也可采用全身麻醉。
- 在手指掌侧行 Z 形切口，显露肌腱，例如 Bruner 切口，或采用侧方切口。当伤口位于手掌或前臂时，通常有必要延长伤口（图 24.9）。

1 区损伤

- 此区域内只存在指深屈肌腱。
- 当损伤位于此区域的远端时，由于远侧断端太短而不便于直接行端端缝合。肌腱近侧断端可以采用 3-0 聚丙烯缝线，进行 Bunnell 或改良 Becker 缝合方式缝合，同时在远节指骨基底掀起一骨膜瓣（图 24.10）。缝线经过一斜形孔道，自甲板处穿出，通过一纽扣固定于甲板表面。
- 1 区的近侧部分肌腱断裂，由于保留有足够的肌腱断端长度（1cm），可直接行端端缝合，手术方式与 2 区治疗的方法相似。
  - 肌腱中央缝合法，例如改良 Kessler 法、交叉法、改良 Becker 法或双 Kessler 法修复，可通过在近端腱鞘处开

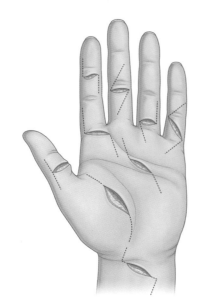

图 24.9　肌腱修复时手掌及手指的切口入路

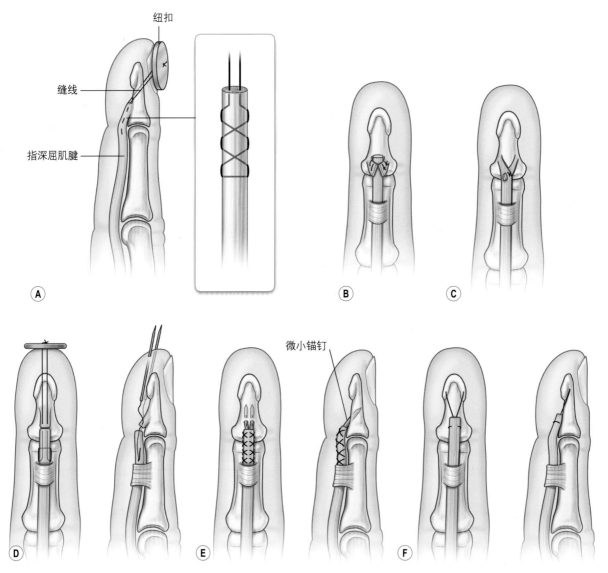

图 24.10　1 区腱骨缝合固定的方法。(A)固定指深屈肌腱与骨的传统方法,将缝线穿出指甲与纽扣固定。其他固定肌腱远处断端与骨的方法:(B)将断端与残留的指深屈肌腱直接缝合;(C)通过骨隧道与肌腱套圈;(D)通过指尖牵出缝线;(E)微小锚钉;(F)通过骨中的横行孔道将缝线套圈

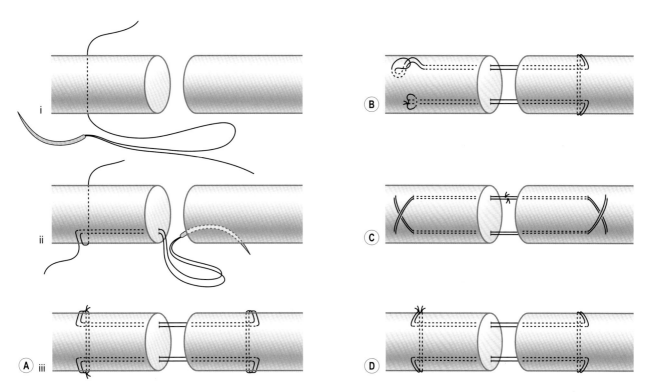

图 24.14　采用单针单根套圈缝线或带两根分开的缝线的四束缝线修复法。这些方法在肌腱内针穿行次数更少,与双 Kessler 法具有相同的强度。(A)在肌腱两侧打结的四束缝线修复法。(B)使用单根套圈缝线的 U 形四束缝线修复。(C 和 D)单针携带双股线进行四束缝线交叉锁定修复或四束 Kessler 修复(线结位于肌腱一侧)

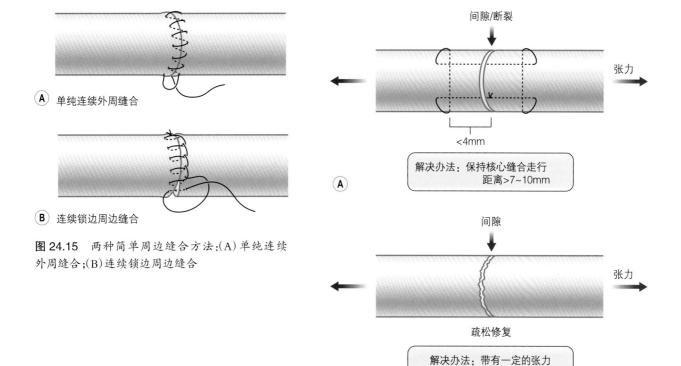

图 24.15　两种简单周边缝合方法:(A)单纯连续外周缝合;(B)连续锁边周边缝合

图 24.16　(A)有效的核心缝线走行距离。(B)一定预张力有利于抵抗间隙形成,降低术后肌腱活动时断裂的概率

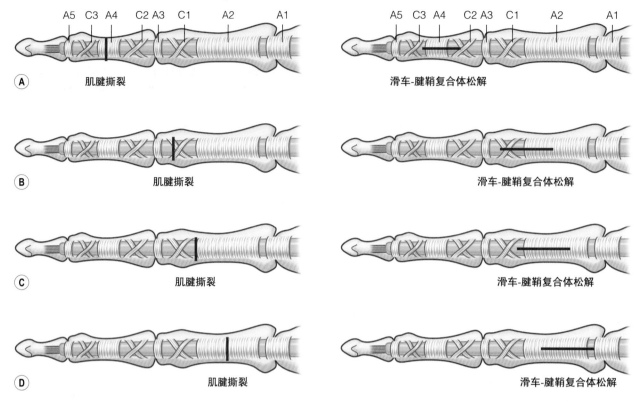

图 24.17　在不伴有弓弦征或肌腱功能丧失的情况下,图示滑车 - 腱鞘复合体在进行松解时可切开的长度和面积。(A)当指深屈肌在 A4 滑车附近被切断,同时术中肌腱无法从此滑车下顺利穿出时,可切开全部 A4 滑车。(B)当肌腱在 A2 滑车远端被切断时,可切开 A2 滑车远侧的部分腱鞘和 A2 滑车远侧 1/2 部分。(C)当修复的肌腱断端位于 A2 滑车远侧缘或远侧部时,切开 A2 滑车远侧的一小部分腱鞘和 A2 滑车远侧的 2/3。(D)当损伤位于 A2 滑车的中部或近侧时,切开 A2 滑车近侧的 2/3

表 24.1　手指 2 区滑车和指浅屈肌腱的力学基础和手术方式总结

研究方面	指浅屈肌腱止点(2A)	A2 滑车远端(2B)	A2 滑车处(2C)	A2 滑车近端(2D)
解剖				
指浅屈肌腱	止点	两束,指深屈肌腱背侧,有腱纽	分叉处	一束,位于指深屈肌腱的掌侧
滑车	A4,C2,狭窄	A3,C1	A2,狭窄	A1,PA
生物力学				
指浅屈肌腱	无滑动	不压迫指深屈肌	压迫指深屈肌,类此一个可移动的,继发"滑车"	几乎无压迫
滑车	可松解 A4	可切开一个滑车	可部分切开	
临床选择				
指浅屈肌腱		修复	切除或不修复,切除一束	如有可能,修复两根肌腱
滑车	A4 切开		部分松解,滑车短缩或成形术	

滑车的手术方式。

3、4、5 区损伤

- 2 区近端的屈肌腱损伤的修复方法与修复 2 区的方法几乎一样。这些区域因为腱周血运丰富且缺少滑车的限制,通常预后较好。该区域形成的粘连对肌腱活动影响也较小。
- 4 区肌腱损伤通常合并正中神经和血管损伤。修复肌腱时可切开部分腕横韧带以协助修复肌腱,且术后不必缝合。
- 5 区的屈肌腱损伤通常合并多发肌腱裂伤及血管神经束的损伤。
- 发生在 5 区的腕部切割伤多为多发的肌腱断裂并合并神经血管的损伤(除掌长肌外,15 个结构里至少有 10 个)。该类伤被称为"意大利面样"腕。"意大利面样"腕影响独立的指浅屈肌腱活动恢复,但并不影响手指活动范围。
- 在 5 区中,推荐修复指浅屈肌腱,同时建议术后早期活动,有助于恢复独立的指浅屈肌活动功能。

拇长屈肌腱损伤

- 拇长屈肌腱损伤的修复原则和方法与修复指深屈肌腱相同。
- 修复拇长屈肌腱时，近侧断端通常回缩至鱼际肌的位置。此断端可以用牵出指浅屈肌腱和指深屈肌腱的方法引出。
  - 如果拇长屈肌腱的近端已回缩至大鱼际肌的近侧，则需在前臂再行一单独的切口定位断端。拇长屈肌的断端通常位于桡侧屈腕肌和桡动脉的深方。

部分肌腱断裂

- 小于肌腱直径 60% 的断裂不必采用核心缝合修复。
  - 小于 60% 的肌腱断裂，可以通过修剪肌腱断端，减小其卡压在滑车边缘以及与腱鞘间摩擦的概率。也可以采用腱周缝合的方式修复肌腱，使其表面光滑，并增加肌腱强度。
- 肌腱断裂大于其直径的 60% 可增加腱鞘炎、卡压或断裂的风险。
  - 达到直径 60%~80% 的肌腱断裂至少需要腱周缝合，同时最好采用两股中央核心缝合的方法修复断端。
  - 达到直径 80%~90% 的断裂的治疗方法与完全断裂相同。

闭合性肌腱断裂

- Ⅰ型：指深屈肌腱从指骨处撕脱并回缩至手掌。
  - 肌腱应该在 7~10 天内从近端引出鞘管进行修复，否则之后腱鞘可出现塌陷，妨碍肌腱复位。肌肉挛缩也会妨碍肌腱复位。
- Ⅱ型：指深屈肌腱回缩至近端指间关节水平。
  - 修复可以在伤后 1 个月进行。
- Ⅲ型：指深屈肌腱伴随部分骨块的撕脱，肌腱与骨块连续。
  - 采用克氏针或者螺钉进行骨块固定即可。
- Ⅳ型：指深屈肌腱伴随一骨块撕脱，肌腱与骨块分离。
  - 首先将骨块与远节指骨固定。
  - 然后将回缩的肌腱牵回修复。
  - 术后，远端指间关节制动 4~5 周，或者轻微活动。

术后注意事项

- 除个别特例——如儿童或无法配合术后康复训练、出现骨折或其他特殊健康问题的成人——肌腱修复后都应在术后早期开始进行康复活动。
- 学界已介绍过几种术后康复方法。

改良 Kleinert 法

- 采用手背侧的保护性支具，保持腕关节掌屈 30°~40°，掌指关节屈曲 60°~70° 屈曲位，指间关节可完全伸直。
- 橡皮筋固定在前臂掌侧，并固定在伤指的指尖。
- 患者可以主动伸直手指，并且可以在张紧的橡皮筋作用下被动屈曲手指。近年来，一些医生已经建议取消橡皮筋牵拉。

Duran-Houser 法

- 手背侧支具，腕关节掌屈 20°，掌指关节屈曲 50°，指间关节可完全伸直（图 24.18）。
- 在最初的 4.5 周内，患者在支具的保护下，每小时被动伸直 10 次远端指间关节，同时保持近端指间关节和掌指关节屈曲，被动伸直 10 次近端指间关节，同时保持掌指关节和远端指间关节屈曲（见图 24.18）。
- 与 Kleinert 的橡皮筋牵拉相比，该方法降低了近端指间关节挛缩的概率。

术后早期活动

- 术后，使用从肘至指尖的支具，固定手腕在中度屈曲位，掌指关节在略小于 90° 的屈曲位，指间关节伸直位。
- 术后 48 小时后，移除手指的敷料并开始锻炼。
- 在监督下，活动包括两次被动活动，两次主动活动，每 2 小时一次。

作者推荐的主被动联合法（南通法）

- 术后，采用手背侧的热塑性塑料的支具制动，保持腕关节屈曲 20°~30°，掌指关节轻度屈曲，指间关节伸直，维持 2.5 周（图 24.19）。
  - 术后早期，作者不鼓励患者活动手指。
  - 术后 3~5 天（多数患者是第 4 天或第 5 天）开始活动。
  - 指导患者在早晨、中午、晚上及睡前分别轻柔地主动屈指 20~30 次，活动范围以感觉舒适为宜。
  - 在最初的 2.5 周内，要特别鼓励患者进行完全的伸直训练，此期防止伸直受限比获得完全的屈曲功能更为重要。

并发症与结果

- 过去 20 年的治疗结果回顾表明，3/4 以上首次肌腱修复手术后，患者手指活动范围极佳或良好。
- 多束核心缝合法明显降低了肌腱修复后的再断裂发生率。
- 粘连仍是阻碍获得满意的活动度的主要原因之一。

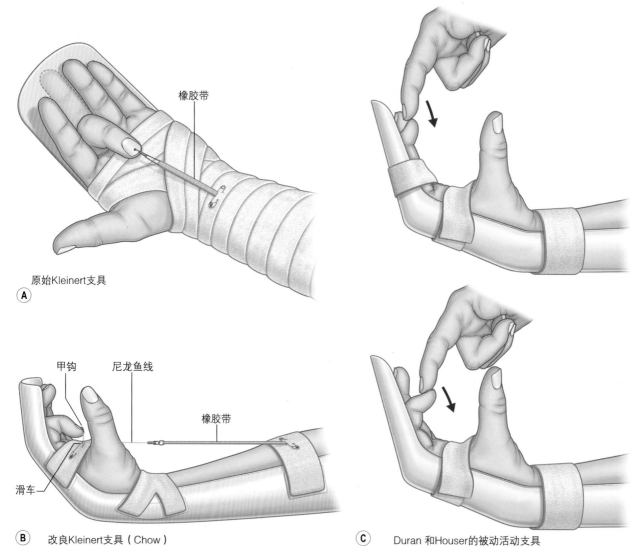

橡胶带

原始Kleinert支具

(A)

甲钩　尼龙鱼线

橡胶带

滑车

(B) 改良Kleinert支具（Chow）

(C) Duran 和Houser的被动活动支具

图 24.18　（A）原始的和（B）改良的 Kleinert 被动伸直支具，以及（C）Duran 被动伸直支具。在改良 Kleinert 被动伸直支具中，掌侧条用于增加指间关节屈曲训练

- 肌腱缝合术后数月,如果发现手指被动活动度明显大于主动活动度时,可进行肌腱松解。
- 肌腱修复效果的影响因素包括患者年龄、损伤的范围及区域、修复的时期、术后康复及术者的经验。
  - 儿童的肌腱修复效果往往好于成人。
  - 如果合并广泛的软组织损伤或合并指骨骨折,预后通常不佳。
- 二期肌腱修复通常需要游离肌腱移植或分期重建。
  - 适用于严重肌腱损伤无法一期修复或肌腱长段缺损者。
  - 这些技术由早期的手外科大师提出,大部分沿用至今(框 24.4)。
  - 如待修复的肌腱周围存在大量瘢痕或二期肌腱修复失败,需进行肌腱分期修复,不鼓励一期肌腱移植。
  - 在手术之前,应保证软组织伤口愈合良好,同时手指应该具有灵活的被动活动。如果关节被动活动明显受限,不宜行一期肌腱移植,可考虑分期手术。

框 24.4　二期手术:移植与分期重建

适应证

- 1 个月内未治疗的损伤的肌腱
- 在原发或延迟原发阶段修复断裂的肌腱
- 不适用于一期修复的肌腱损伤
- 需要分期肌腱重建的瘢痕严重的手指

基本要求

- 手部被动运动灵活
- 软组织状况:良好
- 肌腱损伤后足够时间:3 个月

禁忌证

- 关节活动受限(但可能适合分期重建)
- 存在软组织创伤或缺损,骨折愈合不佳

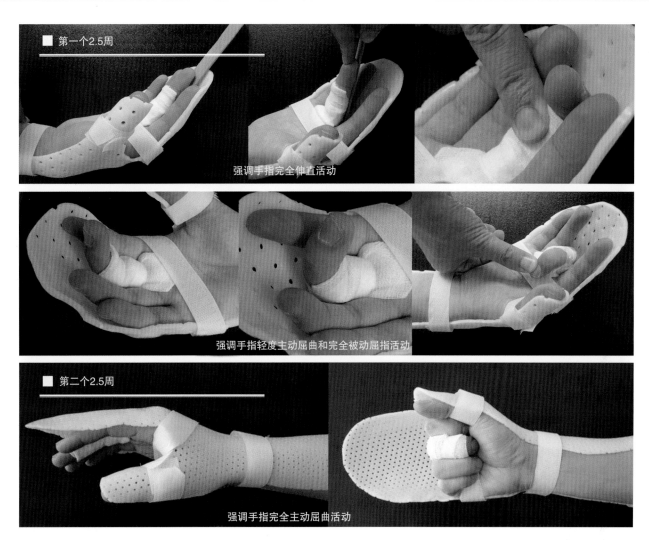

图 24.19 作者采用被动-主动联合活动方案。此方案分成两个 2.5 周的周期。在最初的 2.5 周内，腕关节轻度屈曲，手指伸直。只允许手指轻度主动屈曲，但鼓励全范围的被动活动。在第二个 2.5 周内，腕关节伸直，鼓励手指全范围主动屈曲。该方案采用了腕和手协同活动的概念。当腕关节屈曲时，伸指张力减少；当腕关节伸直时，屈指张力减少

- 伤后 3 个月才可进行肌腱移植。

延伸阅读

Boyes JH, Stark HH. Flexor-tendon grafts in the fingers and thumb. A study of factors influencing results in 1000 cases. *J Bone Joint Surg Am.* 1971;53:1332–1342.
This classic article reported perhaps the largest case series of free tendon grafting in the fingers and thumbs. The authors analyzed the factors influencing the prognosis for free tendon grafting and showed that the tendon grafting procedure used can produce clinically acceptable function. However, hand conditions are extremely important. Prognostic factors include conditions of the soft tissues and joints. Extensively scarred tendon bed and joint damage led to the worst prognosis after tendon graft surgeries.

Elliot D. Primary flexor tendon repair – operative repair, pulley management and rehabilitation. *J Hand Surg [Br].* 2002;27:507–513.
This article summarized developments in surgical tendon repair techniques, methods of venting the annular pulleys, and active tendon motion regimes for primary flexor tendon repairs in the hand. Of particular clinical interest, the authors reviewed methods of early active or combined passive–active tendon motion (representing a current trend in digital flexor tendon rehabilitation) and the pulley venting procedure that the author and his colleagues have been using in their practice.

Giesen T, Sirotakova M, Copsey AJ, et al. Flexor pollicis longus primary repair: further experience with the Tang technique and controlled active mobilisation. *J Hand Surg Eur Vol.* 2009;34:758–761.
This clinical study reported the most up-to-date clinical outcomes of repairs of lacerated FPL tendons from a renowned center dealing with flexor tendon injuries. These authors have made a series of reports of their results in treating FPL injuries over the past 2 decades; this most recent report documents their outcomes in 50 FPL injuries. With a six-strand core tendon repair alone (without peripheral repairs), they achieved good or excellent functional recovery in 80% of thumbs, with zero tendon rupture with an active motion regimen. These are the best clinical results of FPL tendon repairs reported thus far. It is worth noting that the authors did not elaborate peripheral sutures in these FPL tendon repairs, and the oblique pulley in the thumb was vented to accommodate tendon repairs.

Hunter JM, Salisbury RE. Flexor-tendon reconstruction in severely damaged hands. A two-stage procedure using a silicone-Dacron reinforced gliding prosthesis prior to tendon grafting. *J Bone Joint Surg Am.* 1971;53:829–852.

Kleinert HE, Schepel S, Gill T. Flexor tendon injuries. *Surg Clin North Am.* 1981;61:267–286.

Savage R, Risitano G. Flexor tendon repair using a "six strand" method of repair and early active mobilization. *J Hand Surg [Br].* 1989;14:396–399.

Strickland JW. Delayed treatment of flexor tendon injuries including grafting. *Hand Clin.* 2005;21:219–243.
This article provides an update on historical developments of surgical techniques, the author's personal approaches, and current practice of these secondary repair procedures, which are generally considered classic operations. Little has changed over recent decades.

Tang JB. Clinical outcomes associated with flexor tendon repair. *Hand Clin.* 2005;21:199–221.

Tang JB. Indications, methods, postoperative motion and outcome evaluation of primary flexor tendon repairs in zone 2. *J Hand Surg Eur Vol.* 2007;32:118–129.

This article provides a comprehensive and updated review of the current indications for primary tendon repairs in zone 2. The author's techniques of multistrand repairs and rehabilitation are detailed. Most importantly, the author defines the needs, mechanical basis, and areas of releasing the critical parts of the major digital annular pulleys to facilitate tendon

repairs. The author highlights the importance of releasing the critical pulley parts and strong surgical repairs in achieving predictable primary flexor tendon repairs in this most difficult area. Subdivision of zone 2 and novel criteria for outcome evaluation are also presented in this article.

Verdan CE. Primary repair of flexor tendons. *J Bone Joint Surg Am.* 1960;42:647–657.

第 25 章

神经转位

本章内容选自 Neligan 和 Chang 主编的 *Plastic Surgery* 第 4 版第 6 分卷《上肢与手外科》第 33 章 "神经转位"，章节作者为 Kirsty U. Boyd、Ida K. Fox 和 Susan E. Mackinnon。

概要

- 神经损伤的结果往往是灾难性的，常伴随疼痛及功能障碍。
- 运动神经损伤必须尽快处理，因为再生的轴突必须在变性和纤维化之前到达效应肌肉——"时间就是肌肉"。
- 神经转位提供了一种很好的重建方法，通过将再生神经纤维更快地转移至效应终末器官，从而将近端的损伤转变为相对远端的损伤。
- 神经转位可以在原损伤区域外进行解剖，从而提供了一种更安全、更简单的方法。
- 与肌腱转位不同，该方法保留了肌肉 - 肌腱生物力学结构，因此不会干扰其走行、起止点和长度 - 张力关系。
- 神经转位需要时间让神经再生，也需要大量物理治疗来恢复。
- 神经内分离有较高的技术要求，神经转位也需要对神经解剖结构有深入了解。

简介

- 神经转位可用于恢复感觉或者运动障碍，从本质上将近端损伤转变为远端损伤，从而提供了一个紧邻效应器的再生轴突来源。
- 神经转位的优点
  - 使再生的运动神经纤维更快地靠近末端效应器官，本质上是将近端水平损伤转化为远端水平损伤。
  - 可在原损伤部位外部进行手术重建，避免了复杂的解剖以及对重要神经血管结构的损伤。
  - 允许对部分神经进行特殊针对性的干预。
  - 与肌腱转位不同，神经转位只需要很短时间的制动（7~10 天），这对于已经有显著僵硬的患者非常重要。

- 保留了肌肉肌腱结构的生物力学特性。
- 能够恢复特定的功能，比如前臂旋前，而传统手术技术难以实现这一点。
- 神经转位的适应证（表 25.1）

表 25.1 神经转位的适应证

- 无法移植的近端臂丛神经损伤
- 近端周围神经损伤，需要远距离对远端效应器进行神经再支配
- 严重的瘢痕区域，有损伤重要结构的风险
- 节段性神经缺损
- 上肢严重创伤
- 部分神经损伤伴功能障碍
- 发现过晚、时间不足以致无法通过移植对远端效应器进行神经再支配
- 关键区域的感觉神经功能障碍

- 绝对禁忌证：
  - 末梢器官无反应。
  - 与神经关系中断 1 年以上的肌肉将无法进行神经再支配，无论采用多么精心设计的神经再支配策略。
- 相对禁忌证：
  - 神经再生时间过长
  - 外科医生经验不足，有来自手术、解剖知识的要求、术后康复和治疗的挑战。
  - 患者倾向于采用肌腱转位，以牺牲可通过神经转位实现的独立精细运动控制，来获得更快的恢复。
- 涉及神经转位的端侧转位的最新相关的基础研究进展（图 25.1）。
  - 端侧神经缝合是将受损的受体神经远端末梢接入一个完整神经的侧面，从而为受损神经的轴突再生提供近端的来源。
  - 感觉的恢复通常比运动恢复容易。
- 反向端侧吻合神经转位需要完全切断供体神经，然后将

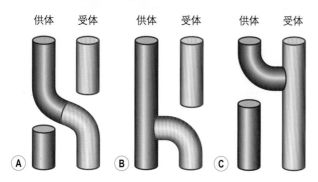

图 25.1　神经转位中的多种吻合选择。(A)供体神经(红)和受体神经(蓝)之间的端端吻合;(B)端侧吻合,将分离的受体神经(蓝)的远端转位至完整供体神经(红)一侧。在该方法中,来自供体的神经束将"萌芽"进入远端供体神经。受体神经实际上是将供体神经束"拉"入远端神经。(C)反向端侧吻合,在这种方法中,供体神经(红)被分离并转位到完整受体神经(蓝)的一侧。供体实际上是将再生的神经束"推"入远端供体神经

供体神经吻合到完整受体神经的一侧。

- 该方法最大限度利用了供体神经的可利用的运动神经轴突数量。
- 该方法不会中断受损受体神经的任何恢复,因为神经的完整性得到了保留;然而,从供体神经招募的额外轴突将改善远端效应器的神经再支配,这一概念被称为"增强支配"。
- 在近端神经损伤中,由于需要较长距离进行神经再支配,这项技术可以保护效应肌肉免受失神经萎缩和纤维化的影响。

提示与要点

端侧转位可被看作是受体神经将再生轴突从完整的供体神经中"抽"出来,而反向端侧转位则可以被看作是供体神经将再生轴突"推"入完整的受体神经。

- 周围神经外科医生面临的最大挑战在于,随着损伤时间的延长,获得良好运动功能恢复的可能性越来越小。
  - 对于任何与终末运动器官连续完全中断的神经损伤,肌肉一旦发生失神经支配和纤维化(这一过程最早会发生于损伤后 1 年),任何神经再支配方法都将无法挽回。
- 直接神经修复和神经移植仍然是周围神经外科医生的重要工具,在许多情况下应继续作为治疗的选择,包括:
  - 多发性神经损伤,缺少神经转位所需的神经供体来源。
  - 远端单一功能的神经损伤,直接修复或者移植优于神经转位,因为一对一的功能可被保留,也无需再训练过程,不会牺牲供体功能,同时离效应末梢的距离也短。
- 对于神经转位失败,并且需要进一步二次手术的情况,有一些因素需要重点考虑。
  - 在设计神经转位时,必须考虑转位失败时可能需要的补救措施。
  - 因此,在决定供体神经时,谨慎的做法是确保给以后留

下选择。
- 肌腱转位后肌力恢复分 5 级,在转位后将至少会降低一级。

提示与要点

避免使用二次手术中可能需要的供体神经,例如沿途的肌腱转位。在切断供体神经之前,用准确的术中神经刺激确保神经的其余部分仍然具有所有必需的功能。

- 肌腱转位具有不受时间限制的优点,因为远端运动失神经和纤维化不会影响预后。因此,如果功能结果不如预期,将神经转位作为首选方法并保留肌腱转位作为候选方法并无不妥。
- 如果没有合适、多余、可用的供体神经(例如在多神经损伤的情况下),不要尝试神经转位。这种情况下,神经移植联合肌腱转位,甚至关节融合都是合理的。

术前注意事项

- 询问病史时,神经损伤的时机和致伤机制的细节信息至关重要。损伤的机制将决定干预时机,比如锐性穿刺伤的及早处理、闭合性损伤和弹道伤的预期治疗。
- 询问病史时应当准确引出患者的特定症状,如运动和感觉功能丧失、疼痛等,因为这将有助于找到随后体格检查的重点。
- 上肢完整的体格检查包括感觉、运动功能、深部腱反射、关节柔韧性和活动度的评估。
- 特别是在病征较晚出现的患者中,固定性的关节挛缩可能会阻碍功能恢复。
- 感觉功能应同时通过皮节区域和周围神经支配区进行评估,这样有助于区分这些损伤。作者主张同时采用两点辨别法和十项测验法来评估手部的感觉丧失。
- Tinel 征(撞击再生神经引出的刺痛感)有助于定位神经损伤的水平,也可以进行一系列的临床检查,以检查是否有进展迹象,表明其自发性的恢复。
- Tinel 征通常在实际的运动功能恢复前出现,并且可能距离初始损伤部位相当远。
- 划痕塌陷试验主要用于神经卡压病变的患者,但也可以用于评估患者可能的神经转位过程,因为其可以提供对神经损伤水平的额外确认(视频 25.1)。
- 该检查要求患者面向检查者取坐位,肩内收、肘屈曲 90°、前臂旋转中立位、腕和指伸直。随后检查者轻柔地在假定神经损伤的区域作划痕,在患者抵抗时对前臂施力,使得肩内旋。测试部位的神经损伤表现为损伤同侧手臂向内塌陷。
- 体格检查最重要的组成部分之一是简单地确定哪些功能正常,哪些功能丧失。
- 对于需要手术干预的损伤,检查患者是否有可能的神经供体很重要,包括神经丛内的和神经丛外的(副神经、胸内侧神经、胸背神经)。

- 由有经验的医生进行肌电诊断测试是一种有效的体格检查外的辅助检查,可用于闭合性神经损伤的神经再支配的系列评估。
- 最早的肌电诊断测试应推迟到损伤后至少 6~8 周,以评估是否有轴突损伤和根水平撕脱的体征。
- 对于闭合性神经损伤后 3 个月仍然没有恢复迹象的患者,应当更加倾向于手术干预。

患者选择

针对特定损伤模式的解剖 / 技术要点

上臂丛损伤

特定患者检查结果

- 上臂丛损伤是指位于 C5、C6 和 / 或 C7 神经根,或上干水平的损伤。

- 通常包括以下功能缺失:
  - 肩胛背神经支配的菱形肌和肩胛提肌:使肩胛骨内收、内旋和上提。
  - 胸长神经支配的前锯肌:外展肩胛骨,使得肩关节屈曲超过 90°。
  - 肩胛上神经支配的冈上肌和冈下肌,这些肌肉是肩袖肌。冈上肌协同三角肌完成肩关节外展。冈下肌协助小圆肌进行肩关节外旋。
  - 腋神经起自后侧束,接受 C5、C6 的神经支配。腋神经支配三角肌和小圆肌,分别使得肩关节外展和外旋,并提供肩外侧的皮肤感觉支配。
  - 肌皮神经起自外侧束,主要受 C5、C6 神经支配,偶由 C7 神经支配。肌皮神经支配喙肱肌、肱二头肌和肱肌,为屈肘提供动力。二头肌也是主要的前臂旋后肌。前臂外侧皮(lateral antebrachial cutaneous,LABC)神经属于终末支,提供前臂外侧的皮肤感觉支配。
- 上臂丛损伤的患者表现为肩关节半脱位、肩外展和外旋障碍、肘关节屈曲丧失或减弱,这取决于 C7 的受累情况。亦有肩外侧、前臂的麻木。

特定手术技术

利用副神经(第 11 对颅神经)转位肩胛上神经(运动)

- 通过将副神经(第 11 对颅神经)转位到肩胛上神经,有助于恢复肩关节稳定性以及外旋功能。这种转位可以通过前侧入路或者后侧入路实施(图 25.2)。
- 后侧入路:
  - 副神经走行平行于斜方肌的边缘,位于肩峰与肩胛骨上缘水平的背中线连线的 40% 位置(图 25.3)。
  - 肩胛上神经位于肩胛骨内侧缘和肩峰的中点,走行穿过肩胛上切迹。
  - 经肩胛冈上缘上方略倾斜的切口显露神经。探查需要劈开斜方肌,保留上斜方肌肌支并行端端吻合。
- 前侧入路:
  - 切口位于锁骨上方 2cm 并平行于锁骨,从胸锁乳突肌后侧缘向外侧延伸(图 25.4)。
  - 在前斜角肌和中斜角肌之间找到臂丛上干。
  - 肩胛上神经是臂丛上干上外侧面的一个明显分支。
  - 副神经位于切口后面的斜方肌的深面。
  - 尽管可以进行端端吻合,但最好采用供体副神经部分神经切割的端侧吻合法,因为这样可以保留一些供体的功能。
  - 在端侧吻合时,需要在受体肩胛上神经到供体副神经之间进行一小段神经移植,以免张力过大。

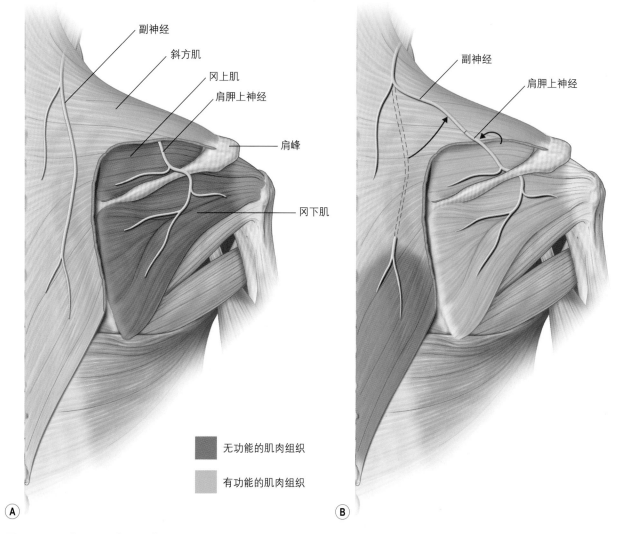

图25.2 副神经转位肩胛上神经的后侧入路方法。(A)可以看到神经的原始走行。(B)已经完成了端端吻合。转位包括将功能性的副神经(供体)转移并吻合到无功能的肩胛上神经(受体)

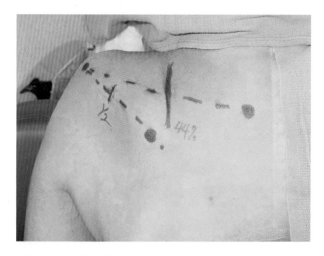

图25.3 副神经转位肩胛上神经后侧入路的体表标志。副神经位于背中线与肩峰连线的44%位置。肩胛上神经位于肩胛骨内侧缘和肩峰位于肩胛骨上侧面的斜向连线的中点,并走行于肩胛上切迹内

利用肱三头肌进行腋神经转位(运动部分)

- 通过将肱三头肌的一个肌支(通常是内侧头)转位腋神经,有助于改善肩关节半脱位并提供肩外展(图25.5)。
- 通过肩胛上神经和腋神经的再支配可以让上臂丛神经损伤的患者获得较好结果。
- 通过在手臂后侧面作纵向切口并沿肱后襞上方曲线延伸(图25.6),可以在四边孔内找到腋神经,向近端解剖到包括小圆肌的分支,然后在其近端切断。
- 找到肱三头肌外侧头和长头之间的间隙,钝性分离,以便暴露沿着肱骨走行的供体桡神经。
  - 内侧头肌支是位于桡神经表面和内侧面的一个明显分支。
  - 应尽可能将肱三头肌的供体肌支向远端解剖分离,然后与腋神经吻合(图25.7)。

双束(尺/正中神经的多余束支转位肌皮神经的肱二头肌和肱肌肌支)神经转位(运动)

- 通过双束神经转位可恢复屈肘功能(图25.8)。

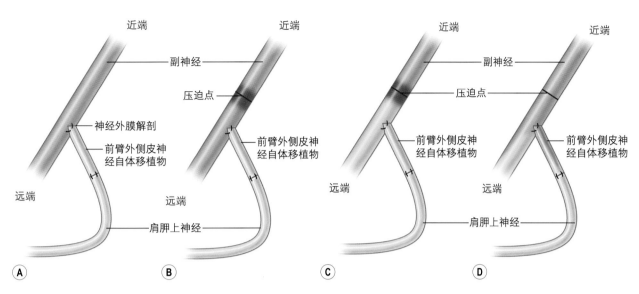

图 25.4 在副神经转位肩胛上神经的前侧入路中,通过端侧吻合可以保留上斜方肌功能。(A)为使转位吻合无张力,可利用前臂外侧皮神经进行神经移植。(B)为促进神经再生萌芽,需要在近端出现供体神经损伤。这可以通过用止血夹"压迫"神经,造成二级神经损伤来实现。(C)Wallerian 变性发生于压迫水平的远端。(D)轴突从挤压损伤水平再生,部分轴突随着供体神经恢复了上斜方肌的功能,部分轴突通过前臂外侧皮神经移植转入远端受体神经中

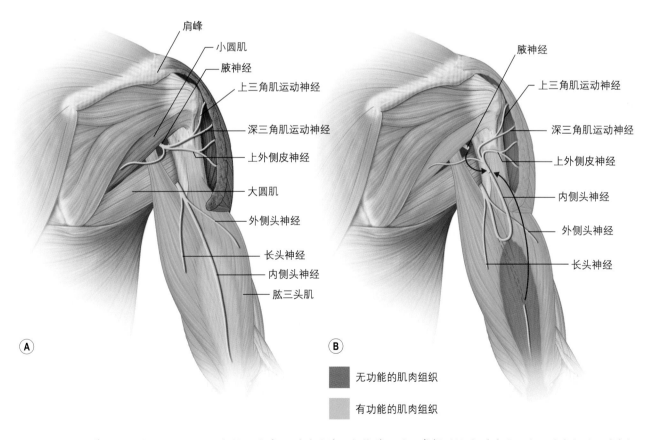

图 25.5 经上臂后侧入路的肱三头肌肌支转位腋神经。(A)腋神经与桡神经的正常解剖位置。(B)肱三头肌的内侧头肌支(供体)转位至切断的腋神经断端(受体)。内侧头肌支与腋神经进行端端吻合

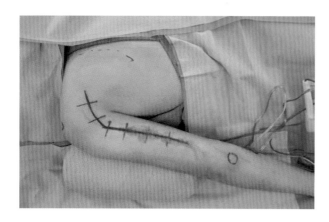

图25.6　肱三头肌肌支转位腋神经的体位和切口。患者取俯卧位,铺单需使得整个上肢可自由活动并暴露肩胛骨内侧缘。在上臂后侧自尺骨鹰嘴和肩峰之间画线,然后以曲线的方式延伸到腋后襞上方。通过在前肩下方放置"垫块",可防止肩关节内旋和向前半脱位,并利于定位。铺单使上肢自由,有助于术中神经刺激评估远端功能

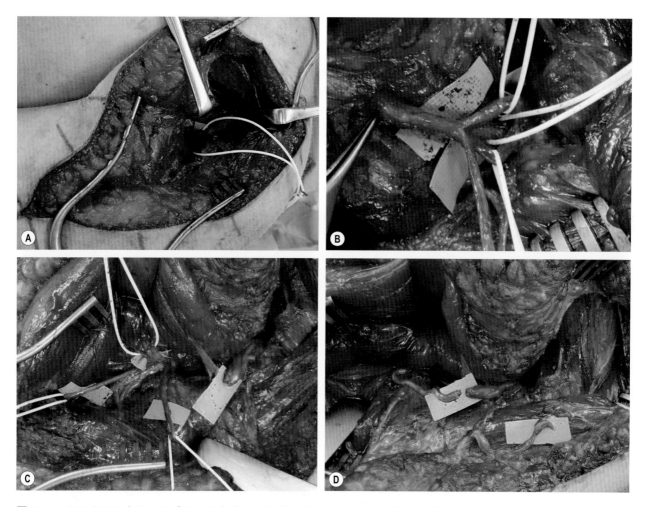

图25.7　肱三头肌肌支转位腋神经的临床实例。患者头部偏向右上,可以看到上臂后正中切口的十字笔迹,暴露四边孔。(A)切断前位于原位的完整神经。白色的血管环包绕整个神经。(B)切断的神经向尾部移位,最近端由血管钳夹持。可以清楚看到由血管环包绕的运动神经分支。最上侧分支支配小圆肌,感觉支位于最下方(无血管环)且比其他分支更加指向浅表。(C)可在最近侧的蓝色背景上找到受体腋神经的断端。在伤口底部可见桡神经,通向肱三头肌的内侧头、长头和外侧头的分支有血管环包绕。(D)将通向内侧头的切断的肌支(供体)向近端转位并吻合到受体腋神经

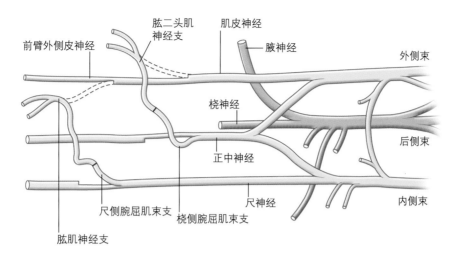

前臂外侧皮神经
肱二头肌神经支
肌皮神经
腋神经
外侧束
桡神经
后侧束
正中神经
内侧束
尺神经
尺侧腕屈肌束支
桡侧腕屈肌束支
肱肌神经支

图 25.8　双束神经转位示意图。肌皮神经切断的受体神经分支(外侧的肱二头肌和内侧的肱肌)向内侧转位至正中神经和尺神经。在本例中,指浅屈肌的一个多余束支(正中神经供体)转位至肱二头肌分支,同时尺侧腕屈肌的一个多余束支(尺神经供体)转位至肱肌分支

- 这种转位利用来自尺神经和正中神经的多余束支来再支配肱二头肌和肱肌。
- 位于肱二头肌肌间沟的纵向切口有助于暴露肌皮神经、正中神经和尺神经。
- 在肱二头肌深处进行肌内解剖,可以暴露肌皮神经。
  - 肱二头肌肌支是较为近端的分支,大约位于肩和肘中部,自肌皮神经的外侧发出。
  - 肱肌肌支在上臂距离肱骨内上髁近端大约 13cm 的肌皮神经内侧面,通常受交叉血管的牵制(图 25.9)。

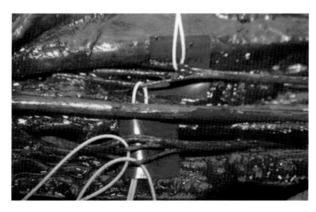

图 25.9　双束神经转位手术照片。此图为一例双束神经转位临床病例。上方的神经是肌皮神经,血管环包绕肱二头肌肌支(近端外侧)以及肱肌肌支(远端内侧)。尺神经也在适宜水平进行神经松解,用于转位。术中采用神经刺激确定能被用作潜在供体的多余束支并用血管环标记

- 这些神经分支被分割并覆盖在正中神经和尺神经上,以便决定最佳的供体 - 受体配对。
- 必须确保肘关节活动时仍为无张力吻合。
- 随后在适当水平对尺神经和正中神经进行松解,并

确认支配尺侧腕屈肌(flexor carpi ulnaris:ulnar,FCU:ulnar)、桡侧腕屈肌(flexor carpi radialis,FCR:ulnar)、指浅屈肌(flexor digitorum superficialis,FDS)或掌长肌(正中)的多余束支。

- 在远端切断多余束支并进行端端吻合。大约在术后 5~6 个月发生神经再支配。

其他潜在供体(胸内侧神经和胸背神经)

- 其他可用于恢复屈肘的潜在供体包括胸内侧神经和胸背神经。
  - 在三角胸肌间沟作切口,在远端分离胸大肌肌腱并由外向内拉起胸小肌,即可找到胸内侧神经(图 25.10)。

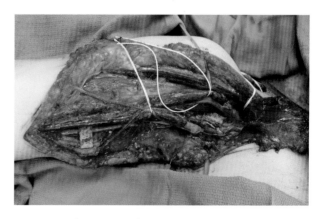

图 25.10　获取胸内侧神经。一例获取胸内侧神经作为供体的临床病例照片。分离的胸大肌向近端翻转并置于前胸壁。已经从胸小肌深面解剖出了胸内侧神经并向远端分离。然后其作为供体神经转位至上臂,位于最近端的蓝色背景上

- 胸背神经沿胸壁外侧走行,可沿背阔肌游离缘作切口,显露胸背神经。

下臂丛损伤

特定患者检查结果

- 下臂丛损伤通常累及 C8 及 T1 神经根或下干。
- 通常是由于上肢内收时暴力拉拽导致。
- 下干主要支配尺神经，因此患者会有手内在肌功能丧失、屈腕及屈指功能障碍。
- 伤及正中神经和桡神经可能分别影响拇指和其他手指的屈伸功能。
- 若伤及 C7，将会显著影响神经转位的可用选择。

> **提示与要点**
>
> 下臂丛神经损伤的首要任务是恢复手外在肌功能。手的内在肌功能几乎不可能恢复，除非是年龄非常小的儿童患者。

特定手术技术

- 下臂丛神经损伤重建几乎没有好的术式可选。作者曾将肱肌肌支（肌皮神经的一个分支）转位至骨间前神经（anterior interosseous nerve，AIN），以恢复拇指和手指的屈曲功能。

全 / 近全臂丛损伤

特定患者检查结果

- 通常由高速穿透性损伤或机械挤压导致，会造成毁灭性的功能丧失。
- 这类患者通常有感觉丧失、连枷臂，并伴有盂肱关节半脱位和沟槽征阳性。
- 多数患者会有丧失肩部稳定性及其外展、旋转、屈伸功能，丧失肘关节、腕关节和手指的屈伸功能以及手内在肌功能。

特定手术技术

> **提示与要点**
>
> 全臂丛神经损伤的首要任务是按照以下优先顺序恢复功能：①肘关节屈曲；②肩关节稳定性／外旋；③手外在肌功能／抓握。方法包括臂丛外神经转位臂丛内神经，以及游离功能性肌瓣重建。对侧 C7 和膈神经转位也有报道，但效果不佳。

利用副神经和肋间神经作为供体（运动）

- 在这种情况下，重建的目标和预后与较小的创伤完全不同。通常患肢充其量就是一个"辅助的"肢体。臂丛神经的严重损伤意味着神经转位的选择很有限，此

时必须考虑臂丛外神经作为供体。具体而言，可用的臂丛外供体包括副神经、胸内侧神经、胸背神经和肋间神经。

- 副神经的获取方法如前所述。
- 肋间神经的获取需经过一个从腋前襞弧形向前延伸至乳头乳晕复合体下方的 L 形切口。切开肋骨骨膜并向下剥离，以便显露沿着每根肋骨后下侧表面走行的神经血管束（图 25.11）。运动神经较细且比感觉神经更加浅表。通常需要几个肋间神经，应尽可能将这些神经向更内侧解剖，然后再将其切断。

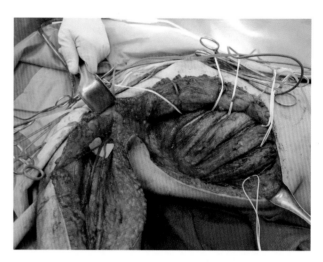

图 25.11　肋间神经获取。一例实施肋间神经转位肌皮神经的女性患者临床照片。前部的皮瓣已向内侧翻起，以便暴露前胸壁。在每个肋骨下缘用白色血管环包绕肋间神经。在上臂的蓝色背景可以看到受体神经

- 这些臂丛外供体神经可以根据手术目的转位到许多潜在的受体上。它们可以用于重建肩关节稳定性以及肩关节外旋（肩胛上神经和腋神经）、肘关节屈曲（肌皮神经），甚至可通过使一到两个游离功能性股薄肌瓣神经化来重建肘关节伸直或者手指的屈曲功能。手术通常需要分两期完成。

正中神经损伤

特定患者检查结果

- 正中神经是一个感觉运动混合神经，神经纤维来自 C5、C6、C7、C8 及 T1。
- 正中神经在上臂没有分支，神经伴肱动脉外侧走行，然后在肘窝跨过肱肌。
- 在前臂，正中神经支配旋前圆肌（pronator teres，PT）、桡侧腕屈肌、掌长肌和指浅屈肌，随后神经分离。
  - 骨间前神经支配拇长屈肌、示指（有时包括中指）指深屈肌和旋前方肌。
  - 神经的其余部分主要是感觉神经，由一些细小运动部

分构成运动返支,支配大鱼际肌肉(拇短展肌、拇对掌肌以及拇短屈肌的浅头)以及桡侧两个蚓状肌。

- 感觉支支配拇指、示指、中指掌侧面以及环指桡侧半面,并支配这些手指指端到远指间关节的背侧面。
- 正中神经损伤患者表现为:
  - 正中神经分布区域的感觉麻木,根据损伤平面,运动功能障碍有所不同。
  - 前臂远端损伤:主要为拇指外展和对掌功能障碍。
  - 前臂近端损伤:患者将会丧失前臂旋前、拇指屈曲、示指(也有可能包括中指)屈曲功能。由于全部尺侧腕屈肌功能由尺神经支配,屈腕功能虽仍存在,但会伴尺偏。同样,因为保留了指深屈肌尺侧神经支配,环指和小指的屈曲功能也存在。

提示与要点

正中神经损伤的首要任务是重建骨间前神经功能,拇指对掌、示指和中指屈曲以及虎口的重要感觉。可以联合神经和肌腱转位。对于正中神经近端损伤重建,可利用桡神经转位正中神经。对于重建稍远端的正中神经损伤或者单独的骨间前神经损伤,可采用肱肌肌支转位骨间前神经。这一方法也可以用于下臂丛神经损伤患者。

特定手术技术

利用桡神经转位正中神经的分支神经(运动)

- 桡神经分支可用于修复正中神经近端损伤的正中神经功能。
  - 桡神经的桡侧伸腕短肌(extensor carpi radialis brevis,ECRB)肌支转位可用于修复旋前圆肌功能。
  - 旋后肌肌支转位可用于修复骨间前神经功能(图25.12)。
  - 旋前功能的恢复大约发生在术后 3~4 个月。

利用肱肌肌支转位骨间前神经(运动)

- 肌皮神经的肱肌肌支可用于修复骨间前神经功能(图25.13)。
- 前臂外侧皮神经与头静脉伴行,通过牵拉试验来确认该皮神经。前臂外侧皮神经近端延续自肌皮神经,内侧可以看到肱肌肌支,大约在肘横纹近端约 13cm(图 25.14)。
- 熟悉正中神经的内部结构对于实施神经转位至关重要。
  - 正中神经的外侧面均为感觉束支,其内侧面是运动束支。
  - 正中神经的骨间前神经部分位于正中神经的深部内侧面。

辅助肌腱转位以增强神经转位效果

- 肌腱转位可用于加强正中神经损伤的神经转位。最常实施的肌腱转位是恢复拇对掌功能,因为这一功能由正中神经最远端的分支支配,且恢复最慢。
  - 对于重建拇对掌功能,作者倾向于示指固有伸肌腱转位拇短展肌。另一个选择是利用小指伸肌。

尺神经损伤

特定患者检查结果

- 尺神经是运动感觉混合神经,神经纤维来自 C7、C8 和 T1。
- 尺神经在上臂没有分支,其走行于肱动脉内侧,内侧肌间隔背侧,而后绕肱骨内上髁向后走行。
- 尺神经在前臂的固有分支包括至环指、小指的尺侧腕屈肌和指深屈肌。
- 随后神经走行经过前臂尺侧腕屈肌深面,于腕横纹近端约 9cm 处发出背侧皮支,支配前臂远端和手尺背侧的感觉。一个浅表的运动支支配掌短肌。
- 随着神经经过 Guyon 管进入腕部,将分为浅表感觉支和深部运动支。
  - 浅表感觉支:支配小指以及环指尺侧面的感觉。
  - 深部运动支:神经于小鱼际肌腱前缘下方绕行钩骨钩并支配小鱼际肌(小指屈肌、小指对掌肌和小指展肌)、掌侧和背侧骨间肌、环指和小指蚓状肌、拇短屈肌深头以及拇收肌。
- 尺神经损伤患者表现为:
  - 尺神经感觉区域麻木,根据损伤程度的不同,可能会有手背侧和腕部麻木。
  - 由于尺神经损伤导致的运动功能障碍特别严重。
  - 由于尺神经深支支配全部手内肌,因此神经损伤会导致手指捏、展、收的障碍并影响抓力。
  - 更近端的损伤也会进一步影响抓握,因为环指、小指的指深屈肌和尺侧腕屈肌功能已丧失。

提示与要点

尺神经损伤治疗的首要任务是重建手内在肌功能,尤其是捏持、环小指屈曲以及手尺侧缘的重要感觉。可以联合神经和肌腱转位来进行。对于近端尺神经损伤的重建,采用骨间前神经直接端端吻合转位尺神经深支较好。对于恢复损伤平面不确定的不完全或者部分性神经损伤,可以考虑采用骨间前神经逆向端侧吻合尺神经深支"增压"。

特定手术技术

利用正中神经分支转位尺神经分支(运动)

- 正中神经可用于修复尺神经功能,尤其是随着较为近端的损伤后,神经再生至运动终板的时间是一个难题。
  - 感觉和运动神经均可用于恢复合适的功能。
  - 为恢复手内在肌功能,可在前臂远端水平将骨间前神经远端转位至尺神经深支(图 25.15)。
  - 进行这种转位时,重点在于松解 Guyon 管内走行的神经,特别是充分松解尺神经深支(图 25.16)。

辅助肌腱转位以增强神经转位效果

- 肌腱转位经常用于增强正中神经转位尺神经的效果。由

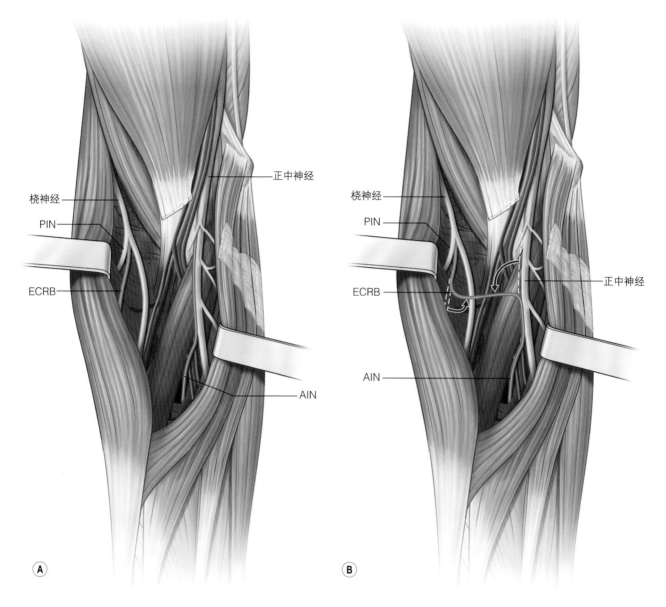

图 25.12 桡神经转位正中神经的示意图。(A)可以在上部看到桡神经及其 3 个分支,从外向内依次为:骨间后神经、桡侧伸腕短肌肌支以及桡神经感觉支。供体桡侧伸腕短肌肌支为绿色。在下部可看到正中神经,神经的外侧面标识了无功能的骨间前神经分支(红色)。注意骨间前神经是正中神经唯一的桡侧分支。(B)供体桡侧伸腕短肌肌支已端端吻合至远端受体的骨间前神经。PIN,骨间后神经;ECRB,桡侧伸腕短肌;AIN,骨间前神经

于手内在肌位置过于远端且对手功能十分重要,因此这些肌腱转位常与神经转位同时实施,即使有些人认为这是多余的。

- 将尺神经支配的环小指指深屈肌腱转位缝合于正中神经支配的示、中指指深屈肌腱。
- 拇指内收功能也可通过示指固有伸肌转位拇收肌来加强。
- 对于有严重 Wartenberg 征的患者,可行小指展肌转位小指伸指总肌腱。

桡神经损伤

特定患者检查结果

- 桡神经是一个运动感觉混合神经,神经纤维来自 C5、C6、C7、C8 以及 T1。
- 在腋窝处,桡神经发出臂后侧皮神经。然后在其穿过外侧肌间隔前支配肱三头肌的 3 个头,然后走行于桡神经沟。

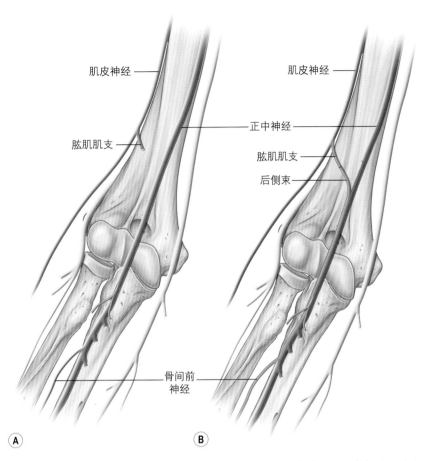

图 25.13　肱肌肌支转位骨间前神经的示意图。(A)可以看到位于正常解剖位置的正中神经(红色)以及肌皮神经(绿色)。注意肱肌肌支发自肘横纹近端约 13cm 部位。(B)肌皮神经的肱肌肌支(供体)与分离的骨间前神经(受体)进行端端吻合,骨间前神经位于正中神经的内侧深面

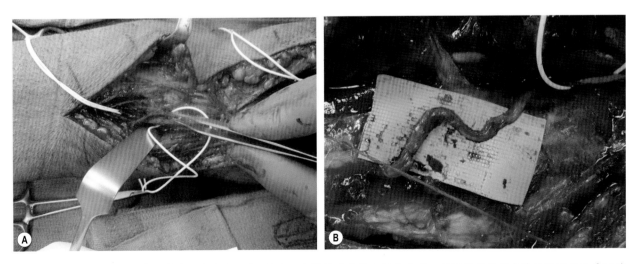

图 25.14　肱肌肌支转位骨间前神经的临床照片。(A)正中神经用血管环独立出来。镊子显示了正中神经桡侧面的骨间前神经分支。(B)放大图显示了肱肌肌支(用血管环标记)已经切断并转位端端吻合于受体骨间前神经远端

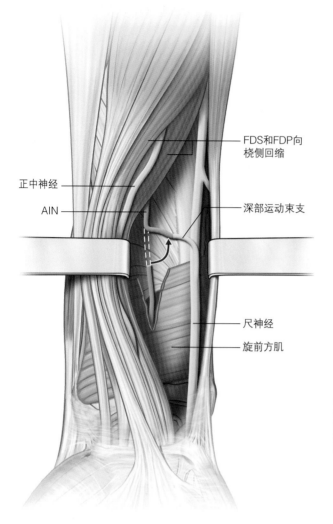

图 25.15　骨间前神经转位尺神经深支示意图。可在旋前方肌下方看到分离的供体骨间前神经(绿色),已吻合转位至尺神经深部运动分支。在该水平,远于尺神经背侧皮支发出点,运动束支位于尺侧,而主要感觉部分位于桡侧。作者采用端端方式进行吻合。AIN,骨间前神经;FDS,指浅屈肌;FDP,指深屈肌

- 在上臂远端,当神经穿过肱肌和肱桡肌之间的肘部时,发出分支支配滑车上的肘后肌和肱桡肌。
- 桡侧腕长伸肌(extensor carpi radialis longus,ECRL)是桡神经的最后一个分支。
- 桡神经随后分支出骨间后神经(posterior interosseous nerve, PIN)和桡神经感觉支,骨间后神经向远端延续至前臂,在旋后肌腱弓(Froshe 弓)走行于旋后肌浅头和深头之间。
  - 桡神经感觉支:支配前臂和腕部的桡背侧面、拇、示、中指背侧面以及环指桡侧半面。
  - 骨间后神经:支配前臂伸面的其他肌肉,包括桡侧腕短伸肌、旋后肌、尺侧腕伸肌、示指固有伸肌、伸指总肌、小指伸肌、拇长展肌、拇长伸肌、拇短伸肌。
- 桡神经损伤患者表现为:
  - 如上所述的桡神经支配区的感觉丧失,运动功能障碍

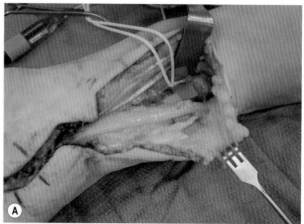

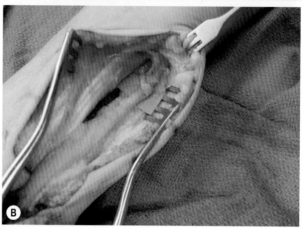

图25.16　骨间前神经转位尺神经深支的临床病例照片。(A)血管环包绕骨间前神经远端。尺神经已显露在蓝色背景上,并可在尺侧识别出尺神经背侧皮支。(B)供体骨间前神经远端分离切断,随后转位至尺神经。尺神经背侧皮支现在位于蓝色背景下方,主干神经尺侧面的一个运动束支已分离切断作为受体,并与骨间前神经端端吻合

将取决于损伤水平。
- 骨间后神经水平的损伤:会导致拇指及其余四指背伸障碍,伸腕无力伴桡偏(伸腕以桡侧腕长伸肌为主)。
- 更加近端的损伤:会导致伸腕功能的完全丧失,也包括五指背伸功能的丧失。

桡神经损伤治疗的首要任务是重建腕、拇指与其余 4 指的背伸功能。不同于肌腱转位的是,采用正中神经转位,桡神经将获得除腕和拇指背伸外独立的 4 指背伸功能。

特定手术技术

利用正中神经分支转位桡神经分支

- 由桡神经损伤造成的功能障碍可以通过正中神经转位来治疗。首要目标包括恢复腕、拇指及其余四指的背伸。
  - 最常用的转位术式包括用支配指浅屈肌或桡侧腕屈肌

的正中神经多余束支作为供体，从而提供骨间后神经和桡侧腕短伸肌的支配(图25.17)。

辅助肌腱转位以增强神经转位

■ 作者建议在正中神经转位桡神经手术同时实施旋前圆肌转位桡侧腕短伸肌。这种转位方式使得腕关节背伸功能更早恢复，若在9~12个月时可行神经转位，便可以实施。

感觉神经损伤

关键感觉功能的恢复

■ 可采用非关键区域的供体恢复关键区域的辨别感觉。神经转位手术的一个最新进展是通过辅助的端侧神经转位来保留一些供体支配区域的保护性感觉。许多研究已经表明，端侧神经修复可以发生"侧枝萌芽"，供体的新生轴突会再生入受体残端。

特定手术技术

利用尺神经分支转位正中神经分支(感觉)

■ 虎口是关键感觉区域，因为其主要用于捏握。
■ 第四指蹼间隙(尺神经)到虎口(正中神经)的转位可用于只恢复虎口的感觉。另一方面，尺神经的三束支神经转位可以恢复更广泛的感觉，并尽量减少供体功能的缺失(图25.18和图25.19)。

利用正中神经分支转位尺神经分支(感觉)

■ 第三指蹼间隙(正中神经)转位小指尺侧神经可用于恢复手尺侧缘的感觉。另一方面，通过正中神经的三束支转位可以恢复尺神经感觉(图25.20和图25.21)。

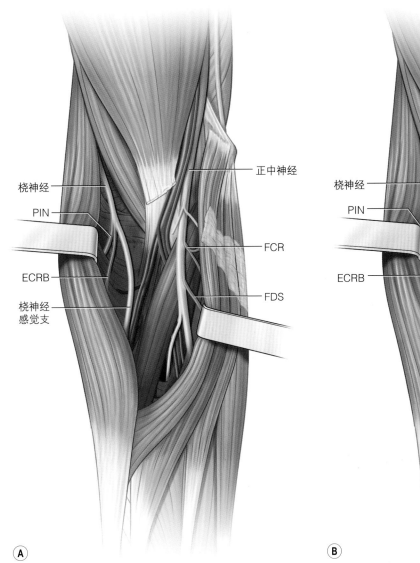
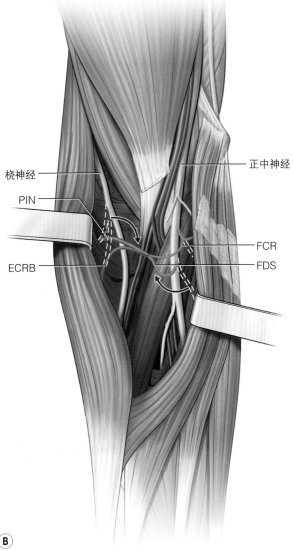

图25.17 正中神经转位桡神经的示意图。支配桡侧腕屈肌和指浅屈肌的多余束支(供体)(A)分别转位至桡侧腕短伸肌和骨间后神经(B)。PIN，骨间后神经；ECRB，桡侧伸腕短肌；FCR，桡侧腕屈肌；FDS，指浅屈肌

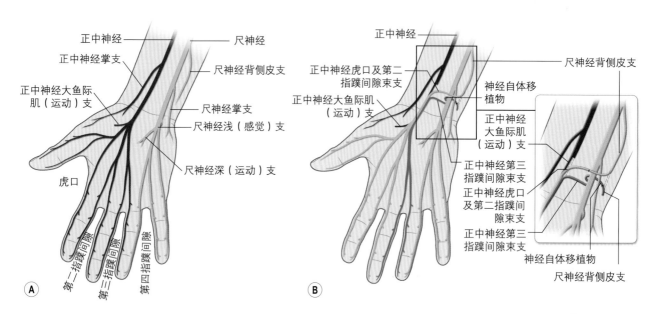

图25.18　正中神经感觉功能障碍重建的束支转位示意图。(A)无功能的正中神经(红)以及有功能的尺神经(黄);(B)从尺神经到正中神经(插图)的三束支转位的放大图,显示了尺神经背侧皮支(供体)端端吻合至正中神经的桡侧部分(受体)来恢复虎口感觉,第三指蹼间隙远端(受体)端侧吻合至尺神经感觉支(供体),尺神经背侧皮支远端则端侧吻合以恢复供体区感觉障碍。第三指蹼间隙束支标记为蓝色

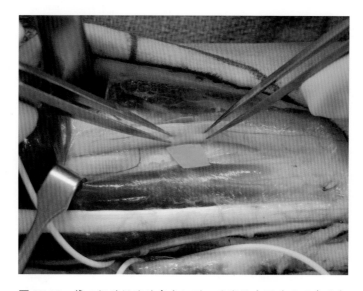

图25.19　第三指蹼间隙的束支识别。这张临床照片显示在腕部近端水平找到第三指蹼间隙束支。显微镊沿着神经表面走行,直到其进入自然分离面。分离的束支还可以用神经表面一条明显血管来标记

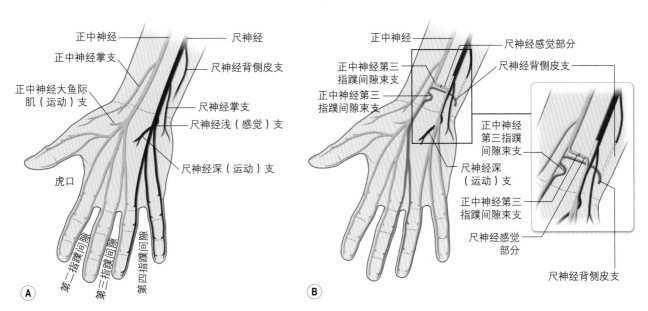

图 25.20 感觉神经转位修复尺神经感觉障碍。采用三束支转位修复尺神经感觉的示意图。(A)黄色为有功能的正中神经，红色为无功能的尺神经。(B)三束支神经转位恢复感觉。(插图)神经转位的放大示意图显示，第三指蹼间隙束支(供体)端端吻合至尺神经感觉支(受体)，远端的尺神经背侧皮支(受体)端侧吻合至完整正中神经的感觉侧(供体)，然后第三指蹼间隙远端束支端侧吻合至正中神经感觉支，以恢复供区感觉缺失

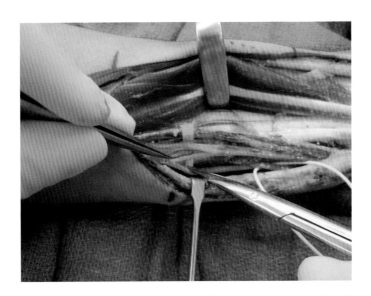

图 25.21 前臂远端尺神经内部结构图。临床照片显示了腕部尺神经束支松解的内部形貌。解剖剪向尺侧拉开尺神经背侧皮支，显微镊向尺侧分开了尺神经深部的运动束支，剩余的尺神经桡侧部分即为感觉支。在这一水平，尺神经由桡侧向尺侧方向的构造是感觉 - 运动 - 感觉

利用正中神经转位尺神经来恢复臂丛神经 C5-C6 根水平损伤(感觉)后的虎口感觉

- 对于单纯性臂丛上干损伤患者,虎口与第二指蹼间隙的感觉也会丧失。合理地在正中神经和尺神经水平联合远端神经转位可用于重建这一感觉缺失(图 25.22)。第三指蹼间隙束支从正中神经中解剖游离后,切断并端端吻合至正中神经桡侧面以恢复拇指和虎口感觉。第三指蹼间隙束支的远端切断,端侧吻合至尺神经,以恢复供体的保护性感觉。这一方法可有效在接近效应终板的水平将来自 C7 和 C8 神经根的完整感觉转位至 C5 和 C6 平面。

利用前臂外侧皮神经转位桡神经(感觉)

- 将可牺牲的前臂外侧皮神经吻合至失神经化的桡神经感觉支可能无法完全恢复正常感觉,但可以显著阻断神经病理性周期疼痛并减轻幻觉疼痛。

利用桡神经转位腋神经(感觉)

- 腋神经损伤患者会有肩部外侧的麻木。为重建这一区域的感觉,腋神经可以端侧吻合至功能完整的神经(如桡神经)。在这一水平,桡神经的外侧面是感觉支。

术后注意事项

- 因为所有神经转位均在无张力状况下进行,所以建议患者早期活动,以促进神经滑动。
- 尽管患者需要去除夹板接受治疗,但远端神经转位保护性的夹板制动仍需要维持大约 7~10 天。

- 若联合肌腱转位,也必须要求夹板制动和康复治疗,代替神经转位术后对患者的最低限制。
- 如果切断胸大肌止点来显露胸内侧神经,肌腱需要重新吻合,并且肩关节要制动整整 4 周。

并发症与结果

- 神经手术的特定并发症包括由于神经回缩和处理导致的暂时性的神经麻痹、神经瘤和功能恢复不充分。
- 康复的长期关注点是再教育,因为支配效应肌肉功能的皮层控制与之前不同。手部康复师对于这类患者的康复至关重要。
- 患者将通过激发供体肌肉肌支来"重新学习"这些再支配效应肌肉的运动控制,类似于肌腱转位术后所需的再教育。
- 对于感觉的恢复,当患者接收到再支配区域的刺激时,皮层就会发生新的映射。
- 神经再支配前,重点在于保持完全主动和被动的活动度,以及预防由于肌肉力量丧失或受损导致的肌肉骨骼不平衡相关性疼痛。保持各部位完整的被动活动度最为重要。
- 一旦发生神经再支配,治疗的重点则是强化。
- 很难比较不同手术方法对于患者结果和预后的影响。然而,已有多篇文献报道了越来越多神经转位的可喜结果。

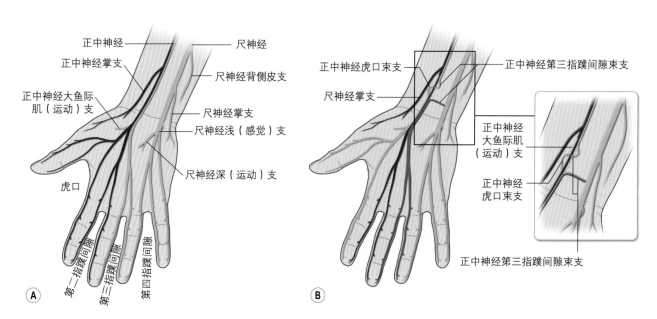

图 25.22 感觉神经转位恢复 C5/C6 功能障碍。感觉神经转位恢复臂丛神经 C5/C6 神经根损伤后虎口感觉的示意图。(A)无功能的神经显示为红色,有功能的神经显示为黄色。(B)尺神经和正中神经被用于恢复虎口和拇指桡侧缘的感觉。(插图)放大图显示,第三指蹼间隙束支(供体)端端吻合至虎口神经束支(受体)。然后将远端第三指蹼间隙束支端侧吻合至尺神经的感觉部分,以恢复供体区的感觉

延伸阅读

Brown JM, Yee A, Mackinnon SE. Distal median to ulnar nerve transfers to restore ulnar motor and sensory function within the hand: technical nuances. *Neurosurgery*. 2009;65:966–977, discussion 977–978.
This is an up-to-date description of the technical nuances of transfer from the distal AIN to the motor component of the ulnar nerve. This AIN to deep motor branch of ulnar nerve was first done by the authors in 1991 and is generally accepted as a procedure of choice for high ulnar nerve problems.

Brown JM, Tung TH, Mackinnon SE. Median to radial nerve transfer to restore wrist and finger extension: technical nuances. *Neurosurgery*. 2010;66(suppl 3):75–83, discussion 83.

Cheng CJ, Mackinnon-Patterson B, Beck JL, et al. Scratch collapse test for evaluation of carpal and cubital tunnel syndrome. *J Hand Surg Am*. 2008;33:1518–1524.

Hayashi A, Pannucci C, Moradzadeh A, et al. Axotomy or compression is required for axonal sprouting following end-to-side neurorrhaphy. *Exp Neurol*. 2008;211:539–550.
This study demonstrated that sensory nerves would collaterally sprout from a normal nerve into a distal end-to side positioned nerve spontaneously. By contrast, it showed that a motor nerve needed an injury in order to sprout (traumatic sprouting). This is a significant paper in that it shows that if you want to get some sensory recovery, then the end to side will work, but if you want motor, you need to injure the motor nerve traumatically in order to get it to sprout in an end-to-side fashion.

Kale SS, Glaus SW, Yee A, et al. Evaluation of the reverse end-to-side nerve transfer in an animal model. *J Hand Surg Am*. 2011; (in press).

Kozin SH. Injuries of the brachial plexus. In: Iannotti JP, Williams GR, eds. *Disorders of the Shoulder: Diagnosis and Management*. Philadelphia, PA: Lippincott Williams & Wilkins; 2007:1087–1130.

Mackinnon SE, Novak CB. Nerve transfers. *Hand Clin*. 2008;24:319–490.
This Hand Clinics is a multiauthored text covering all aspects of nerve transfers from surgical techniques to physical therapy.

Ray WZ, Mackinnon SE. Clinical outcomes following median to radial nerve transfers. *J Hand Surg Am*. 2010;36:201–208.
This manuscript describes the outcome of a number of patients undergoing median to radial nerve transfer and provides the technical nuances and the pearls and pitfalls of this nerve transfer.

Ray WZ, Mackinnon SE. Management of nerve gaps: autografts, allografts, nerve transfers, and end-to-side neurorrhaphy. *Exp Neurol*. 2010;223:77–85.
This summary review article outlines the key challenges in the reconstruction of nerve gaps, with critical points on the use of nerve autografts, allografts, nerve repairs, nerve transfers, and end-to-side repair.

Tung TH, Mackinnon SE. Nerve transfers: indications, techniques, and outcomes. *J Hand Surg Am*. 2010;35:332–334.

第 26 章

上肢肌腱转位术

本章内容选自 Neligan 和 Chang 主编的 *Plastic Surgery* 第 4 版第 6 分卷《上肢与手外科》第 34 章 "上肢肌腱转位术"，章节作者为 Neil F. Jones。

概要

- 上肢肌腱转位术可用于治疗神经损伤后的肌肉和肌腱瘫痪、创伤性肌肉或肌腱损伤，也可用于在神经系统疾病后修复手部平衡。
- 在选择供体组织时，外科医生必须全面考虑肌肉 - 肌腱单位的能量消耗、供体和瘫痪肌肉的自然强度、转位方向和肌肉的完整性。
- 肌腱转位手术的时机可大致分为早期、中期和晚期。
- 上肢的神经损伤可以细分为桡神经瘫痪、低位或高位的正中神经瘫痪、低位或高位的尺神经瘫痪和复合神经损伤。

简介

- 以下是 3 种常见的上肢肌腱转位术适应证：
  1. 重建由于周围神经、臂丛或脊髓损伤而瘫痪的肌肉功能；
  2. 重建由于闭合性肌腱断裂或开放性损伤而受损的肌腱或肌肉的功能；
  3. 重建因各种神经系统疾病而变形的手的平衡。
- 肌腱转位术的实质是重建失去的 "功能" 的手段，而不只是代替某一块特定的肌肉，如 "恢复强有力的握力"，而不是 "恢复拇长屈肌的功能"（表 26.1）。
- 肌腱转位手术的时机可大致分为早期、中期和晚期。
- 中期的肌腱转位术通常在神经移植术后 3 个月出现肌肉麻痹时进行，因为根据神经每天再生 1mm 的速度，神经修复的时间已过。
- 早期的肌腱转位术在周围神经修复的同时进行，或可在预期肌肉修复的时间之间进行，可作为修复前麻痹肌肉的临时替代，也可充当内固定夹板。

表 26.1　肌腱转位术的基本原则

软组织平衡
关节具有完全的被动活动范围
供区肌肉具有足够的收缩幅度
供区肌肉具有足够的滑移度
供区肌肉收缩力线为直线
每条转位的肌腱只能发挥单独一个功能
转位肌腱具有协同作用

术前注意事项

- 行肌腱转位术前需考虑以下几点：
- 所有骨折均已愈合。
  - 在转位肌腱的走行线上，所有瘢痕化的皮肤、皮下组织、植皮等均应切除，并用皮瓣重新修复缺损，使其自身愈合并形成成熟的瘢痕。
  - 应通过物理治疗和动力支具来实现完全的掌指关节和近侧指间关节被动活动。
  - 所选择的供区肌肉 - 肌腱必须是可以牺牲的，它的牺牲不会引起另外的严重的功能损失。
  - 如果需要多个肌腱转位，则手腕至少应保留一根伸肌和屈肌，每个手指至少应保留一根屈肌腱和一根伸肌腱。

解剖 / 技术要点

- 供体肌肉 - 肌腱单元的潜在滑移度必须足以恢复特定丧失的功能。
- 指屈肌收缩幅度为 70mm，指伸肌收缩幅度为 50mm，而腕屈肌和腕伸肌的收缩幅度为 33mm（图 26.1）。

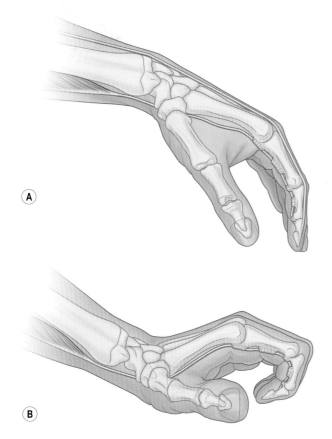

(A)

(B)

图 26.1　腕肌腱固定效应。(A)屈腕时可以为肌腱转位重建伸指,增加 25mm 的幅度。(B)同样,伸腕可以为肌腱转位重建屈指增加 25mm 的幅度

- 腕屈或腕伸肌腱固定效应也可能增加 25mm 肌腱转位的有效收缩幅度。
- 广泛松解肌肉周围的筋膜,也可增大供区肌肉的收缩幅度。
- 肌腱转位术应从供体肌肉的起点沿直线方向移植到受区的肌肉止点上。
- 转位肌腱应只跨过一个关节,并且只用于执行单一的功能。
- 不过,如果受区是几条相邻手指的肌腱且具有相同的功能时,可以同时转位至多条受区的肌腱。
- 供区肌肉最好能与受区重建肌肉的功能协同,或者至少是通过训练后功能协同。
- 前臂和手掌的每一块肌肉都需要通过徒手肌力测试进行检查,以确定这些肌肉的功能及肌力强度等级。
- 按照这些肌肉的功能排序,只有"可以牺牲"的肌肉才适合作为供体转位。
- 手部所需重建的特定功能,也按轻重缓急进行排序。
- 最后一个步骤是根据肌力大小、收缩幅度以及肌肉的作用方向,从众多的肌肉中选择与所需修复功能匹配的供区肌肉。
- 任何肌腱转位的成功都取决于瘢痕预防和转位肌腱周围是否发生粘连。
- 运用止血带之前应精心策划手术切口,使最终的腱接合部

横行位于皮瓣深面,而不是正好平行地位于切口的深面。
- 在剥离供体肌肉时应谨慎,以防止损坏其神经血管束,其通常在肌肉的近端 1/3 处进入肌肉。
- 转位的肌腱应从皮下组织的深面通过,位于一个可滑行的隧道内,不可越过骨膜受伤的骨骼表面,也不可穿过狭窄的筋膜孔。
- 只有肌腱末端才能使用手术器械钳夹,同时要注意保持肌腱湿润。
- 尽可能使用 Pulvertaft 编织技术进行肌腱连接处的缝合。

特定神经损伤的手术技术

桡神经瘫痪

- 由桡神经瘫痪所致的运动功能缺陷包括:伸腕不能、掌指关节伸直不能、拇指不能伸直与外展(图 26.2),由于握力明显下降,无法稳定手腕。

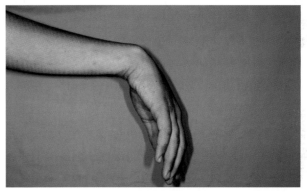

图 26.2　高位桡神经损伤的典型手部和腕部畸形:伸腕障碍,由于肌腱固定效应,手指呈伸直位

- 因此可以采用肌腱转位术重建伸腕、伸掌指关节、伸拇指以及外展拇指的功能。
- 不同于正中神经和尺神经,桡神经的损伤常常不会导致感觉的缺失,除非患者并发痛性神经瘤。
- 桡神经瘫痪行肌腱转位术的时机选择仍然存在争议,不外乎两个选择:要么实施"早期"肌腱转位术,和桡神经修复术同时进行,可以起到"内夹板"的作用,以提供有效的抓握功能恢复;或者相对保守,按预计的神经再生时间,确定肱桡肌和桡侧腕长伸肌(extensor carpi radialis longus,ECRL)等近端肌肉无法神经再支配之后,才实施肌腱转位术。
- 神经损伤的位置越高,受神经支配的肌肉恢复神经再生的可能性就越低。如果神经仍保持连续性完整,大部分医生会建议先观察 3 个月,看其是否能自行恢复。

特定手术技术

- 虽然有很多不同的肌腱转位方法用于治疗桡神经瘫痪,

但不外乎 3 类方式。

- 对于伸腕功能的重建,普遍接受的方法是利用旋前圆肌(pronator teres,PT),唯一的争议点在于应该把旋前圆肌仅缝合在桡侧腕短伸肌(extensor carpi radialis brevis,ECRB)上,还是同时缝合在桡侧腕长伸肌和桡侧腕短伸肌上。

- 因此,上述 3 类肌腱转位术只是应用了不同的技术以恢复伸指、伸拇、拇外展功能(表 26.2)。

表 26.2　桡神经瘫痪肌腱转位术

标准尺侧腕屈肌转位术	桡侧腕屈肌转位术	Boyes 浅筋膜转位术
旋前圆肌至桡侧腕短伸肌	旋前圆肌至桡侧腕短伸肌	旋前圆肌至桡侧腕短伸肌
尺侧腕屈肌至指总伸肌	桡侧腕屈肌至指总伸肌	环指的指浅屈肌至中、环、小指指总伸肌
拇长屈肌至拇长伸肌	拇长屈肌至拇长伸肌	中指指浅屈肌至示指固有伸肌和拇长伸肌
		桡侧腕屈肌至拇长展肌、拇短伸肌

标准尺侧腕屈肌转位手术

- 对于桡神经瘫痪的患者,尺侧腕屈肌转位术是作者的首选技术。对于骨间后神经瘫痪的患者,则首选桡侧腕屈肌(flexor carpi radialis,FCR)转位术(图 26.3~ 图 26.7)。

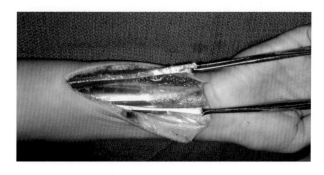

图 26.3　分离尺侧腕屈肌(flexor carpi ulnaris,FCU)肌腱及其远端肌肉。本图示掌长肌被显露,其肌腱被分离出来,转位至拇长伸肌(extensor pollicis longus,EPL)

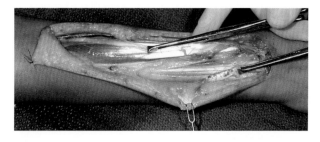

图 26.4　背部切口暴露手腕和手指伸肌群。绕过前臂尺骨缘,尺侧腕屈肌腱从掌侧转移到背侧

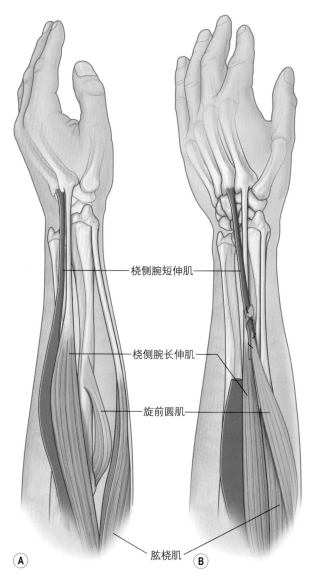

桡侧腕短伸肌

桡侧腕长伸肌

旋前圆肌

肱桡肌

Ⓐ　Ⓑ

图 26.5　(A)旋前圆肌的肌腱较短,可从骨膜上剥离,并延长。(B)旋前圆肌将被编织缝合入桡侧腕短伸肌腱

桡侧腕屈肌转位术

- 见图 26.8。

Boyes 浅筋膜转位术

- Boyes 主张将中指和环指的指浅屈肌腱作为供体,来恢复手指的伸直功能。

- 优点:允许手腕和手指的同时伸直,允许独立的拇指和示指伸直,且不会减弱屈腕能力。

- 缺点:使中指和环指失去指浅屈肌的功能,并导致手指抓握乏力。但指浅屈肌作为供体可能会导致后期的"鹅颈"畸形或发生近侧指间关节的屈曲挛缩畸形(图 26.9)。

低位正中神经瘫痪(支配前臂外在屈肌的神经以远)

- 正中神经远端损伤后,其所支配的前臂外侧屈肌功能丧

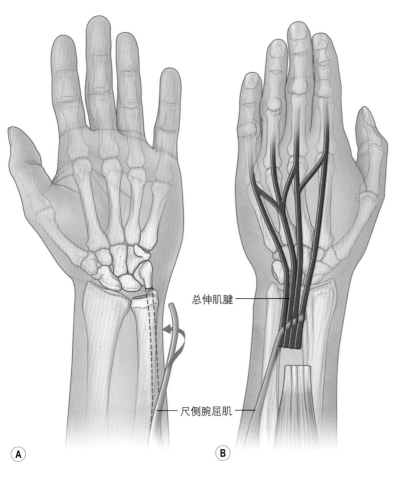

图 26.6　尺侧腕屈肌于前臂尺侧边缘绕过（A 和 B），编入指总伸肌腱（extensor digitorum communis, EDC）

总伸肌腱

尺侧腕屈肌

Ⓐ　　Ⓑ

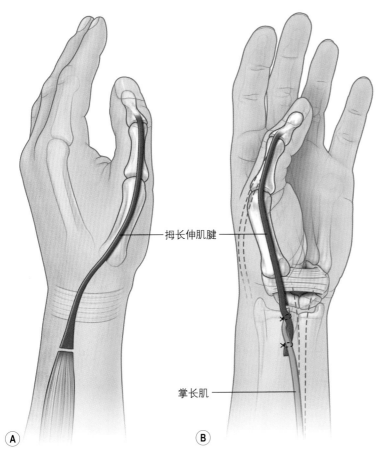

图 26.7　拇长屈肌（A）如果存在，可将其转位至拇长伸肌腱（B），为拇指提供背伸及桡侧外展

拇长伸肌腱

掌长肌

Ⓐ　　Ⓑ

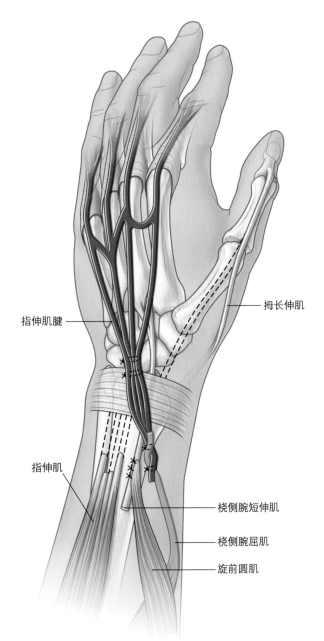

图 26.8 桡侧腕屈肌转位与指伸肌腱编织缝合在一起

拇长伸肌

指伸肌腱

指伸肌

桡侧腕短伸肌

桡侧腕屈肌

旋前圆肌

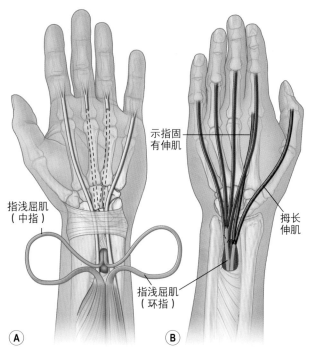

示指固有伸肌

指浅屈肌
（中指）

拇长伸肌

指浅屈肌
（环指）

Ⓐ   Ⓑ

图 26.9 中指和环指的浅肌腱（long and ring finger superficialis，FDS$_L$，FDS$_R$）穿过骨间膜（A）进行转位，以恢复指总伸肌腱、示指固有伸肌（extensor indicis proprius，EIP）和拇长伸肌（extensor pollicis longus，EPL）的功能（B）

失，出现拇指对指功能障碍，拇指、示指、中指及环指的桡侧半的感觉丧失。

- 对指动作是一个关系到多个关节的复杂运动，拇指的指腹和微屈的中指末节对合时，拇指所有 3 个关节均参与这个动作。
- 对指动作时腕掌关节外展、旋前和屈曲，掌指关节外展和屈曲，指间关节屈曲或伸直。

术前注意事项

- 在进行任何对指功能重建手术之前，为预防正中神经损伤所致的患者拇指内收或旋后挛缩，需进行被动的外展

练习。

- 如果患者已经表现为拇指的内收或旋后挛缩，需要在任何对指功能重建手术之前，先松解拇示指间的指蹼皮肤、第一骨间肌背侧的筋膜和内收肌。
- 直接沿手掌的桡侧方向对掌转位，会产生更大的手掌外展作用，而穿过豆状骨转位会同时产生外展和旋前。转位通过手掌的位置越靠近末端，拇指屈曲的力量就越大。
- 对指功能转位手术插入部位有几种。然而，生物力学研究表明，仅仅使用对指肌腱转位插入拇短展肌（abductor pollicis brevis，APB），肌腱即可产生完全的外展和旋前。因此，更复杂的双重插入更适用于正中神经和尺神经同时瘫痪。
- 只有在常规时间段内无神经再生迹象的患者才会考虑使用对指肌腱转位术。
- 老年患者或伴有不良预后疾病因素的患者应考虑早期实施肌腱转位术。
- 无论是高位还是低位的正中神经瘫痪，医生都必须仔细检查拇指功能，再决定是否有必要"早期"行肌腱转位恢复拇指对掌功能。
- 在大约 70% 的正中神经损伤病例中，拇短屈肌（flexor pollicis brevis，FPB）仍然由尺神经支配，因此拇指功能损害可能并不明显。
- 但是，如果患者能够在前臂中立位时拾起物品，或在前臂旋后位抓住物品，则拇短屈肌很可能仍然接受尺神经支

配,因此可考虑推迟进行对指肌腱的转位手术。

■ 如果外科医生或治疗师观察到患者试图通过前臂旋前动作来使拇指外展去抓取物件时,就应考虑"早期"实施对指肌腱的转位手术。

特定手术技术

■ 除继发于严重的腕管综合征的手掌大鱼际肌萎缩的老年患者外(图 26.11),作者倾向于使用示指固有伸肌转位术(图 26.10A 和 B;视频 26.1)。该肌腱转位术唯一的潜在缺点是示指固有伸肌腱长度刚好到达拇短展肌腱。术后结果可预测性很高(图 26.12)。

Bunnell 环指指浅屈肌转位术

■ Bunnell 最早描述了指浅屈肌(flexor digitorum superficialis, FDS)转位术,通过掌远纹远端小横切口游离出环指指浅屈肌腱(图 26.13 和图 26.14)。

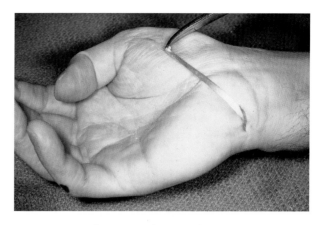

图 26.11　手掌切口和手掌示指固有伸肌横跨手掌转位

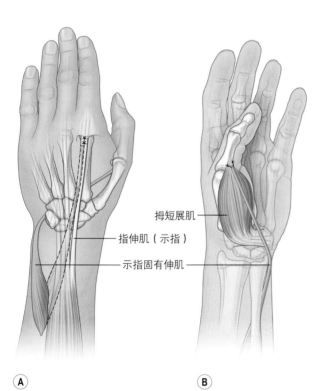

拇短展肌
指伸肌（示指）
示指固有伸肌

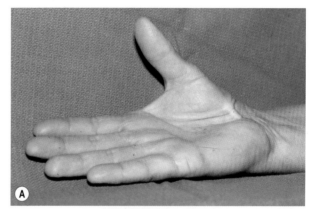

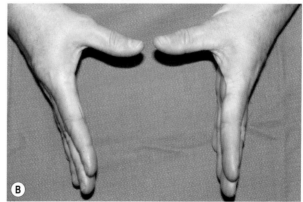

图 26.12　(A 和 B)示指固有伸肌转位重建对指功能术后

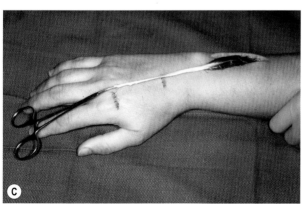

图 26.10　示指固有伸肌腱转位以恢复对掌功能(A 和 B)。切开分离示指固有伸肌腱(C)

■ 环指浅肌转位的强度比示指固有屈肌转位更强,且长度更长。

■ 禁忌证:

● 在高位正中神经瘫痪或合并相关屈肌腱损伤的低位正中神经损伤。

● 低位正中神经合并高位尺神经瘫痪情况下,环指浅屈肌是环指上唯一存留的屈肌。

● 在低位正中神经联合低位尺神经瘫痪情况下,可能需要环指浅屈肌来矫正爪形手畸形。

● 切断浅肌腱可能引起供体手指近侧指间关节屈曲挛缩或"鹅颈"样关节畸形。

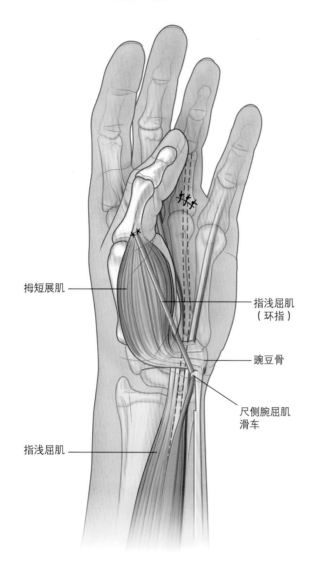

拇短展肌

指浅屈肌
（环指）

豌豆骨

尺侧腕屈肌
滑车

指浅屈肌

图 26.13　指浅屈肌转位至拇短展肌修复拇指对掌运动示意图

■ 该术式或许是效果最好的对掌功能重建方式。

Camitz 掌长肌腱转位术

■ Camitz 掌长肌腱转位术是一种简单的肌腱转位手术，可恢复拇指外展功能，但仅恢复其少量旋前及屈曲功能，该术式尤其适用于因腕管综合征导致大鱼际肌萎缩的老年患者（图 26.15 和图 26.16）。

其他对指肌腱转位术

■ Huber 和 Nicolaysen 描 述 了 小 指 展 肌（abductor digiti minimi, ADM）转位术，该术式偶用于正中神经合并桡神经瘫痪的患者，也可用于由于先天因素而导致拇指功能异常的儿童。由于小指展肌起点在豌豆骨，所以这种转位术可以很好地恢复拇指的屈曲及旋前功能，但仅恢复少量外展功能。

■ Phalen 及 Miller 提倡使用由尺侧腕伸肌提供动力的拇短伸肌腱。

■ Taylor 提出了小指伸肌转位作为对掌肌腱重建的术式，在

这种手术中，将小指伸肌（extensor digiti minimi, EDM）沿手掌的尺侧面改道至拇指的掌指关节处。

高位正中神经瘫痪（支配前臂外在屈肌的神经以近）

■ 功能障碍主要有示指近端及远端指间关节无法弯曲，以及拇指指间关节不能屈曲和对指（图 26.17）。
  ● 这是由于 4 根指浅屈肌、支配示中指的指深屈肌腱及拇长屈肌瘫痪所致。

■ 在这种情况下，患者通常仍可以屈曲中指，这是由于支配中指、环指及小指的指深屈肌腱在远端相互交联。

■ 需要重建的关节功能有两种：其一是拇指指间关节的屈曲功能，其二是示指及中指近端及远端指间关节的屈曲功能。

特定手术技术

■ 将肱桡肌转位至拇长屈肌，恢复拇指指间关节的屈曲功能，而通过将指深屈肌腱的第 II、III 腱头分别以侧 - 侧缝合方式缝合至第 IV、V 腱头上的术式，恢复示指及中指远端指间关节的屈曲功能（图 26.18）。

■ 在正中神经修复或移植后，如果预计拇长屈肌神经支配无法恢复时，可将此肌腱在肌肉肌腱联合处进行分离，并以端 - 端的方式缝合至肱桡肌腱。

■ 然而，如果拇长屈肌神经有可能恢复，应将肱桡肌腱以端 - 侧缝合的方式缝合至保持完整的拇长屈肌腱上（图 26.18）。

■ 在想要恢复较强的示指和中指屈曲功能的情况下，需要将桡侧腕长伸肌腱转位缝合至示指及中指的指深屈肌腱上（图 26.19）。

■ 对于在高位正中神经瘫痪患者中实施肌腱转位术的时机仍存在较大争议。
  ● 在年轻患者中，如果可以实施效果较好的早期或后期神经修复，外在屈肌就有较好的恢复机会。
  ● 如果患者损伤时间较长或需要进行二期正中神经移植手术，则可在神经移植术的同时实施肌腱转位术，恢复拇指、示指及中指屈曲功能。

低位尺神经瘫痪（环指和小指指深屈肌和尺侧腕屈肌的神经支配以远）

■ 支配环指及小指指深屈肌及尺侧腕屈肌尺神经的远端损伤时可能引起以下肌肉瘫痪：所有 7 块骨间肌、尺侧 2 块蚓状肌、小鱼际肌及拇收肌、部分拇短屈肌。

■ 可能导致掌指关节、远端指间关节及近端指间关节的屈肌及伸肌力量失衡，形成了典型的爪形手，表现为掌指关节过伸，而近端指间关节及远端指间关节相对屈曲（Duchenne 征）。

■ 在低位尺神经瘫痪中，爪形手和掌指关节及指间关节背伸障碍常见于环指和小指，中指可轻度背伸，因为中指和

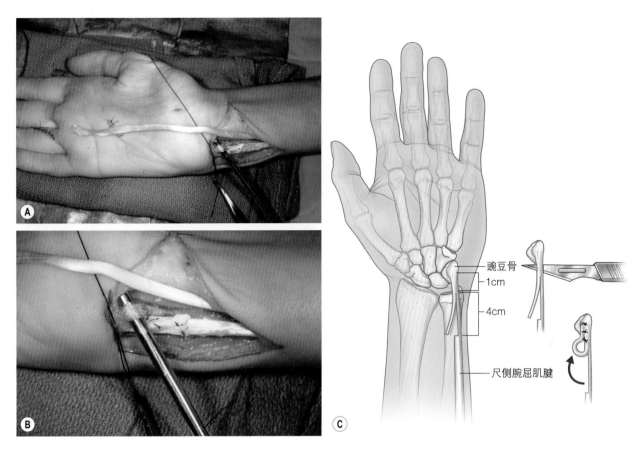

图 26.14　(A)用于环指指浅屈肌腱转位的切口。(B 和 C)将尺侧腕屈肌的一半缝合于自身形成滑车示意图

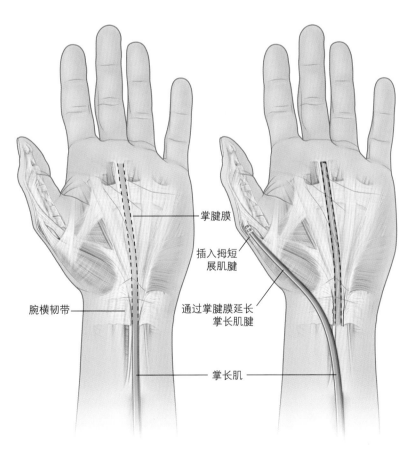

图 26.15　通过掌腱膜延长掌长肌腱的 Camitz 转位术示意图

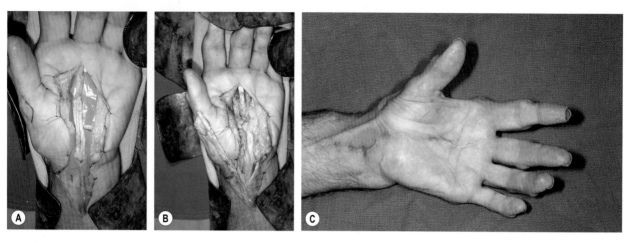

图 26.16　（A）一条较宽掌筋膜与掌长肌腱相连续，（B）直接将其转位插入拇短展肌腱。（C）Camitz 转位术的术后效果

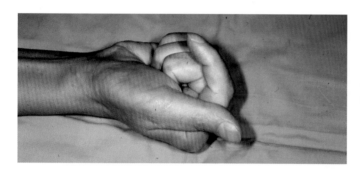

图 26.17　高位正中神经瘫痪后，拇指指间关节、示指远端指间关节的屈曲功能丧失

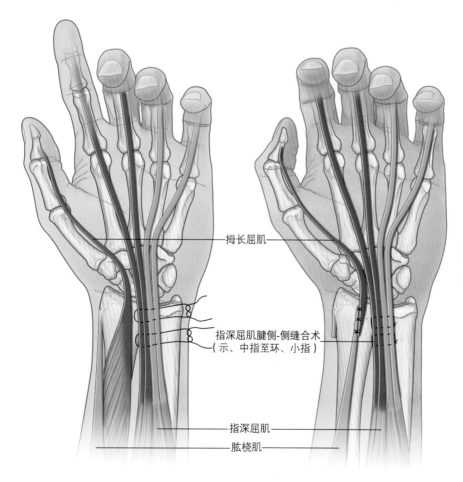

拇长屈肌

指深屈肌腱侧-侧缝合术（示、中指至环、小指）

指深屈肌

肱桡肌

图 26.18　通过将肱桡肌转位至拇长屈肌（flexor pollicis longus，FPL）及指深屈肌（flexor digitorum profundus，FDP）侧侧缝合术

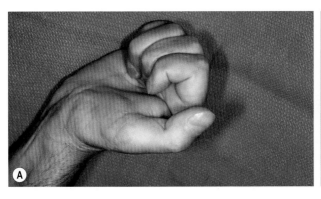
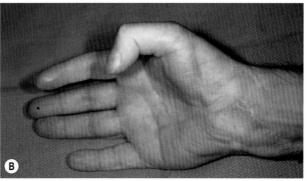

图 26.19　(A)指深屈肌腱侧 - 侧缝合术后手指屈曲功能恢复。(B)将肱桡肌转位至拇长屈肌后,拇指指间关节可以实现半独立屈曲

示指的蚓状肌仍然由正中神经支配。

- 在正中神经及尺神经均发生瘫痪的情况下,4 个手指的功能均发生障碍。
- 低位尺神经瘫痪患者的其他重要损伤表现为拇指与示指夹物力量减弱,一般仅为正常力的 20%~25%,这主要由于拇收肌、1/2 的拇短屈肌及第一背侧骨间肌瘫痪所致。
- 拇指与示指侧捏动作完全无法完成的情况多见于拇长屈肌代偿性收缩,使得指间关节过度屈曲(Froment 征)(图 26.20),也偶见于患者强制试图尽力夹物时出现的掌指关节过度伸直(Jeanne 征)。

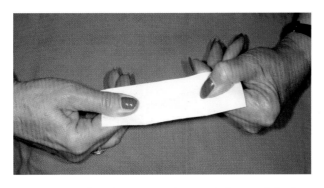

图 26.20　尺神经瘫痪后的左拇指功能表现。在拇收肌和拇短屈肌功能丧失后,拇长屈肌是控制拇指屈曲的唯一屈肌,作为指间关节的主要屈肌,可致指间关节过度屈曲(Froment 征),偶见掌关节过伸(Jeanne 征)

- 对于这类拇指与示指夹物功能减弱的患者,肌腱转位术实施的目的主要在于恢复拇指内收功能及示指的外展功能。
- 由于第三骨间掌侧肌瘫痪,导致小指伸肌力量无对抗而致小指掌指关节屈曲呈爪形的同时,还可能有激发性小指尺偏的表现(Wartenberg 征)。
- 在某些情况下,需要通过肌腱转位术来改善小指的尺偏。
- 因此,对于尺神经瘫痪患者,肌腱转位术可矫正以下几种畸形(表 26.3):

表 26.3　尺神经瘫痪后的肌腱转位术

需要重建的功能	建议采用的肌腱转位术
环指和小指的爪形手	环指或中指浅屈肌的 2 束至桡侧束、环指和小指近节指骨或 A2 或 A1 和 A2 滑车
所有四指的爪形手	伸肌腱、屈肌路径、4 条肌腱移植物或掌长肌 4 条肌腱移植物转位至中指、环指和小指的桡侧束以及示指的尺侧束,或者转位至联合骨间肌腱止点
拇指内收	桡侧腕短伸肌 + 肌腱移植至拇收肌
示指外展	拇长展肌至第一骨间肌
拇指掌指关节的严重过伸畸形	掌指关节融合术
拇指指间关节屈曲固定	指间关节融合术
环指和小指远端指间关节屈曲无力	环指和小指的指深屈肌和中指的指深屈肌实施侧 - 侧肌腱缝合术

- 手指的爪形畸形及不同步的屈曲;
- 拇指与示指夹物力量减弱;
- 小指尺偏畸形;
- 环指与小指远端指间关节处指深屈肌力量减弱。

- 尺神经瘫痪后实施肌腱转位术的时机主要取决于两个重要因素:关节运动功能恢复的可能性大小及关节功能障碍的严重程度。
- 腕部尺神经的一期显微外科修复在大约 75% 的患者中均取得了较好的治疗效果。
- 二期神经移植术改善了约 40%~75% 患者的运动功能,但感觉恢复相对较差。
- 对于伴有手部力量减弱的爪形畸形患者,较早实施肌腱转位术是有益的。
- 对于爪形畸形的治疗,可早期予以蚓状肌夹板固定。早期实施静态肌腱转位术可能对一些患者有益,可避免掌指关节过伸及形成爪形手。

特定手术技术

- 避免近端指骨在掌指关节过伸的静态手术包括 A1 滑车

松解术、在掌指关节水平的筋膜切开术、关节囊固定术及多种肌腱固定术。

- Zancolli 等描述的掌指关节的关节囊固定术是一种很简单的手术,首先松解 A1 滑车,纵向切开掌板并且从掌部分离,这样将形成两片蒂部在远侧端的游离瓣,然后将瓣向近端缝入掌骨颈以保持掌指关节约 20° 的屈曲(图 26.21)。长期随访结果表明爪形手有复发的情况。

- Parkes 描述了一种有效的肌腱固定术,主要是移植一根肌腱,缝入腕横韧带,再通过手掌到达深横掌骨间韧带(内掌板),最后插入每个手指侧副韧带的桡侧。

- 学界已描述的多种矫正爪形手畸形的动态肌腱转位术的不同之处在于是否仅恢复掌指关节屈曲功能,还是在此基础上同时恢复指间关节伸直功能。在患者掌指关节被动屈曲状态下,检查近侧指间关节及远侧指间关节的伸直情况(Bouvier 检查法),外科医生便可决定应选择何种肌腱转位术。

- 如果在掌指关节被动屈曲状态下,近侧指间关节及远侧指间关节上的伸肌腱可以完全伸直(图 26.22),则仅需将转位的肌腱插入 A1 滑车(图 26.20)或 A2 滑车(图 26.23),或是 A1 滑车和 A2 滑车近侧,或穿过近节指骨的骨洞(图 26.23B)来加强掌指关节屈曲。

- 如果患者仍无法通过外在伸肌腱主动伸直近端指间关节,可将转位的肌腱插入侧束之一,或中节指骨基底部的背侧或骨间肌腱联合上,这就可以同时恢复掌指关节屈曲及指间关节伸直功能。

肌腱转位术改善爪形手畸形

- 下文列举了在矫正尺神经瘫痪患者手指屈曲不同步及爪形手畸形的肌腱转位术中可用的供体肌肉 - 肌腱单位的名称:
  - 指浅屈肌
  - 桡侧腕短伸肌
  - 示指固有伸肌及小指伸肌
  - 桡侧腕屈肌
  - 桡侧腕长伸肌
  - 掌长肌

(图 26.24)

- 高位尺神经瘫痪患者环指及小指的浅肌腱存在功能障碍。这种情况下,将中指的浅屈肌腱从 A1 与 A2 滑车间的屈肌鞘中抽出,分割成两条,每条肌腱经环指及小指的 A1 滑车下穿过后再缝合到原肌腱上(见图 26.20)。

- 合并高位正中神经瘫痪会导致所有指浅屈肌腱瘫痪,有必要实施"间接性 lasso"术式。将指浅屈指肌腱牵拉绕过 A1 滑车后,需要将近端缝合至桡侧腕长伸肌或桡侧腕屈肌来提供动力。

改良 Stiles-Bunnell 转位手术

- 在环指近侧指间关节近侧分离指浅屈肌腱,经远端掌横纹横切口将其抽出皮下后,再沿纵轴将肌腱分成两条,后在掌指关节处于 45°~55° 屈曲位且指间关节完全伸直条件下,在足够大的张力下将分成两条的指浅屈肌腱缝合至环指及小指的近侧指间关节的桡侧副韧带。

- 在高位尺神经瘫痪时,环指的指浅屈肌腱是仅存的有功能的指屈肌腱,因此只能选用中指的指浅屈肌腱进行肌腱移植手术(见图 26.24)。

- 在某些情况下,中指或环指的指浅屈肌腱可以分切成 3 部

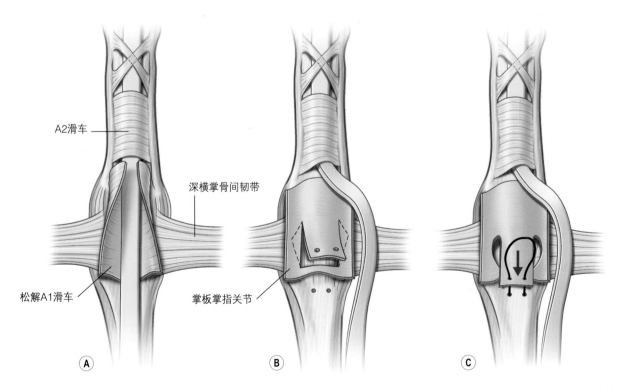

图 26.21　Omer 改良后的 Zancolli 关节囊固定术:(A) 松解 A1 滑车;(B) 在掌板处建立蒂部在远侧端的筋膜瓣;(C) 将筋膜瓣向近端缝入掌骨颈

（图中标注：A2滑车　深横掌骨间韧带　松解A1滑车　掌板掌指关节　Ⓐ　Ⓑ　Ⓒ）

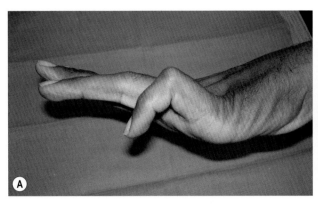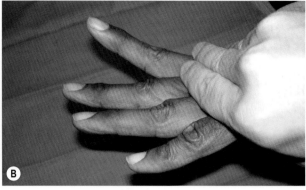

图 26.22　Bouvier 检查法。(A)典型的小指爪形畸形以及环指掌指关节轻微过伸及其近侧指间关节及远侧指间关节屈曲。(B)阻止掌指关节过伸的情况下,伸肌腱可使近侧指间关节及远侧指间关节充分伸直

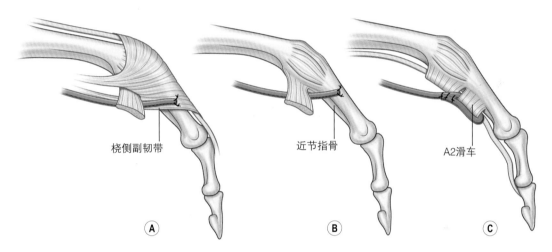

桡侧副韧带　　近节指骨　　A2滑车

图 26.23　矫正爪形手畸形的肌腱转位术,转位肌腱有不同插入方式。(A)将转位肌腱插入掌指关节桡侧副韧带(B) Burkhalter 通过钻孔将转位肌腱穿入近节指骨。(C)"Lasso"法,可将转位肌腱插入 A1 滑车(Zancolli 法)或插入 A2 滑车(Brooks-Jone 法),或插入 A1 滑车及近侧半个 A2 滑车(Anderson 法)

分,以修复中指、环指及小指。

- 手内肌完全瘫痪的情况下,将中指及环指的浅肌腱分成两条后牵拉,通过蚓状肌管直至示指、中指、环指及小指的桡侧副韧带。
- 改良 Stiles-Bunnell 转位手术的缺点:
  - 在高位尺神经瘫痪或高位尺神经联合正中神经瘫痪情况下无法利用环指的指浅屈肌。
  - 导致近侧指间关节"鹅颈"样过度伸直畸形。
  - 供体的中指和环指的近侧指间关节可能发生屈曲挛缩或者远侧指间关节丧失伸直功能。
- 该转位术仅适用于近侧指间关节轻度屈曲挛缩,或手指运动稳定且近侧指间关节无被动过度伸直畸形的患者。

Brand EE4T 转位术

- 桡侧腕短伸肌转位术的手术方法,主要利用 3~4 条肌腱移植物将转位肌延伸后,再将其经掌骨间隙从背侧面穿行至掌侧面,然后到达蚓状肌管后贴附于中指、环指与小指的桡侧副韧带(图 26.25)及示指的尺侧副韧带[EE4T: extensor tendon,extensor route,four-tailed graft(伸肌腱、伸

肌路径、4 条肌腱移植物)]。

- 然而,在伸腕时,桡侧腕短伸肌及移植肌腱将处于松弛状态,这也是早期 Brand 转位术采用的背侧路径的相对不足之处。
- Burkhalter 和 Strait 在 Brand 提出的 EE4T 转位术基础上进行了改良,应用桡侧腕长伸肌而非桡侧腕短伸肌,并且仅矫正环指及小指的功能。
- 这种转位手术仅可恢复掌指关节的屈曲功能,但在高位正中神经及高位尺神经损伤情况下,无法实施改良 Stiles-Bunnell 指浅屈肌转位术时,可作为备选术式之一。
- 对于应用示指固有伸肌及小指伸肌的 Fowler 转位术而言,示指固有伸肌支配示指及中指的运动,而小指伸肌支配环指及小指的运动。
- Fowler 转位术的相对不足之处在于,示指固有伸肌及小指伸肌的长度仅可将它们拉伸至手指的桡侧副韧带。

Brand EF4T 转位术

- Brand 改良了其原本的桡侧腕短伸肌背侧转位手术,通过一组四条肌腱移植或阔筋膜移植物延长桡侧腕长伸

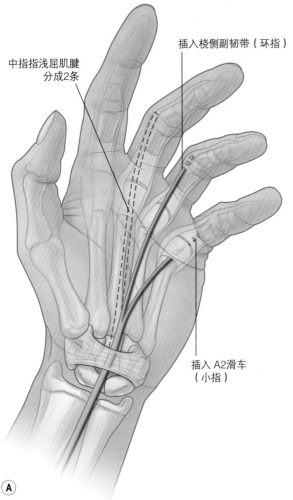

中指指浅屈肌腱
分成2条

插入桡侧副韧带（环指）

插入 A2滑车
（小指）

(A)

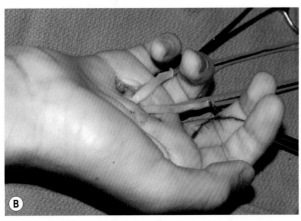

(B)

图 26.24 （A 和 B）将中指指浅屈肌转位至环指的桡侧副韧带或小指的 A2 滑车上

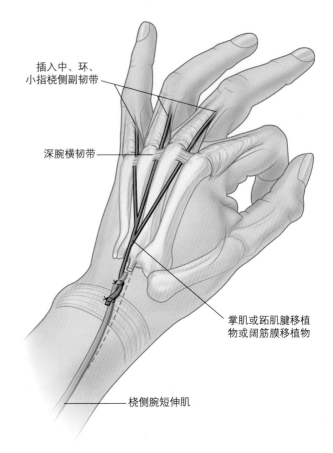

插入中、环、
小指桡侧副韧带

深腕横韧带

掌肌或跖肌腱移植
物或阔筋膜移植物

桡侧腕短伸肌

图 26.25   Brand EE4T 转位术，用 3 条移植肌腱延长桡侧腕短伸肌后，转位至尺侧的 3 个手指内

然后穿过腕管至各手指的近侧指间关节的桡侧副韧带上，手术路径和过程都与 Brand EF4T 法相似。然而，掌长肌所能提供的肌力明显要比桡侧腕长伸肌要弱很多。

- Brand EF4T 法和 Lennox-Fritschi PL4T（Palmaris longus，4-tailed graft，掌长肌 4 条肌腱移植物）法有两种可选的肌腱止点：骨间肌总腱止点或 A2 滑车上。
- Brooks 和 Jones 用跖肌或趾伸肌腱移植物延长桡侧腕长伸肌或掌长肌腱，然后将其穿过腕管，环绕至每个手指的 A2 滑车。

肌腱转位术矫正小指尺偏

- Blacker 等提倡用改良 Fowler 转位术来矫正小指的尺偏畸形（Wartenberg 征）。
- 分离小指伸肌的尺侧一半，由掌侧通过深横掌骨间韧带，缝合至近节指骨基底关节处的桡侧副韧带。如果尺偏畸形还伴有小指爪形畸形，则小指伸肌的尺侧半应环绕至 A2 滑车并绕回与其自身肌腱缝合（Brooks 插入法）。
- Chung 等曾描述过用示指固有伸肌转位至小指伸肌腱远端桡侧面的方法来矫正尺神经瘫痪导致的持续性小指外展畸形。

肌腱转位术重建拇指内收功能

- 在最成功的拇指内收功能重建术中，需要将转位的肌腱横向穿过手掌的深屈肌腱，然后插入拇收肌腱中。
- Littler 主张将环指浅屈肌腱通过钻孔转位至拇收肌止点

肌，穿过腕管连接至中指、环指及小指的桡侧副韧带以及示指的尺侧副韧带［EF4T：extensor tendon，flexor route，four-tailed graft（伸肌腱、屈肌路径、4 条肌腱移植物）］（图 26.26 和图 26.27）。

Fritschi PL4T 转位术

- Fritschi 曾描述将掌长肌作为 Brand EF4T 转位法的可选动力来源。掌长肌腱由肌腱移植物或筋膜移植物延长，

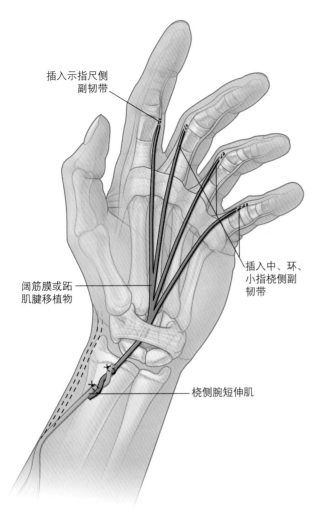

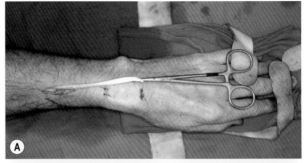

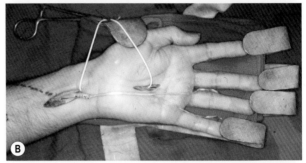

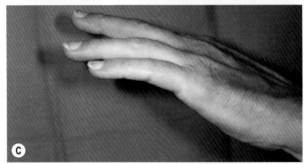

图 26.26　Brand EF4T 肌腱转位术。使用 4 条肌腱移植物延长桡侧腕长伸肌,转位至爪形手患者的近侧指间关节的 4 条侧副韧带上

图 26.27　Brand EF4T 肌腱转位术治疗环指和小指的爪形手畸形。(A)桡侧腕长伸肌腱从止点切断,插入第二掌骨基底部;(B)移植掌长肌腱与桡侧腕长伸肌连接,从前臂桡侧皮下绕至掌侧(或通过骨间膜);(C)手术后患者第 4、5 指的爪形手畸形得以矫正

以远。

- Smith 描述了另一种术式,用移植肌腱延长桡侧腕短伸肌后穿过第二掌骨间隙至屈肌腱深面,然后从拇收肌表面穿出,缝合至拇收肌止点上(图 26.28)。

- 除此之外,还有其他重建拇指内收功能的术式,如通过移植肌腱延长肱桡肌或者桡侧腕长伸肌,然后将其穿过第三掌骨间隙到达拇指的掌指关节。还有将示指固有伸肌穿过第二掌骨间隙等手术方式。

- 如果拇指存在严重的拇指 Z 形塌陷畸形,伴有拇指的掌指关节过伸而指间关节屈曲,或在做指捏动作时出现强化的 Jeanne 征,则可能需要实施拇指掌指关节融合术。

- 对于仅有轻度的拇指塌陷畸形而没有挛缩固定畸形的患者,可以劈开拇长屈肌腱转位至拇长伸肌进行功能重建。

环指指浅屈肌转位术

- 于环指基底部做一小切口,在 A1 滑车和 A2 滑车之间横断环指指浅屈肌腱。在鱼际纹的尺侧作一小切口,使离断的肌腱在示指和中指屈肌腱的深部横向穿过手掌至拇指掌指关节的尺侧面。既可将转位的肌腱缝合至拇收肌

腱上,也可先在拇收肌止点远端的近节指骨上钻一孔,然后将肌腱穿过钻孔后扎紧。

- 通过转位环指指浅屈肌以重建拇指内收功能的术式不适用于高位尺神经瘫痪患者,因为该术式将破坏环指上仅存的屈曲肌腱。

Smith 桡侧腕短伸肌转位术

- 通过桡侧腕短伸肌转位术,并使用掌长肌或跖肌腱移植物辅助,增加拇收肌的力量(图 26.29)。

肌腱转位重建示指外展功能

- 重建强有力的示指外展功能是充分恢复指捏功能的第二要素。

- Bunnell 描述了用短的移植肌腱延长示指固有伸肌转位于第一背侧骨间肌腱的手术方法。

- Bruner 在拇指掌指关节的背面分离拇短伸肌腱,然后通过拇长伸肌腱下方的皮下"隧道"将其插入第一背侧骨间腱膜。

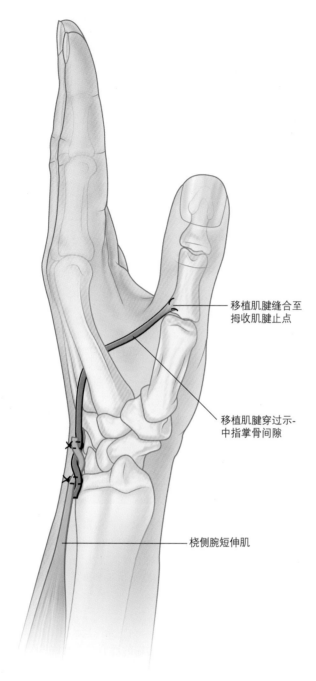

移植肌腱缝合至
拇收肌腱止点

移植肌腱穿过示-
中指掌骨间隙

桡侧腕短伸肌

图 26.28　Smith 转位法重建拇指内收功能示意图。用移植肌腱延长桡侧腕短伸肌后,穿过第二掌骨间隙至屈肌腱深面,缝合至拇指近节指骨基底部尺侧

- Hirayama 用一条掌筋膜延长掌长肌腱(类似 Camitz 转位),然后从皮下"隧道"绕过前臂桡侧面至腕关节背侧然后插入至第一骨间背侧肌腱。
- Graham 和 Riordan 通过相似的路径进行环指指浅屈肌的转位。
- 恢复示指外展功能的最好办法可能是拇长展肌中的一根肌腱转位,具体操作方法是用游离肌腱延长拇长展肌,或固定于改变了路径的示指指总伸肌腱(图 26.30)。

Neviaser 部分拇长展肌腱和游离肌腱转位

- Neviaser 等描述了用掌肌或跖肌腱移植物延长拇长展肌

的部分肌腱,并使延长后的肌腱固定于第一背侧骨间肌腱止点上的技术(图 26.29 和图 26.30)。

高位尺神经瘫痪

- 高位尺神经瘫痪可导致尺侧腕屈肌、环指及小指的指深屈肌、所有骨间肌、尺侧的两条蚓状肌、小鱼际肌、拇收肌以及部分拇短屈肌瘫痪。
- 手的尺侧半仅剩下环指和小指的指浅屈肌功能。
- 环指和小指的指深肌腱在腕关节处和中指的指深肌腱相互连接,从而导致两指深肌瘫痪的临床表现并不明显。

特定手术技术

- 如果环指和小指远端指间关节存在明显的屈曲障碍(Pollock 征),可以通过将环指和小指的指深肌腱与正中神经支配的中指指深肌腱相互缝合的办法来恢复手的握力。
- 该手术须在肌腱转位矫正爪形手的手术之前进行,但是必须告知患者手术可能会暂时加重爪形手畸形,且术后必须使用蚓状肌夹板固定。
- 为恢复环指和小指的独立屈曲功能,可能需要通过转位中指的指浅屈肌来带动环指和小指的指深屈肌活动。
- 若患者要求恢复腕关节有力的尺偏和屈曲功能,则有时需要将桡侧腕屈肌转位至尺侧腕屈肌。

肌腱转位治疗复合神经损伤

- 一般而言,复合神经损伤行肌腱转位修复术的效果往往不如单一神经损伤的效果好。
- 复合神经损伤还有很多其他复杂的问题:能作为供区的肌腱非常有限;更多的关节功能需要恢复;患肢深感觉缺失更重;软组织内的瘢痕形成更多。
- 动力性肌腱固定术是修复复合神经损伤的重要术式。腕关节屈曲或背伸可用于增强任何跨过腕关节的肌腱转位术的效果。

肌腱转位修复低位正中神经 - 低位尺神经瘫痪

- 低位正中神经 - 低位尺神经瘫痪是上肢最常见的复合神经损伤类型,通常由腕关节撕裂伤所致。这种损伤致手部掌侧感觉完全缺失,内在肌完全瘫痪,导致爪形手畸形。
- 掌弓横向平坦,掌指关节过伸,近侧指间关节过屈并伴随小指的外展是这类损伤的常见临床特点。
- 手术的目的是恢复拇指的内收、外展和对指功能,示指的外展功能,以及改善近侧指间关节的伸直。
- 拇指侧捏时的内收动作可以通过肌腱转位延长桡侧腕短伸肌,然后穿过第二掌骨间隙固定至拇指掌骨的收肌结节上,或者可以将转位的环指的指浅屈肌腱固定至拇收肌止点上。
- 重建拇指对指功能的最佳方法是改变示指固有伸肌腱的路径,使其从手的尺侧缘绕过,然后固定至拇短展肌上。该转位法可结合拇指掌指关节融合术,以达到最高的稳定性。

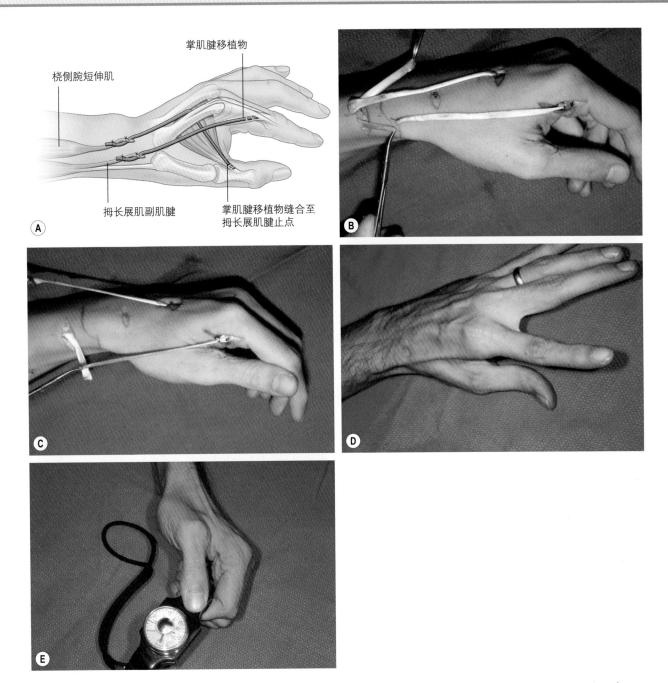

图 26.29　(A) 肌腱转位术重建拇指内收功能和示指外展功能;(B) 移植肌腱固定在拇收肌腱上,肌腱通过屈肌腱和神经血管束背侧,从手掌到达背侧,通过第二掌骨间隙;(C) 牵拉这两条移植肌腱时,屈曲和内收拇指、在掌指关节处外展示指;(D) 两条肌腱转位术后功能恢复情况;(E) 指捏力显著提高

- 要恢复强有力的示指捏指外展功能,可通过肌腱移植延长并转位拇长展肌的一束肌腱至第一骨间背侧肌的止点来恢复。
- 最后,如前所述,手指的爪形手畸形可以通过四根移植肌腱延长桡侧腕长伸肌或掌长肌,并连接至各手指的近侧指间关节的桡侧副韧带或 A2 滑车来矫正。
- 如果在神经修复或者神经移植术后,患者手掌部的感觉仍未明显改善,则应考虑转位一支桡神经浅支支配的皮瓣至拇指,或采用桡神经浅支转位至远端正中神经的办法。

肌腱转位术修复高位正中神经 - 高位尺神经瘫痪

- 这类神经损伤会造成严重的手部功能障碍,如包括拇指在内的所有手指主动屈曲功能丧失、拇指对指功能丧失、手指侧捏功能丧失,除此之外还有手掌的感觉完全丧失。
- 高位正中神经合并高位尺神经瘫痪的功能重建手术需要分两期到三期实施。
- 手术的目的是恢复包括拇指的各手指屈曲功能、拇指 - 示指的侧捏功能、拇指的对指和外展功能,以及矫正迟发的爪形手畸形。
- 可通过肌腱转位术来重建拇指内收功能和侧捏功能,即

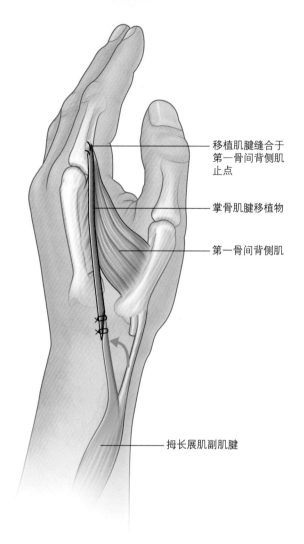

移植肌腱缝合于第一骨间背侧肌止点

掌骨肌腱移植物

第一骨间背侧肌

拇长展肌副肌腱

图 26.30　Neviaser 转位术重建示指外展功能。拇长展肌的部分肌腱通过用掌长肌肌腱移植延长，缝合于第一骨间背侧肌附着的示指近节指骨的基底部

移植一条肌腱，延长桡侧腕短伸肌，然后将其穿过第二掌骨间隙并固定至拇收肌止点上。

- 可通过延长并转位桡侧腕长伸肌至四根手指的指深屈肌腱来恢复手指屈曲功能。该手术可以和中指、环指与小指的远侧指间关节肌腱固定术同时进行。
- 可通过同一切口进行肱桡肌转位至拇长屈肌来恢复拇指的屈曲功能。
- 对于低位正中神经合并低位尺神经瘫痪的患者，修复拇指对指功能的最可靠术式是将示指固有伸肌转位至拇短展肌的止点上。
- 如果拇指间关节一直保持屈曲位，则示指固有伸肌转位时应同时固定至拇短展肌止点和拇指指间关节近端的拇长伸肌腱上。
- 屈指功能恢复后，整个手可能会渐渐出现爪形手畸形，如果此时腕伸肌（桡侧腕长伸肌和桡侧腕短伸肌）均失用，将无法进行掌指关节的屈曲和指间关节的伸直活动，这种情况下可能需要进行静态肌腱固定术。

- 在高位正中神经合并高位尺神经瘫痪的情况下，恢复手的桡侧感觉能力的重要性是毋庸置疑的，可以采用神经修复法或神经移植法。

肌腱转位术在创伤后功能重建中的应用

- 肌腱转位术是在前臂、腕及手部肌肉及肌腱创伤后恢复手指及手腕主动运动功能的极佳术式。
- 如果存在部分肌腱缺损，通常需要通过肌腱移植来修复。
- 如果是更加严重的外伤（工业机器或机动车事故，冲击波、导弹和爆炸伤等），往往因伴随软组织的损伤会遗留瘢痕而不适合肌腱移植，因为在四周均是瘢痕组织的部位下实施肌腱移植术较肌腱转位术更容易引起组织粘连。
- 如果肌肉损伤后至重建手术之间间隔时间较长，则肌肉短缩性挛缩和萎缩的情况不可避免，这也表明肌腱转位术是恢复上肢功能较为理想的手术方式。

肌腱转位重建拇指伸直功能

- 桡骨远端骨折时，出现拇长伸肌腱断裂的概率为 1/200，通常发生在 Lister 结节，而且可能在骨折后的数周至数月内的任何时间发生。肌腱断裂的原因可能是外伤后腱鞘水肿导致肌腱局部缺血，还有可能是肌腱与桡骨断端的背侧骨皮质摩擦所致。
- 患者的临床症状是拇指间关节背伸无力或者丧失，也可以表现为拇指掌指关节背伸无力伴拇指无法背伸（图 26.31A）。
- 恢复拇指背伸功能的最佳术式是将示指固有伸肌腱转位至拇长伸肌，这种手术可以在局麻下进行（图 26.31B~D）。

肌腱转位术恢复伸指功能

- 可通过类似修复桡神经瘫痪的肌腱转位术来进行创伤后的伸指功能重建。相关术式已在本章前文详细介绍，包括将屈肌（桡侧腕屈肌和尺侧腕屈肌）转位至指总伸肌，或者将中指和环指的指浅屈肌转位至指总伸肌的 Boyes 法。

肌腱转位术恢复屈拇功能

- 可以通过一期修复、延迟修复或肌腱移植修复的方法来治疗拇长屈肌急性撕裂伤或断裂伤。然而，如果发生漏诊，肌纤维在受伤后 6 个月至 1 年内会发生明显的短缩、萎缩和纤维化。在这种情况下，最好通过肌腱转位术来恢复拇指的屈曲功能，通常将环指的指浅屈肌作为移植肌腱的供区。

肌腱转位术修复屈指功能

- 有时患者前臂的屈肌可遭受严重的碾压或撕裂伤。在二期重建屈指功能时有两个选择，可以用桡侧腕长伸肌转位至四根深指屈肌，或采用游离的功能性股薄肌移植术（图 26.32）。

术后注意事项

- 术后需行外固定 3~4 周，随后可在理疗师的指导下开始进行轻度的主动活动，但仍需使用轻质的夹板继续保护 3 周。

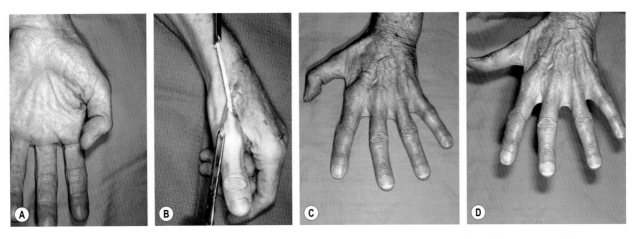

图 26.31　(A)拇长伸肌受损;(B)将示指固有伸肌转位至拇长伸肌;(C)术前拇指背伸;(D)术后拇指背伸

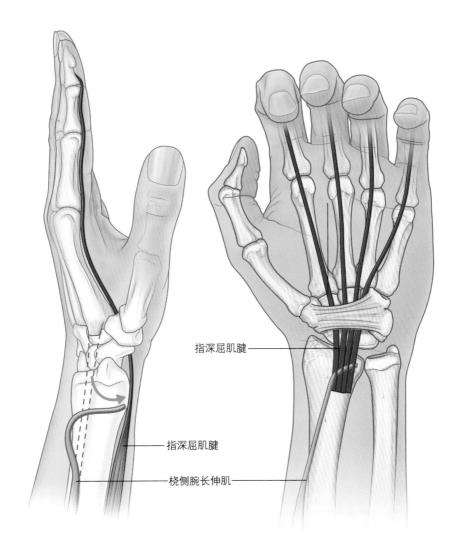

指深屈肌腱

指深屈肌腱

桡侧腕长伸肌

图 26.32　肌腱转位术重建屈指功能。在示指掌骨处离断桡侧腕长伸肌的肌腱,经皮下隧道绕过前臂桡侧,在腕管的近端、前臂的远端水平,缝合于示指、中指、环指和小指的指深屈肌腱上

- 一般而言,各手指及拇指的主动屈曲和背伸活动可以在术后 3.5~4 周时进行,腕关节主动的锻炼在术后 5 周时进行,后续仍需要夹板保护 6~8 周。

并发症与结果

- 多个因素会影响正中神经损伤后感觉及运动的恢复,包括患者年龄、损伤程度、神经缺损程度、神经移植、手术时机。
  - 年轻患者远端的神经损伤,行一期修复效果最好。
  - 合并其他损伤(血管损伤、肌腱损伤、尺神经损伤)预后较差。
  - 在正中神经远端撕裂伤修复术后,小鱼际肌恢复的可能性较大。
- 环指的指浅屈肌腱和尺侧腕伸肌是替代鱼际肌力量,外展和内旋的最佳移植物。研究表明,尺侧腕伸肌和指浅屈肌移位分别可以恢复 60% 和 40% 的鱼际肌力量(表 26.4)。

表 26.4　正中神经瘫痪后行对指功能肌腱转位术

手术方法	病因	作者	成功率 /%
Huber	外伤 神经疾病	Wissinger(1977)	80
Camitz	神经卡压	Terrono 等(1993)	94
		Foucher 等(1991)	91
示指固有伸肌	麻风病	Anderson 等(1991)	88
	外伤	Burkhalter 等(1973)	88
Bunnell	麻风病	Brandsma 等(1992)	83
	麻风病	Palande(1975)	94
	外伤	Kirklin(1948)	85
	外伤	Groves 和 Goldner(1975)	75
伸指肌	外伤	Schneider(1969)	80

- 桡神经麻痹后行肌腱转位术,其结果是可预测的。近期研究表明,腕关节背伸平均可达健侧的 73%,手术背伸可达 32%,拇指背伸可达 80%,握力减少 49%,捏力减少 28%。
- 作者推荐的手术方式为使用旋前圆肌恢复腕关节背伸,桡侧腕屈肌恢复手指背伸,掌长肌腱恢复拇指背伸,拇长展肌腱转位至肱桡肌,恢复拇指外展功能。

延伸阅读

Boyes JH. Tendon transfers for radial palsy. *Bull Hosp Joint Dis.* 1960;21:97.
The original description of the Boyes transfer for radial nerve palsy, using the flexor digitorum superficialis tendons from the middle and ring fingers transferred through the interosseous membrane to restore independent index finger and thumb extension.
Brand PW. *Clinical Mechanics of the Hand.* St Louis: Mosby; 1985.
This is the definitive reference book detailing the biomechanics of tendon transfers.
Brand PW. Tendon transfers for median and ulnar nerve paralysis. *Orthop Clin North Am.* 1970;1:447–454.
Brand PW. Tendon grafting illustrated by a new operation for intrinsic paralysis of the fingers. *J Bone Joint Surg.* 1961;43B:444–453.
This paper describes the dorsal route of the ECRB tendon extended with free tendon grafts and the palmar route of the ECRL tendon extended with free tendon grafts to correct the clawing in ulnar nerve palsy due to leprosy.
Bunnell S. Opposition of the thumb. *J Bone Joint Surg.* 1938;20:725–732.
The original description of the Burkhalter transfer to restore thumb opposition in a low median nerve palsy using the EIP tendon.
Bunnell S. Surgery of the intrinsic muscles of the hand other than those producing opposition of the thumb. *J Bone Joint Surg.* 1942;24:1.
Kirklin JW, Thomas CG. Opponents transplant: an analysis of the methods employed and results obtained in 75 cases. *Surg Gynecol Obstet.* 1948;86:213.
Palande DD. Correction of intrinsic minus hands with reversal of transverse metacarpal arch. *J Bone Joint Surg Am.* 1983;65:514–521.
Smith RJ. Extensor carpi radialis brevis tendon transfer for thumb adduction – a study of power pinch. *J Hand Surg Am.* 1983;8:4–15.
Smith RJ. *Tendon Transfers of the Hand and Forearm.* Boston: Little Brown; 1987.
This classic monograph, unfortunately out of print, is an excellent reference source describing tendon transfers for nerve injuries, trauma, rheumatoid arthritis, congenital anomalies, cerebral palsy, and spinal cord injuries.
Wissinger HA, Singsen EG. Abductor digiti quinti opponensplasty. *J Bone Joint Surg Am.* 1977;2:22–23.

第 27 章

伸肌腱损伤

本章内容选自 Neligan 和 Chang 主编的 *Plastic Surgery* 第 4 版第 6 分卷《上肢与手外科》第 10 章"伸肌腱损伤",章节作者为 Kai Megerle 和 KarlJosef Prommersberger。

概要

- 完全理解伸肌腱复杂的解剖对伸肌腱损伤的治疗至关重要。
- 伸肌腱损伤按解剖分为 9 个区域,从夹板固定到肌腱移植的治疗策略因损伤区域而异。
- 肌腱长度的微小变化可导致运动范围的相当大的改变。
- 和屈肌腱损伤一样,术后护理是治疗中至关重要的部分。
- 对于远端指间(distal interphalangeal,DIP)关节和近端指间(proximal interphalangeal,PIP)关节水平的闭合性伸肌腱断裂,通常采取保守治疗。
- 掌指(metacarpophalangeal,MCP)关节水平(V区)的裂伤常见于人咬伤,需要彻底的清创处理,否则很容易感染。
- 矢状束断裂可能引起掌指关节水平的伸肌腱半脱位。
- 鹅颈畸形为远端指间关节屈曲,近端指间关节过伸,可能由锤状指损伤未治疗或掌板松弛引起。
- 钮孔畸形为远端指间关节过伸,近端指间关节屈曲,可能由伸肌腱中央腱束断裂或侧腱束向掌侧半脱位引起。
- 手背复杂损伤可累及皮肤、肌腱和骨,充分的清创至关重要。重建肌腱之前,必须固定骨折并确保可靠的软组织覆盖。

简介

- 与普遍观念不同,伸肌腱装置的损伤治疗难度通常大于屈肌腱损伤。
- 全面理解伸肌腱与手内在肌的复杂相互作用,对于获得好的预后很有必要。
- 伸肌腱装置由表浅的、薄弱的结构组成,紧贴其下方的骨,致使其很容易发生严重的粘连。

- 伸肌腱滑动幅度很有限,因此即使微小的延长或缩短都会导致严重的滑动范围受限。
- 术后护理方法因损伤的位置不同而存在较大差异,必须谨慎选择。

术前注意事项

- 伸肌腱损伤的诊断通常是明确的,然而,局部的损伤有可能会被忽略,因为残余的正常肌腱力量强大,可提供足够的背伸活动。
- 一般而言,开放性损伤应在术中进行充分探查,以明确损伤的程度,防止术后出现迟发断裂。
- 通过对抗阻力下背伸掌指关节来评估伸指总肌腱(extensor digitorum communis,EDC)的功能。
- 如果不能确定拇长伸肌(extensor pollicis longus,EPL)腱是否断裂,不应通过背伸拇指间关节来检查。这是由于拇短伸肌(extensor pollicis brevis,EPB)腱止于拇指的不同水平,也有可能背伸指间关节。
- 取而代之的是,应令患者将拇指从桌子上抬起,如果没有完整的拇长伸肌腱,这一动作不可能完成。
- 根据损伤的不同节段,将伸肌腱分为 9 个不同的区域(图 27.1)。
- 简单的伸肌腱撕裂,可在急诊室进行修复。
- VI区以近的伸肌腱损伤,应在手术室进行修复。

解剖要点

- 伸肌结构包括前臂外在肌[伸指总肌、示指固有伸肌、小指伸肌(extensor digiti minimi,EDM)]、掌骨水平内在肌(骨间肌和蚓状肌)和纤维结构。

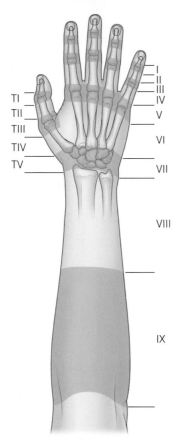

图 27.1 伸肌腱损伤分区

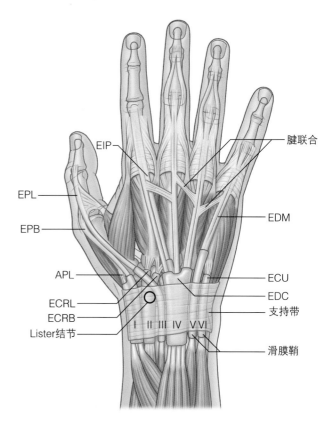

图 27.2 伸肌腱间室。EIP, 示指固有伸肌; EPL, 拇长伸肌; EPB, 拇短伸肌; EDM, 小指伸肌; APL, 拇长展肌; ECU, 尺侧腕伸肌; ECRL, 桡侧腕长伸肌; ECRB, 桡侧腕短伸肌; EDC, 伸指总肌

外在肌

- 所有外在肌腱都通过腕背部的伸肌支持带的 6 个间室 (图 27.2):
  - 第 1 间室:附着于桡骨外侧缘,其中有拇长展肌 (abductor pollicis longus, EPL) 和拇短伸肌腱通过。
  - 34% 患者的第 1 间室又被附加的间隔分开,该结构与狭窄性腱鞘炎 (de Quervain 病) 的发病与治疗相关。
  - 第 2 间室:尺侧边界为 Lister 结节,其中有桡侧腕长伸肌 (extensor carpi radialis longus, ECRL) 和桡侧腕短伸肌 (extensor carpi radialis brevis, ECRB) 腱通过。
  - 第 3 间室:在第 2 间室上方斜形跨过腕背部,内有拇长伸肌腱围绕 Lister 结节通过,当发生桡骨远端骨折时,很容易发生肌腱断裂。
  - 第 4 间室:包含指总伸肌和示指固有伸肌 (extensor indicis proprius, EIP) 腱。
  - 第 5 间室:包含小指伸肌腱。
  - 第 6 间室:包含尺侧腕伸肌 (extensor carppi ulnaris, ECU) 腱。
  - 尺侧腕伸肌不仅具有伸腕功能,而且还是三角纤维软骨复合体的组成部分,主要稳定下尺桡关节。
- 示指和小指的两个固有伸肌腱相应地位于伸指总肌腱的尺侧,使得其可以独立伸指。

- 在手背部,伸指总肌腱通过腱联合相互连接,促进联合伸指。
- 伸肌腱如果在腱联合近端撕裂,伸指不受影响,可能掩盖这种损伤。
- 在近节指骨水平,伸肌腱分成 3 部分:中央束和两个侧腱束 (图 27.3)。
- 这些与固有的伸肌系统共同组成手指复杂的伸肌结构。
- 外在伸肌腱在指骨上有 3 个附着点。
- 在近端,肌腱通过矢状束在掌骨头水平固定在掌板上,该附着点使得肌腱处于掌指关节中央,并且防止掌指关节过伸。
- 最重要的附着点在中节指骨基底。
- 在远端,肌腱末端附着在远节指骨上。

内在肌

- 手的内在肌系统包括 7 块骨间肌和 4 块蚓状肌。
- 3 块掌侧骨间肌起于第 2、4、5 掌骨内侧缘,在掌指关节处由掌侧行至背侧,在近节指骨水平加入手指内在肌结构。其作用为内收手指,屈曲掌指关节,背伸指间关节。
- 4 块背侧骨间肌以两个头分别起于 5 个掌骨的相邻两侧,其中第 1、2 骨间肌走行于示指和中指桡侧,第 3、4 骨间肌走行于中指和环指尺侧,在加入侧腱束前,它们在近节

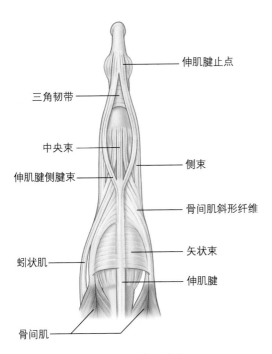

图 27.3　伸肌结构

指骨处和伸肌腱帽处有附着。其作用为外展手指、屈曲掌指关节、背伸指间关节。

- 蚓状肌起自掌骨水平指深屈肌腱桡侧，从桡侧加入伸肌结构（图 27.4）。
- 其主要作用为背伸指间关节。
- 大拇指也有 3 块短肌肉加入伸肌结构：桡侧的拇短屈肌、拇短展肌和尺侧的拇收肌。

功能解剖

- 手指运动有着复杂的机制，取决于外在伸肌、屈肌和内在肌的微妙平衡。
- 外在屈肌和伸肌协同作用，使近节指骨背伸，抵消内在肌的作用。
- 这些肌肉的瘫痪（如尺神经麻痹）会导致掌指关节过伸。
- 没有内在肌的作用，将导致伸肌腱在近节指骨水平过度背伸。因此，手内在肌的作用对于背伸指间关节至关重要。

关节伸直机制

- 掌指关节伸直是外在伸肌腱作用。
- 伸直近指间关节由伸肌腱中央腱束介导。
- 然而，如上所述，为了使伸肌腱作用于近节指间关节，内在肌功能是必要的。
- 在近节指间关节水平，伸肌腱被横行韧带稳定在中间位置。
- 远端指间关节的伸直是侧腱束的终末部分、斜形韧带的腱固定作用共同完成的。

手术技术

缝合技术

- 肌腱大小因其长度而异，因此缝合技术应当根据损伤位置而定。
- 无论选择哪种缝合技术，都应尽可能减少肌腱短缩，以提供最佳稳定性。
- 在Ⅵ区及其近端，伸肌腱和屈肌腱类似，可通过核心缝合法和肌腱表面连续缝合法修复。
- 通常用 3-0 或 4-0 线核心缝合，5-0 线肌腱周边连续缝合（图 27.5）。

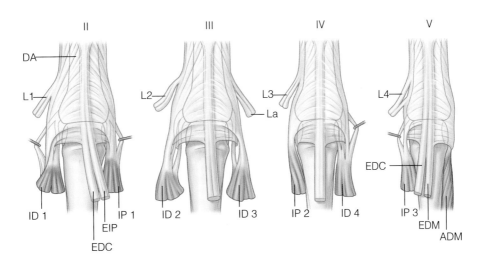

图 27.4　手内在肌分布。罗马数字代表手指序号。DA，指背腱膜；L，蚓状肌，从桡侧到尺侧依次编号；La，副蚓状肌（变异）；EDC，伸指总肌；EIP，示指固有伸肌；EDM，小指伸肌；ADM，小指展肌；ID，骨间背侧肌；IP，骨间掌侧肌，从桡侧到尺侧依次编号

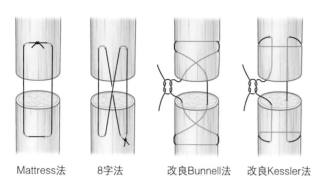

Mattress法　　8字法　　改良Bunnell法　改良Kessler法

图 27.5　核心缝合法的不同类型

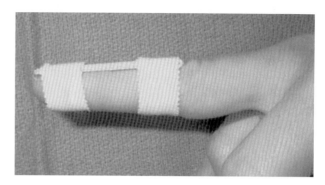

图 27.6　铝夹板

- 为得到最大的核心缝合力,锁式缝合优于握式缝合,可防止缝线拉出并减少缝合端间隙形成。
- 损伤区域越靠远端,由于肌腱变扁平,锁式和握式核心缝合越困难。
- 握式缝合法用于Ⅳ区的损伤足够支撑其术后早期主动活动。
- 相比于较为复杂的锁式缝合,应避免简单的连续缝合,因为其抗拉力较低。

临床提示

应在术中通过轻柔地活动手指来检查缝合后肌腱的稳定性。如有可能,最好使用锁式核心缝合法。由于伸肌腱的软组织覆盖很薄,因此术后患者有可能会看到皮下的缝线。

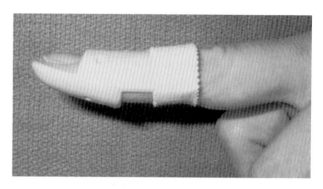

图 27.7　Stack 夹板

Ⅰ区

锤状指

- 锤状指定义为伸肌结构在远端指间关节水平的损伤引起的远端指骨固定屈曲畸形。
- 通常由于闭合性损伤引起,但有时在开放性损伤中也会发生,通常采取保守治疗。
- 伸肌腱终末部分为扁平结构,附着在远端指骨基底部,加入关节囊。
- 锤状指按照骨质的受累程度分型。
- 单纯的肌腱断裂有别于合并撕脱骨折的锤状指。
- 对于简单损伤,大多数外科医生更倾向于夹板保守治疗,而非手术治疗,虽然保守治疗的科学依据有限。
- 这种保守治疗即将远端指间关节固定在伸展位,近端指间关节处于可活动状态。
- 通过固定远端指间关节伸直位或轻度过伸位,断裂的肌腱两段可以相互靠近。
- 形成的瘢痕组织被认为足够坚韧,从而恢复关节伸直。
- 夹板的类型不及患者的依从性重要(图 27.6 和图 27.7)。
- 大多数学者建议夹板全天固定至少 6~8 周,随后加上 2~6 周的夜间固定,以进一步缩小未成熟的瘢痕。

- 通过完全的夹板固定,预期可恢复至残留 10° 以下的伸直缺失。
- 闭合损伤只有在合并有大的骨折块超过 1/3 关节面时才考虑手术治疗。
- 用克氏针跨远端指间关节固定曾被认为是治疗锤状指的唯一手术干预方式。
- 为避免指腹瘢痕形成,Tubiana 建议通过远端指间关节时形成一个倾斜角。
- 如果是相当小的骨折块,作者倾向于复位后用针在骨折块背后阻挡固定(阻挡式骨折固定术)。
- 在该术式中,远端指骨最大程度屈曲,用 1.0mm 的克氏针以 45° 角从骨折块背面打进中节指骨,从而在骨折块伸直复位时形成一个阻挡。然后伸直远端指间关节,复位骨折块,用第二根克氏针纵轴穿过远端指间关节固定。剪短克氏针,夹板固定至少 6 周(图 27.8 和图 27.9)。
- 如果骨折块足够大,可以选择直接穿针固定或通过远端指骨和中节指骨背侧皮肤做 Z 形切口复位骨折块。
- 在切开复位时,更倾向于螺钉固定,还可以用 Doyle 描述的拉出缝合法。
- 大多数学者同意通过手术治疗开放性损伤。
- 在一些病例中,单纯缝合皮肤并使远端指间关节位于伸直位或轻度过伸位,就足以使断裂的肌腱两端靠近并且直接愈合。
- 当需要缝合断裂肌腱时,优先考虑同时作为整体缝合皮肤和肌腱,单独的缝合肌腱需要进一步分离肌腱,可能减少血供,影响肌腱愈合。

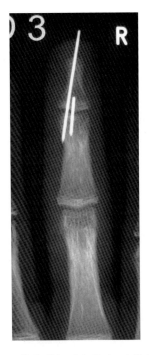

图 27.8　阻挡式骨折固定术后,后前位 X 线片

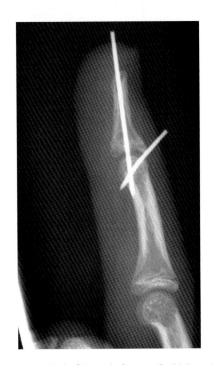

图 27.9　阻挡式骨折固定术后 6 周,侧位 X 线片

Ⅱ区

- 中节指骨处的伸肌腱损伤通常由锐器直接的撕裂伤或挤压伤所致。
- 对于急性裂伤,应探查伸肌腱损伤,如果腱性损伤小于50%,作者认为肌腱是稳定的,无需进一步处理。如果肌腱损伤大于 50%,则需要缝合。

- 应注意避免明显的肌腱短缩,从而导致远端指间关节屈曲减少。

Ⅲ区

- 近端指间关节水平的伸肌腱损伤(Ⅲ区)在闭合及开放性损伤中均可发生,从微小的牵拉到完全的断裂或撕脱不等。
- 该区域出现损伤时,由于中央束断裂,近节指骨向后凸出,可导致纽孔畸形。
- 但是纽孔畸形不会在损伤后马上出现。
- 肌腱损伤首先引起近端指间关节不能主动伸直,但可被动伸直。
- 只有当侧腱束向掌侧滑脱,中央束回缩时才会导致远端指间关节进一步过伸。
- 中央束的闭合性撕脱伤可能不会立刻显现伸直障碍,伸直功能可能被侧腱束部分代偿。
- 中央束滑脱可在伸直位夹板固定,不进行手术干预的情况下恢复。
- 夹板固定远端指间关节时,不应固定远端指间关节,相反,应鼓励患者主动和被动活动远端指间关节(图 27.10)。

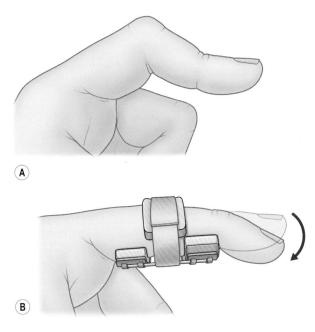

图 27.10　(A 和 B)Ⅲ区闭合性伸肌腱断裂的夹板固定

- 一些学者提出将近端指间关节用克氏针固定在伸直位。
- 多数学者建议保持近端指间关节伸直位 5~6 周。
- 手术治疗适用于合并有大的骨折块的撕脱伤,或跨关节不稳定骨折的患者。
- 如果骨折块太小,不能直接穿针固定,可以将其切除,用骨锚将肌腱重新固定在原来的骨折块中心位置,重建止点。
- 开放性损伤应深入探查,尤其注意检查侧腱束和三角韧带。

- 对于干净的锐性裂伤,可扩大切口,直接缝合断裂肌腱,或重建肌腱止点。
- 相反,污染缺损损伤(如电锯伤)的处理难度会大大增加。
- 如果存在明显的肌腱缺损,需要即刻尝试肌腱重建。
- Snow 描述了一个从近端肌腱切取的逆行肌腱瓣,翻转跨关节桥接缺损肌腱(图 27.11)。

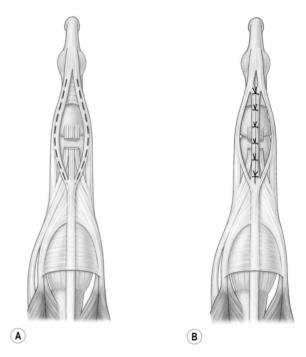

图 27.12　（A 和 B）劈开侧腱束重建中央束（Alache 术式）

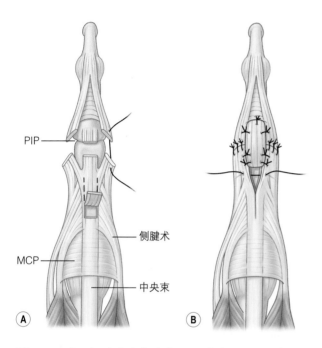

图 27.11　（A 和 B）中央束重建 Snow 术式。PIP,近节指间关节;MCP,掌指关节

- Aiache 等提出纵行劈开两侧侧腱束,在中线处合并重建中央束,重建止点覆盖关节(图 27.12)。
- 任何皮肤缺损都必须即刻覆盖。
- 可选择局部随机皮瓣、逆行邻指皮瓣或掌背动脉皮瓣。

Ⅳ区

- 近节指骨处伸肌腱变得很宽,部分断裂比完全断裂更常见。
- Ⅳ区的伸肌腱损伤常合并近节指骨骨折。
- 由于该区域肌腱紧贴指骨,常发生术后粘连,通常需要进行肌腱松解。
- 因此建议术后早期自主活动,预防活动范围的损失。
- 保持腕关节在伸直位可以减小伸肌腱张力,从而利于手指的早期活动。

Ⅴ区

- 掌指关节水平伸肌腱包括中央腱和矢状束,由于伸肌腱

在此区域很宽,因此完全断裂不常见。
- 手术探查很有必要,应考虑到如果肌腱是在屈曲时受伤的,则肌腱损伤可能比皮肤撕裂伤处于更近端。如有可能,应进行核心缝合和肌腱周边连续缝合。

人咬伤

- 人咬伤是Ⅴ区伸肌腱损伤的常见类型,通常由于双方斗殴引起。
- 咬伤属于严重污染伤口,极易引发感染。
- 由于皮肤损伤通常很轻微,这类损伤通常会被患者低估,直到引起感染,患者才会接受治疗。
- 新发损伤时,必须进行基本的检查,通过手部 X 线片明确有无咬下的撕脱骨块。
- 在手术探查时,纵行劈开肌腱,暴露掌指关节,给予关节内抗生素冲洗。
- 部分伸肌腱损伤通常不需要缝合。一些学者建议控制感染后再行二期的手术治疗。

矢状束损伤

- 侧腱束连接中央束,附着于掌板,使得中央束处于掌指关节正中位置。
- 开放或闭合性矢状束损伤均有可能导致屈曲时伸肌腱向健侧半脱位。
- 矢状束部分断裂不会造成伸肌腱半脱位,除非损伤累及2/3。
- 稳定的矢状束断裂可将受累手指和相邻健康手指绑在一起 3 周进行治疗,不稳定的断裂则需要手术缝合。
- 闭合的矢状束断裂比开放性更常见,通常继发于累及关

节的原发病,如风湿性关节炎。

- 创伤及自发性矢状束断裂可以用夹板固定 10~14 天。
- 对于陈旧性损伤,应尝试直接缝合。

Ⅵ区

- 掌骨水平的伸肌腱损伤通常可以用 3-0 线核心缝合以及肌腱周边连续缝合。
- 术后早期使用动态夹板制动能减少肌腱粘连。
- 病例报道中屈曲损失比伸直损失更常见。

Ⅶ区

- 伸肌腱在伸肌支持带水平的损伤要么是开放性裂伤,常累及多根肌腱,要么是闭合性断裂,最常继发于桡骨远端骨折。
- 为修复该水平的开放性损伤,至少需要打开部分伸肌支持带。
- 肌腱修复必须确保有稳定的中心缝合和肌腱周边连续缝合。
- 此外,还应特别关注有无伴随尺桡神经的感觉分支损伤,一期吻合感觉支利于防止术后疼痛及神经瘤的发生。
- 由于肌腱排列紧密,单一伤口处的多根肌腱损伤经常发生。
- 辨别这些肌腱相当困难,因为它们会回缩进前臂,因此必须深入掌握外科解剖知识。
- 拇长伸肌腱断裂常继发于桡骨远端骨折或风湿性关节炎。
- 由于端 - 端吻合肌腱的退化特性,其必然会造成拇长伸肌腱术后发生不可接受的肌腱长度变短。
- 然而,实施肌腱修复时,可将示指固有伸肌移位至拇长伸肌腱,或使用肌腱移植。

Ⅷ/Ⅸ区

- Ⅷ/Ⅸ区的伸肌损伤包括腱腹联合处和肌腹的损伤。
- 和Ⅶ区损伤一样,回缩肌腱的鉴别和恢复相当具有挑战性。
- 可能会发生合并肌肉损伤和 / 或神经损伤,了解运动神经支发出的顺序有助于鉴别运动支损伤和肌腱损伤。
- 腕部和手指的运动支分为两部分,近端的表浅部分和远端的深层部分。
- 近端表浅部分包括桡侧腕长伸肌、桡侧腕短伸肌、指总伸肌腱、小指伸肌和尺侧腕伸肌的肌肉运动支。
- 这些神经纤维的入肌点在外侧髁附近,当需要暴露后部骨间神经时,可以选择在桡侧腕长伸肌和桡侧腕短伸肌(旋后肌以近)、指总伸肌腱、小指伸肌和尺侧腕伸肌(旋后肌以远)之间进入,以防伤及运动支。
- 远端的深层部分包括拇长展肌、拇短伸肌、拇长伸肌和示指固有伸肌。

- 它们在前臂 1/2 远端发出,近骨平面。
- 单纯缝合肌纤维完全没有拉力,因此应尽量缝合肌腱或筋膜层。
- 即便如此,这些缝线也不能在术后的动态康复训练中提供足够的强度,术后需制动 3~4 周。

二期手术

> **临床提示**
>
> 对于已经出现畸形的手指,二期手术矫正难度高,应向患者告知,恢复到正常的手指活动度几乎不可能。

锤状指

- 锤状指损伤中,即使是伸肌腱长度很小的延长也会导致伸直缺陷。
- 很多患者会因此遗留畸形,但是,这种畸形与远期预后几乎无关。
- 只有当伸直缺失达到 40°~50° 时,许多患者才会考虑将其矫正。
- 这种情况下,应考虑制动至伤后 6 个月,尤其在不确定一期治疗是否充分时。
- 如果保守治疗失败,应与患者协商手术治疗。
- 如需进行手术矫正,可以选择将皮肤和愈合组织一起切除。这样的皮肤肌腱固定术被称为 Brooks-Garner 术。在该式中,椭圆形楔形切除受累远端指间关节背侧的皮肤、皮下软组织,包括瘢痕愈合的伸肌腱(图 27.13~ 图 27.15)。

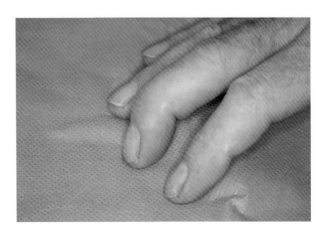

图 27.13　锤状指

- 全层缝合切口,使关节轻度过伸。
- 然后用克氏针固定远端指间关节 6 周。
- 或者可行 Fowler 松解(中央束切断)或斜形韧带(spiral oblique retinacular ligament,SORL)重建术。
- 上述两个术式主要用于矫正鹅颈畸形,前提是近端指间关节必须正常。

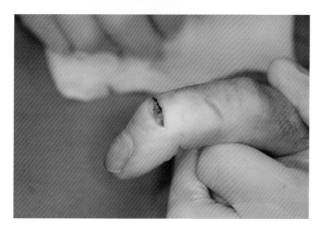

图 27.14   切除皮肤和肌腱

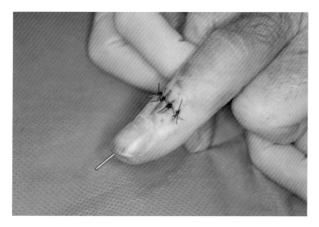

图 27.15   贯穿固定远端指间关节

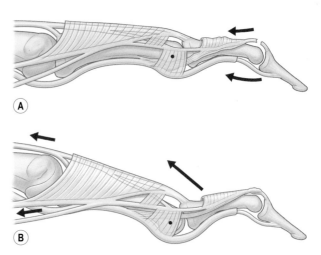

图 27.16   （A 和 B）鹅颈畸形的病理生理学机制：当肌腱愈合长度延长时，畸形持续存在

中央束原止点   侧腱束

掌板

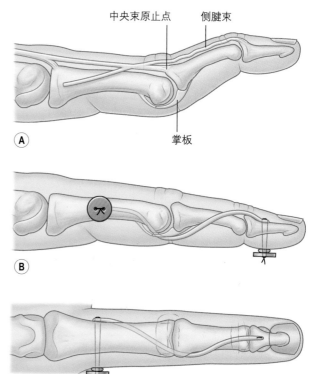

图 27.17   （A~C）螺旋斜形韧带：掌长肌腱移植，穿过屈肌腱与掌板之间，拉出缝合固定于远端指骨

鹅颈畸形

- 鹅颈畸形是一种经典的手指畸形，可由许多因素造成，包括先天性近端指间关节掌板松弛和内在肌紧张。
- 通常继发于一些种类的关节炎，也可以继发于锤状指损伤。
- 在这种情况下，断裂的伸肌腱导致伸指力量集中作用在近端指间关节处（图 27.16）。
- 如果关节处掌板松弛，鹅颈畸形会立刻发生。但是，即使开始时掌板不松弛，随着时间推移和伸指力量增加，掌板会逐渐被拉伸。如果近端指间关节过伸超过临界点，将会发生关节弹响。
- 慢性锤状指畸形患者，伸肌腱终末部分不可修复，可以行中央束切断术矫正鹅颈畸形，这种术式也被称为 Fowler 松解术。
- 横断中央束后，伸肌力量将再平衡。以增加远端指间关节处的伸直力量。
- 或者可以行肌腱移植修复伸肌腱（斜形韧带重建术）（图 27.17）。该术式的技术要求较高，需要将移植肌腱用拉出缝合法固定在远端指骨，然后穿过屈肌腱和近端指间关节掌板之间，固定于近节指骨的骨性通道中（图 27.18）。

- 与远端伸肌腱损伤无关的鹅颈畸形应采取不同的处理方法，这些畸形经常由近端指间关节处的掌板过松引起。这种情况下需矫正掌板松弛，例如可以行指浅屈肌腱固定术。

纽孔畸形

- 伸肌腱中央束的急性损伤，伴随三角韧带损伤引起的两侧侧腱束向掌侧移位，可引起纽孔畸形。

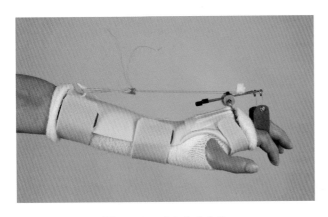

图 27.18　动态伸直支具

- 在急性期,畸形易于复位,可以如上所述进行治疗。
- 然而,如果不予以治疗,则会导致斜形韧带慢性挛缩(图 27.19)。

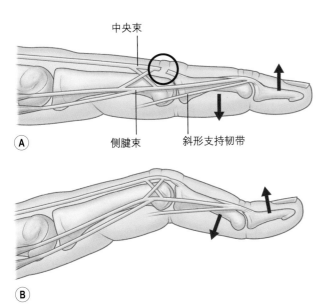

图 27.19　(A 和 B)纽孔畸形的病理生理学机制:侧腱束半脱位导致伸肌力量重新分配,近端指间关节处伸直力量减小。慢性畸形中斜形支持韧带回缩阻止近端指间复位

- 这种情况曾长期被视为手外科中最具挑战性的难题之一。
- 任何矫正纽孔畸形的手术都必须在近端指间关节能被动伸直的前提下进行。
- 需告知患者,术后夹板治疗是必要的,有可能需要固定数月。
- 纽扣畸形不一定会危害近端指间屈曲的程度或抓握力量,试图增加近端指间关节伸直的角度一定不能以僵硬的手指或抓握力的损失为代价。
- 解决纽扣畸形主要有两种方法:肌腱切断术或伸肌腱重建术(止点移位或肌腱移植)。
- 在中节指骨水平的肌腱切断术参考 Dolphin 或 Fowler 术式。

- 当患者主诉远端指间关节过伸时可以选择此术式。
- 手术切口位于中央腱束止点远端。
- 根据 Dolphin 的描述,需要在更近端切断肌腱,以保护远端的斜形韧带的止点(图 27.20)。

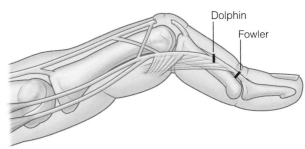

图 27.20　纽孔畸形的腱切断术治疗(Dolphin 术式和 Fowler 术式)。Dolphin 术式保留了斜形韧带的附着点

- 侧腱束将会滑向近端,从而增加近端指间关节作用力量,改善关节伸直,而减少远端指间关节张力。
- 术后近端指间关节夹板固定在伸直位,而远端指间关节可自由活动,建议夹板固定时间为 6~8 周。
- 如果患者主诉伸直功能缺失,应该考虑行二期伸肌腱重建术。
- 可以通过肌腱止点移位或肌腱移植来完成。
- 中央束可以根据 Snow 描述的方法进行重建(见图 27.11)。重建的肌腱末端可缝合于中节指骨原止点上或重建在中节指骨上。
- 不同学者提出了很多利用侧腱束重建中央束的术式(图 27.21 和图 27.22)。

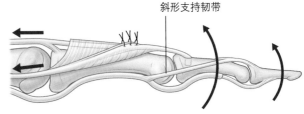

图 27.21　Littler 术式:切断侧束,移位至中央束

- 在中央束广泛缺失的病例中,侧腱束可能不足以行重建术。这种情况下,游离肌腱移植可能成为适应证。

二期矢状束重建(视频 27.1)

- 矢状束的功能是使肌腱保持在掌指关节的中央位置,如果矢状束断裂,肌腱可能会半脱位至健侧。
- 肌腱脱位几乎全部发生于类风湿性关节炎的患者。
- 如果保守治疗失败,可考虑手术重建矢状束。
- 除了矢状束重建,长期损伤的病例还应行对侧矢状束挛缩松解。

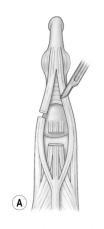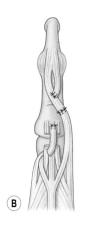

图 27.22 （A 和 B）中央束重建 Matev 术式：在不同水平切断两侧侧腱束，移位重建中央束

■ 如果由于软组织缺失或严重瘢痕增生不能直接修复，还有一些术式可以用于重建（图 27.23）。

▶ 肌腱缺失：肌腱移位 vs 肌腱移植（视频 27.2）

■ 在退行性伸肌腱断裂病例中，由于断端存在间隙广泛退变，使得肌腱不能直接缝合。
■ 重建伸肌腱功能有两个选择，一是肌腱移植（例如用掌长肌腱），二是肌腱移位。

软组织管理和复合伤分期重建

■ 伸肌腱损伤通常复合骨、关节的损伤和皮肤缺失，从而变得很复杂。
■ 和其他损伤一样，基本的原则仍然适用。
■ 在尝试重建肌腱之前，必须满足几个基本条件：
■ 必须对所有失活组织进行彻底清创。
■ 在关闭伤口前，伤口内不应有任何污染物或血供差的组织，以预防感染。首次彻底清创优于多次清创，因为水肿和感染的肉芽组织影响，抗生素很难渗透。
■ 治疗软组织前必须保证骨性结构的稳定，可以通过适当的内固定或外固定。
■ 必须为肌腱和骨性结构提供稳定的软组织覆盖。
■ 对于手背复合伤，常用带蒂或游离组织移植。
■ 前臂桡侧带蒂皮瓣是经典的带蒂皮瓣，用于覆盖手背缺损。另一种经典的带蒂皮瓣是骨间后动脉皮瓣。
■ 随着显微外科技术的进步，游离组织移植被频繁使用。
■ 复合伤的重建时机一直饱受争议。
■ 传统观点认为，这些损伤通常被分为多阶段处理。
■ 如今，大多数医生可能会争取在 72 小时内完成软组织覆盖。
■ 一些学者报道过利用急诊游离皮瓣一期重建手背部缺损取得良好效果。
■ 重建缺损肌腱通常在软组织覆盖时一起行肌腱移植或肌

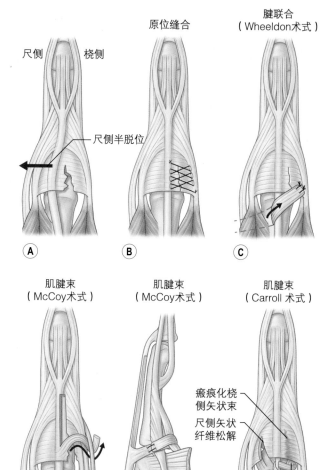

图 27.23 矢状束重建的不同术式。（A）桡侧矢状束的损坏导致伸肌腱尺侧半脱位；（B）原位缝合；（C）Wheeldon 术式，将尺侧联合腱移位至腕骨间深韧带；（D）McCoy 术式，将肌腱从远端劈开，掀起缠绕在蚓状肌上；（E）Carroll 术式，取伸指总肌尺侧以远端为基底的肌腱瓣，环绕缝合于桡侧副韧带

腱移位。
■ 由于重建腱鞘并非必要，使用硅胶棒的伸肌腱分期重建很少见。

术后注意事项

■ 和屈肌腱损伤一样，足够的术后康复治疗的重要性不可低估。
■ 近年来，动态的术后康复得到发展，这能减少术后粘连的发生，而不危害缝合肌腱的稳定性。
■ 然而，对于一些适应证，必须严格要求制动。
■ 锤状指损伤必须全时段静态夹板固定 8 周，闭合性的中央束断裂（Ⅲ区损伤）也是如此。

- 对于伸肌支持带以近的损伤（Ⅷ区和Ⅸ区），考虑到缝合筋膜层不能提供足够的强度，也需要制动。
- Ⅲ~Ⅴ区的开放性损伤术后制动不可避免会形成严重的粘连，因为该区域肌腱较宽，且与骨走行很近。
- 为克服这一问题，Evans 描述过通过限制性的早期主动活动体系（短弧形运动）来减少术后粘连的治疗方式。
- Ⅴ~Ⅶ区的动态制动可以通过带橡皮筋的系统辅助下患指的主动屈曲、被动伸直来完成（见图 27.18）。
- 示指固有伸肌移位修复拇长伸肌术后，患者早期动态活动优于制动。
- 术中行 Pulvertaft 编织缝合可以使肌腱更稳定，夹板固定可缩短至 3 周。

并发症与结果

- 根据损伤区域、合并骨及软组织损伤的程度、修复时机和术后护理程度的不同，患者的预后存在很大差异。
- 掌指关节以远的损伤预后要比掌指关节以近的损伤预后差。
- 伸肌腱损伤最常见的并发症为肌腱与周围组织的粘连。
- 解决粘连首选手法治疗和夹板固定受累关节，改善肌腱滑动。如果 4~6 个月后活动范围没有足够的改善，可考虑肌腱松解术。
- 稳定的被覆皮肤是进行其他附加操作的必要前提。
- 肌腱松解术可在完全清醒状态下完成，无需镇静药和止血带，而使用利多卡因加肾上腺素。
- 单纯肌腱松解可能不足以改善活动度，必要时可能需要

附加关节囊切开、侧副韧带松解，甚至是屈肌腱松解。

延伸阅读

Bowers WH, Hurst LC. Chronic mallet finger: the use of Fowler's central slip release. *J Hand Surg Am.* 1978;3:373–376.

Dolphin JA. Extensor tenotomy for chronic boutonnière deformity of the finger; report of two cases. *J Bone Joint Surg Am.* 1965;47: 161–164.
Description of the classic technique to address the problem of the boutonnière deformity.

Duran RJ, Houser RG, Stover MG, et al. Management of flexor tendon lacerations in Zone 2 using controlled passive motion postoperatively. In: Hunter JM, Schneider LH, Mackin EJ, eds. *Rehabilitation of the Hand.* St Louis: CV Mosby; 1978:217–224.

Evans RB. Early active short arc motion for the repaired central slip. *J Hand Surg Am.* 1994;19:991–997.
Based on several anatomical studies, Evans introduces a new early active motion protocol for extensor tendon injuries in zones III and IV. Sixty-four digits in 55 patients were investigated. Patients who were treated by early active motion demonstrated better functional results than those who were treated by immobilization.

Harris CJ, Rutledge GLJ. The functional anatomy of the extensor mechanism of the finger. *J Bone Joint Surg Am.* 1972;54:713–726.

Handoll HH, Vaghela MV. Interventions for treating mallet finger injuries. *Cochrane Database Syst Rev.* 2004;(3):CD004574.

Landsmeer JM. The anatomy of the dorsal aponeurosis of the human finger and its functional significance. *Anat Rec.* 1949;104:31–44.
Classic description of the function of the oblique retinacular ligaments, which is the anatomical foundation for numerous reconstructive procedures of the distal extensor tendon.

Littler JW, Eaton RG. Redistribution of forces in the correction of boutonnière deformity. *J Bone Joint Surg Am.* 1967;49:1267–1274.
Littler and Eaton describe the pathophysiology of the boutonnière deformity and the results of eight patients who were treated by detachment and proximal reinsertion of the lateral bands.

Mowlavi A, Burns M, Brown RE. Dynamic versus static splinting of simple zone V and zone VI extensor tendon repairs: a prospective, randomized, controlled study. *Plast Reconstr Surg.* 2005;115:482–487.

Newport ML, Williams CD. Biomechanical characteristics of extensor tendon suture techniques. *J Hand Surg Am.* 1992;17:1117–1123.

Snow JW. Use of a retrograde tendon flap in repairing a severed extensor in the PIP joint area. *Plast Reconstr Surg.* 1973;51:555–558.
Although only six cases in 3 years are reported, this is the classic description of one of the most commonly used techniques to reconstruct defects of the central slip.